CHIRURGIE IN EINZELDARSTELLUNGEN

BAND 43

A. RITTER / THROMBOSE UND EMBOLIE

THROMBOSE UND EMBOLIE

Von

Dr. med. A. RITTER

Titularprofessor an der Universität Zürich
Direktor des thurgauischen Kantonspitals Münsterlingen
Chefarzt der chirurgischen Abteilung

unter Mitarbeit von

Dr. med. KARL ZÄBISCH

Assistenzarzt

Mit 99 Abbildungen

WALTER DE GRUYTER & CO.

vormals G. J. Göschen'sche Verlagshandlung, J. Guttentag, Verlagsbuchhandlung,
Georg Reimer, Karl J. Trübner, Veit & Comp.

BERLIN 1955

Gewidmet dem Andenken

RUDOLF VIRCHOW'S

dem wir die ersten grundlegenden Erkenntnisse über die Thrombose und Embolie verdanken

...... und es ergiebt sich, daß die Thrombusbildung im strömenden Blute zunächst durch zwei Momente verursacht wird, nämlich durch Verlangsamung des Blutstromes oder andere Zirkulationsstörungen, wie Wirbelbildungen, welche die Plättchen gegen die Wand treiben, und durch lokale Veränderungen der Gefäßwände. Wahrscheinlich wird die Thrombose auch durch pathologische Veränderungen des Blutes begünstigt. Nach der Verschiedenheit der Bedingungen, unter denen Thrombose beim Menschen vorkommt, müssen wir annehmen, daß bald das eine, bald das andere Moment vornehmlich die Entstehung der Thrombose bedingt, oder daß alle drei gleichmäßig zu ihrer Bildung beitragen können, daß dagegen ein Moment allein zu dem Zustandekommen der Thrombose gewöhnlich nicht genügt.

Ziegler, Lehrb. d. Allg. Pathologie, 1895

VORWORT

Durch die Entdeckung von Stoffen, mit denen es gelingt, auch innerhalb des Körpers die Gerinnungsfähigkeit des Blutes zu verändern, weiterhin durch die in subtilste Einzelheiten gehende Differenzierung des Gerinnungsvorganges sind auch Thrombose und Embolie samt ihren Folgezuständen in den letzten Jahren wieder mehr in den Blickpunkt des ärztlichen Interesses gerückt. Sowohl die theoretische und experimentelle Thromboseforschung, wie auch die therapeutische Praxis bekamen dadurch neuen Auftrieb und wurden aus einer verzichtenden Stagnation, in der sie seit den 20iger Jahren verharrten, gelöst. Begünstigt wurde diese Entwicklung dadurch, daß ebenso wie nach dem ersten Weltkrieg, auch nach dem letzten Krieg mit fortschreitender Normalisierung insbesondere der Ernährungsverhältnisse, allenthalben eine Zunahme der thromboembolischen Krankheit zu verzeichnen ist.

In Anbetracht dessen, daß dem thromboembolischen Geschehen das Odium des Schicksalhaften eigen ist und z. T. auch heute noch anhaftet, das besonders häufig der Chirurg in zur Resignation verleitender Deutlichkeit zu verspüren bekommt, ist begreiflich, daß jede Therapie oder Prophylaxe, die eine „emboliefreie Chirurgie“ versprach, dankbar und begeistert aufgegriffen wurde. So ist es nicht zu verwundern, daß es im Laufe der stürmischen Entwicklung während der letzten Jahre auf diesem Gebiet nicht an Fehlschlüssen mangelte und auch die wissenschaftliche Diskussion über unseren Stoffbereich gelegentlich nicht der Polemik entbehrte. Allein, wie immer in der Medizin, läßt sich erst nach einer gewissen Zeit der praktischen Erprobung ein einigermaßen gesichertes Urteil abgeben. Wenn auch das gesamte Thromboembolieproblem noch durchaus im Fluß ist und von seiner Lösung keine Rede sein kann — eindrücklich zeigten das auch die Mitte vorigen Jahres abgehaltene internationale Tagung über Thrombose und Embolie in Basel und das Hamburger Symposion —, so erscheint es doch gerechtfertigt, heute nach fast einem Dezennium der praktischen Antikoagulantienanwendung einen gewissen Überblick über den augenblicklichen Stand, sowohl der theoretischen Thromboseforschung, wie auch der praktischen Behandlungsmöglichkeiten zu geben, wobei das Schwergewicht auf letzterem Punkt liegt.

Endgültiges zu sagen ist in vieler Hinsicht unmöglich, und wird es wohl vorerst auch bleiben. So manche Frage mußte daher unbeantwortet gelassen werden. Die Einzeltatsachen, die die Forschung der letzten Jahre zum Problem der Pathogenese der Thrombose beigetragen haben, sind derart zahlreich geworden, besonders auf gerinnungsphysiologischem Gebiet, daß eine gewisse Sichtung und Gruppierung des Stoffbereiches am Platze zu sein schien. Dabei ist nicht zu verkennen, daß in der Forschungsarbeit bezüglich der für die Thrombogenese seit jeher angeschuldigten Faktorentrias eine Verschiebung der Akzente stattgefunden hat: Während früher Zirkulationsverhältnissen und Gefäßendothelalterationen die Hauptbedeutung beigemessen wurde, hat sich neuerdings das Hauptaugenmerk mehr auf die Beschaffenheit des Blutes, insbesondere seine Gerinnungsfähigkeit konzentriert. Ob das den tatsächlichen Verhältnissen in jedem Falle gerecht wird, mag vorerst dahingestellt bleiben; sicher ist, daß die daraus gezogenen therapeutischen Konsequenzen wieder einen Fortschritt in Therapie und Prophylaxe der Thromboembolie gebracht haben. Wir haben uns jedoch bemüht, in der vorliegenden Zusammenstellung auch den anderen

Punkten genügend Beachtung zu schenken, zumal wir uns schon früher mit den Endothelverhältnissen bei der Thrombose befaßt hatten und glauben, einen Beitrag zu deren Kenntnis geleistet zu haben.

Die vorliegende Übersicht bezweckt in erster Linie dem praktischen Arzt und Chirurgen — namentlich dem auf sich selbst gestellten oder an einem Krankenhaus ohne Internisten und ausgedehnten Laboratoriumsbetrieb tätigen — einen Überblick über einigermaßen gesichertes Tatsachenmaterial und Erfahrungsgut zu vermitteln.

Es konnte daher nicht unsere Aufgabe sein, auf jede Spezialfrage im einzelnen einzugehen — zumal es sich dabei vielfach noch um Hypothesen handelt —, auch nicht, zu Diskussionen Stellung zu nehmen, soweit sie nicht praktische Fragen betreffen. Um sich der neuen antikoagulierenden Therapie sachgemäß und für den Patienten nutzbringend bedienen zu können, ist jedoch eine Kenntnis auch der theoretischen Grundlagen der Gerinnungsphysiologie erforderlich, welche Tatsache deren eingehendere Darstellung nötig machte. Außerdem hielten wir es für angebracht, die z. T. in Grenzgebieten der Chirurgie durch thromboembolische Vorgänge hervorgerufenen Organerkrankungen unter einem zentralen Blickpunkt zusammen zu fassen, da erfahrungsgemäß derartige Krankeitsbilder seltener in differentialdiagnostische Erwägungen einbezogen werden. In der Darstellung der Beziehungen der Thrombose zu lokalen und generalisierten Gefäßerkrankungen beschränkten wir uns auf Grundsätzliches, da diese Wissensbereiche in der vorliegenden Monographienreihe bereits eingehend gesondert bearbeitet wurden (Block, Sonntag).

Es wäre vermessen zu glauben, heute noch die Literatur auch nur eines begrenzten Fachgebietes vollständig überschauen zu können: Kein Wunder angesichts der Tatsache, daß es auf der ganzen Welt etwa 15000 medizinische Periodica gibt. So sind gerade die Arbeiten über Thrombose und Embolie Legion geworden. Immerhin wurde versucht, nichts Wesentliches im in- und ausländischen Schrifttum zu übersehen, wobei je nach dem Standpunkt die Beurteilung dessen, was wesentlich ist, verschieden ausfallen wird.

Gewisse Überschneidungen und Wiederholungen zwischen und in den einzelnen Kapiteln waren nicht gänzlich zu vermeiden, z. T. wurden sie bewußt vorgenommen, um den Gebrauch der Zusammenstellung auch als rasches Nachschlag- und Orientierungsmittel noch mehr zu erleichtern. Dem gleichen Zweck dient das Sachregister, während ein Literaturverzeichnis dem Interessierten die nähere Beschäftigung mit einer Spezialfrage oder das Eindringen in bestimmte Einzelheiten erleichtern soll. Wie bemerkt, war eine Vollständigkeit nicht zu erzielen und wohl auch nicht unbedingt erforderlich.

Münsterlingen, im Frühjahr 1955 *A. Ritter*

INHALT

A. Allgemeiner Teil

Nosologie der Thromboembolie und allgemeine Grundlagen ihrer Prophylaxe und Therapie

B. Spezieller Teil

Klinik der thromboembolischen Zustände

A. Allgemeiner Teil

Nosologie der Thromboembolie und allgemeine Grundlagen ihrer Prophylaxe und Therapie

Kapitel I

Pathogenese und Ätiologie der Thrombosekrankheit

Thrombose und Embolie sind seit den entscheidenden Untersuchungen VIRCHOWS, der auch bereits in großartiger Konzeption die Grundlagen der Ätiologie erkannte, der Gegenstand ausgedehnter Forschungen, experimenteller und klinischer Bemühungen gewesen. Einen wesentlichen Anteil an den gewonnenen Kenntnissen hatte dabei die Durchforschung des normalen Gerinnungsvorganges, die zu subtilsten Einzelheiten vorgedrungen ist und wichtige Beziehungen zwischen Blutkoagulation und Thrombogenese aufdecken konnte, ohne aber schlußendlich bereits in allen Punkten letzte Klarheit gebracht zu haben.

Um sich der aus diesen Erkenntnissen gezogenen therapeutischen Konsequenzen, die ohne Zweifel wieder einen Fortschritt in Prophylaxe und Therapie der Thromboembolie gebracht haben, in fruchtbringender Weise bedienen zu können, ist eine gewisse Kenntnis der theoretischen Grundlagen auch des normalen Gerinnungsvorganges unerläßlich.

a) Die intravasale Blutgerinnung und die Blutgerinnselbildung als normaler Heilvorgang am verletzten Gefäß

Unter physiologischen Bedingungen kommt es innerhalb des geschlossenen Gefäßsystemes nicht zur Gerinnung des Blutes. Erst wenn das vorhandene Gleichgewicht zwischen den beteiligten Faktoren gestört ist, — in der Mehrzahl der Fälle dann, wenn das Gefäßsystem eröffnet wird, — tritt der Vorgang ein, den wir als Gerinnung bezeichnen und der zum Verschluß des verletzten Gefäßes führt. Die Blutgerinnung ist somit — in teleologischer Sicht — als eine Abwehrmöglichkeit aufzufassen, die dem gesunden Körper zur Verfügung steht, um mit Schäden fertig zu werden. Sie gehört damit zu den vitalen Schutzfunktionen des Körpers und es ist schon unter diesem Gesichtspunkt naheliegend, daß sie der vegetativen Steuerung unterliegt[1]). Normalerweise tritt sie dann in Aktion, wenn pathologische Verhältnisse es verlangen. Zur Stillung „physiologischer" Blutungen, wie sie bei Menses und Geburt auftreten, kann sich der Körper noch eines andern Mechanismus bedienen.

Wie auf andern Gebieten der Medizin und Biologie war auch für Fragen der Blutgerinnung die Anwendung der andern Kategorie wissenschaftlicher Betrachtungsweise, nämlich die kausal-analytische, besonders fruchtbringend. Wie wir seit

---

[1]) Ob dabei das von TSUTOMU AOYAMA (zit. nach RAPPERT) angeblich nachgewiesene „Blutgerinnungszentrum" eine Rolle spielt, können wohl erst weitere Untersuchungen ergeben.

den klassischen Untersuchungen von A. Schmidt und Morawitz wissen, deren Ergebnisse heute durch europäische und amerikanische Forscher weitgehend bestätigt, ausgebaut und erweitert wurden, ist die *Blutgerinnung im wesentlichen ein fermentativer Vorgang*. Die Forschung der letzten Jahre hat eine Fülle einzelner Faktoren und Bedingungen aufgezeigt, nachdem eine Zeitlang unter dem Einfluß der Kolloidchemie andere Deutungsversuche gemacht worden waren, insbesondere der, die gesamte Blutgerinnung als Ergebnis einer Sol-Gel-Umwandlung zu erklären.

Morawitz hatte 1905 geschrieben: „Im Plasma befinden sich die inaktiven Vorstufen des Thrombin, das Prothrombin, ferner Kalziumsalze, die wahrscheinlich nur in ionisierter Form wirken können, da ihre Ausfällung durch Oxalat oder die Entionisierung durch Zitratsalze die Blutgerinnung aufheben. Außerdem ist noch Thrombokinase in gebundener Form vorhanden, die erst in vitro, hauptsächlich durch mechanische Schädigung der Blutplättchen (Glaswand, benetzbare Gegenstände), frei wird. Ist dies der Fall, kommt es durch gegenseitige unbekannte Beeinflussung dieser drei Faktoren zur Bildung von Thrombin. Damit ist die erste Phase der Blutgerinnung vollendet. Thrombin vermag nun ohne Gegenwart von durch Oxalat fällbarem Kalzium das ebenfalls im Plasma vorhandene Fibrinogen über die Zwischenstufe eines löslichen Fibrins zum eigentlichen Faserstoff Fibrin zu verwandeln. Damit ist die zweite Phase der Blutgerinnung vollzogen. Beide Phasen laufen mit Ausnahme einer nur geringen zeitlichen Verschiebung am Gerinnungsbeginn und Gerinnungsende (erste Fibrinbildung erfolgt nach Entstehung des ersten Thrombinmoleküls) ab. Thrombin ist ein Ferment, seine Wirkung auf Fibrinogen ist aber noch nicht geklärt. Die Umwandlung von Fibrinogen in Fibrin ist irreversibel, beide Stoffe sind also verschieden. Es ist bekannt, daß auch gerinnungshemmende Stoffe im Plasma existieren, sie sind aber noch nicht näher erforscht. Das während der Gerinnung im Überschuß gebildete Thrombin wird durch die Serum-Eiweißkörper bald zu Metathrombin inaktiviert. Aus dieser Verbindung kann Thrombin aber wieder durch Behandlung mit Alkali abgespalten werden. Einige Zeit nach der Gerinnung kommt es zur Retraktion des Fibringerinnsels. Ihre Stärke hängt von den Thrombozyten ab. Noch später tritt Fibrinolyse auf, die auf ein unbekanntes fibrinolytisches Ferment zurückgeführt wird".

Diese Konzeption ist so klar und vollkommen und nimmt einen Teil der späteren Untersuchungsergebnisse vorweg, daß auch die mit neuesten Methoden gewonnenen Erkenntnisse nur einen Teil der bestehenden Lücken ausfüllen, jedenfalls keine grundsätzlich neue Erklärung des Gerinnungsvorganges bringen konnten.

Schematisch stellt sich der Gerinnungsvorgang danach folgendermaßen dar:

1. Phase: Prothrombin —— wird bei Gegenwart von Ca und Thrombokinase zu ——→ Thrombin
2. Phase: Fibrinogen —— wird unter dem Einfluß von Thrombin zu ——→ Fibrin
3. Phase: Retraktion des Blutkuchens (Fibringerinnsels)
4. Phase: Fibrinolyse

Nun ist es logisches Postulat, daß die beiden Teilfaktoren, die zur Bildung des Thrombin führen, nämlich Prothrombin und Thrombokinase, nicht in reaktionsbereitem, aktivem Zustand im Blut vorhanden sein können, da ja sonst die „Kettenreaktion" der Blutgerinnung ablaufen würde. Man muß also annehmen, daß auf irgend eine Weise eine Aktivierung der Thrombinvorstufen zustande kommt, damit diese wiederum zur Thrombinbildung miteinander reagieren können. Hier hat nun die Forschung der letzten Jahrzehnte eine Fülle neuer Erkenntnisse und Entdeckungen gebracht, die das Gebiet für den Nichtspezialisten fast undurchschaubar machen. Kompliziert werden die Verhältnisse noch dadurch, daß von einzelnen Forschern für von ihnen gefundene, vermutlich identische Stoffe, unterschiedliche Benennungen verwendet werden, so daß die Verständigung gelegentlich auf Schwierigkeiten stößt. Im folgenden soll das prinzipiell Wichtige, soweit es für die verständnisvolle, gezielte Therapie mit Antikoagulantien erforderlich ist, dargelegt werden, ohne diese theoretisch interessanten Erkenntnisse in extenso zu erörtern.

Es ist also notwendig, die Phase I der Gerinnung wiederum zu unterteilen, während die übrigen Phasen im wesentlichen nach obigem Schema ablaufen.

I. Phase	(1)	Präkursorische Faktoren durch Aktivierungs-Accelerations-Katalytische Vorgänge Aktivierte Vorstufe (Thromboplastin-Prothrombin)
	(2)	Aktiviertes Thromboplastin bei Gegenwart von Ca Aktiviertes Prothrombin Thrombin

Von ganz besonderem Interesse ist das Prothrombin, ein schwefelhaltiges Glucoprotein der Cohnschen Globulininfraktion III/2, und seine Umwandlung in Thrombin. Es hat sich nämlich bei der Erforschung dieses Stoffes gezeigt, daß es sich dabei keineswegs um einen einheitlichen Körper handelt, weshalb Koller von einem „Prothrombinkomplex" spricht. Prinzipiell kann man die Stoffe, die an der Thrombinbildung beteiligt sind, in zwei Gruppen einteilen. Sie finden sich im Plasma, Serum und in den Thrombozyten. Wir kennen einmal Faktoren, die den Vorgang nur beschleunigen, also im Sinne von Katalysatoren selbst mehr oder weniger unbeteiligt sind und als Acceleratoren bezeichnet werden; zum andern solche Faktoren, die für die Umwandlung des Prothrombins in Thrombin erforderlich sind, die sogenannten Konversionsfaktoren. Zu dieser Gruppe gehören vor allem Thrombokinase und Kalzium, während zu den Acceleratoren die Faktoren V bzw. VI, der die aktivierte Form von Faktor V darstellt, und der von Koller so benannte Faktor VII, der ebenso, wie das eigentliche Prothrombin unter Mitwirkung von Vitamin K als Cofaktor in der Leber synthetisiert wird, zu rechnen sind. Die verwirrende Fülle der vielen, in der Literatur angegebenen Faktoren und die daraus resultierende Unübersichtlichkeit haben ihren Grund auch darin, daß für vermutlich gleiche Stoffe verschiedene Namen gebraucht werden. Einen Überblick über diese unterschiedlichen Benennungen gibt nachfolgende Tabelle von Marbet, Strässle und Winterstein (Seite 4).

Weiterhin festzuhalten ist die Tatsache, daß auch die Blutthrombokinase (nach Quick ein Lipoprotein) — im Gegensatz zur Gewebsthrombokinase (Extrakte aus Hirn, Lunge, Plazenta usw.) — erst durch Zusammentreten mehrerer Vorstufen zu einem reaktionsfähigen Körper wird. Er bildet sich beim Zerfall der Plättchen aus einem im Plasma vorkommenden Stoff, dem Thromboplastinogen (Plasmakinin, antihämophiles Globulin A) und einem aus den Thrombozyten frei werdenden Stoff (Thromboplastinogenase nach Quick). Weiterhin ist noch das antihämophile Globulin B, der sogenannte Christmasfactor, beteiligt, nach Koller auch ein Faktor X. Nach der Auffassung von Brinkhous liefert das Plasma nur einen für die Lyse der Plättchen nötigen Faktor, das Thrombozytolysin.

Synonyma der Gerinnungsfaktoren

Name	Nr.	Synonyma
Fibrinogen	I	Fibrinogen (DENIS) Plasmin (DENIS) (neuerdings für Fibrinolysin verwendet!)
Prothrombin	II	Prothrombin (SCHMIDT) Thrombogen (MORAWITZ) Thrombozym (NOLF) Proserocym (BORDET) Prothrombin B (QUICK) Plasmozym (FULD)
Thromboplastin	III	Thromboplastin (NOLF) Thrombokinase (MORAWITZ) Zymoplastin (SCHMIDT) Cytocym (BORDET) Thrombokinin (LENGGENHAGER)
Kalzium	IV	Kalziumwirkung entdeckt durch ARTHUS & PAGÈS 1890
Faktor V	V	Faktor V (OWREN) Proaccelerin (OWREN) Labile factor (QUICK) Plasma Ac-globulin (WARE & SEEGERS) Thrombogène (NOLF) Prothrombinase (OWREN) Prothrombinogenase (OWREN) Prothrombinokinase (MILSTONE) Plasma-prothrombin-conversion-factor (PPCF) (STEFANINI) Component A of prothrombin (QUICK) Prothrombin accelerator (FANTL & NANCE) Co-factor of thromboplastin (HONORATO)
Faktor VI	VI	Faktor VI (OWREN) Accelerin (OWREN) Serum Ac-globulin (WARE & SEEGERS) Prothrombinase (OWREN) Thrombinogenase (OWREN) Serum accelerator (STEFANINI) (siehe unter Faktor VII!)
Faktor VII	VII	Faktor VII (KOLLER) Proconvertin (OWREN) Serum prothrombin conversion accelerator (SPCA) (DE VRIES, ALEXANDER) Stabile factor (STEFANINI) Co-factor V (OWREN) Serozym (BORDET) Kappa factor (SØRBYE & DAM) Prothrombinogen? (QUICK) Co-Thromboplastin (MANN & HURN) Serum accelerator (JACOX) Prothrombin accelerator (MAC MILLAN) Prothrombin conversion factor (OWRAN) Prothrombin converting factor (JACOX)

Name	Nr.	Synonyma
Antihämophiles Globulin	VIII	Faktor VIII (KOLLER) Antihämophiles Globulin (HG) (PATEK & TAYLOR) Antihämophiles Globulin A (CRAMER) Antihemophilic factor (AHF) (BRINKHOUS u. a.) Plasma thromboplastic factor (PTF) (RATNOFF) Plasma thromboplastic factor A (AGGELER) Thromboplastic plasma component (TPC) (SHINOWARA) Facteur antihémophilique A (SOULIER) Thromboplastinogen (QUICK) Prothrombokinase (FEISSLY) Platelet co-factor (JOHNSON) Plasmakinin (LAKI) Thrombokatalysin (LENGGENHAGER)
Christmas-Factor	IX	Faktor IX (KOLLER) Christmas-factor (BIGGS & MACFARLANE) Plasma thromboplastic component (PTC) AGGELER) Antihämophiles Globulin B (CRAMER) Plasma thromboplastic factor B (AGGELER) Plasma factor X (SCHULMAN) Facteur antihémophilique B (SOULIER)
Faktor X	X	Faktor X (KOLLER)
Weitere Faktoren	?	Plasma thromboplastic antecedent (PTA) (ROSENTHAL) Plasma thromboplastic factor C (AGGELER)

Für den Vorgang der Thrombokinasebildung ergibt sich also etwa folgendes Schema:

Thromboplastinogen (Plasmakinin) (Antihämophiles Globulin A) → Thrombokinase (Thromboplastin)

Thromboplastinogenase (Plättchenfaktor) → Thrombokinase (Thromboplastin)

Antihämophiles Globulin B (Christmas-Factor) → Thrombokinase (Thromboplastin)

Der Mechanismus der 2. Phase, der Umwandlung von Fibrinogen in Fibrin, ist noch nicht endgültig abgeklärt. Im wesentlichen handelt es sich dabei um einen fermentativen Vorgang, bei dem ein Teil Thrombin 100000 Teile Fibrinogen zur Gerinnung bringen (MARBET und WINTERSTEIN). Die Auffassung geht heute dahin, daß das Fibrin durch molekulare Umgruppierung oder Oxydation der SH-Gruppen des Fibrinogens in einer Art Polymerisationsvorgang gebildet wird.

Die 3. Phase der Gerinnung, die sogenannte Retraktion des Blutkuchens, d. h. die Verfestigung des Koagulums, wird im wesentlichen durch die Thrombozyten bestimmt, die in das Fibrinnetz eingeschlossen sind, und beruht auf einer Verkürzung der gebildeten Fibrinfasern. Eingehende Untersuchungen über diesen Vorgang stammen von FONIO, der ihn im Dunkelfeld beobachtete. Er fand im einzelnen, daß die Thrombozyten Gerinnungszentren bilden, von denen aus die ersten Fibrinmaschen ausgehen, wobei sich das amorphe Gel auf diese dichteren Zentren zusammenzieht. Bald nach Eintritt der Gerinnung kommt es zur Bildung von Abstoßungsbläschen des Protoplasmas der Thrombozyten. Dadurch werden sie kleiner, rücken zusammen und üben so einen Zug auf die Fibrinmaschen aus, die ähnlich einem Fischnetz zusammengehen und auf diese Weise die Retraktion und Serumauspressung herbeiführen. In der Nähe der Thrombozyten ist auch die Thrombinkonzentration am größten. Dies spricht sehr dafür, daß neben physikalischen Faktoren fermentative Einwirkungen im Sinne einer Nachgerinnung fortbestehen, die den Denaturierungsprozeß des Fibrins vervollständigen. Damit läßt sich nach FONIO auch der verhältnismäßig späte Beginn der Retraktion (1 Stunde nach der Gerinnung), sowie ihr spätes Ende (24 Stunden nach der Gerinnung, wobei die Werte für Zimmertemperatur gelten,) erklären. Da das Hyalomer der Träger des retraktionsauslösenden Faktors, des Retraktozyms, der jedoch bisher nicht isoliert werden konnte, die Granula des Granulomers dagegen die Träger eines Gerinnungsfaktors, wahrscheinlich des Thromboplastins oder eines präkursorischen Faktors sind, üben die Thrombozyten beim Gerinnungsvorgang eine mehrfache Funktion aus und greifen regulierend in praktisch alle Phasen der Blutgerinnung ein. Ihre komplexe Wirkung ergibt sich aus folgender Übersicht:

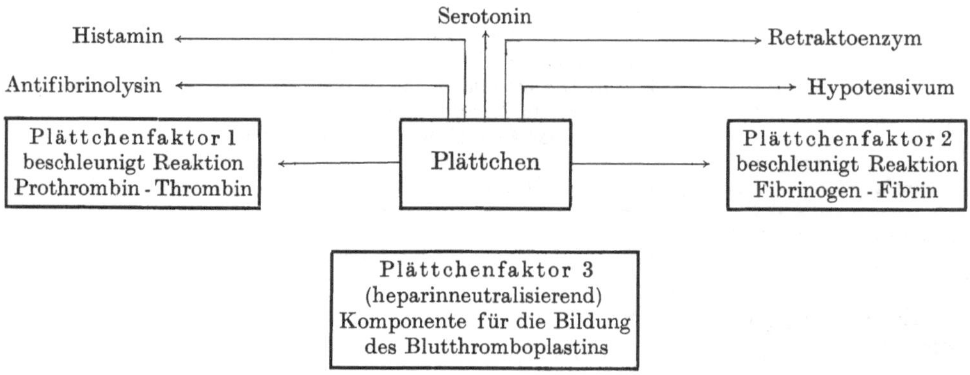

Die Retraktion ist ein physikalisch meßbarer Prozeß, für dessen Objektivierung uns mehrere Meßmöglichkeiten zur Verfügung stehen. Außer der Methode von FONIO, bei der die Länge des gebildeten Pfropfens gemessen wird, gibt es noch eine Reihe anderer Methoden, die darauf hinauslaufen, das Volumen des übrig bleibenden Serums zu messen (Glasstabmethode nach MAC FARLANE, TOKANTINS, LAMBERT und OTT, WERNER). HELL entwickelte einen Retraktiometer, mit dem der Zug der sich verkürzenden Fibrinfäden mittels eines feinen Fanggitters auf einen Zeiger übertragen wird und Kurven erhalten werden können, die Stärke und Dauer des Retraktionsvorganges angeben. Bei der Thrombelastographie nach HARTERT wird mit Hilfe eines aufgehängten Stiftes, der in frisch entnommenes Blut taucht, die elastische Kraft der gebildeten Fibrinthromben gemessen und photokymographisch wiedergegeben. Neuerdings gab FONIO eine Meßmethode der „Retraktionsvalenz" an, bei der im Prinzip kleinste, in das Fibrinnetz einbezogene Gewichte (Blei- oder Stahlkügelchen), mit emporgehoben werden. Gewicht und Hubhöhe sind ein Maß für die Retraktionsvalenz. Diese Methode wird auch als geeignet zur Kontrolle der Antikoagulantientherapie angesehen, da die Retraktionsvalenz unter der Einwirkung dieser Medikamente erniedrigt ist.

Dem Retraktionsvorgang kommt für die Klinik der Thrombose insofern eine wichtige Bedeutung zu, als das ausgepreßte Serum infolge seines Thrombinreichtums den Nährboden für weitere Thrombosierung darstellt (QUICK), während das Thrombin seinerseits wiederum nach den Untersuchungen von JÜRGENS und STUDER die Retraktion beschleunigt, indem es, von den Fibrinfasern absorbiert, in höherer Konzentration auf deren Oberfläche erscheint und damit die vermehrte Adhärenz der Thrombozyten hervorruft (Abb. 1–6).

Die 4. Phase, die sogenannte Fibrinolyse, wurde insbesondere von ASTRUP, HALSE u. a. eingehend untersucht. Sie umfaßt die Auflösung des Blutgerinnsels und ist demnach für die Klinik der thromboembolischen Krankheit von größter Bedeutung. Es ist wahrscheinlich, daß bereits sofort nach Beginn der Gerinnung auch eine Fibrinolyse einsetzt. Fibrinolytische Substanzen — von HALSE „fibrinolytisches Potential" bezeichnet —, werden in dem Augenblick mobilisiert, sobald das gerinnungsverhütende Gleichgewicht zwischen Fibrinbildung und Fibrinauflösung gestört ist. Die Cytofibrinokinase soll nach HALSE wie die Thrombokinase eine phosphor-

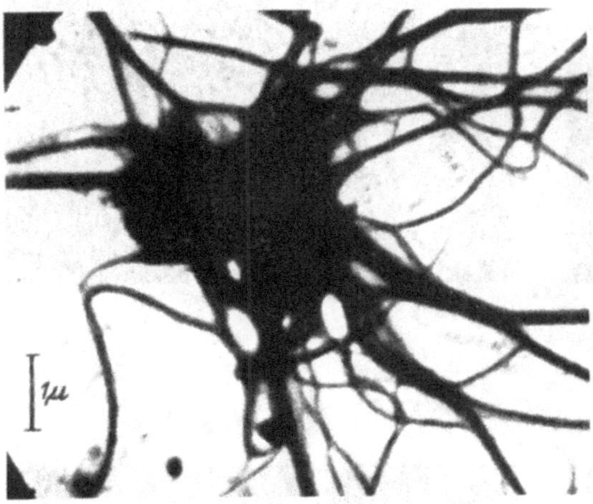

Abb. 1. Thrombozyt als Gerinnungszentrum. Anlagerung von Fibrinmizellen und Mizellbündeln (Elektronenoptische V. 9000fach) (nach WOLPERS u. RUSKA)

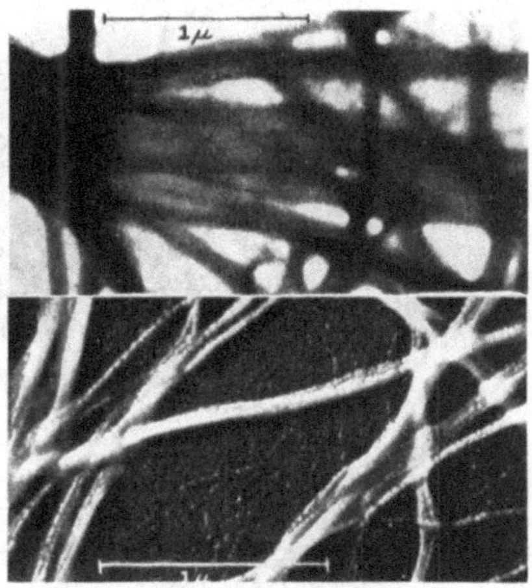

Abb. 2. Fibrinmizellen im Elektronenmikroskop (nach HAWN und PORTER)

haltige Lipoidfraktion enthalten, so daß mit der fibrinolytischen Aktivität des Blutes auch der Serum-Phosphatidgehalt steigt. MORAWITZ hat bereits 1906 nachgewiesen, daß kurz nach Eintritt des Todes eine Fibrinogenolyse, später eine Fibrinolyse durch Fermentwirkung eintritt. ROSENMANN gelang es später, aus Fibrinautolysat ein proteolytisches Ferment anzureichern, das er Fibrinolysin nannte. Es greift jedoch nicht nur am Fibrin selbst an, sondern auch am Fibrinogen, Prothrombin, Thrombin und Faktor V (FLEISCHHACKER), so daß also fast sämtliche beteiligten Gerinnungsfaktoren von ihm beeinflußt werden können.

Ganz schematisch stehen sich bei der Gerinnung die einzelnen korrespondierenden Faktoren der Fibrinbildung und -auflösung etwa folgendermaßen gegenüber (NAEGELI und MATIS):

Fibrinbildung	Fibrinolyse
Thrombokinase	Cytofibrinokinase
Prothrombin	Profibrinolysin (Proplasmin)
Thrombin	Fibrinolysin (Plasmin)
Antithrombin	Antifibrinolysin

Allen diesen — nach den Regeln der Fermentforschung — Aktivatoren genannten Körpern stehen jeweils Inhibitoren gegenüber. Es sind dies u. a. Antithrombokinase, Antiprothrombin, Antithrombin, Thrombininhibitor und Fibrinolysin.

Der wichtigste Vertreter dieser Stoffe ist das Heparin, das ausschlaggebende therapeutische Bedeutung gewonnen hat und das wir deshalb in Kap. III (Seite 57 ff.) gesondert besprechen. Unter normalen Bedingungen ist es dabei so, daß ein Gleichgewicht zwischen Aktivatoren und Inhibitoren besteht. Eine Störung dieses Gleich-

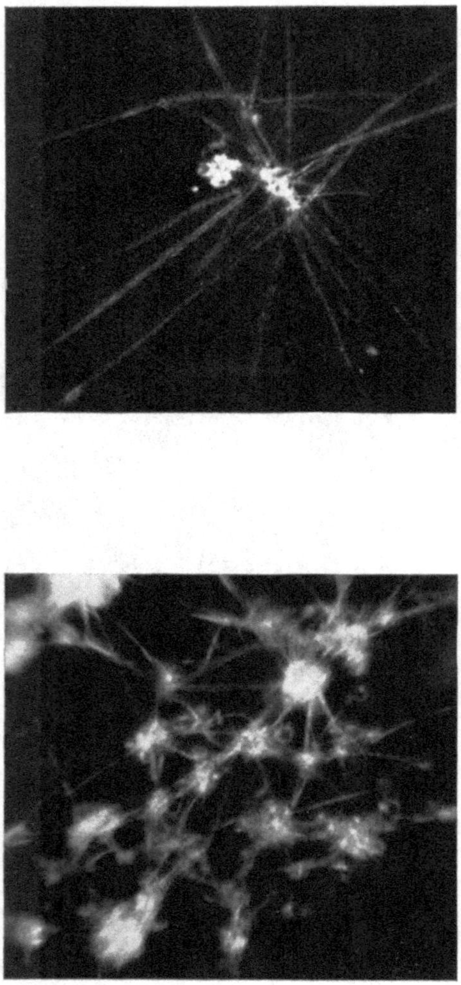

Abb. 5. Gerinnungsvorgang beendet. Abstoßungsringe mit exzentrisch gelegenen Granula (nach FONIO)

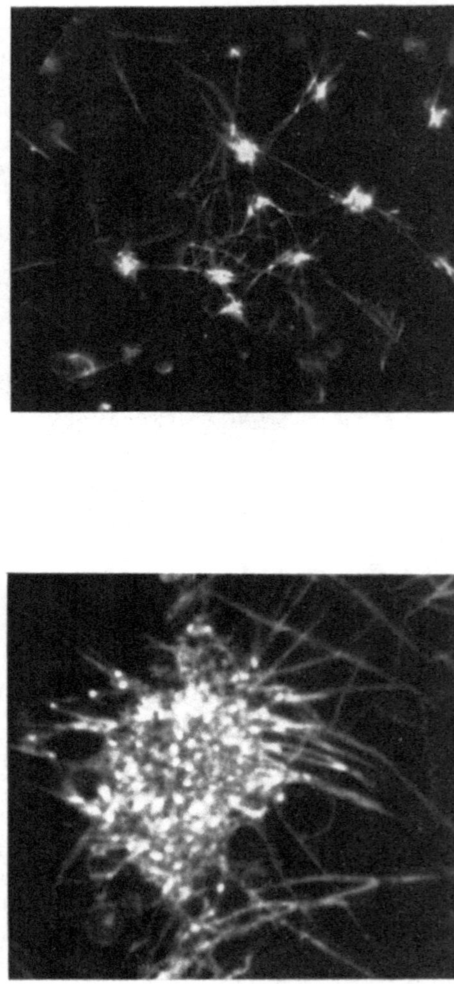

Abb. 6. Mikrothrombus. Thrombozytenagglutinationshäufchen. Granula gut sichtbar, keine Protoplasmakonturen mehr, zahlreiche Abstoßungsringe (nach FONIO)

gewichts durch Fehlen oder Überwiegen des einen oder andern Kontrahenten führt zu mehr oder weniger ausgeprägten pathologischen Zuständen, so z. B. hämorrhagischen Diathesen (FLEISCHHACKER).

Zusammenfassend können wir also die Vorgänge, die nach neuerer Anschauung bei einer Gefäßverletzung unter Bildung eines Verschlußpfropfes eintreten, in

Eigenschaften der Blutgerinnungsfaktoren

nach Marbet, Strässle und Winterstein

Faktor Nr.	Name	Nachweis	durch Cumarine vermind.	an $BaSO_4$ adsorb.	Cohn-Fraktion	Stabilität im Plasma	Plasma Konz. (%)	Fällung aus Plasma
I	Fibrinogen	gravimetr. als Fibrin	O	O	I—2	bei 56° koagul.	0,31	8% C_2H_5OH/0° 50% NaCl oder 25% $(NH_4)_2SO_4$
II	Prothrombin	2-Stuf.-Methode	+	+	III—2	relativ stabil	0,02	pH = 5,1/10-fach. Plasmavol. (α-Globulin; Glykoprotein)
III	Thrombo-plastin	Verkürzung der Rekalzifizierungszeit	O	+	—	ziemlich hitzestabil	—	
IV	Kalzium	gravimetrisch	O	O	—	stabil	0,01	Wird eliminiert durch Zitrat Oxalat, Kationenaustauscher usw.
V	Faktor V	an gealtertem Menschen-plasma	O	O	III	bei 56° inaktiviert	0,03—0,05	Sehr labil in Plasma. 10% Äther/ pH = 5,3/-2° oder 45% $(NH_4)_2SO_4$
VI	Faktor VI	vgl. Faktor V	O	O	—	geringer als Faktor V	—	(Aktivierungsprod. aus Faktor V + Spuren Thrombin)
VII	Faktor VII	Faktor VII — freies Rinder-plasma	+	+	III—2	stabil 30'/50°	0,015—0,030	Stabiler und stärker adsorb. als Prothrombin. Isoelektr. Punkt bei pH = 5,1. Schwer trennbar v. Faktor VII
VIII	Antihämophiles Globulin	Thromboplastin-Generationtest u. Prothombin-Konsumption-Test	O	O	I	bei 56° stabil	≪0,3	Sehr schwer trennbar von Fibrinogen. 33% $(NH_4)_2SO_4$
IX	„Christmas"-Faktor		O	+	IV	stabil 30'/56°	<0,015	Sehr schwer trennbar v. Faktor VII. 40—50% $(NH_4)_2SO_4$
X	Faktor X		+	+	—	ziemlich stabil	—	Ähnlich Faktor VII und Fakt. IX

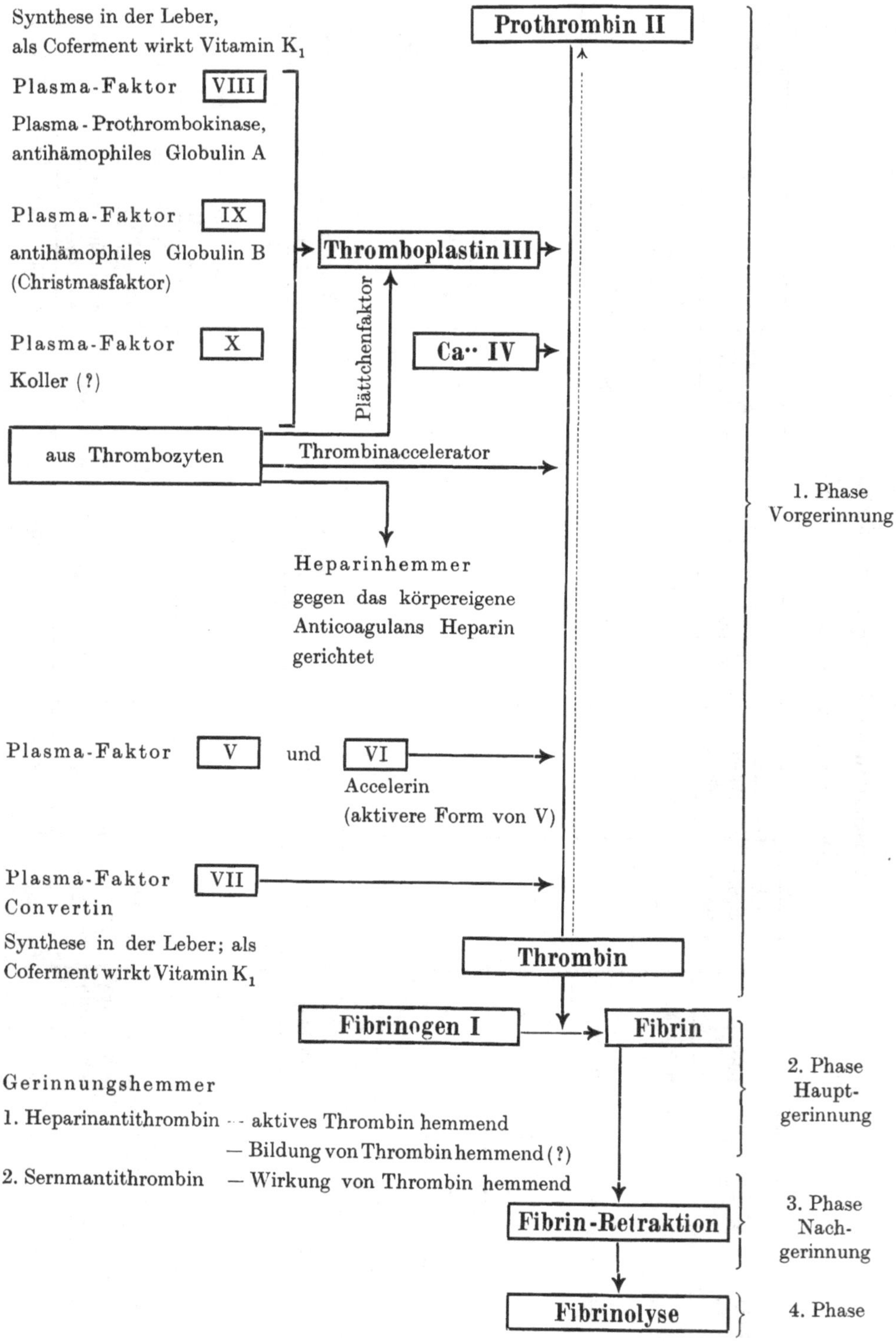
Synthese in der Leber,
als Coferment wirkt Vitamin K_1
Prothrombin II
Plasma-Faktor VIII
Plasma - Prothrombokinase,
antihämophiles Globulin A
Plasma-Faktor IX
antihämophiles Globulin B
(Christmasfaktor)
Thromboplastin III
Plättchenfaktor
Plasma-Faktor X
Koller (?)
Ca·· IV
aus Thrombozyten
Thrombinaccelerator
Heparinhemmer
gegen das körpereigene
Anticoagulans Heparin
gerichtet
1. Phase
Vorgerinnung
Plasma-Faktor V und VI
Accelerin
(aktivere Form von V)
Plasma-Faktor VII
Convertin
Synthese in der Leber; als
Coferment wirkt Vitamin K_1
Thrombin
Fibrinogen I
Fibrin
2. Phase
Haupt-
gerinnung
Gerinnungshemmer
1. Heparinantithrombin – aktives Thrombin hemmend
– Bildung von Thrombin hemmend (?)
2. Sernmantithrombin – Wirkung von Thrombin hemmend
Fibrin-Retraktion
3. Phase
Nach-
gerinnung
Fibrinolyse
4. Phase

folgender Weise formulieren: Durch das Trauma wird Thrombokinase bzw. werden ihre aktionsbereiten Vorstufen, aus den verletzten Gewebs- und Gefäßzellen und den Blutplättchen frei. Unter ihrer Einwirkung wird das im Plasma zirkulierende Prothrombin bei Gegenwart von Kalziumionen und den verschiedenen Accelerator- und Konversionsfaktoren zu Thrombin umgewandelt. Dieses, als eigentliches Gerinnungsferment, bewirkt die fermentative Bildung von Fibrin aus Fibrinogen über Profibrin (Apitz). Die einzelnen Fibrinmizellen bilden in netzförmiger Anordnung das Gerüst des Blutgerinnsels, in das sich die korpuskulären Blutbestandteile einlagern. Damit ist bei nicht zu kräftigem Blutstrom, unterstützt durch eine Kontraktion des Gefäßes, vor allem bewirkt durch das aus den Blutplättchen freigesetzte Serotonin, die Gefäßwunde geschlossen. In den späteren Phasen der Gerinnung kommt es durch Retraktion zur Festigung des Blutgerinnsels, worauf entweder die bindegewebige Organisation oder die Wiederauflösung des Gerinnsels erfolgt (Abb. 8).

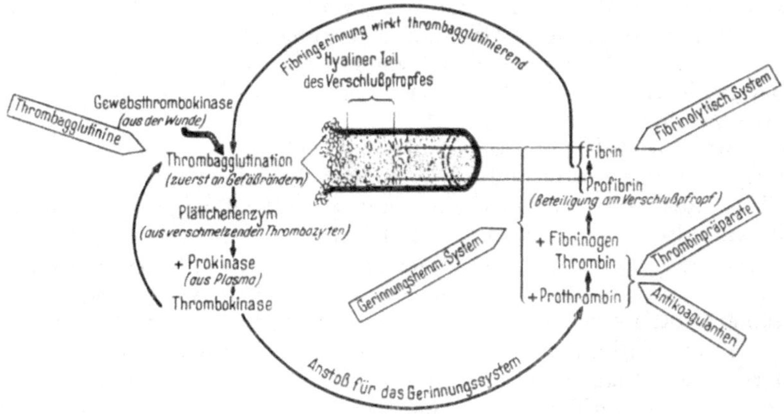

Abb. 7. Schematische Darstellung der spontanen Blutstillung unter Berücksichtigung der formalen und kausalen Genese des Verschlußthrombus. Die in den Mechanismus eingreifenden fördernden und hemmenden Faktoren sind durch die seitlich ansetzenden Pfeile gekennzeichnet (nach Rehn)

b) Lokale pathologisch-anatomische Vorgänge bei der Formung eines blutstillenden Gerinnsels

Der durch den bisher geschilderten Vorgang gebildete Thrombus, das spontan entstandene Verschlußblutgerinnsel eines verletzten kleinen Gefäßes, besteht nun zunächst morphologisch aus einem Mikrothrombus, der im wesentlichen Blutplättchen enthält (Fonio). Es zeigt sich bei der mikroskopischen Untersuchung, daß die zuerst wohl konturierten Thrombozyten unter der Einwirkung thromboplastischer Substanzen, wie z. B. alteriertes Endothel oder Glas, unregelmäßig werden. Dem nachfolgend findet die Fibrinausscheidung statt, wobei der weitere Thrombozytenzerfall vom Tempo der Fibrinabscheidung abhängt (Lenggenhager). Nachdem sich so allmählich das charakteristische Fibrinnetz mit den Thrombozyten als Gerinnungszentren gebildet hat, wird dieses anfänglich im Blutstrom flottierende Gebilde durch Längerwerden und Überkreuzen der Fibrinnadeln sowie Ausweitung des Fibrinnetzes allmählich stabiler. Vor seinem endgültigen Erstarren werden alle noch frei herumschwimmenden Thrombozyten oder Plättchenkonglutinate, die bis dahin noch keine Veränderung zeigen, plötzlich angehalten, fügen sich als weitere Gerinnungszentren in den Komplex ein, werden ebenfalls amorph und zerfallen. Je nach der Größe der Gefäßwunde und dem Umfang der lokalen Endothelalteration dehnt sich das zum Verschluß der Wunde und der Gefäßwand notwendige Gerinnsel weiter aus, indem andere Blutbestandteile sich anlagern und seine besondere morphologische Form und Zusammensetzung bestimmen. Dieser Blutkuchen enthält die zelligen Bestandteile, umgeben vom Fibrinnetz, während im Stadium der Retraktion durch den schon geschilderten Vorgang das Blutserum aus dem Gebilde ausgepreßt wird.

Die Wunden von Kapillaren, kleinen Venen und Arterien werden auf diese Weise verschlossen und die Blutung vollständig gestillt.

In gleicher Weise formt sich auch hinter Ligaturen von größern Gefäßen, deren Eröffnung ihre Unterbindung erfordert hatte, ein der Gefäßwand adhärentes Koagulum, das entsprechend dem Gefäßkaliber einen mehr oder weniger großen Umfang hat. Unter normalen Verhältnissen, bei glatter Verletzung des Gefäßes, geringer Alteration der Zellen der Gefäßwand, sind die Gerinnsel klein. Je massiver und ausgedehnter dagegen die Gefäßwandschädigung ist, umso umfangreicher sind oft schon die primären Wundthromben, wobei die noch zu erwähnenden Zerfallsprodukte der geschädigten Zellen Reaktionen der eben geschilderten Art in wechselndem Ausmaße auslösen.

Rein morphologisch unterscheiden wir sogenannte Abscheidungsthromben, die im wesentlichen aus Fibrin und Thrombozyten bestehen, weiterhin Gerinnungs- oder rote Thromben, die fibrinarm sind und vor allem die korpuskulären Blutbestandteile enthalten, und drittens gemischte Formen, die sich aus den eben genannten beiden zusammensetzen. Bei üblichem Verlauf behält der ursprünglich gebildete Verschlußpfropf seine Größe bei und setzt sich in verschiedenen Mengenverhältnissen aus roten und weißen Blutzellen, Blutplättchen und Fibrin zusammen. Je nachdem, ob seine Bildung in rasch strömendem oder mehr stagnierendem Blut vonstatten geht, erhalten wir einmal den weißen Abscheidungs-, zum andernmal den gemischten, bzw. roten Thrombus, wobei der gemischte Thrombus im allgemeinen aus einem weißen Thrombuskopf und einem roten Schwanz besteht. In den größeren Gefäßen handelt es sich bei den intravitalen Vorgängen in fließendem Blut fast stets um Abscheidungsthromben, die z. T. schalenförmigen Aufbau zeigen, während der rote Thrombus als Gerinnungsthrombus in fast völlig stagnierendem Blut entsteht. Infolge der Klebeeigenschaften des Fibrins haftet das Blutgerinnsel relativ fest an der Gefäßwand und ist durch diese Hafteigenschaft ganz besonders charakterisiert. Dabei ist es meistens so, daß der Kopf am festesten an der Gefäßwand ansitzt, während der Thrombusschwanz eher frei flottiert. Bereits nach den ersten 24 Stunden setzt nun eine Verklebung mit der Wand auch über die ursprüngliche Haftstelle hinaus ein, womit bereits die Regenerationsvorgänge beginnen, die einmal zur Organisation des Thrombus, in andern Fällen zu seiner Auflösung führen. Wovon das im Einzelfalle abhängig ist, ist noch nicht endgültig geklärt. Man muß aber annehmen, daß dann, wenn das fibrinolytische Potential (Halse) genügend groß ist, die Autolyse des Thrombus einsetzt, während in andern Fällen seine bindegewebige Organisation stattfindet. Uns scheinen in diesem Punkt wesentliche Parallelen auch zu andern Erkrankungen, wie Pleuritis, Pneumonie und peritonealen Fibrinausschwitzungen zu bestehen. Im Falle der Organisation führt die Proliferation von Zellen der Gefäßwand — bei einer Phlebitis z. B. auch ausgehend vom perivaskulären Gewebe — zur Bildung eines jungen Bindegewebes und zur Entstehung junger Gefäße, die allmählich in den Thrombus einwachsen und seine Masse ersetzen. Durch die Bildung neuer Gefäße wird er kanalisiert und das Gefäß für die Blutzirkulation unter Umständen wieder ganz oder teilweise durchgängig. Damit oder mit der vollständigen bindegewebigen Obliteration des Gefäßes ist der natürliche, normale Heilvorgang am verletzten Gefäß, z. B. im Zuge einer Wundheilung und Narbenbildung oder bei Arrosion eines Gefäßes durch eine Geschwulst oder einen Fremdkörper, abgeschlossen.

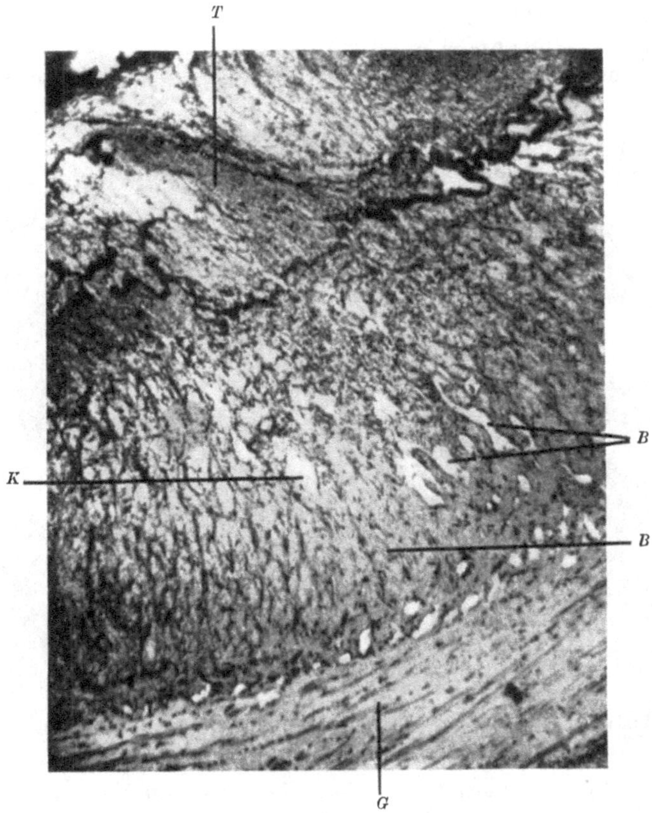

Abb. 8. Organisation eines Thrombus. *G* Gefäßwand, *B* junges Bindegewebe, *K* neugebildete Kapillaren. *T* noch nicht organisierter Teil eines Thrombus (nach HAMPERL)

c) Die intravitale Gerinnung als Krankheit (Thrombosekrankheit)

Bis zu dem eben geschilderten Punkt ist der Vorgang als durchaus physiologisch anzusehen und liegt im Rahmen der absolut lebensnotwendigen natürlichen Heilvorgänge.

Zur „Thrombosekrankheit“ im pathologisch-klinischen Sinne wird er in dem Augenblick, in dem entweder der Thrombus über das erforderliche Maß hinaus weiter wächst oder an einer Stelle im Körper entsteht, an der er keine Aufgabe zu erfüllen hat (ZÄBISCH). Diese überschießende Gerinnselbildung unterscheidet sich nun in wesentlicher Weise von dem bisher beschriebenen physiologischen Geschehen. HALSE hat die Verhältnisse prononciert so formuliert, „daß das Thromboseproblem anfängt, wo der örtliche Abscheidungsthrombus aufhört“.

Nach pathogenetischen Gesichtspunkten unterteilten FISCHER-WASELS und TANNENBERG die Thrombose in 3 Hauptgruppen:

a) die lokale Wundthrombose,
b) die septische Thrombose,
c) die fortschreitende Fernthrombose der großen Venen.

Die lokale Wundthrombose ist naturgemäß die häufigere und ihr Wesen besteht darin, daß sie mehr oder weniger streng auf den Ort der durch eine „Wunde" im weitesten Sinne gesetzten Gefäßwandschädigung irgendwelcher Art beschränkt

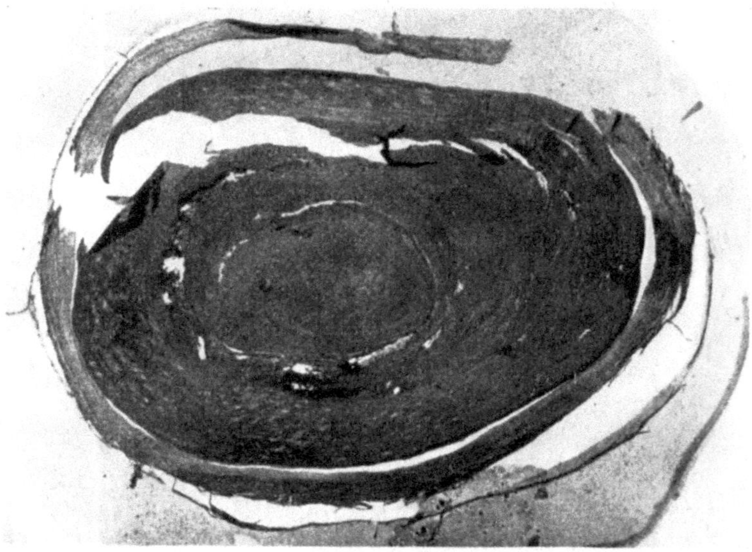

Abb. 9. Konzentrisch geschichteter Thrombus (nach LENGGENHAGER)

bleibt. Es liegen hier die Verhältnisse vor, wie wir sie im Vorgehenden ausführlich besprochen haben und die den Rahmen des natürlichen Heilvorganges nicht überschreiten.

Auch die septische Thrombose bleibt im allgemeinen auf den Ort der Entzündung beschränkt. Die Thrombenmassen vergrößern sich lediglich im Ausmaß der Gefäßwanderkrankung. Jedoch ist es nicht selten, daß auch aus diesem Trombosetyp sich unter bestimmten, im folgenden noch näher zu erörternden Umständen sekundär eine fortschreitende Thrombose bildet.

Diese fortgesetzte Thrombose, „Anschlußthrombose", schließt sich, wie schon der Name sagt, an irgend eine ursprüngliche Wurzel an, die sich irgendwo bei gegebenen Vorbedingungen, z. B. nach Verletzungen, aber auch unter andern Einflüssen, vor allem nach entzündlichen Prozessen gröberer Natur und Veränderungen an Gefäßwand und im Gerinnungssystem, im Körper findet. Durch fortlaufende Anlagerung von Blutbestandteilen entwickeln sich unter Ablaufen der geschilderten Reaktionen aus zunächst wandständigen, die Zirkulation noch wenig behindernden Thromben mehr oder weniger rasch Pfröpfe, die das Lumen vollkommen ausfüllen und verschließen. Dabei kann eine erhebliche Ausdehnung in der Längsrichtung erfolgen: In den Arterien peripherwärts gegen die kleinen Äste, in den Venen zentralwärts nach dem nächst größeren Hauptstamm zu. Gelegentlich reicht der Pfropf noch eine Strecke weit in diesen hinein. Je nach den im betreffenden Blutstromgebiet herrschenden Zirkulationsverhältnissen entstehen die größeren, fortgesetzten intravitalen roten Gerinnsel, die bei aufgehobenem (z. B. zwischen zwei Ligaturen) oder verlangsamtem Blutumlauf sich bilden, andererseits die weißen Abscheidungsthromben, wie es Lenggenhager in Modellversuchen so schön gezeigt hat.

Histologisch bestehen die roten Pfröpfe aus allen Blutbestandteilen, während die weißen sich vorwiegend aus Thrombozyten, Leukozyten und Fibrin zusammensetzen. Im Aufbau zeigen beide Arten gegebenenfalls Riffelung, Leisten — und Lamellenbildung sowie Schichtung je nach den Strömungsverhältnissen (Wirbelbildung, Sedimentierungsmöglichkeiten usw.), unter denen sie entstanden sind (Aschoff) (Abb. 9 u. 10).

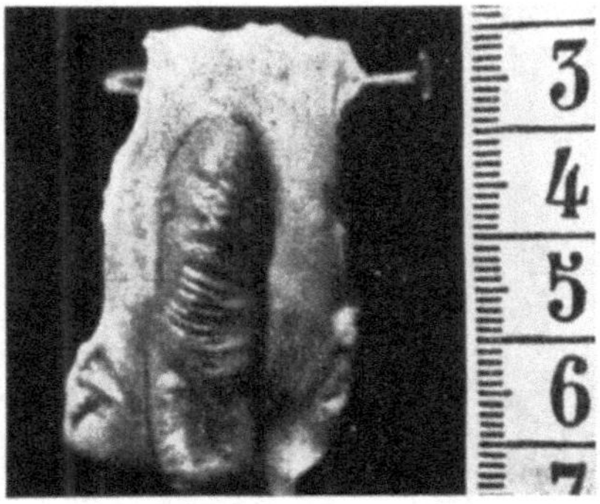

Abb. 10. Quergerippter Thrombus (nach Lenggenhager)

Zuerst lokale, fest adhärente, meist kleine Abscheidungs- und Verschlußthromben werden die Gerinnsel bei Weiterentwicklung unter immer mehr einsetzender Blutstagnation zu mehr oder weniger festhaftenden, weitreichenden Koagulations- oder Gerinnungsthromben, deren pathologisch-anatomische Folgen, wie z. B. Ödem, Infarkt, Embolie, die eindrücklichen, typischen, klinischen Zustände herbeiführen. Offenbar besteht nach bestimmten Operationen, wie z. B. denjenigen im kleinen Becken, in der Gynäkologie und Urologie, eine besondere Neigung, derartige fortgesetzte Wundthrombosen zu bilden. Auch bei den im Verlauf von Frakturen und andern Traumen auftretenden Thrombosen handelt es sich meistens um diese Form mit ihrer Wurzel im vom Trauma betroffenen Gebiet.

d) Die sogenannte „blande" Fern- oder Spontanthrombose Ursachen für ihr Zustandekommen

Während es der Forschungsarbeit seit Virchow immer besser gelang, Einblick in die bisher erwähnten Vorgänge zu gewinnen, stellte die Abklärung der Sachlage bei der sogenannten Fern- oder Spontanthrombose, die namentlich in ihrer postoperativen Form für den Chirurgen von oft größter Bedeutung ist, der genaueren Kenntnis lange Zeit erhebliche Schwierigkeiten entgegen. Erst in den letzten Jahrzehnten ist es gelungen, dem Wesen des schwer faßbaren Geschehens etwas näher zu kommen. Wir sind jedoch von einer wirklichen Kenntnis der ursächlichen Zusammenhänge immer noch weit entfernt. Es hat sich aber immer mehr bestätigt, daß, wie bereits Aschoff sagte, die spontane Thrombose die Funktion einer Anzahl von Variabeln ist, wobei eine Reihe von disponierenden Faktoren, auslösende Einflüsse und bestimmte Folgeerscheinungen am Blutgefäßsystem und seinem Inhalt als Ursache in Betracht kommen. Das eine oder andere Moment kann im Einzelfall eine überragendere Rolle spielen, eine nach Art und Intensität wechselnde Mehrzahl von Faktoren ist offenbar immer erforderlich. Gelegentlich ist es nicht möglich, alle in Betracht kommenden Gründe der Kombinationswirkung festzustellen. Prinzipiell ist aber offenbar der Vorgang stets derselbe, wie bei der Blutgerinnung als Heilvorgang und bei der Anschlußthrombose als Krankheit, indem auch hier als Grunderfordernis für die Entstehung eine Störung im Verhältnis Endothel—Blutflüssigkeit eintreten muß, gefolgt von den „Anschlußkettenreaktionen" im Blut (RITTER).

Makroskopisch besteht der blande Fernthrombus aus einem weißen Kopf und einem roten Schwanz. Der Kopf weist als Urthrombus feingeweblich im wesentlichen den Aufbau des Abscheidungsthrombus auf, während der Schwanz ein Fibringerüst mit Einlagerung von Erythrozyten und Leukozyten darstellt. Stellenweise finden sich auch Anhäufungen von Blutplättchen als Gerinnungszentren, was auf den Charakter des Thrombusschwanzes im Sinne der Gerinnungsthrombose hinweist.

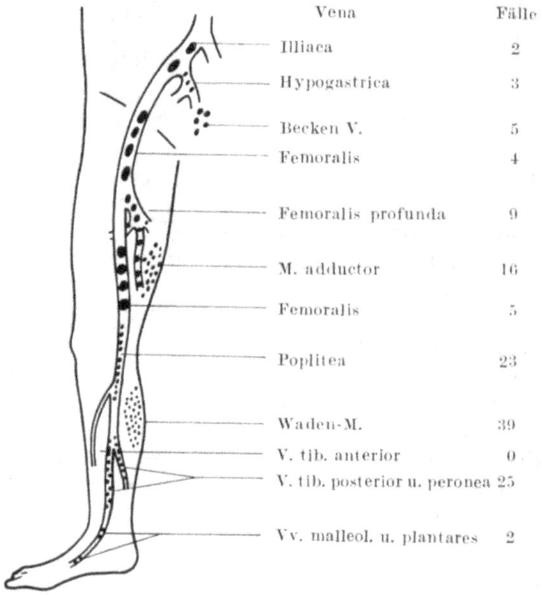

Abb. 11. Lokalisationshäufigkeit der Phlebothrombosen an beiden untern Extremitäten bei 24 Obduktionen (nach FRYKHOLM)

Das stellenweise vorkommende weiße Geäder in der Nähe des Thrombuskopfes stellt ein Lamellensystem von Blutplättchen dar, so daß also zwischen Kopf und Schwanz gewissermaßen eine Übergangsform, ein gemischter Thrombus vorliegt. Nach dem Schwanzende zu besteht der Thrombus immer mehr aus Fibrin, so daß das Schwanzende nur noch Fibrinfäden mit Einlagerung von korpuskulären Blutbestandteilen enthält. „Vom weißen Anteil getrennt sind daher frische rote Thromben von postmortalem Leichengerinnsel auch mikroskopisch nur schwer oder nicht sicher zu unterscheiden" (BRASS).

Das Entstehen und die Entwicklung der weißen Abscheidungsthromben wurden besonders von ZAHN näher studiert, der feststellen konnte, daß sich auf Intimadefekte Leukozyten aus dem zirkulierenden Blut absetzen. Später erkannte dann HAYEM die wichtige Rolle der Thrombozyten bei diesem Vorgang. EBERTH und SCHIMMELBUSCH zeigten, daß der weiße Thrombus aus Abscheidungen von Thrombozyten und Leukozyten besteht, womit sie frühere Befunde BIZZOZEROS endgültig bestätigen konnten.

Besonders durch die Arbeiten von Deneke, Payr, Rössle, Neumann wissen wir heute, daß diese blanden Fernthrombosen in der Mehrzahl im Venengeflecht der Fußsohle und der Wade ihren Ursprung nehmen und der Prozeß von dort in die V. tibialis post. und von da aszendierend in die V. poplitea und femoralis weiter schreitet. Über die Beckenvenen kann er bis auf die kontralaterale Extremität übergreifen. Phlebographisch sind diese Verhältnisse vor allem von Bauer genau verfolgt und bestätigt worden (Abb. 11).

Wichtig, besonders für die Klinik der Thromboembolie, ist die Tatsache, daß bei dieser Thromboseform, der Fern- oder Spontanthrombose, eine besonders große Tendenz zu raschem, freiem Wachstum des Thrombusschwanzes besteht mit einer auffallend geringen Neigung, stärkere Beziehungen zum Endothel einzugehen. Die sich aus dieser Tatsache ergebenden Folgen, in erster Linie die Schwierigkeiten für die Diagnosestellung und die Emboliegefahr, werden im einzelnen noch ausführlich besprochen (Kapitel VIII, S. 105).

Die Frage, wieso es fernab vom Operationsgebiet oder auch bei innern Krankheiten irgendwo zur intravitalen Blutpfropfbildung kommt, hat Kliniker und Pathologen von jeher stark beschäftigt. Schon von Virchow wurden 3 Faktoren herausgehoben, deren Zusammenwirken für das Entstehen einer Thrombose von kausaler Bedeutung ist:

1. Störung der Zirkulationsverhältnisse im Sinne der verlangsamten Strömungsgeschwindigkeit;
2. Gefäßwandschädigung;
3. Veränderungen in der Zusammensetzung und chemisch-physikalischen Beschaffenheit des Blutes, insbesondere Erhöhung der Gerinnungstendenz.

Die Anschauung darüber, welchem dieser 3 Faktoren die Prävalenz für die Thrombusentstehung zukommt, war im Laufe der Zeit erheblichen Änderungen unterworfen. Während man früher vor allem der verlangsamten Strömung (Aschoff, Benecke, von Jaschke u. a.), später dann der Endothelschädigung (Ritter, Dietrich, Fonio, Siegmund) die Hauptschuld zumaß, wird heute vielfach die Veränderung des Blutes, insbesondere die Erhöhung der Gerinnungsvalenz als Hauptursache angesehen (Rehn, von Kaulla, Jorpes, Lenggenhager und viele andere). Im folgenden soll dieser Fragenkomplex seiner praktischen Bedeutung entsprechend erörtert werden.

1. Störungen der Zirkulationsverhältnisse

Der Behinderung des Blutumlaufes kommt nach den Ergebnissen älterer und neuerer experimenteller Untersuchungen in Übereinstimmung mit den klinischen Beobachtungen für das komplexe Geschehen bei der Ausbildung eines Blutgerinnsels im Sinne des Fern- oder Spontanthrombus die Rolle eines unterstützenden Momentes zu, dessen Ausmaß je nach Lage des Falles mehr oder weniger erheblich variiert.

Denn wenn sich auch im Entwicklungsgang der Lehre von der Thrombose das Verhältnis der einzelnen ursächlichen Faktoren zueinander von der mehr mechanischen Auffassung zugunsten einer biologisch-physiologischen, physiologisch-chemischen Betrachtungsweise verschoben hat, so muß doch heute noch dem mechanischen Moment der Strömungsgeschwindigkeit stets eine gewisse, von Fall zu Fall mehr oder weniger erhebliche Bedeutung zugemessen werden. Denn von dieser Strömungsgeschwindigkeit hängt die kürzer oder länger dauernde Benetzung der Gefäßendothelschicht und damit die Beeinflussung der Intimazellen durch die Bestandteile des Blutes in weitestem Sinne ab. Je langsamer nämlich der Blutstrom dahinfließt, um so intensiver und enger können die Beziehungen zwischen

Endothel und Blut sich gestalten und um so eher kann der Grenzstoffwechsel schwerwiegende Veränderungen erleiden. Als strombehindernde und verlangsamende Momente kommen Zirkulationsstörungen infolge von Herz- und Gefäßerkrankungen chronischer und akuter Art, intra- und extravasale Strombahneinengungen (z. B. arteriosklerotische Gefäßverengerung, Druck von Tumoren, Frakturfragmenten und luxierten Knochen, Hämatomen usw.) in Frage, außerdem besondere anatomische Verhältnisse, wie sie z. B. bei der V. iliaca sin. anzutreffen sind. Schon normalerweise bestehen an den unteren Extremitäten wenig günstige Abflußbedingungen, die noch verschlechtert werden, wenn unter dem Einfluß längerer Bettruhe das zur Entleerung nötige Muskelspiel wegfällt und womöglich noch durch Druck von der Unterlage her die Gefäße komprimiert werden. Die Verschlechterung der Strömungsverhältnisse bei Bettlägerigkeit ist aus der folgenden Abbildung gut ersichtlich: Während die Abflußbedingungen aus der V. saphena

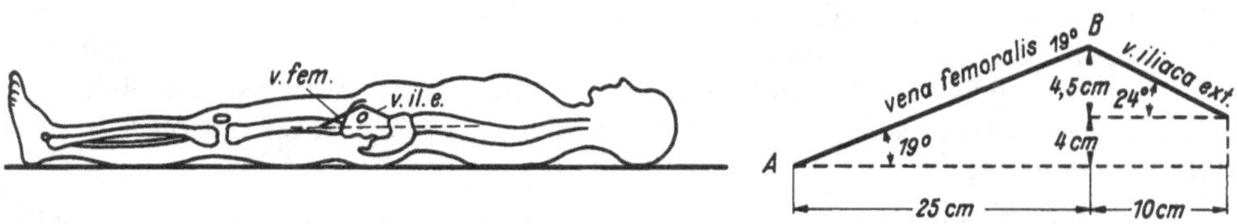

Abb. 12. „Femoralisberg“ (nach Bumm)

günstiger werden, stellen sich dem Weg des Blutes über die V. femoralis Hindernisse entgegen, indem in horizontaler Rückenlage das Blut in der Schenkelvene vom Adduktorenschlitz bis zur Lacuna vasorum eine Steigung von 34% überwinden muß („Femoralisberg“ nach Friedländer).

Einen neuen Hinweis auf die Bedeutung der Mitwirkung von Stromverlangsamung oder gar Aufhören der Strömung des Blutes bei der Thrombogenese liefern Untersuchungen Zehnders, die zu einer Revision der auf Grund der bekannten Baumgartnerschen Experimente vor Jahrzehnten gewonnenen Auffassung über die Ungerinnbarkeit des Blutes zwischen zwei Ligaturen zwingen. Zehnders Untersuchungen führten mit Hilfe neuzeitlicher Methoden zu folgendem Resultat:

Nach doppelter Unterbindung der V. cava, V. saphena, V. jugularis bei Tieren (Kaninchen, Pferd, Schaf) läßt sich durch regelmäßige, in verschiedenen Zeitabständen ausgeführte Frühkontrollen des zwischen den Ligaturen befindlichen Blutes nach 3 Tagen immer ein festes gallertartiges Koagulum nachweisen. Spätkontrollen dagegen ergeben flüssiges Blut, das auch nicht mehr nach Thrombinzusatz gerinnt und ein völliges Fehlen der Fibrinogensubstanzen aufweist. Anfänglich sind in jenem verflüssigten Blut die Thrombozyten vermindert, später fehlen sie ganz. Diese Tatsache berechtigt zu dem Schluß, daß sowohl Thrombozyten wie Fibrin im Gerinnungsvorgang aufgebraucht worden sind und daß es sich bei dem flüssigen Blut in doppelt unterbundenen Gefäßstrecken nicht um flüssig gebliebenes, sondern um durch Autolyse wieder verflüssigtes, thrombolysiertes Blut handelt[1]).

Die Stromverlangsamung führt zu einer Änderung im normalen Verhältnis zwischen dem Blutkörperchen führenden Achsenstrom und der plasmatischen Randzone, indem sich schließlich eine Verminderung des Achsenstromes und eine mehr

[1]) Im Gegensatz dazu ist das Flüssigbleiben des Blutes beim Erstickungstod auf eine Verlängerung der Gerinnungszeit durch azidotische Gerinnungshemmung (Burgener) und bei der Kohlenmonoxyd-Vergiftung auf autolytischen Fibrinogenschwund (Bütler) zurückzuführen.

oder weniger ausgesprochene Randstellung der Plättchen — als leichteste korpuskuläre Blutbestandteile an sich schon der Gefäßwand am nächsten gelegen — und Leukozyten ausbildet. Für jedes Gefäß gibt es eine kritische Geschwindigkeit, bei deren Unterschreitung dieser Vorgang eintritt. Infolge der Gefäßwandnähe der Plättchen wird ihnen bereits durch kleine Änderungen der Strömungsgeschwindigkeit die Gelegenheit gegeben, in nahen Kontakt mit der Gefäßwand zu treten. An Stellen, an denen deren Endothel Rauhigkeiten oder sonstige Veränderungen aufweist, ist dann ohne weiteres die Möglichkeit zur Zusammenballung der Thrombozyten untereinander und zur Adhärenz am Endothel gegeben. Durch eine Verlangsamung des Blutstromes kommen im Staseblut enthaltene Stoffe, wie z. B. Bakterien, Toxine, Kernzerfallsprodukte (König) zu unter Umständen besonders wirksamem Einfluß auf Blutflüssigkeit und Gefäßintima. Die herabgesetzte Strömung schafft außerdem besonders günstige Voraussetzungen schon von rein hämodynamischen Gesichtspunkten aus für das Weiterwachsen eines Gerinnsels, aber auch weil im langsam strömenden oder stagnierenden Blut in der besprochenen Weise Veränderungen vor sich gehen können, die seine Gerinnungsvalenz verändern. Die Bedeutung der Kreislaufverhältnisse erfährt also insofern eine Erweiterung, als tatsächlich auch eine Brücke zur gerinnungsphysiologischen Betrachtung vorhanden ist.

Die Verhältnisse sind dann so, „daß das Blut des postoperativen Patienten wie das schmutzige Wasser eines Schlamm führenden Regenbächleins ist. Auch in diesem setzt sich der Schlamm nur da ab, wo die Strombahn weit wird, die Geschwindigkeit stark abnimmt. Der Sand oder Schlamm sedimentiert sich auch hier in der charakteristischen Wellen- oder Dünenform" (Lenggenhager). Die Bedeutung dieser „Schlammbankbildung" für die Thromboseentstehung liegt also vor allen Dingen in der Rolle, die sie für die Lokalisation des Thrombus spielt, womit die Stromverlangsamung in der Thrombogenese vor allem als unterstützender, gegebenenfalls aber auch sehr bedeutungsvoller primär genetischer und später maßgebender formativer Faktor anerkannt werden muß.

2. Die Bedeutung der Gefäßwand (Alteration am Gefäßendothel)

Daß Störungen der Endothelfunktion unter zahlreichen Umständen auftreten und bei der Thrombogenese mit von Bedeutung sind, ist durch mancherlei Überlegungen, Beobachtungen und Resultate experimenteller Forschungen bestätigt worden (Dietrich, Ritter).

Die Auffassung, daß eine Endothelveränderung den Ausgangspunkt der Thrombose darstellt, wurde 1882 von Bizzozero auf Grund von Untersuchungen an den Gefäßen des Mesenteriums lebender kleiner Säugetiere erhärtet. Die Versuche, bei denen durch Mikrotraumen und leichte chemische Schädigungen Endothelverletzungen erzeugt wurden, ließen ihn feststellen, daß die Blutplättchen im Randstrom des zirkulierenden Blutes sich an den veränderten Innenzellen festsetzten, nicht mehr weiter fortbewegten und zu Häufchen verklumpten, die, allmählich an Größe zunehmend, das Gefäßlumen verlegten. Fonio und Vanotti bestätigten in der Folgezeit diesen Vorgang unter geeigneten neuen Prüfungsordnungen an den Gefäßen der lebenden Froschzunge. Ähnliche Befunde erhob Jaeger am Froschmesenterium, wobei die Bedeutung einer Endothelläsion dadurch unterstrichen wird, daß zwar im Bereich von Venenzusammenflüssen bei Verlangsamung des Stromes Anhäufungen korpuskulärer Gebilde an der Gefäßwand sich bilden, daß diese aber bei Freigabe des Stromes sofort weggerissen werden, somit keine Beziehungen zur Gefäßwand zeigen. Wirbel oder tote Winkel genügen also allein nicht zur Ausbildung der Thrombose, sondern es muß eine zweite Ursache hinzukommen, die bei Stromveränderung in dosierter Form einen Thrombus entstehen läßt. Sehr eindrücklich wird diese Tatsache auch durch Forschungen O'NEILLS unterstrichen, der bei Versuchen an Hunden in isolierten Venen jedesmal mit Sicherheit Thrombosen erzeugen

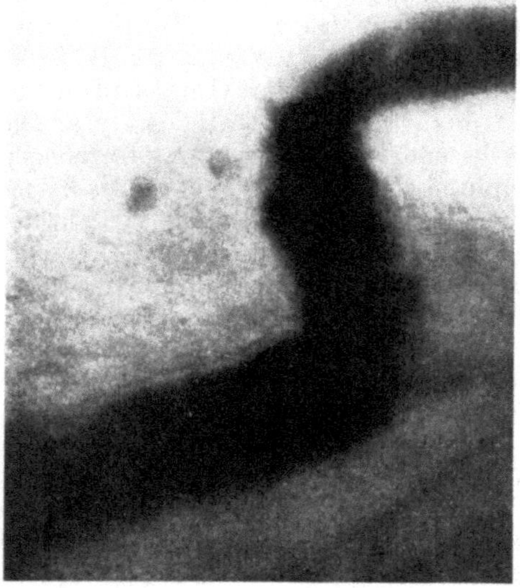

Abb. 13. Kapillargefäß der Froschzunge. Photographische Aufnahme der Endothelschädigung durch Diathermiestrom. Quellung der Endothelpartie der rechten Gefäßwand der Kapillare. Hier setzt die Agglutinationsbildung der Spindelzellen an (nach FONIO)

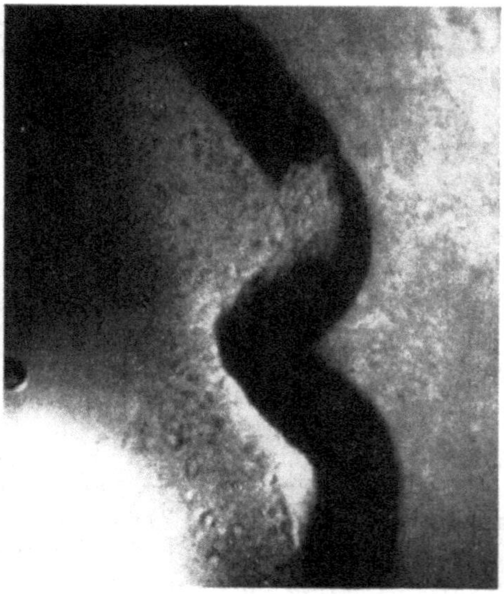

Abb. 14. Kapillargefäß der Froschzunge. Photographische Aufnahme des fortgeschrittenen Agglutinationshäufchens an der lädierten Endothelpartie. Übriges ungeschädigtes Endothel frei von Spindelzellenanlagerungen (nach FONIO)

konnte, wenn zur Stromverlangsamung durch Drosselung des Gefäßes eine histologisch nachgewiesene Endothelschädigung in Form von Desquamation der Intima kam (Abb. 13 und 14).

Die Annahme einer spezifischen, gerinnungshemmenden oder gerinnungsfördernden sekretorischen Tätigkeit der Endothelzellen (CLEMENSIEWITZ, BRÜCKE 1857) — naheliegend im Hinblick auf die entwicklungsgeschichtlich enge Verwandtschaft der Intimazellen der Gefäße mit dem Endothel der serösen Häute — ließ sich in der Folgezeit nicht erhärten. Dagegen ergaben die weiteren Untersuchungen in Mitverwertung der Daten der Entwicklungsgeschichte die Bestätigung der Vermutung, die aus dem Verhalten des Retikulo-Endothelialsystems, sowie ähnlicher Endothelialsysteme geschöpft worden war, daß den Gefäßendothelzellen bei ihrer gleichen entwicklungsgeschichtlichen Basis eine Reihe von Eigenschaften innewohnt, von denen wir auf Grund anatomischer, pathologisch-anatomischer und pathologisch-physiologischer Erkenntnisse wissen, daß sie sämtlichen Endothelzellformen eigen sind. Es bestehen dabei zwischen den verschiedenen Endothelsystemen nur graduelle und keine prinzipiellen Unterschiede. Die graduellen Abstufungen in der Ausbildung bestimmter Eigenschaften sind bedingt durch besondere Anpassung an Sonderleistungen innerhalb des Rahmens der allgemeinen Hauptfunktion. Dementsprechend verfügen die einzelnen Systeme über einen adäquaten Eigenstoffwechsel und einen ebensolchen angepaßten Austauschstoffwechsel mit dem umgebenden Gewebe (RITTER), der sich als Lebensvorgang nach physikalisch-chemischen Gesetzen vollzieht.

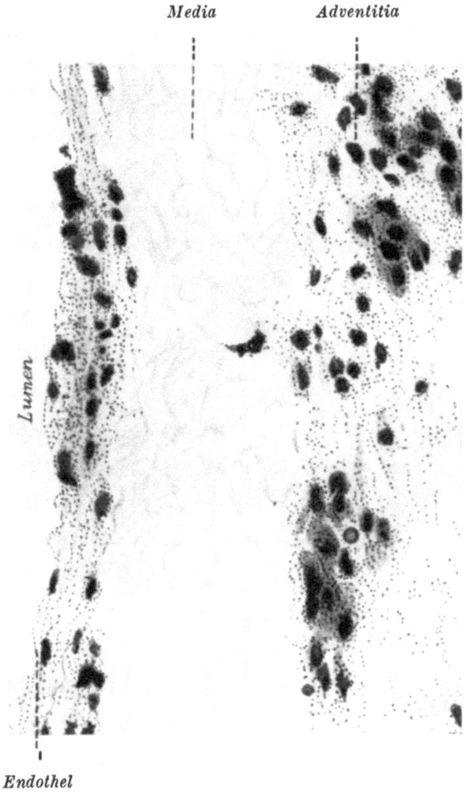

Abb. 15. V. femoralis vom Hund, 4 bzw. 6 Std. nach intravenöser Injektion von 15-proz. NaCl-Lösung. Die Oxydasereaktion zeigt zahlreiche Leukozyten mit starker Versprengung der Granula. Die ausgesprochene Mitbeteiligung des Endothels am reaktiven Prozeß auf die NaCl-Injektion fällt auf

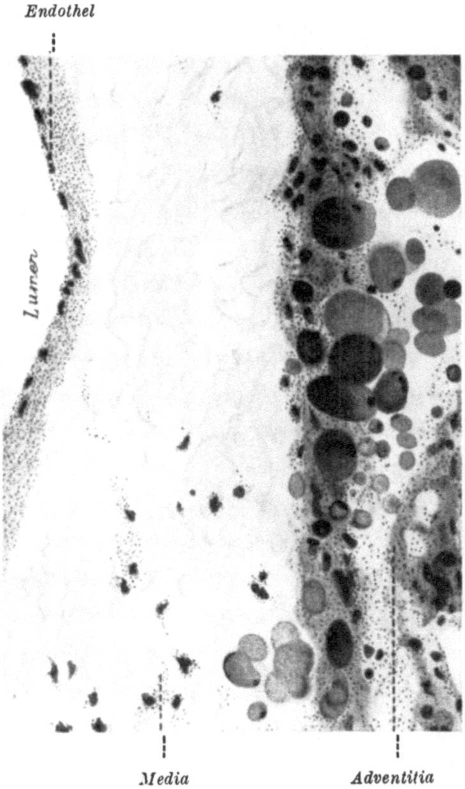

Abb. 16. V. femoralis vom Hund. 6 Stunden nach Sublimatinjektion. Die Oxydasereaktion zeigt eine sehr deutliche diffuse, fein granuläre Reaktion des Endothels und der gesamten Intima auf den Reiz

So kommt allen Gefäßendothelien im arteriellen wie im venösen System, auch denen der großen Arterien und Venen, eine deutliche Reaktionsfähigkeit auf äußere Reize zu, sobald das Maß physiologischer Toleranzbreite überschritten ist. Dabei kann der Reiz sowohl vom Blutweg, mit oder ohne stärkere Veränderung des Blutes, wie auch von den benachbarten Gewebsschichten der Gefäßwand ausgehen. Die Minimalbedingungen, die zur Reaktionsauslösung notwendig sind, sind nicht bekannt. Die Reaktionsfähigkeit, deren erste kolloid-chemische Erscheinungen wohl ultravisibel, aber, wie Permeabilitätsversuche (SINGER,

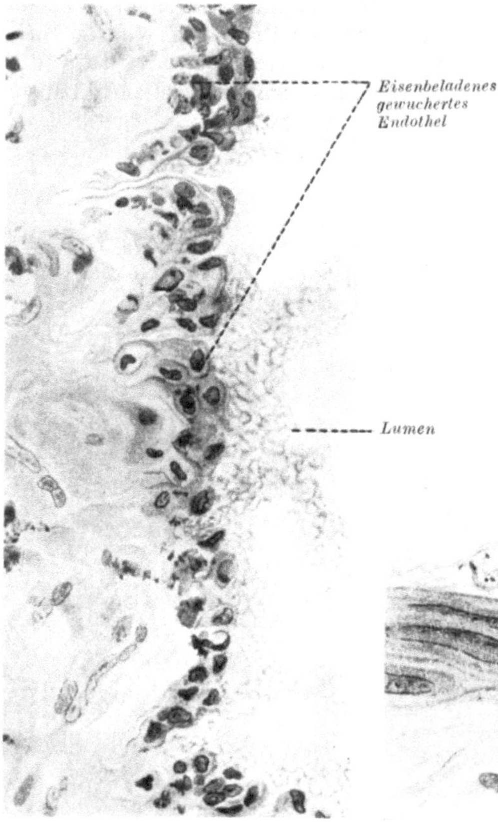

Abb. 17

Abb. 17. Vitalfärbung + Sensibilisierung + Metall-Bakterienspeicherung + Stenosierung der Strombahn. Venen vom Hund

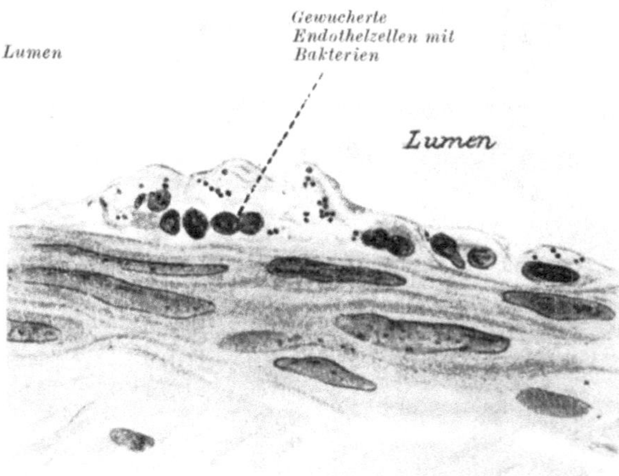

Abb. 18

Abb. 18. Stenosierung der Strombahn + intravenöse Infektion + Sensibilisierung mit Proteinkörper. Die Endothelien sind zum Teil gewuchert, ihr Bakteriengehalt ist durch die Gramfärbung nachzuweisen

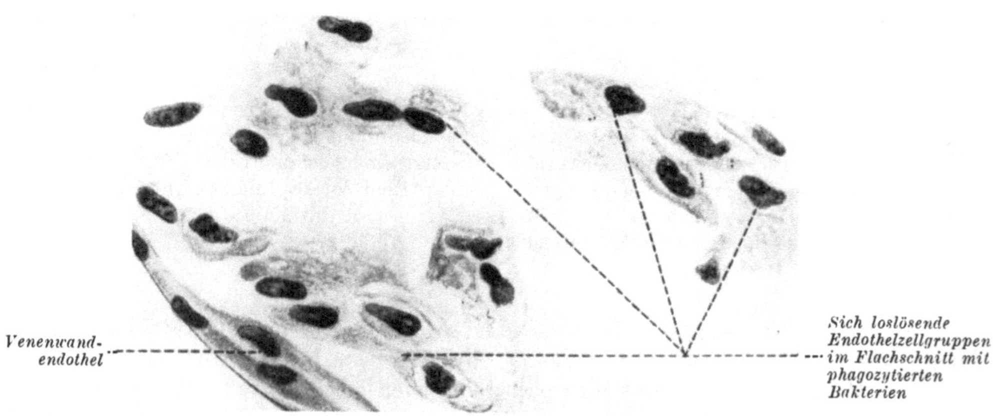

Abb. 19. Stenosierung des Gefäßes + intravenöse und paravasale Sensibilisierung + intravenöse und paravasale Infektion. Endothelflachschnitt mit phagozytierten Bakterien. Die zum Teil abgestoßenen Endothelkomplexe hängen untereinander und mit der Gefäßwand (links außen im Bild) noch locker zusammen

RITTER u. a.) gezeigt haben, physikalisch-chemisch faßbar sind, ist von einem bestimmten Zeitpunkt an, der noch nicht genau feststeht, morphologisch mit Hilfe der Oxydasereaktion und der Vitalfärbung (HALLHEIMER, RITTER) einwandfrei festzustellen, was mit früheren Untersuchungsmethoden nicht gelang (Abb. 15 bis 21).

An diese Frühbilder schließen sich morphologisch leichter nachzuweisende Veränderungen an, wie Fibrinhäutchenbildung, Vakuolisierung, phagozytäre Tätig-

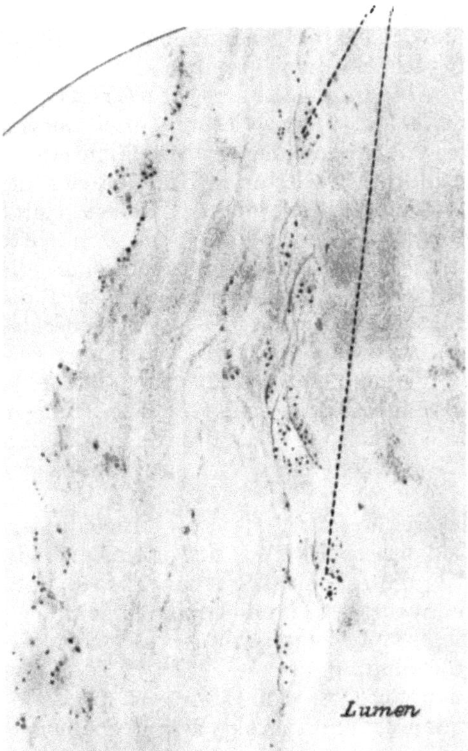

Abb. 20. Hochgetriebene Eisenspeicherung. In den Endothelzellen findet sich, mit der Berlinerblaureaktion leicht nachweisbar, Eisen in Form feinster Körnchen

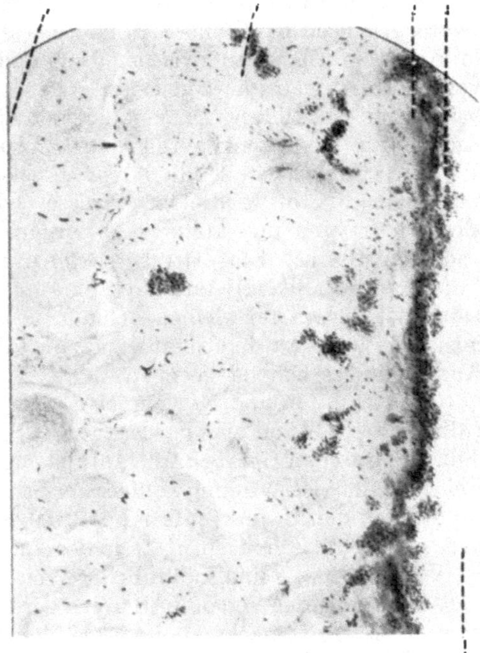

Abb. 21. Metallreizung und Sensibilisierung mit innersekretorischem Hormon. Versuch an Hunden und Kaninchen. Vena femoralis. Sehr deutlich ist Sensibilisierung des Endothels für die Bleiaufnahme durch Adrenalin erkennbar

keit, Proliferation, Nekrose, Loslösung aus dem Zellverband unter Veränderung der Form, der Größe und der Tätigkeit.

Je nach den Umständen folgt das Übergreifen der Prozesse auf die Umgebung: Einerseits auf die Gefäßwand, andererseits auf die Blutflüssigkeit, in der die geschilderten, von FONIO nachgewiesenen, primär sich an den Plättchen abspielenden Reaktionen ablaufen (s. S. 5), oder auf beide Medien zugleich. Bis zu einem gewissen, zur Zeit nicht genau bestimmbaren Grade sind die Vorgänge noch reversibel, zeigen lokale Begrenzung oder progressiven Charakter mit Ausdehnung auf große Strecken.

Als Reizstoffe für die Endothelien kommen in Betracht: Bakterien und deren Toxine, Eiweißstoffe und deren Abbauprodukte aus septischen und aseptischen Wunden, Tumoren, Hämatomen, Eiterherden und Nekrosebezirken; weiterhin chemische Giftstoffe, Berufs- wie Genußgifte u. a. m., auch Metalle und Produkte der inneren Sekretion.

Durch Kombination ergibt sich fallweise eine potenzierende Wirkung durch Synergismus, indem einzelne der Stoffe für die Aufnahme anderer auf die Zellen sensibilisierend, aktivierend und steigernd wirken.

Bei entsprechender Art und Dauer der Einwirkung der genannten Reizstoffe auf Blut und Venenendothelien besteht die Möglichkeit der Thrombusbildung durch eingreifende Störung des normalen physikalisch-chemischen Grenzverhältnisses Endothel—Blut, gegebenenfalls mit Intensivierung durch fortgesetzte, gegenseitige Wechselwirkung. Diese besteht in zunehmender Eiweißionisation, in Potentialdifferenzen zwischen Blut und Endothel, weiterhin in Kolloidänderung, veränderter Viskosität und Oberflächenspannung. Die Änderung der Blutviskosität begünstigt die Bildung einer gallertigen Fibrinschicht am Endothel, eine vermehrte Anlagerung von Leukozyten und Blutplättchen des Plasmarandstromes an die alterierte Endothelstelle, die ihrerseits wieder in Verbindung mit weiteren, durch die veränderten Stoffwechselverhältnisse bedingten Störungen zu fortschreitender Eiweißionisation und stets neuer Anlagerung von Gebilden und Stoffen des veränderten Blutes [Blutplättchen (Schulte), Fibrinogen usw. (Zenker, Hauser, Fonio und Vanotti)] und Zunahme der erwähnten Endothelalterationen führen. Damit ist die oft nur kleine, schmale Basis, die Anheftungsstelle des weißen Thrombuskopfstückes an der Gefäßwand und die Möglichkeit der Weiterentwicklung des Krankheitsgeschehens gegeben.

Nach Sawyer und Pate spielen auch elektrische Potentialschwankungen innerhalb der Gefäßwand eine gewisse Rolle. So ließ sich nachweisen, daß normalerweise, d. h. in gesunden Gefäßen, die Intima negativ, die Adventitia positiv geladen sind. Bei einer Gefäßschädigung kann es zur Stromumkehr und Thrombenbildung kommen, wobei nach den Untersuchungen von Impallomeni die ersten Thrombozytenagglutinate an der Zwischenzellsubstanz des Endothels haften.

Von Neuda — und in ähnlicher Weise auch von Drinker — wird für die Endothelschädigung der Venen im Bereich der unteren Extremität folgender Mechanismus verantwortlich gemacht: Beim liegenden Patienten kommt es infolge des nunmehr fehlenden Druckes der Blutsäule auf die Venenwand zum Kollabieren des Gefäßes und zur Kompression der kleinen Haargefäße, die die Venenwand ernähren, und damit zu einer Unterbrechung der Blutzufuhr in den Vasa vasorum. Daraus resultiert eine Hypoxaemie der Endothelschicht, die von diesen kleinen Gefäßen ernährt wird. Solcherweise geschädigte Endothelbezirke sind dann in der dargelegten Weise Kristallisationspunkte für den Vorgang der primären Plättchengerinnung und der sich daraus u. U. entwickelnden Thrombose.

Von besonderer Bedeutung ist auch der Einfluß der Innervation auf die Permeabilität der Gefäße (Ritter). Wie sehr unter Umständen anatomisch-physiologische Momente die Entstehung einer Thrombose und ihre Lokalisation beeinflussen können, zeigen Untersuchungen, deren Ergebnisse zur Klärung der Frage nach dem Grund des oft absonderlich erscheinenden Sitzes eines Thrombus beitragen und die Mannigfaltigkeit der auf das Gefäßsystem einwirkenden Möglichkeiten erkennen lassen. So ist z. B. erwiesen, daß die einzelnen Gefäßgebiete sich hinsichtlich ihrer Permeabilität nach Beseitigung des Sympathikus ganz verschieden verhalten (Leriche), somit in den einzelnen Körperregionen in ganz verschiedene funktionelle Zustände übertreten und damit auch andersartig auf Alterationen im weitesten Sinne reagieren können. Die große Zahl der Möglichkeiten funktioneller Änderungen, die sich aus diesen Feststellungen ergeben, ist damit deutlich. Große Verschiedenheiten und mancherlei Störungen der vegetativen Innervation sind schon für den gesunden Organismus genügend bekannt. Ihre Zahl bei Erkrankungen ist noch bedeutend größer.

Die enge Verflechtung der an der Thrombogenese beteiligten Faktoren wird in diesem Zusammenhang durch neuere Untersuchungen gekennzeichnet (KONCZ und MARGGRAF). Im Tierversuch fand sich bei Sympathikusausschaltung einer Extremität eine deutliche Gerinnungsverzögerung, die durch eine meist starke Erhöhung des Thrombininhibitors zustande kommt. Diese Tatsache kann ihre Erklärung einmal darin finden, daß die in der Nachbarschaft der Gefäße gehäuft vorkommenden EHRLICHschen Mastzellen nach Blockierung des Sympathikus mehr Heparin bilden oder ausschütten, ebenso kann aber auch die Permeabilitätsänderung der Gefäße eine Rolle spielen, wodurch wiederum die Forderung unterstrichen wird, in der Thrombogenese Gefäß und Gefäßinhalt als Einheit zu betrachten.

Von klinischer Seite wurden von BISCHOF und JUDMAIER Beobachtungen zu dieser interessanten Frage beigesteuert, indem die Autoren thrombotische Verschlüsse der A. femoralis, die nach Verletzungen der betreffenden Extremität an anderer Stelle entstanden waren, erst durch Exzision alter Narben beeinflussen konnten, nachdem Eingriffe am Sympathikus oder am Gefäß selbst (Endarteriektomie) erfolglos gewesen waren.

In diesem Zusammenhang ist auch die Erwähnung des Kittleistensystems notwendig, da es für die Entstehung und den Sitz der Thrombose ebenfalls in Betracht zu ziehen ist. Auf seine Wichtigkeit hat seinerzeit ARNOLD aufmerksam gemacht und nach ihm haben zahlreiche andere Autoren auf die Bedeutung von Störungen in seinem Bereich hingewiesen.

Primäre Veränderungen dieses Systems mit folgender abnormer Permeabilität der Gefäße führen auf dem Umweg über pathologische Vorgänge in den perivaskulären Geweben, in Media und Adventitia bei ursprünglich hämatogener Ursache der Störungen sekundär zu Endothelerkrankungen mit ihren Folgeerscheinungen. Es kann auch der Fall eintreten, daß bei Erhöhung der Resorptionsfähigkeit und Begünstigung der Durchgangsverhältnisse für bestimmte Stoffe (Versuche von HUGHES, LEVINSON, PETERSON) der Defekt am geschädigten Endothel wieder gedeckt wird, wenn diese Vorgänge nicht ausschließlich das Endothel, sondern auch das Kittleistensystem betreffen; daß dann aber im perivaskulären Gewebe, in den kleinen Gefäßchen der Gefäßwand, von deren Endothel ausgehend, Prozesse einsetzen und um sich greifen, die sekundär von außen her wieder an das Endothel der größeren Gefäße, z. B. der großen Venen, gelangen und durch ausgedehntere Alterationen der Innenzellen zur Thrombose führen.

Auch die engen Beziehungen der Adventitiazellen zum Endothel und allen im Bereich der Gefäßwand sich abspielenden normalen und pathologischen Prozessen (HERZOG) sind bekannt und ihr Einfluß ist nach den Ergebnissen der Oxydaseversuche (RITTER) und der Forschungen MAXIMOWs weiter geklärt worden.

3. Änderung der Blutbeschaffenheit

Im Mittelpunkt der Forschung über die Thrombogenese standen in letzter Zeit die dabei vorhandenen oder sich entwickelnden Veränderungen des Blutes, speziell des Gerinnungssystems. Da das Blut relativ einfach mannigfaltigen Untersuchungen zugänglich ist, — während das z. B. beim Gefäßsystem keineswegs der Fall ist — ist man vielfach geneigt, die gefundenen Veränderungen der Koagulabilität als die primäre Ursache und conditio sine qua non der Thrombogenese anzusehen. Mit anderen Autoren (JÜRGENS) sind wir der Ansicht, daß diese Bewertung zu weit greift, was einmal durch klinische Beobachtungen und physikalisch-chemische Untersuchungen bestätigt wird. So sind Thrombosen bei hämorrhagischen Diathesen zwar vermindert beobachtet worden (BLOCH), ihr Vorkommen bei diesen Blutveränderungen, bei denen ja auf keinen Fall eine vermehrte Gerinnbarkeit des Blutes besteht, ist jedoch mit Sicherheit erwiesen. Auch bei eindeutig festgestellten Hypoprothrombinämien ist durchaus die Möglichkeit einer Thrombusentstehung gegeben, wie kürzlich erst wieder eine Mitteilung von PICOT bestätigt. Auf der anderen Seite zeigt die klinische Erfahrung, daß eine erhöhte Gerinnungsneigung des Blutes nicht obligat eine Thrombose nach sich zieht, eben dann nicht, wenn die übrigen Faktoren fehlen. Es steht aber außer Zweifel, daß eine erhöhte Gerinnungsneigung des Blutes, wie wir sie bei vielfältigen physiologischen und pathologischen Zuständen kennen, insbesondere dem Weiterwachsen eines Thrombus besonders günstige Voraussetzungen bietet.

Da man dem Prothrombin bzw. seinen Vorstufen, also dem „Prothrombinkomplex", eine zentrale Stellung im Gerinnungsvorgang beimißt, ist vor allem dessen Verhalten vielfach untersucht worden (GUGELMANN, von KAULLA, KOLLER, REHN, WANNER u. a.). Die Ergebnisse, die besonders in der postoperativen, posttraumatischen und postpartalen Phase gewonnen wurden, sind nicht einheitlich; in weitem Rahmen ist es jedoch in der Mehrzahl der Fälle so, daß die Prothrombinzeit nach einer Operation kürzer wird, um gegen den 7. bis 10. Tag ihr Minimum zu erreichen, das gleichbedeutend mit dem Maximum einer Hyperprothrombinämie ist. Nach diesem Zeitpunkt tritt wieder eine langsame Normalisierung ein. Von REHN wurde ein zweiphasiger Verlauf des Prothrombinspiegels beschrieben, indem eine Hyperprothrombinämie bereits am 2. postoperativen und wiederum in der Zeit vom 6. bis 10. Tag p. o. besteht. Als Ursache dieser Änderung im Gerinnungsgefüge wird eine Umstellung im vegetativen System, dem die übergeordnete Steuerung der planmäßigen Gerinnungsordnung obliegt, angenommen. Dabei ist eine kurz nach der Operation eintretende Vagotonie gleichbedeutend mit Hyperprothrombinämie, während die sich in der späteren postoperativen Phase einstellende Sympathikotonie zur Normalisierung der Verhältnisse bzw. zu einer Hypoprothrombinämie führt (Abb. 33, S. 46).

Etwas anders liegen die Verhältnisse im Wochenbett insofern, als bereits gegen Ende der Schwangerschaft an sich schon eine starke Hyperprothrombinämie besteht, ohne daß sich jedoch diese Zeit durch vermehrte Thrombosen auszeichnen würde (KERN, OLWIN, THORDARSON). Unter der Geburt sinken die Prothrombinwerte etwas ab und steigen im Wochenbett wieder stark an.

Logischerweise erfährt auch die Gesamtgerinnungszeit ähnliche Veränderungen sowohl im postoperativen, wie auch im posttraumatischen und postpartalen Verlauf mit einer Verkürzung, deren Maximum um den 4. bis 5. Tag liegt (BERGQVIST, GEISSENDÖRFER), wobei keine signifikante Abhängigkeit von Narkose oder Größe des Eingriffs festgestellt werden konnte.

Weiter von Bedeutung ist die Fähigkeit des Blutes und der Leber, das aus dem zerstörten Gewebe in die Blutbahn gelangte Thrombin zu neutralisieren bzw. abzubauen. Diese Fähigkeit ist individuell sehr verschieden, worauf z. T. eine persönliche Gefährdung des Patienten beruhen kann. Bereits eine Stunde nach Beendigung einer Operation verschlechtert sich die Thrombinabbaureaktion (LENGGENHAGER) bei 61% aller Fälle, womit gleichzeitig als Ausdruck ihrer Agglutination eine Verminderung der Thrombozyten im strömenden Blut von durchschnittlich 11% parallel geht.

Die Bedeutung der erhöhten Blutkörperchensenkungsreaktion als Ausdruck einer vermehrten Erythrozytenagglomeration, die wiederum von der Zusammensetzung der Plasmaproteine abhängig ist, wurde bisher in der Thromboseforschung wenig beachtet. Diese Verschiebung der Plasmaeiweißkörper von der fein- zur grobdispersen Phase finden wir bekanntermaßen bei den verschiedensten pathologischen Zuständen, wie Tumoren und Infektionen, regelmäßig auch im posttraumatischen und postoperativen Verlauf, physiologischerweise aber im höheren Alter. Daß die noch näher zu beschreibende „Sludge-Bildung“ in bestimmter Relation zur Blutkörperchensenkungsgeschwindigkeit steht, konnte mehrfach gezeigt werden (S. 30). Möglicherweise ist auch damit ein Faktor der Thromboseentstehung

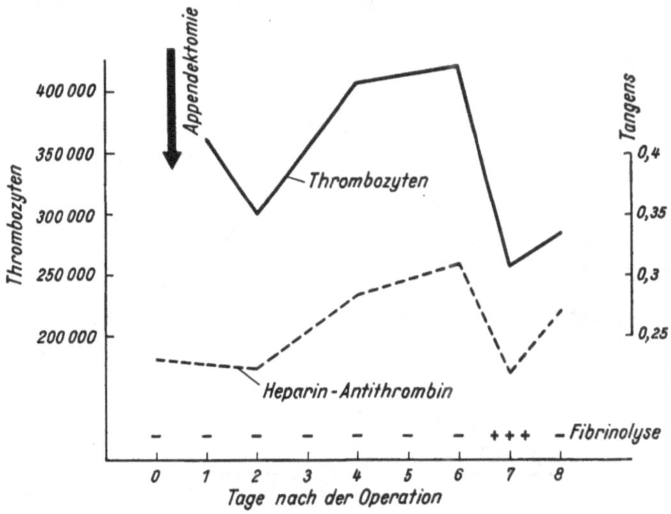

Abb. 22. Verhalten einzelner Gerinnungsfaktoren nach der Operation (nach KOLLER)

namhaft gemacht. Inwieweit die von PERLICK und GÖTZE gefundene hämolytische Komplementaktivität in der Thrombogenese von Bedeutung ist, bedarf weiterer Abklärung; die Tatsache jedoch, daß durch Antikoagulantien eine Verminderung infolge Inaktivierung herbeigeführt werden kann, spricht für gewisse Zusammenhänge.

Die Änderung der Menge einzelner Gerinnungsfaktoren löst normalerweise Gegenregulationen in dem Sinne aus, daß auch auf Seiten ihrer Antagonisten eine gleichsinnige Verschiebung auftritt, vor allem im Bereich des fibrinolytischen Systems und des Heparins. Das erwähnte Auftreten von Thrombosen bei herabgesetzter Gerinnungsneigung, wie auch das Ausbleiben einer Thrombusbildung bei vermehrter Gerinnungsfähigkeit wird daher ohne weiteres verständlich. Von größerer Bedeutung als die meßbare Vermehrung oder Verminderung eines oder mehrerer Faktoren dürfte daher in diesem Zusammenhang die Störung des Gleichgewichtes zwischen thrombogenen und fibrinolytischen Potenzen sein, dessen zentrale hormonal-vegetative Steuerung durch neuere Untersuchungen und Beobachtungen wahrscheinlich zu sein scheint (BELLER, ACHENBACH und BROBEIL u. a.).

Neben diesen Serum- und Plasmafaktoren spielen auch Veränderungen der korpuskulären Blutbestandteile eine wesentliche Rolle, die von Fall zu Fall verschieden groß ist. Im Zentrum der Betrachtung stehen hierbei infolge ihrer hervorragenden Bedeutung für Blutgerinnung wie primäre Thrombogenese, die Thrombozyten. Während z. B. bei Thrombopenien Thrombosen nicht vorkommen, oder doch nur als ausgesprochene Rarität beobachtet werden, ist bei der Polyzythämie die Thrombosierung verschiedenster Gefäßbezirke eine sehr häufige Begleiterscheinung (s. S. 38). Weiterhin haben z. B. die Splenektomien in ihrem postoperativen Verlauf von allen Operationen statistisch die höchste Thrombosefrequenz. Es ist bekannt, daß es nach Milzentfernung zu krisenhafter Vermehrung der Thrombozyten im kreisenden Blut kommt, so daß dadurch besonders günstige Voraussetzungen zu deren Agglutination als „Initialzündung der Thrombusentstehung" (HALSE) gegeben sind. Die Thrombozytenzählung sagt dabei nicht immer etwas aus, da bei beginnender Thrombose gewisse Schwankungen der Thrombozytenzahl im

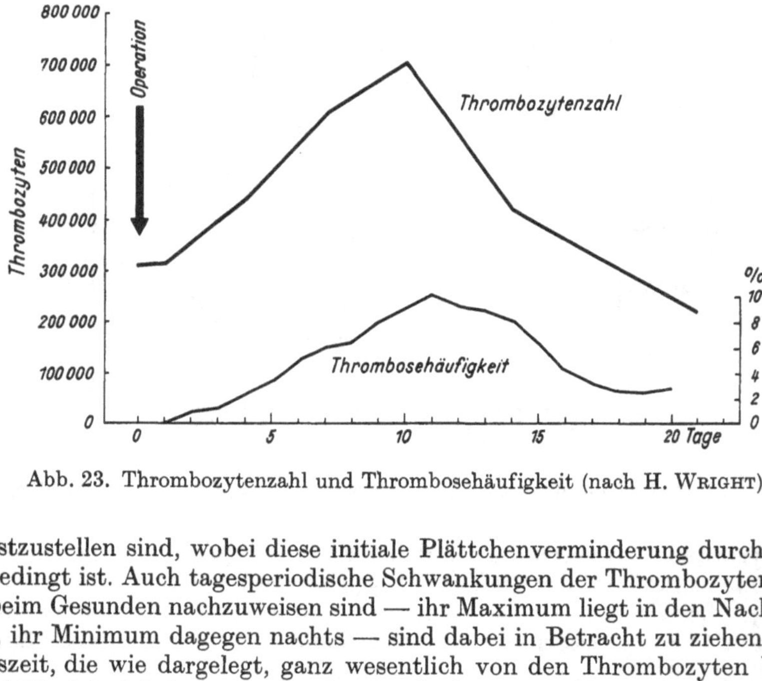

Abb. 23. Thrombozytenzahl und Thrombosehäufigkeit (nach H. WRIGHT)

Blute festzustellen sind, wobei diese initiale Plättchenverminderung durch Agglutination bedingt ist. Auch tagesperiodische Schwankungen der Thrombozytenzahl, die bereits beim Gesunden nachzuweisen sind — ihr Maximum liegt in den Nachmittagsstunden, ihr Minimum dagegen nachts — sind dabei in Betracht zu ziehen. Die Retraktionszeit, die wie dargelegt, ganz wesentlich von den Thrombozyten bestimmt wird, verhält sich dabei entsprechend reziprok (MATIS und BROSS)[1]). Aber nicht nur die quantitativen, sondern auch die qualitativen Veränderungen, die die Thrombozyten erfahren und die sie zur Agglutination bereit machen, üben ihren Einfluß auf die Thrombogenese aus. Diese qualitativen Veränderungen, insbesondere die Haftfähigkeit der Plättchen waren Gegenstand mannigfaltiger Untersuchungen (JÜRGENS, WRIGHT, QUICK, MOOLTEN und FROMAN). Das wesentliche Ergebnis all dieser Untersuchungen ist die Tatsache, daß die Thrombozytenagglutination durch bestimmte Gifte, wie Bienen-, Kopragift, Perfringens-, Tetanus- und Scharlachtoxine, sowie die für therapeutische Anwendung nicht geeigneten Heparinfraktionen erhöht wird. Auch Infektionen wirken in dieser Richtung (Abb. 22 u. 23).

[1]) Ein etwa gleichsinniges Verhalten zeigen nach den Feststellungen von PETERS und Mitarbeitern die Blutgerinnungswerte: Am Nachmittag ist die Gerinnungszeit länger als vormittags, wofür der am Nachmittag stärker wirksam werdende Sympathikotonus verantwortlich gemacht wird.

Wenn auch nach LENGGENHAGER und ESCHLER, die durch Untersuchungen mit dem Phasenkontrastverfahren zeigen konnten, daß die Fibrinnadelbildung bereits vor dem sichtbaren Zerfall der Thrombozyten einsetzt und daher der Plättchenzerfall eine Begleiterscheinung der Blutgerinnung, nicht aber deren obligate Voraussetzung sei, die Thrombozytenagglutination keine primäre Bedeutung für die Gerinnung haben soll, so erscheint nach anderen Untersuchungen (JÜRGENS und BRAUNSTEINER u. a.) die Veränderung der Thrombozyten und damit die Erhöhung ihrer Haftfähigkeit sowohl untereinander, wie auch am Endothel des Gefäßes eine besondere Bedeutung in der Thrombogenese zu haben, wobei auch die

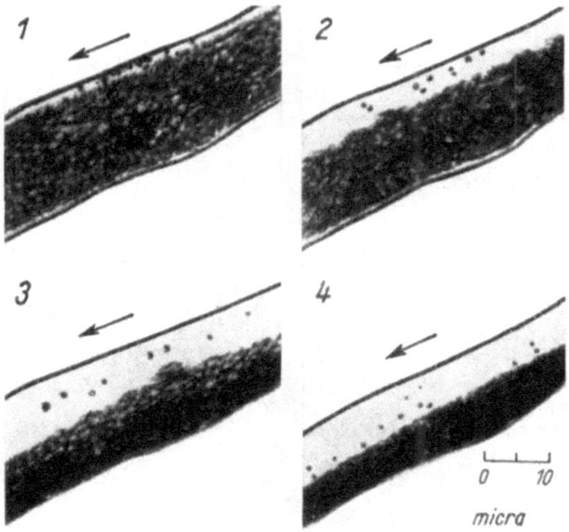

Abb. 24. Verschiedene Stadien der Erythrozytenagglutination (Sludge-formation) in einer Vene (nach KNISLEY)

gegensätzliche elektrische Ladung von Thrombozyten und Plasma eine besonders agglutinationsfördernde Kraft darstellen dürfte (STARLINGER und SAMETNIK).

Die Erythrozyten haben für die Thromboseentstehung insofern Bedeutung, als sie zwar im kreisenden Blute nicht nur nicht agglutinieren, sondern sich sogar abstoßen. Unter bestimmten Voraussetzungen bilden sie aber gewisse lockere Zusammenballungen oder besser Ablagerungen im Sinne von „Sandbänken“. Diese Verhältnisse sind besonders von KNISELY, FAHRAEUS, LAUFMAN in letzter Zeit untersucht worden. Welche Rolle diese Erythrozytenanhäufungen für die Thrombogenese haben, ist eindeutig nicht geklärt. Jedenfalls bilden die roten Blutkörperchen keine festen Thromben. Es ist aber verständlich, daß in Gefäßen, in denen eine Ansammlung von Erythrozyten stattfindet, — wofür offenbar rein hämodynamische Verhältnisse verantwortlich sind[1]) — sehr leicht örtliche Gefäß-Endothel-änderungen eintreten können, die dann ihrerseits in der Thromboseentstehung eine wichtige Rolle spielen. Da derartige „Sludge“bildungen ihrerseits wieder im Sinne eines circulus vitiosus die sie hervorrufenden, bestehenden Strömungsänderungen verstärken, ist auch auf diesem Wege ein Einfluß auf die Thrombo-

[1]) So ist z. B. in den Konjunktiven die Sludgebildung das Ergebnis einer Volumenzunahme des Gefäßbettes und einer Abnahme der Strömungsgeschwindigkeit (ROBERTSON u. Mitarbeiter).

genese gegeben. Auf die Beziehung zwischen Erythrozytenablagerung und Blutkörperchensenkung, die in 82% von 619 Untersuchten festgestellt wurden (FAHRAEUS, HIRSCHBOECK und WOO), ist bereits hingewiesen worden. Erwähnung verdienen in diesem Zusammenhang auch Untersuchungen an Kaulquappen und Hähnen, wobei eine deutliche und wichtige Beteiligung der Erythrozyten an der Blutstillung im Sinne einer Panpexis gefunden wurde (WYSS) (Abb. 24).

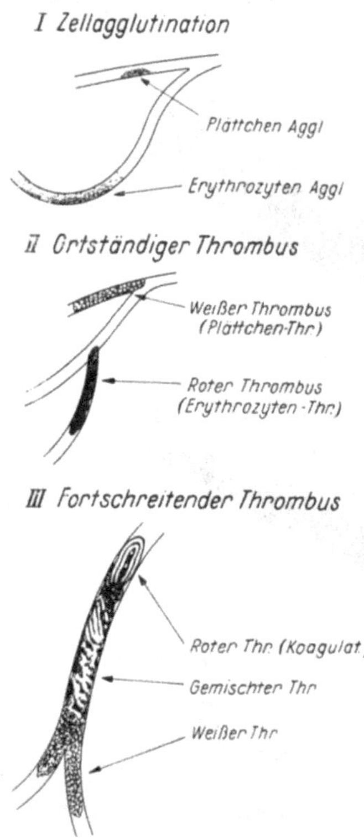

Pathogenetische Faktoren	Endothelläsion	„Sludge" Formation	Stagnation	Gerinnungsfähigkeit d. Blutes inkl. Plättchen normal	Gerinnungsfähigkeit d. Blutes inkl. Plättchen gesteigert
I Plättchen Aggl	+	−	−	−	−
I Erythrozyten Aggl	−	+	+	−	−
II Weißer Thrombus (Plättchen-Thr)	+	−	−	+	−
II Roter Thrombus (Erythrozyten-Thr)	(+)	+	+	+	−
III Fortschreitender Thrombus	+	(+)	+	−	+

Abb. 25. Schema der einzelnen pathogenetischen Faktoren bezüglich ihrer Wertigkeit für die Thrombose (nach KOLLER)

Damit wird wiederum die Ansicht erhärtet (s. S. 25), daß es für die Betrachtung der Thrombogenese zweifellos am fruchtbarsten ist und daß man den Gegebenheiten offenbar am ehesten gerecht wird, wenn man Gefäß- und Gefäßinhalt als funktionelle Einheit auffaßt. Es ist dann verständlich, daß der Kernpunkt der Frage nach der Genese der Thrombose in einer Störung der normalerweise vorhandenen Harmonie zwischen den einzelnen Faktoren der Trias Gefäß — Strömung — Blut zu suchen ist. In der Mehrzahl der Fälle wird man ein Zusammenwirken dieser drei Faktoren postulieren können, wobei im Einzelfall nicht immer entschieden werden kann, welchem von ihnen die Prävalenz zukommt. Daneben gibt es aber sicherlich auch Fälle, wo nur der eine oder andere Faktor eine bedeutende Rolle spielt. Verschiedene klinische Erfahrungen und Beobachtungen deuten in diese Richtung, so daß es anzunehmen ist, daß im wesentlichen das „Potential der thrombogenen

Störung" (Zäbisch) dafür verantwortlich ist, ob sich eine Thrombose entwickelt oder nicht (Abb. 25).

Unter Berücksichtigung der im Vorstehenden dargelegten, an der Thrombogenese beteiligten Faktoren stellt sich das Geschehen etwa nach folgendem Schema dar:

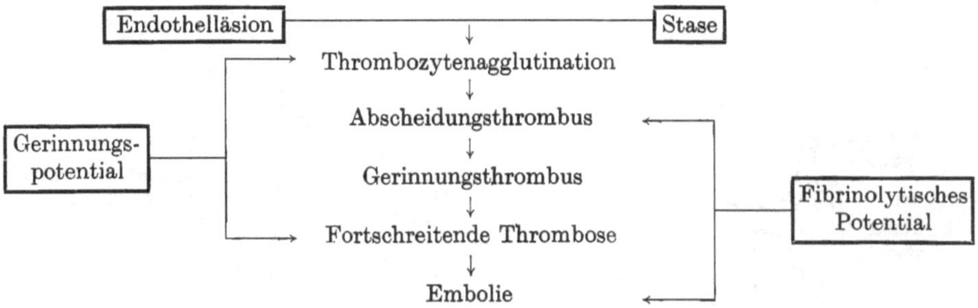

e) Auslösende und gefährdende Faktoren der Thrombogenese

Zu diesen oben dargestellten thrombogenen Störungen führen nun bestimmte Zustände, die wir prinzipiell — in Analogie zu den auch sonst in der allgemeinen Krankheitslehre gegebenen Verhältnissen — in dispositionelle und direkt auslösende oder gefährdende einteilen können und die wir im folgenden näher darlegen wollen.

1. Anatomische Gegebenheiten und Varietäten

Sowohl bei lokal- und allgemeininfektiösen, wie auch bei zahlreichen anderen Erkrankungen etablieren sich Thrombosen mit Vorliebe (nach Trinkler in 81 bis 100%, s. auch S. 107) in der linken unteren Extremität. Als Erklärung dafür werden zunächst ganz allgemein statisch ungünstige Verhältnisse in den abhängigen Körperpartien, im Gebiet der Vena cava inferior namhaft gemacht. Besondere anatomische Gegebenheiten sind aber noch von Riedel und Trinkler hervorgehoben worden. Die Ansichten dieser Autoren, z. T. auf entwicklungsgeschichtlichen Deduktionen beruhend, wirken überzeugend. Trinkler wies nach, daß die Vena iliaca sin. nicht selbständig entsteht, sondern sich aus einer schwachen Anastomose (Abb. 27) bildet, die die Vv. cardinales caudales verbindet. Indem aus der ursprünglich paarigen Venenanlage (Abb. 28) eine unpaarige entsteht, verkümmert die linke V. cardinalis caudalis völlig, die rechte wird mächtiger und die Teilung der V. cardinalis caudalis dext. in die Vv. iliacae communes dext. et sin. kommt durch die erwähnte Anastomose zustande (Abb. 29), welche nicht der Verkümmerung verfallen ist, sondern an Umfang zunimmt, aber nie das Kaliber des rechtsseitigen Gefäßes erreicht.

Die V. iliaca communis dext. ist deshalb auch beim Erwachsenen weiter als die entsprechende linksseitige Vene. Pathologisch-anatomische Untersuchungen von Fällen von Thrombose im Gebiet von persistierenden linken unteren Kardinalvenen, wie sie wiederholt beobachtet wurden (Moharrem, S. 139), lassen ebenfalls daran denken, daß die Zirkulation bei solchen Entwicklungsvarietäten in den betreffenden Gefäßen beeinträchtigt ist, und zwar dadurch, daß z. B. die A. iliaca communis auf den Anfangsteil der V. cardinalis sin. drückt und dadurch den venösen Abfluß des Gefäßes hemmt. Dazu kommt ergänzend die Feststellung, die Riedel gemacht hat. Er konnte am Erwachsenenorganismus den Nachweis erbringen, daß die Venen der rechten und linken unteren Extremität einem ungleichen Druck ausgesetzt sind. Die V. iliaca sin. steht im Becken unter einer dreifachen

Kompression: Vorn wird sie von A. iliaca dext. und der A. hypogastrica sin. gekreuzt. Hinten außen liegt die A. sacralis media. Zwischen letzterer und der A. iliaca dext. ist die V. iliaca sin. sozusagen eingekeilt, wodurch die Blutzirkulation in einem gewissen Maße hindernd beeinflußt wird. Es kommt damit zur besonderen Be-

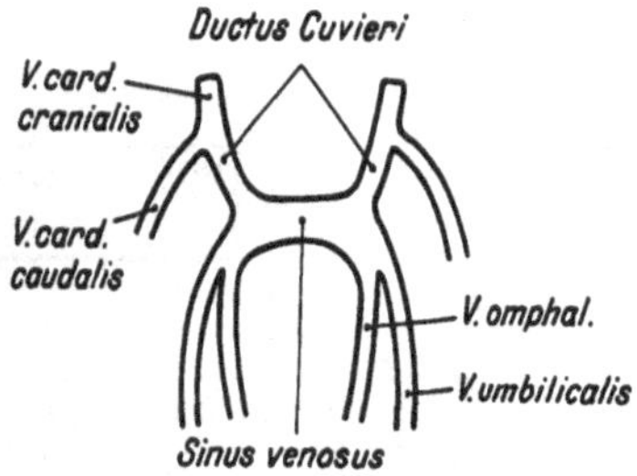

Abb. 26

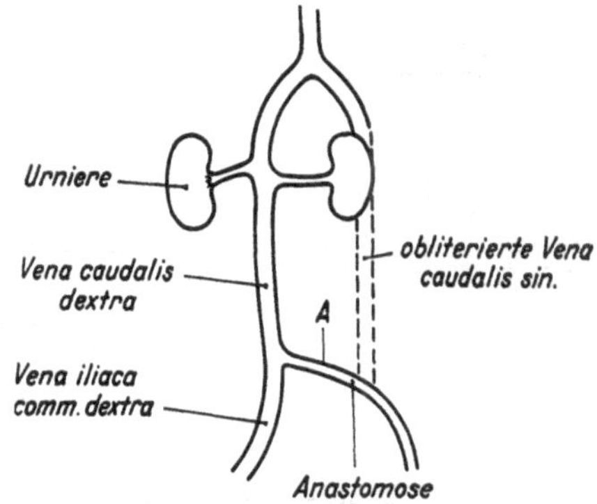

Abb. 28

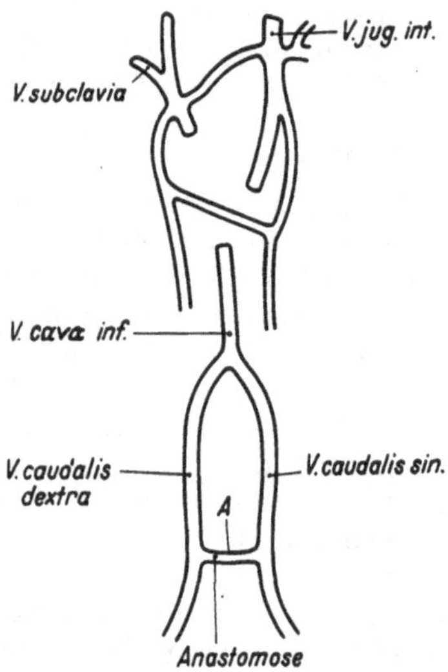

Abb. 27 a u. b

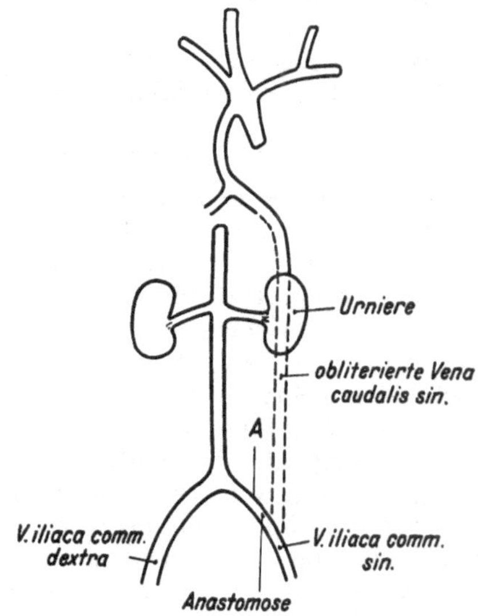

Abb. 29

Abb. 26—29. Entwicklung der V. iliaca sinistra (nach TRINKLER)

anspruchung auf Druck an umschriebener Stelle, zur Belastung mit Arbeitsabnutzung und gehemmter Zirkulation. Diese Verhältnisse vermögen eine persönliche Disposition des Patienten zu schaffen, zu der möglicherweise noch individuelle, besonders ungünstige Mündungsverhältnisse kommen können. In Übereinstimmung mit den genannten Tatsachen stehen die von TRINKLER und ISCHLONEDSKY mitgeteilten Beobachtungen, daß bei Linkshändern rechtsseitige Thrombosen auftraten: In der schwächer entwickelten Extremität sind die Bedingungen für die Entstehung einer Thrombose günstiger.

Ebenfalls zu berücksichtigen und zu verwerten sind in Verbindung mit diesen topographisch-anatomischen Momenten die Resultate ausgedehnter klinischer Beobachtungen KAZDAS. Sie ergeben, daß das überwiegende Betroffensein des linken Beines bei den verschiedensten Gefäßkrankheiten auch eine funktionelle Ursache hat. Sie wird in der höheren Beanspruchung des linken Beines als des bevorzugten Arbeitsbeines gesehen. Alle Abnutzungsprozesse durch stärkere Belastung im weitesten Sinne kommen an dieser Extremität in erster Linie zur Ausbildung und Auswirkung. Damit wird der Grund gelegt zu sekundären Veränderungen, die als Folge und auf der Basis anderweitiger Körperalterationen sich ausbilden können. Diese Veränderungen lokalisieren sich ganz allgemein im Organismus,

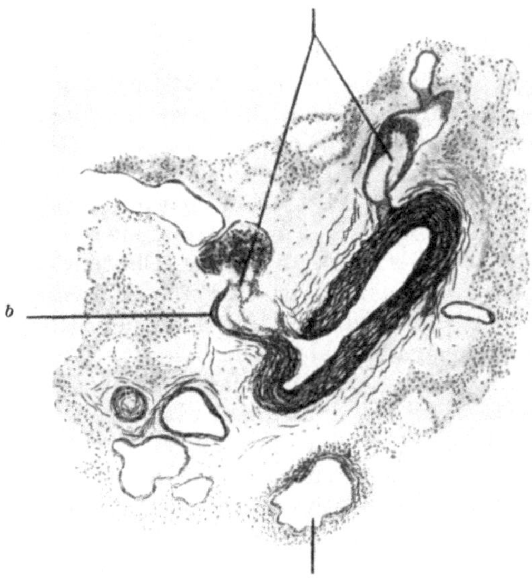

Abb. 30. Einem Bronchiolus benachbarter Ast der Pulmonalarterie mit Abgangsgefäßen a) Sinusartig erweiterte, im Anfangsteil durch fibroblastenreiche, lipoide Massen enthaltende Pfröpfe verstopfte Abgangsarterie; b) Nur einseitiger Übergang der Media in die Wand des Astes; c) Knorpelfreier Bronchiolus (nach ZURLINDEN)

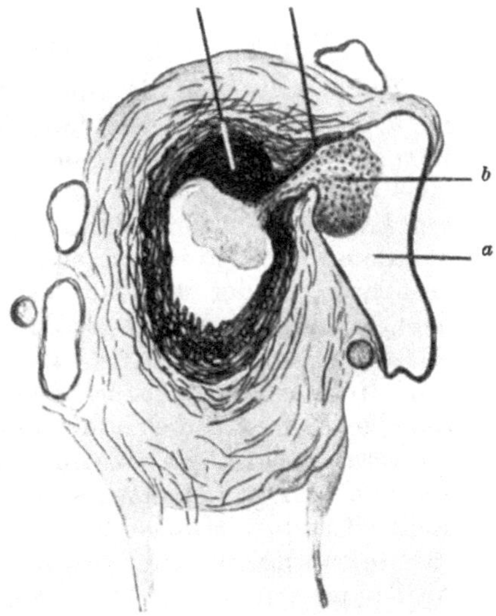

Abb. 31. Kleiner Ast der Pulmonalarterie mit Abzweigung a) Sinusartig erweiterte Abgangsarterie; b) Fibroblastenreicher Pfropf; c) Übergang der Media in die Wand der Abzweigung; d) Die Abzweigungsstelle umsäumendes mächtiges Intimapolster (nach ZURLINDEN)

speziell aber auch im Gefäßapparat und bilden sich mit Vorliebe an einem locus minoris resistentiae aus. ZURLINDEN betont — auf Grund der genauen histologischen Untersuchung eines Falles isolierter Pulmonalsklerose im jüngsten Kindesalter — die Wichtigkeit solcher mechanisch-funktioneller Momente auch für die Entstehung ausgedehntester Intimawucherungen (Abb. 30 und 31).

Konstitutionelle Gegebenheiten, wie partielle Mesenchymanomalie, die sich in Gefäßhypoplasie äußert, können bei der Entstehung eine Rolle spielen. Die allgemeine Arbeitsabnutzung betrifft mit dem gesamten Wandapparat nicht nur Adventitia und Media, sondern ebenso sehr die empfindliche Endothelschicht der Intima. Man hat also u. U. an der linken unteren Extremität schon sehr frühzeitig mit einer gewissen Prädisposition für pathologische Vorgänge als Folge der Abnutzungskrankheit zu rechnen. Für Besonderheiten der Lokalisation sind durch

Feststellung dieser Zusammenhänge mannigfaltige Einblicke und Deutungsmöglichkeiten eröffnet.

Die anatomischen Verhältnisse und ihre Variationen vermögen somit gewisse Anhaltspunkte zur Erklärung für das besonders häufige Auftreten thrombotischer Vorgänge an der unteren linken Extremität abzugeben. Sie liefern einen Hinweis auf die Möglichkeit einer schlechteren, langsameren Zirkulation im linken Bein schon auf topographisch-anatomisch normaler Grundlage. Durch sie haben die im Blute kreisenden Stoffe Gelegenheit, länger, damit intensiver, auf die Blutflüssigkeit und die Venenwand einzuwirken, was in Verbindung mit den anderen ätiologisch in Betracht kommenden Momenten den Prozeß der Thrombusbildung begünstigt.

2. Individuelle konstitutionelle Besonderheiten

Zu den allgemein disponierenden Faktoren, die das Gefäßsystem betreffen, kommen Veränderungen, die familiärindividueller Natur sind. In geeigneten Fällen können sie eine ausschlaggebende Bedeutung im Sinne der Verursachung oder Begünstigung der Entstehung einer Thrombose haben. Sie manifestieren sich in bekannten krankhaften Veränderungen des Gefäßsystems. So ist bei den pathologisch-anatomischen Veränderungen an den Blutadern (CURTIUS u. a.) die Annahme einer familiären, in der Struktur begründeten mangelhaften Festigkeit bzw. Elastizität der Venenwände als Disposition zu frühzeitiger und exzessiver Varizenbildung geläufig (BAUER, CURTIUS, HERZOG, SCHNITZLER), ebenso die Auffassung der Hämorrhoiden als Ausdruck einer familiären Konstitutionsanomalie. Die konstitutionellen Momente, die zur diffusen genuinen Ektasie disponieren, äußern sich in einer Anomalie der Gefäßwandstruktur, die in Verminderung der elastischen Fasern und größtenteils bindegewebiger Beschaffenheit der Media besteht (BIRCHER, HEDINGER). Eine gewisse erhöhte konstitutionelle Vulnerabilität der Venenwände wird auch für die Fälle von Venenthrombose (z. B. an den Armen, an den Beinen) angenommen, bei denen körperliche Anstrengungen zu einer Zerreißung der Intima führt und damit die Entstehung einer Thrombose auslöst: Thrombose par effort (CORNIOLEY). Ebenfalls auf eine konstitutionelle Komponente weist das immer wieder beobachtete familiäre Auftreten von Thrombosen und Embolien hin (BIBER, MONCANY, SCHNITZLER). Als besonderen konstitutionellen Thrombosetypus kennt man bei der vererblichen Asthenie der Mesenchymabkömmlinge den sogenannten Typus asthenicus adiposus (HENDERSON, HÖRING, KAPPIS, RUEF, VOGLER), zu welchen der Typus „embolicus" (REHN, VOGLER) gehört. Es sind dies übergewichtige, fettleibige, muskelschwache Leute mit blasser Haut, gesteigerter Blutgerinnbarkeit, Kreislaufschwäche, relativ niedrigem Blutdruck, Vagotonie und psychischer Labilität, d. h. mit ausgesprochener Anfälligkeit gegenüber seelischen und körperlichen Anforderungen. Ob es sich bei diesen untersetzten, breit gebauten Menschen um „Athletiker" im Sinne KRETSCHMERS handelt, scheint nicht sicher. Wir haben eher den Eindruck, daß dabei in vielen Fällen mehr exogene Auswirkungen auf die Körperkonstitution in Betracht kommen als endogene. Diese Hinweise legen bei der weiten Verbreitung von Venenerkrankungen dar, daß individuell große Schwankungen in der Vitalität, Leistungsfähigkeit und Widerstandskraft der Zellelemente, insbesondere der mesenchymalen Gewebsabkömmlinge am Gefäßsystem möglich sind. Eine gewisse Schwäche des Systems kommt hauptsächlich dem neuro-arthritischen Diathesentypus zu, in jeder seiner Erscheinungsformen mit normalem, erethischem, pastös-torpidem oder plethorisch-obesem Habitus (nach BAUER), weniger der lymphatisch-hypoplastischen Diathese.

Damit ist die Aufmerksamkeit auf einen weiteren Punkt gelenkt, nämlich rassische und geomedizinische Besonderheiten. Nach MERZ ist die Frau der deutschen Schweiz doppelt so stark gefährdet wie die der französischen Schweiz. Auch in Deutschland kennt man diese regionalen Unterschiede in der Thrombosehäufigkeit, z. B. zwischen Baden und Pommern, worauf erst kürzlich KARITZKY wieder aufmerksam gemacht hat. Welche Faktoren dafür verantwortlich sind, ob das Klima, die rassische Zusammensetzung der Bevölkerung oder Ernährungsgewohnheiten, dürfte sich mit Sicherheit zunächst noch nicht entscheiden lassen.

3. Disposition durch überstandene Krankheiten, Alter, Ernährungsverhältnisse und Mangelzustände

Viele pathologische Zustände lassen am Gefäßsystem als Begleiterscheinungen von Erkrankungen, wenn sie auch nicht unmittelbar zur Thrombose führen, eine Disposition zurück, die deren späteres Auftreten begünstigt. Das Venensystem z. B. ist in viel häufigeren Fällen, als man gemeinhin annimmt, nicht völlig intakt. Hierher gehören die Feststellungen von RASCHER über das Bild der Mesenterialvenenthrombose, ferner Untersuchungsresultate, die STEBLIN-KAMINSKI bei 78 Fällen von Phlegmone, Tuberkulose, Gangrän, Syringomyelie, Tabes, Poliomyelitis und Phlebosklerose makroskopisch und mikroskopisch an den Blutadern der Extremitäten erheben konnte. Die studierten Veränderungen zeigen, daß die Gefäßwandschichten rasch und stark auf verschiedene Intoxikationen und Infektionen reagieren. Es lassen sich akute und chronische Prozesse in allen Stadien konstatieren, von der Endophlebitis der Intima bis zu sklerotischen Veränderungen der Media und Adventitia bei tuberkulösen Prozessen ebenso wie bei nicht spezifischen chronischen Entzündungen; bei Lues vor allem Alteration der Media; bei Gangraena, besonders spontanea, proliferative und degenerative Vorgänge in allen Schichten. Bei Phlebosklerose, die unter dem Einfluß von Infektionen, Intoxikationen oder wiederholten Traumen sich entwickelte, ist in erster Linie die Erkrankung der Media ausgeprägt.

Das Vorhandensein von Varizen deutet insofern auf eine mögliche Disposition hin, als wir heute die Varizenbildung in sehr vielen Fällen als eine spätthrombotische Komplikation ansehen, wodurch ein Hinweis auf eine bei diesen Kranken möglicherweise vorhandene Thromboseneigung gegeben ist, durch die es früher schon einmal zu einem thrombotischen Vorgang gekommen ist, wenn er sich auch anamnestisch nicht mehr erfassen läßt. In diesem Sinne sind früher überstandene thrombotische Krankheiten zu verwerten, da man für solche Patienten eine gewisse persönliche Disposition zur Thrombose klugerweise in Rechnung setzen wird, auch wenn sie vielleicht im augenblicklichen Zeitpunkt nicht manifest zu werden braucht.

Auf die Bedeutung, die namentlich der Grippeinfektion durch Hinterlassung einer auffallenden Disposition zukommt, ist oft und eindringlich aufmerksam gemacht worden (BUTZENGEIGER, DIETRICH, HOLZMANN, LUBARSCH, NIEDEN, ROSENOW, SCHEIDEGGER u. a.), womit für die erwiesene Zunahme der Thrombosen und Embolien in Epidemiejahren eine zusätzliche Erklärung gegeben ist.

Eine allgemein anerkannte wichtige Rolle für die Thrombogenese spielt das Alter. Während das Vorkommen thromboembolischer Zustände bei Kindern eine große Seltenheit ist — DE CAMP, OCHSNER und DE BAKEY berichten über 35 Thromboemboliefälle bei 180300 Kindern (bei einer Mortalität von 16 auf 100000), wobei die überwiegende Mehrzahl im ersten Lebensjahr auftrat —, betrafen nach den Untersuchungen SPOHNs 71,3% aller tödlichen Lungenembolien Patienten über 50 Jahre; die größte Frequenz wies das Lebensalter von 60—70 Jahren auf. Ursache für die

Altersabhängigkeit ist nicht nur das Alter an sich, sondern auch das vermehrte Vorkommen von gewissen krankhaften Zuständen bei diesen Altersklassen, besonders Herz- und Kreislaufkrankheiten, Gefäßveränderungen sowie daraus resultierende Verlangsamung der Blutumlaufzeit. Die Tatsache, daß auch beim physiologischen Altern der Gefäße frühzeitig individuelle Besonderheiten bemerkbar werden und für den Einzelfall als unterstützendes Moment für die Thrombenentstehung in Betracht kommen, ist mehrfach betont worden (Scheidegger). Hier seien noch die Untersuchungen von Bürger und Schlomka, die auf Vorgänge der Gefäßalterung hinweisen, welche zur Endophlebitis sowie Endarteritis obliterans mit nachfolgender Thrombose führen. Auch eine verminderte Regulationsfähigkeit gegenüber äußeren und inneren Reizen, Erschöpfung der Hormonproduktion (Nebenniere), Verschiebungen im Eiweißhaushalt, wobei auf die erhöhte Blutkörperchensenkungsgeschwindigkeit bereits hingewiesen wurde, und die geringere Resistenz gegenüber allfälligen anderen Komplikationen, wie z. B. Pneumonie, die ihrerseits wieder die Thromboseentstehung begünstigen, spielen eine Rolle. Jorpes mißt der Abnahme der Mastzellen, dem Ort der Heparinbildung, in zunehmendem Alter eine besondere Bedeutung bei.

Daß die Ernährungsweise einen gewissen Einfluß sowohl durch Übergewichtigkeit (Berg) wie auch durch Mangel- und Fehlernährung Einfluß auf die Thrombogenese haben kann, ist eine klinische Erfahrungstatsache und auch statistisch erhärtet (Spohn). Die Zunahme der Thromboembolien in Deutschland seit der Währungsreform (Brass) wird damit in Zusammenhang gebracht und hat gewisse Parallelen in der Zeit nach dem ersten Weltkrieg. Vor allem scheint eine schnelle Gewichtszunahme von verhängnisvoller Bedeutung für die Mobilisierungstendenz eines Thrombus und damit für die Emboliehäufigkeit zu sein (Geissendörfer). Ebenso ist das andere Extrem der Ernährung, die Unterernährung oder Dystrophie, nicht ohne Einfluß auf die Thromboseentstehung, wie wir aus der erhöhten Anfälligkeit marantischer und kachektischer Kranker wissen. Vergegenwärtigen wir uns die bei diesen Fehlzuständen auftretenden vielfältigen Veränderungen am Herz-Gefäßsystem, die daraus resultierenden ungünstigen Strömungsverhältnisse, die mannigfachen Verschiebungen im Eiweiß-, Fett-, Elektrolyt-, Flüssigkeits- und Hormonhaushalt, so ist sofort klar, auf wie vielen Wegen die Thromboseentwicklung dabei gefördert werden kann.

4. Empfänglichkeit infolge gleichzeitig bestehender Krankheiten

Daß eine Infektion, besonders als postoperative Komplikation, aber auch als Allgemeininfektion oder Infektionskrankheit die Thrombosebereitschaft erhöht, ist sowohl klinisch wie auch experimentell nachgewiesen. Es gibt sogar Autoren, die auf dem Standpunkt stehen: Ohne Infektion keine Thrombose (Cruveilhier, Haberland u. a.). Zur klinischen Illustration sei die Tatsache erwähnt, daß nach der Statistik der Mayo-Klinik thromboembolische Komplikationen bei der perforierten Appendizitis doppelt so häufig auftreten, wie nach der Appendektomie im chronischen Stadium. In bestimmten Stadien von Infektionen und Infektionskrankheiten ist die qualitative Zusammensetzung der Blutflüssigkeit verändert. Fibrin und Fibrinogengehalt des Blutes wechseln und geben unter Umständen eine besondere Neigung zur Thrombenweiterbildung ab, zur Entwicklung in Richtung auf eine gefährliche Krankheit. Diese Blutveränderungen stellen dann einen ursächlichen oder begünstigenden Faktor dar, nachdem die Infektion durch Schädigung der Endothelien — direkt durch ihren Sitz in der Gefäßwand, indirekt durch den Einfluß von der Blutbahn und Blutflüssigkeitsänderung aus — den ersten Anstoß zur Entstehung des Thrombus, d. h. zur Ausbildung der ersten Veränderungen an der Grenzfläche Endothel-Blut gegeben hat. Von besonderer Wichtigkeit ist hierbei auch die Erhöhung der Thrombozytenagglutination durch Infektionen, wie sie von JÜRGENS und BRAUNSTEINER nachgewiesen wurde. Tierexperimentelle Untersuchungen, nach denen bakterielle Infektion des Blutes allein wohl zur Agglutination und Zerstörung der roten Blutkörperchen, Leukolyse und Fibrinbildung, aber nicht zur Thrombenbildung führte, deuten darauf hin, daß auch hier die Beteiligung der Gefäßwand von Bedeutung ist. Zur Thrombenbildung kam es erst bei direkter traumatischer Endothelschädigung (HELLER, BARDELEBEN u. a.) oder Schädigung des Endothels durch die Bakteriengifte (MONDRY), besonders, wenn deren Einwirkung durch Stauung begünstigt wurde (RITTER, DIETRICH), woraus die Einflußnahme des Zeitmomentes hervorgeht und weiterhin erhellt, in welcher Weise die Stromverlangsamung bei der ersten Anlage des Thrombus eine Rolle spielen kann.

In welchem Sinne Geschwulstbildungen im Organismus die Disposition zur Thrombenbildung erhöhen, wurde bereits angedeutet. Ihr Anteil kann ein mehrfacher sein. Einmal entstehen durch Zellzerfall Produkte, die das Gefäßendothel lokal oder allgemein zu schädigen vermögen und damit eine latente Thrombosebereitschaft an den Endothelien schaffen. Andererseits entstehen Stoffe aus dem Tumor, die die Blutbeschaffenheit ändern und damit die Thrombenbildung begünstigen. Besondere Beachtung verdienen in diesem Zusammenhang Beobachtungen über das gehäufte Vorkommen von Venenthrombosen bei Karzinomen des Pankreaskörpers und -schwanzes (in 30—56% der Fälle), während sie beim Krebs des Pankreaskopfes selten sein sollen (BOQUIEN und Mitarbeiter). Daß dafür im Überschuß produzierte Pankreasfermente (Trypsin) verantwortlich sein sollen, erscheint allerdings im Hinblick auf deren fibrinolytische Eigenschaften nicht ganz sicher. Inwieweit dagegen die regelmäßig im Verlauf der Krebskrankheit auftretende Dysproteinämie ätiologisch eine Rolle spielt, ist nicht sicher entschieden, ihr Mitwirken ist jedoch sehr wahrscheinlich. An lokale Gefäßänderungen durch direkten Kontakt des Tumors, z. B. bei der Pfortaderthrombose, oder seiner Metastasen, wie z. B. bei der Thrombophlebitis migrans, sei erinnert. Es kommen also einmal mehr lokale Momente, wie Stauung und Druck auf Gefäße, zum anderen allgemeine Veränderungen, die alle drei Faktoren der Thrombogenese betreffen können, ursächlich in Frage. BARKER machte darauf aufmerksam, daß gerade bei älteren Leuten thrombotische Erscheinungen ohne stärkere periphlebitische Reizung den ersten verdächtigen Hinweis auf einen Tumor bilden können.

Von konkommittierenden Krankheiten wurden Herz- und Gefäßkrankheiten, die für die Thrombogenese mit an erster Stelle stehen (LORING), bereits erwähnt. Ihre Bedeutung in diesem Fragenkomplex steht außer Zweifel. So fand SPOHN bei 66% aller tödlichen Lungenembolien Herz- und Gefäßkrankheiten. Das wirft einmal wieder ein Licht auf die Bedeutung von Stromgeschwindigkeit und Gefäßsystem für die Thromboseentwicklung, zum anderen auf die Folgen der Lungenembolie in hämodynamischer Beziehung: Bereits kranke oder weniger leistungsfähige Herzen sind den durch eine Lungenembolie gegebenen Belastungen in weit geringerem Maße gewachsen als gesunde und versagen daher früher. Allerdings heißt das wiederum nicht, daß, Kreislaufgesunde gegen thromboembolische Zwischenfälle „beinahe gefeit“ seien! Im Gegenteil empfinden wir ja die tödlichen Embolien bei jungen, vorher gesunden Menschen besonders tragisch und gerade diese Fälle lassen immer wieder nach besseren Verhütungs- und Behandlungsmaßnahmen suchen. Unter gerinnungsphysiologischen Gesichtspunkten haben sich in letzter Zeit SPANG und seine Mitarbeiter mit diesen Fragen beschäftigt und sind auf Grund von thrombelastographischen und elektrophoretischen Untersuchungen zum Ergebnis gekommen, daß bei der sogenannten trockenen Herzinsuffizienz die Gerinnungsfähigkeit des Blutes normal ist und sich auch während der Behandlung nicht ändert, daß sich dagegen bei hydropischer Herzinsuffizienz meistens eine deutliche Störung der Blutgerinnung im Sinne der Verlängerung findet. Die Rekompensation des Kreislaufes bringt auch eine Normalisierung der Gerinnungsverhältnisse, wobei es gelegentlich zur „Nachschwankung" im Sinne der Verkürzung kommt und man wohl nicht fehlgeht, hierin einen Einfluß der gebesserten Leberfunktion zu sehen (LENÈGRE). Diese Phase fällt mit der Ausschwemmung von Ödemen zusammen, so daß dieser eine Bedeutung für die Thrombogenese durch Erhöhung der Viskosität des Blutes beigemessen wird (MARVEL und SHULLENBERGER, PIERACH). Einen Zusammenhang mit der Digitalismedikation lehnen SPANG und Mitarbeiter ab (s. auch S. 42).

Die Möglichkeit des Vorkommens einer latenten Bereitschaft zur Hypertonie auch bei noch jungen Leuten, der Verlauf der Entwicklung gefäßklerotischer Vorgänge und des Hochdruckes im arteriellen System, die Verwandtschaft der Arteriosklerose mit der Venensklerose sprechen dafür, daß im gesamten Gefäßwandsystem oft schon frühzeitig persönlich individuelle Prozesse sich abspielen können, die am Endothelapparat die Voraussetzung für der Thrombenbildung günstige Stoffwechseländerungen zu schaffen vermögen und damit fallweise für zeitlich und örtlich ungewöhnliches Auftreten von Fern- und Spontanthrombosen mit verantwortlich zu machen sind.

Weiter ist hier noch auf instruktive Versuche mit Gefäßtransplantationen hinzuweisen. Die selten beobachtete Thrombenbildung nach derartigen Operationen wird vielfach als Beweis dafür in Anspruch genommen, daß die Endothelläsion bei der Thromboseentstehung keine wesentliche Rolle spiele (REHN). Demgegenüber ist aber nachgewiesen (VOSZSCHULTE), daß z. B. ein sehr großer Teil der künstlichen, venösen Anastomosen bei den shunt-operationen bald wieder thrombosiert. Durch zahlreiche Prüfungen ist festgestellt, daß bei autoplastischen Transplantationen glatte Einheilung der überpflanzten Gefäßstücke erfolgt mit nur kleinen Plättchenauflagerungen an den Nahtstellen. Bei homoioplastischen geht das verpflanzte Wandstück langsam zugrunde, doch ohne größere Thrombenbildung. Diese findet sich aber immer bei heteroplastischen Übertragungen (BORST, CARREL, ENDERLEN, B. FISCHER, GUTHRIES, SATO, SCHMIEDEN, SMITH, STICH), wie bei Infektionen arteigenen Gewebes. Je mehr Gewebe abstirbt (artfremdes Gewebe oder infiziertes arteigenes Gewebe), um so mehr Stoffe entstehen, die durch chemische und physikalisch-chemische Prozesse Endothel und Blut schädigen, jedes in je nach der Lage des Falles variierendem Ausmaß. Damit ist die Gelegenheit zur Thrombenbildung an der Gefäßwand gegeben und das unterschiedliche Verhalten der verschiedenen Transplantate ohne weiteres erklärt, was allein durch die Stromverlangsamung, die sicher bei allen Arten von Transplantaten ungefähr dieselbe ist, nicht möglich wäre. Die primäre Endothelbeteiligung ist aber gerade bei diesen Fällen durch den Sitz der ersten Thromboseerscheinungen an der Nahtstelle noch ganz besonders sichergestellt.

Durch besondere Neigung zur Thrombenbildung sind bestimmte Blutkrankheiten ausgezeichnet. In erster Linie ist es die Polyzythämie, bei der multiple Thrombenbildung mit Infarzierungen gewissermaßen zum Krankheitsbild gehören und bei der neben anderen Blutbestandteilen auch die Thrombozytenzahl erhöht ist. Auf eine isolierte Vermehrung der Thrombozyten, die möglicherweise als selbständiges Krankheitsbild aufgefaßt werden kann, hat vor einiger Zeit SCHÜPBACH hingewiesen

(s. S. 156). Auch die Chlorose (BIRCH-HIRSCHFELD, DE LA CAMP u. a.), sekundäre Anämien und myeloische Leukämien neigen besonders zu Thrombenbildung. Einen Zusammenhang zwischen Hernia diaphragmatica und Venenthrombose, die sie als eigenes Syndrom darstellen, das kürzlich auch von WEGMANN bestätigt wurde, halten LIAN, SIGNIER und WELTI durch die begleitende hypochrome Anämie für gegeben. Die Ursache für die vermehrte Thrombenbildung bei all diesen Krankheiten ist wohl unter anderem darin zu sehen, daß bei ihnen teilweise eine Vermehrung der Thrombozyten nachgewiesen ist (PALTAUF, BENECKE nach FISCHER-WASELS).

5. Stoffe der inneren Sekretion, Berufs-, Genuß- und medikamentöse Noxen

Die Ansprechbarkeit der Endothelzellen wird durch endokrine Produkte erhöht (Hormone, Fermente). Der Einfluß, den das innersekretorische Agens auf die Zelle ausübt, hängt, wie schon für andere Stoffe erwähnt, ebenfalls von seinem eigenen chemisch-physikalischen sowie funktionellen Zustand ab und ebenso von der entsprechenden Aufnahmebereitschaft der Zelle. Je nachdem entsteht ein reversibler, ein stabiler oder ein stetig fortschreitender Prozeß, der durch diesen Wirkstoff allein entweder nur angefacht oder dauernd fortgeführt wird. Gegebenenfalls wird er aber auch, nachdem er dem einen Hormon seine Entstehung verdankt, zum weiteren Fortschreiten nur durch das Hinzukommen eines zweiten, mitunter eines dritten Stoffes gezwungen. Diese aktivierende, sensibilisierende und kumulierende Wirkung kommt einer Reihe von Inkreten zu. Durch Kombination derselben mit anderen Stoffen, die dem Körper von außen zugeführt werden, wird deren Wirkung gelegentlich noch potenziert. Dadurch ist sogar ein Effekt im Sinne eines Circulus vitiosus nicht ausgeschlossen. Die antagonistische oder fördernde Wirkung der Inkrete zweier und mehrerer Drüsen aufeinander und auf das Erfolgsorgan ist z. T. bereits gut bekannt, aber noch keineswegs völlig erforscht (z. B. ACTH). Es stehen Hypophyse und Nebenniere, Thyroidea und Ovarien, Pankreas und Thyroidea, Schilddrüse und Hypophyse, Testes und Nebennieren sicher untereinander und mit den verschiedensten Systemen des Körpers in einem gewissen Zusammenhang. Die Summe ihrer Einflüsse auf die Erfolgsorgane in unserem Falle, das Gefäßsystem, speziell das Venensystem, und das Blut, ist mit größter Wahrscheinlichkeit vorhanden, aber zweifellos noch unberechenbar und erst mangelhaft erfaßt. Sie hängt in der funktionellen Auswirkung in hohem Maße von den Lebensvorgängen am betreffenden System ab. So wird Adrenalin durch das Schilddrüsen- und Hypophysenhormon unterstützt — um nur ein, und zwar das für unseren Fall nächstliegende Beispiel zu nennen. Die Wirkung ist nach WEIL so, daß Nebenniere und Schilddrüse indirekt durch Erhöhung der Erregbarkeit der Nervenendigungen, die Inkrete der Hypophyse direkt Herz- und Gefäßmuskulatur beeinflussen und damit u. U. die Blutverteilung in den einzelnen Gefäßbezirken verändern, Störungen der Zirkulation herbeiführen und dadurch in vermehrtem Maße die Einwirkung von im Blute kreisenden Stoffen auf die Gefäßwand ermöglichen[1]). Unter dem Einfluß von in der Nahrung und mit Genußmitteln, ferner bei der Berufsarbeit aufgenommenen Substanzen, die synergetisch im Sinne einer Potenzierung wirken (Koffein, Thein, Nikotin, Alkohol, Blei usw.), ist diese Wirkung ganz unberechenbar. Ebenso liegen die Verhältnisse bei der Einführung medikamentöser Stoffe in die Blutbahn (KATZENSTEIN, FISCHER, BURWINKEL), wie z. B. von Arsen, Quecksilber, Silber, Gold, Wismut, Cadmium, Digitalis, Penicillin — auf welch letztere wir noch im einzelnen zurückkommen. Ein

[1]) Gestützt wird diese Vorstellung durch klinische Beobachtungen CHWALLAs, der bei der Mehrzahl seiner Thrombosekranken eine Überfunktion der Nebenniere fand.

Teil von ihnen sind ganz ausgesprochene Intimagifte (PFLEIDERER). Besondere Beachtung verdienen in diesem Zusammenhang tierexperimentelle Untersuchungen über die Ablagerung intravenös zugeführten Eisens, die neben intrazellulärer Anreicherung auch intravaskuläre Fällung sicher stellten (PROBST). Ebenso, wie an eine tätigkeitssteigernde Wirkung zu denken ist, muß auch ein lähmender Effekt durch Einwirkung dieser Stoffe im Auge behalten werden (namentlich z. B. bei Wismut). Der schädigenden und fördernden, direkten und indirekten Möglichkeiten sind so unzählige. Da die betreffenden Stoffe zuerst im Blute kreisen und nach Eintritt und Durchtritt durch die Gefäßwand zu ihrer weiteren Wirkung gelangen, steht in erster Linie das Endothel des gesamten Gefäßsystems unter ihrem Einfluß und wird entsprechend in Mitleidenschaft gezogen. Daneben werden gewisse Einflüsse auf das Blut z. T. zu vernachlässigen sein, wie neuere Untersuchungen, z. B. für die Digitaliskörper, gezeigt haben (s. S. 42). Durch aktive Lebensprozesse in der Zelle, ferner durch physikalisch-chemische Vorgänge vollzieht sich, nachdem der Kontakt der Zelle mit dem innersekretorischen oder andersartigen Agens hergestellt ist, der weitere Ablauf des Geschehens. Da von FRÖHLICH und ZAK auch an großen Venen noch besondere Prädilektionsstellen vor allem im Bereich des Zusammenflusses zweier Gefäße nachgewiesen sind, an denen schon bei normaler Zirkulation der Übertritt von sehr aktiven Substanzen aus dem Blute in die Gefäßwand erfolgt und weil bei geschädigter Zirkulation an irgendeiner Stelle des Gefäßsystems eine intensivere und länger dauernde Einwirkung auf das Endothel möglich ist, gelten diese Verhältnisse sowohl für die Endothelien der Capillaren, wie der kleineren, größeren und größten Arterien und Venen. SEIFFERTs und unsere eigenen Untersuchungen wirken da sehr instruktiv. Es sei in diesem Zusammenhang auch an die Befunde von ACHUTIN u. a. erinnert, weil sie den Einblick in die in Frage stehenden Vorgänge noch zu vertiefen vermögen. Bei der Prüfung des Gehaltes des Blutserums von an Spontangangrän leidenden Kranken an gefäßverengernden Stoffen, konnte dieser Autor feststellen, daß das Blut solcher Patienten die Gefäße stets stärker verengert als das Blut Gesunder. Bei drei Operierten zeigte das Blut nach der Nebennierenexstirpation zunächst keine Veränderung, späterhin sank aber der Gehalt an gefäßverengernden Stoffen vom 6. bis 12. Tag an unter die Norm, wobei diese Abnahme verschieden lange anhielt. STRADIN betont, daß die Natur der Wirkung vasokonstriktorischer Substanzen zwar noch keineswegs ganz geklärt ist, daß solche Stoffe aber unter bestimmten Umständen vielleicht, unter anderen ganz sicher vorhanden sind. In der Hauptsache sind diese Agentien vom Adrenalin oft ganz verschieden und stehen in der Wirkung proteinogenen Aminen nahe. Von diesen ist aber bekannt, daß sie eine sehr hohe vasokonstriktorische Wirkung besitzen und sich infolge Eiweißzerfalls im Organismus, z. B. bei kachektischen Zuständen, anhäufen. Damit kommt dann dem Blut noch eine erhöhte spasmogene Wirkung zu, neben den bereits erwähnten Einflüssen anderer Art auf die Bluteigenschaften. Aus diesen Untersuchungen STRADINS geht das wertvolle Resultat hervor, daß schon bei gewöhnlicher Kachexie ein so vermehrter Eiweißabbau stattfindet, daß im Blut stark wirkende proteinogene Amine sich finden, die auch auf die einzelnen Gefäßwandschichten von bedeutendem Einfluß sind, ganz abgesehen davon, daß sie durch Vermehrung des Blutplättchenzerfalls zur Beschleunigung der Blutgerinnung und verstärkter Thrombenbildung führen können. Die Wirkung der Eiweißzerfallprodukte speziell auf das Endothel konnten wir durch unsere eigenen Untersuchungen nachweisen. Die daraus resultierenden Konsequenzen gehen aus kolloidchemischen Überlegungen hervor. Eine Änderung der Permeabilitätsverhältnisse, deren Folgen wir bereits beschrieben haben (s. S. 24ff.), ist eine weitere Auswirkung der

Vasokonstriktion. Die erhöhte Neigung zu Thrombosen bei Marasmus allein und besonders noch nach Operationen an derart veränderten Organismen und der Vorgang ihrer Entstehung erscheint bei Kenntnis dieser Tatsachen bis in Einzelheiten begreiflich.

So überraschen die Ergebnisse der Untersuchungen von PFEIFFER und KATSUNUMA keineswegs (Variabilität der Wirkung von Speicherstoffen), die einen guten Einblick in die die Lokalisation der Thrombose bedingenden Momente und ihre jeweilige Bedeutung gewähren. Auch zeigen sie, daß das Lokalisationsmoment variabel, scheinbar willkürlich, jedenfalls nicht gesetzmäßig ist, daß es sich bald da, bald dort bemerkbar zu machen und ganz beliebig irgendwo zum Vorschein zu kommen vermag. Eine Thromboselokalisationssituation kann durch zufällige mechanische Einflüsse gegeben sein, die in einem gewissen Augenblick an einem bestimmten Ort zur Auswirkung gelangen. Sie kann auch durch momentane, örtliche funktionelle Zustände bedingt sein, da etwa der Funktionszustand der Endothelzellen und der Zustand des Stoffes, mit dem sie gerade in Berührung kommen, in einem günstigen positiven Verhältnis zu einander stehen. Es macht dabei keinen prinzipiellen Unterschied, ob als Agentien Bakterien mit ihren Endo- und Ektotoxinen oder Eiweißstoffe und deren Abbauprodukte aus Eiterherden, Gewebsnekrosen oder Hämatomen wirken. Eine Rolle für das Lokalisationsmoment spielt dabei noch die örtliche Beschaffenheit des Blutes, z. B. in Varizen (s. S. 192). Man darf nach FISCHER-WASELS nicht erwarten, an allen Stellen des Gefäßapparates bereits geschädigte oder gleich stark geschädigte Plättchen zu finden, wie auch der Sauerstoff- und Kohlensäuregehalt des Blutes keineswegs an allen Stellen des Körpers gleich ist. Die Thrombozyten können überall im Blute geschädigt, verändert sein, etwa nach einer Infektionskrankheit oder nach sonstiger allgemeiner Schädigung, die den Organismus trifft. Es wird nur eines verhältnismäßig geringen Anlasses bedürfen, um diese bereits veränderten Plättchen an einer Stelle der Strombahn zur Zusammenballung und Verklebung mit der Gefäßwand und zum Untergang zu bringen mit den Folgen, welche einen typischen schnellwachsenden Thrombus entstehen lassen.

Eine besondere Besprechung verlangen in diesem Zusammenhang die Verhältnisse, wie sie sich aus der Anwendung bestimmter Medikamente ergeben. Eine Beeinflussung der Blutgerinnung durch Medikamente und eine daraus resultierende Begünstigung der Thrombogenese ist immer wieder vermutet worden. So wurde in letzter Zeit der antibiotischen Therapie diese Wirkung zugesprochen (OCHSNER u. a.). Eindeutig ist die Frage, ob hier kausale Zusammenhänge bestehen, bis jetzt noch nicht geklärt. Die Ergebnisse verschiedener Untersucher widersprechen sich z. T. diametral. Von Wichtigkeit sind jedoch Befunde, wie sie z. B. HASSELMANN an 2500 mit Penicillin behandelten Patienten erhoben hat, wobei er keinerlei Änderung der Gerinnungsfähigkeit des Blutes gefunden hat. Eine generelle thrombose-fördernde Wirkung durch Erhöhung der Koagulabilität des Blutes kann dem Penicillin demnach nicht zukommen. Bei Streptomycinanwendung fand man im Gegenteil sogar eine Senkung des Prothrombins (GIANICO, PROVINI u. a.). Unter einem andern Gesichtspunkt betrachten SEULBERGER und Mitarbeiter diesen Fragenkomplex. Sie setzen den durch Penicillin herbeigeführten Temperaturabfall dem Umschlag von einer sympathischen in eine parasympathische Reaktionslage gleich und messen diesem Ereignis eine gewisse Bedeutung für eine allfällige Thromboseentstehung bei. Statistische und experimentelle Beweise für diese Ansicht stehen unseres Wissens jedoch noch aus. Demgegenüber möchten wir die Bedeutung der Antibiotica auch für die Thrombosekrankheit gerade darin sehen, daß sie der Infektionsbekämpfung dienen. Erinnern wir uns an den gesicherten Einfluß der Infektion im Rahmen der Thromboseätiologie, so kommt von diesem Gesichtspunkt aus den Antibiotica vielmehr eine negative Rolle in der Thromboseentstehung, dagegen eine sehr wichtige in der Thromboseverhütung zu. Auf jeden Fall sollte aus Furcht vor hypothetischer gerinnungsfördernder Eigenschaft des Penicillins seine Anwendung unter keinen Umständen unterlassen werden, wenn sie indiziert ist.

Bedeutsam sind in diesem Zusammenhang auch Untersuchungen von KNÖRR, der der Frage nachging, ob die intraperitoneale Marbadalanwendung das Auftreten von Thrombosen begünstigt. Die statistische Auswertung eines größeren gynäkologischen Krankengutes ergab zwar deutliche Unterschiede zwischen einzelnen Patientengruppen, es konnte aber sichergestellt werden, daß eine höhere Thrombosefrequenz zu Lasten der jeweiligen Infektion und nicht der Marbadalanwendung ging.

Ähnlich liegen die Verhältnisse bei den Herzmitteln, speziell den Digitalisglykosiden. Auch hier wurden von verschiedenen Autoren thromboplastische Eigenschaften vermutet und zum Teil im Tierexperiment gezeigt (DE TAKATS, MACHT). Wie jedoch neuere eingehende Untersuchungen, z. B. von SPOSITO, GIANICO und MASINI, SPANG und Mitarbeitern gezeigt haben, beruhen die Gerinnungsstörungen, wie sie im Verlauf von Herzkrankheiten auftreten können, nicht auf Glykosidwirkungen, sondern allfälligen Verschiebungen im Eiweißhaushalt und Leberfunktionsstörungen bzw. deren Beseitigung und verschwinden mit Kompensation des Herzschadens. Eine gewisse Gefahr im Sinne einer Begünstigung der Thrombogenese besteht dagegen im schnellen Ausschwemmen von Ödemen, wofür neben anderen Viskositätsänderungen des Blutes verantwortlich gemacht werden (PIERACH u. a.). Aber auch bei der Anwendung von Herzmitteln dürfte die günstige Wirkung auf den Kreislauf eher im Sinne der Thromboseprophylaxe als der Thrombosebegünstigung in Anschlag zu bringen sein.

In ähnlicher Weise wie bei den Antibiotica wurden auch widersprechende Beobachtungen über das Auftreten thromboembolischer Komplikationen bei der Anwendung von ACTH und Cortison bekannt (RUSSEK und Mitarbeiter, BOUNAMEAUX und Mitarbeiter). Eine behauptete Häufung dieser Komplikationen könnte dabei ihre Ursache in der von DE NICOLA gefundenen Zunahme des Faktors VII haben.

Wie TING, LIVINSTONE und ALLEN zeigen konnten, hat die Anwendung von Curarepräparaten keinen Einfluß auf die Blutgerinnung, während KOOTZ und MATIS bei Selbstversuchen mit Flaxedil und Curare eine geringe Verlängerung der Gerinnungszeit fanden. STEJSKAL stellte keine sicheren Veränderungen der Blutkoagulabilität fest, so daß also von dieser Seite keine Begünstigung der Thrombose zu erwarten ist. Wie sich dagegen die allgemeine Hypotonie der Muskulatur mit Wegfall des aktiven Muskelspiels, insbesondere auf die Kreislaufverhältnisse auszuwirken vermögen, kann erst weitere Erfahrung lehren. Dieselben Bedenken bestehen unseres Erachtens auch gegenüber der Hibernation und gesteuerten Hypotension. Ausgedehnte Erfahrungen liegen unseres Wissens darüber bisher nicht vor, theoretisch sind jedenfalls gewisse ungünstige Einflüsse denkbar und klinisch bereits beobachtet (BOVAY). Es scheint uns dabei weniger die als Gegenregulation gegen die Gerinnungszeit verlängernde Wirkung der lytischen Medikamente anzusehende Erhöhung der Blutkoagulabilität (LABORIT) von ausschlaggebender Bedeutung zu sein, als vielmehr die durch die „potenzierte Narkose“ besonders auch noch in der postoperativen Phase hervorgerufene Änderung wichtiger Kreislaufgrößen.

6. Meteorologische sowie tages- und jahreszeitliche Einflüsse

Daß bestimmte Erkrankungen unter dem Einfluß meteorologischer Erscheinungen stehen, ist eine seit Jahrhunderten geäußerte und immer wieder bestätigte Vermutung. „Der da weiß den Ursprung des Sommers, der Wind, der Wetter, der weiß, von wannen Colica kompt und die Torsiones" sagt Paracelsus (zitiert nach DE RUDDER). Auch für die Thromboembolie wurden ähnliche Abhängigkeiten schon immer vermutet. So spricht REHN für Freiburg i. Br. von einem thrombophilen Klima und manche Chirurgen pflegen bei Föhn nicht zu operieren (FRITZSCHE). Eine von LAMPERT hervorgehobene Einschränkung bei der wissenschaftlichen Bearbeitung dieses Fragenkomplexes erscheint auch uns wichtig zu betonen: Der Einfluß bestimmter meteorologischer Situationen auf die Thrombose ist deswegen methodisch nur sehr bedingt abzuklären, da wir den genauen Zeitpunkt ihres Beginnes praktisch fast nie kennen. Eine exakte Bewertung ist daher wohl nur für das zeitlich genau festlegbare Ereignis einer Embolie möglich. Untersuchungen zu diesen Zusammenhängen sind sehr zahlreich vorgenommen worden (FRITZSCHE, HALSE, KOLLER, KUMMEL, MAURER, MERZ, DE RUDDER u. v. a.). Die Ergebnisse aller dieser Untersuchungen sind jedoch nicht einheitlich und die aus ihnen gezogenen Schlüsse vielfach nicht überzeugend. Gesichert ist ein Einfluß des Gewitters; im übrigen besteht kein Zweifel, daß für bestimmte Gegenden ein Meteorotropismus der Lungenembolie besteht, ohne daß bis jetzt sicher nachgewiesen worden wäre, von welcher speziellen Wetterlage oder -veränderung eine Abhängigkeit besteht. So hat sich in neuester Zeit in eingehenden Untersuchungen BERG mit der Meteorotropie der fulminanten Lungenembolie befaßt, wobei seinen Untersuchungen 4241 autoptisch gesicherte Fälle zugrunde lagen. Er konnte für Westdeutschland keinen Zusammenhang mit meteorologischen Erscheinungen feststellen. Es fand sich weder eine „Gruppenbildung", d. h. Auftreten von mehreren Embolien, die statistisch überzufällig gewesen wäre, noch eine bestimmte signifikante Häufung. Sehr bemerkenswert war dagegen ein bestimmter „Tagesgang" mit Maxima um 7 Uhr, 11 Uhr und 16—18 Uhr, der sich zwanglos mit der stärkeren Mobilität (Essen, Toilette) der Patienten zu diesen Zeitpunkten in Zusammenhang bringen läßt (Abb. 32).

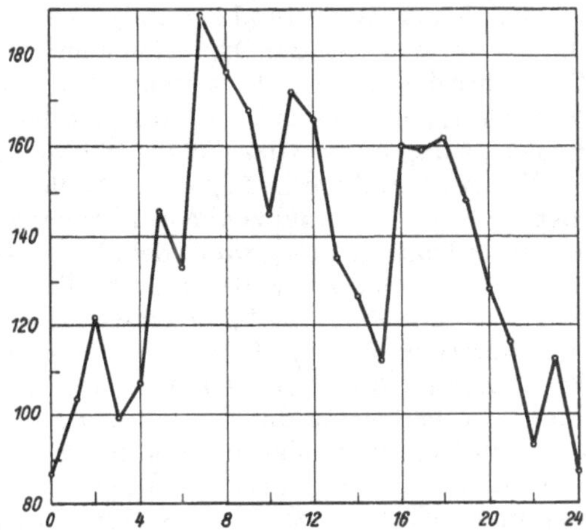

Abb. 32. Tagesgang der Emboliehäufigkeit in Westdeutschland (1929—1942 nach BERG). Die Spitzen um 7, 11 und 16—18 Uhr, die mit den Zeiten gesteigerter Mobilisierung der Kranken zusammenfallen, sind gut kenntlich, desgleichen die geringe Emboliefrequenz nachts

Die bereits von RAETTIG und NEHLS für Greifswald und Stettin gefundene Abhängigkeit von meteorologischen Erscheinungen, insbesondere Gewittern, wird von BERG bestätigt, wogegen sich solare Einflüsse, wie sie dieser Autor für das Jahr 1938 und MERZ vermutet hatten, nicht endgültig sichern ließen.

In letzter Zeit weisen auch eingehende Untersuchungen von NAEGELI und DAUBERT in bestimmter Richtung: Die Autoren fanden ebenfalls einen Unterschied zwischen dem Einfluß bestimmter Wettertypen auf Thrombose und Embolie und schreiben: „Die Thrombosen treten vornehmlich am Rande von Hochdruckgebieten bzw. auf der Vorderseite von Tiefdruckstörungen auf, insbesondere, wenn dabei eine Umstellung von einer kalten in eine warme Troposphäre festgestellt wird. Die Embolien treten innerhalb von Hochdruckgebieten oder laminarer Strömung innerhalb eines breiten, warmen Sektors selten auf. Sie häufen sich aber bei zyklonalen Vorgängen, insbesondere bei Aufgleitvorgängen im Zentrum und auf der Rückseite von Tiefdruckstörungen. RAETTIG und NEHLS haben u. a. untersucht, ob das Wetter am Operationstag von Einfluß auf die Embolie ist und haben dabei keinen überzufälligen Zusammenhang gefunden. Auf Grund der obigen Untersuchungen müssen wir jedoch sagen, daß das Wetter am Tage der Operation oder an den folgenden Tagen von Einfluß auf die Thrombosebildung ist. Fest steht, daß jedoch auch die Embolie von bestimmten Wettervorgängen beeinflußt wird, Wettervorgängen, die einen anderen Charakter haben als das Wetter, das die Thrombose begünstigt."

Wir gehen wohl nicht fehl in der Annahme, daß manche Individuen auf bestimmte meteorologische Einflüsse abnorm reagieren — wie das ja z. B. als Wetterfühligkeit von jeher bekannt ist —, wobei dem Vegetativum die Rolle des Vermittlers zukommt. Von besonderem Interesse sind in diesem Zusammenhang Untersuchungen von ACHENBACH und BROBEIL, die eine deutliche Abhängigkeit des Prothrombinspiegels von zentralen Reizen (Luftenzephalogramm) fanden und zwar sowohl plötzliche Erhöhung wie Abfall, ohne daß sie eine bestimmte Gesetzmäßigkeit finden konnten. TICHY vermutet für die Übermittlung der zu erhöhter Prothrombinbildung und -ausschüttung führenden postulierten vegetativen Reize folgenden Zusammenhang: Der Föhn z. B. errege über eine Inversion in der unteren Kaltluft Druckwellen eines bestimmten Ultraschallbereiches. Empfangsapparat für diese Wellen soll der Sacculusabschnitt des Labyrinths sein, der eine direkte Verbindung mit den vegetativen Zentren des Gehirns habe. Die Bestätigung dieser interessanten Vorstellung steht allerdings unseres Wissens noch aus.

Die vermuteten und z. T. bestätigten Zusammenhänge zwischen den verschiedenartigsten meteorologischen Zuständen dürften unseres Erachtens dadurch zustande kommen, daß der maßgebende Faktor nicht die bestimmte meteorologische Situation im einzelnen ist, sondern die Reaktionsweise des Individuums. Diese ist von Einzelfall zu Einzelfall verschieden und eine absolute Gesetzmäßigkeit konnte bisher noch nicht gefunden werden. Der Schwerpunkt der Betrachtung liegt also auch hier auf dem Menschen als reagierendem Individuum und nicht auf der die Reaktion auslösenden meteorologischen Situation. FISCHER hat diese Verhältnisse unabhängig von uns folgendermaßen treffend formuliert: „Der bioklimatische Faktor ist nicht an ein bestimmtes Geschehen fixiert und Art und Verlauf der von ihm bewirkten Symptome sind nicht in ihm, sondern in der Reaktionsform des betreffenden sensiblen menschlichen Organismus begründet." Dabei scheint es im allgemeinen so zu sein, daß eine primäre parasympathikotone, von einer wenige Stunden später nachfolgenden Reizung der orthosympathischen Erregbarkeit abgelöst wird (DE RUDDER). Auch ein gewisser Einfluß des Tages- und Nachtrhythmus, ebenso jahreszeitliche Schwankungen, ja sogar sogenannte Emboliejahre (REHN) werden in Anschlag zu bringen sein. Nach SEULBERGER und Mitarbeitern unterliegen die chirurgischen Erkrankungen gewissen jahreszeitlichen Einflüssen, die von der vegetativen Reaktionslage abhängig sind und in den verschiedenen Lebensaltern Unterschiede aufweisen.

HEISS hat den Zusammenhang von Thrombose und Embolie und den klimatischen Verhältnissen Münchens während der Jahre 1938—1947 untersucht, wobei er zu folgenden Ergebnissen kam: Januar 19 Fälle, Februar 22, März 18, April 16, Mai 24, Juni 27, Juli 24, August 17, September 26, Oktober 31, November 21, Dezember 21, woraus sich eine gewisse, aber nicht signifikante Häufung in den Sommer- und Herbstmonaten ergibt.

Die Annahme, daß bei den beschriebenen meteorologischen Einflüssen luftelektrische Verhältnisse eine wesentliche Rolle spielen (von Seemen) ist noch nicht erhärtet. Es erscheint in diesem Zusammenhang erforderlich, auch auf psychische Momente (Emboliefurcht) hinzuweisen, da sie gerade in diesem Wechselspiel zwischen Wetter und Thromboembolie einen unwägbaren Faktor bedeuten, der wieder einmal die Vielschichtigkeit und Verflechtung des Problems demonstriert. Eine Überbewertung des meteorologischen Momentes als ursächlichen Faktor für die Thrombogenese ist jedenfalls nicht am Platze, was schon die Tatsache zeigt, daß die Europäer in Batavia eine gleiche Thrombosefrequenz haben, wie in Europa, während die Eingeborenen recht selten betroffen werden (Kemel). So scheinen nach den neueren kritischen Untersuchungen konstitutionelle Besonderheiten und Ernährungsgewohnheiten der Bevölkerung für lokale Unterschiede in der Thromboemboliehäufigkeit bedeutsamer zu sein als klimatische und meteorologische Einflüsse (Strull), was durchaus mit unserer Ansicht über die zentrale Stellung des Menschen mit seinen vielfältigen Reaktionsmöglichkeiten in Einklang steht.

7. Einwirkung von Operation, Trauma und Geburt

Daß zwischen postoperativer Thrombose und Operation bzw. den dieser im engen Rahmen gleichzusetzenden Ereignissen, wie Geburt und Trauma, und ihren Folgezuständen nicht nur zeitliche, sondern ursächliche Beziehungen bestehen müssen, ist auf Grund von mancherlei Beobachtungen und Überlegungen naheliegend. Da die postoperative Thromboembolie so als ständiges Gefahrenmoment die Tätigkeit des Operateurs bedroht und deren Erfolg in tragischer Weise zunichte machen kann, wurde auf die Erforschung dieser Beziehungen viel Mühe verwandt. Es sind somit Operation, Trauma und Geburt Faktoren in der Thromboseätiologie, die wir, im Gegensatz zu den eben erörterten, relativ eingehend kennen und in ihrer Wertigkeit für die Thrombogenese sicherer erfassen und definieren können, sowohl auf Grund langer, klinischer Erfahrungen und statistischer Auswertung, wie auch experimenteller Untersuchungen.

Jede Operation als solche wirkt thrombosegefährdend, wie wir aus den eingehenden Untersuchungen von Heusser, Rehn u. a. wissen. Eine besondere Rolle spielen dabei Veränderungen des Blutes, der Vasomotorik und des Kreislaufes, weiterhin ihr Einfluß auf die Funktion verschiedener Organe, wie z. B. Niere und Leber und das gesamte endokrine System, alles gesehen unter dem Gesichtspunkt der übergeordneten Steuerung durch das neurovegetativ-hormonale Regulationsprinzip des Körpers. Wenn wir uns auch darüber im klaren sind, daß der Begriff der vegetativen Gesamtumschaltung, wie sie F. Hoff so eindrücklich gezeigt hat, nicht in jedem Falle Gültigkeit hat, so kann man doch in Anlehnung an Seulberger und Mitarbeiter folgenden postoperativen Vorgang annehmen: Auf den operativen Reiz folgt nach einem kurzen Schockstadium eine erste Phase mit Sympathikotonuserhöhung. Diese umfaßt ACTH-Ausschüttung, Aktivierung der Glukokortikoide, Temperatur-, Puls- und Leukozytenanstieg. Weiterhin Lymphozytenabfall, Abdichtung der Gefäße, Zunahme der Fibrinolyse und Verschiebung im Säurebasengleichgewicht nach der Azidose zu. In der zweiten, gegenregulatorischen Phase kommt es zum Temperatur-, Puls- und Leukozytenabfall, Anstieg der Lymphozyten, Alkalose, Hemmung der Fibrinolyse, Aktivierung der Mineralokortikoide, Steigerung der Permeabilität der Gefäßwände mit Austritt von Albumin und Flüssigkeit ins

Gewebe. Dadurch wird eine Zunahme der Globuline, des Fibrinogens, Beschleunigung der Blutkörperchensenkung, Verkürzung der Gerinnungszeit, also Neigung zur Gerinnung bewirkt. Der erhöhte Tonus des Parasympathikus bedingt gleichzeitig eine Weiterstellung der Gefäße und führt zur Strömungsverlangsamung in der Peripherie. Da diese Verhältnisse weitgehend der Alarmreaktion nach Selye entsprechen, wurde die Thrombose von diesem Autor auch als Antwort auf „stress", nämlich die Operation, angesehen.

Bezüglich morphologischer Veränderungen des Blutes in der postoperativen Phase wissen wir, daß die Erythrozyten wenig verändert sind und die Thrombozyten an-

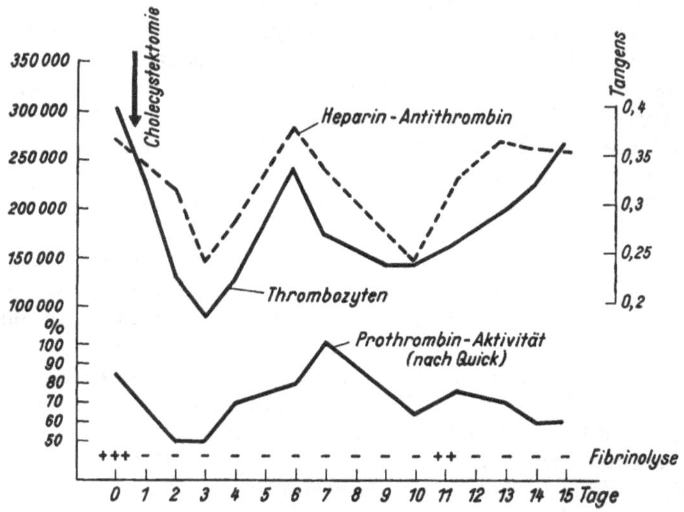

Abb. 33. Verhalten einzelner Gerinnungsfaktoren nach der Operation (nach Koller)

fänglich eine Verminderung und später eine Vermehrung zeigen. Bemerkenswert ist ihre erhöhte Agglutinationsbereitschaft. Da sie im alkalischen Milieu schlecht, im sauern dagegen gut agglutinieren, ergeben sich damit Beziehungen zur postoperativen Azidose und verminderten Arterialisierung des Blutes (Heusser, Rehn). Weiterhin kommt es zu einer Verminderung des Chlors und Natriums im Blut; auch Kalzium und Phosphate sind erniedrigt, zugleich die Alkalireserve, auf deren Bedeutung für die Operationsgefährdung Rehn immer wieder aufmerksam gemacht hat. Im ganzen findet sich dazu noch eine Verminderung des gesamten Flüssigkeitsbestandes. Die Änderungen der einzelnen Gerinnungsfaktoren wurden bereits ausführlich besprochen, die betreffenden Verhältnisse im postoperativen Verlauf gibt Abbildung 33 zusammenfassend gut wieder.

Auch Schwangerschaft und Wochenbett üben einen deutlichen Einfluß auf die Zusammensetzung des Blutes aus. Von besonderem Interesse ist dabei der hohe Anstieg des Prothrombinkomplexes am Ende des Schwangerschaft (Thordarson und Hansen), der im wesentlichen auf einer Erhöhung der Konzentration des Faktors VII beruht, die im Mittel 150% betragen soll. Außerdem besteht eine mäßige Vermehrung der Thrombozyten (Kehrer). Nach der Geburt sinken diese Werte anfangs ab, um dann wieder auf hohe Werte anzusteigen (Benhamou und Nouchy u. a.) (Abb. 34 und 35).

Neben diesen allgemeinen Veränderungen nach Operationen bestehen aber doch zwischen den einzelnen Eingriffen recht erhebliche Unterschiede bezüglich ihrer Wertigkeit für die Entstehung der postoperativen Thrombose. Eine tabellarische Zusammenstellung darüber geben die Abbildungen 36 und 37 wieder.

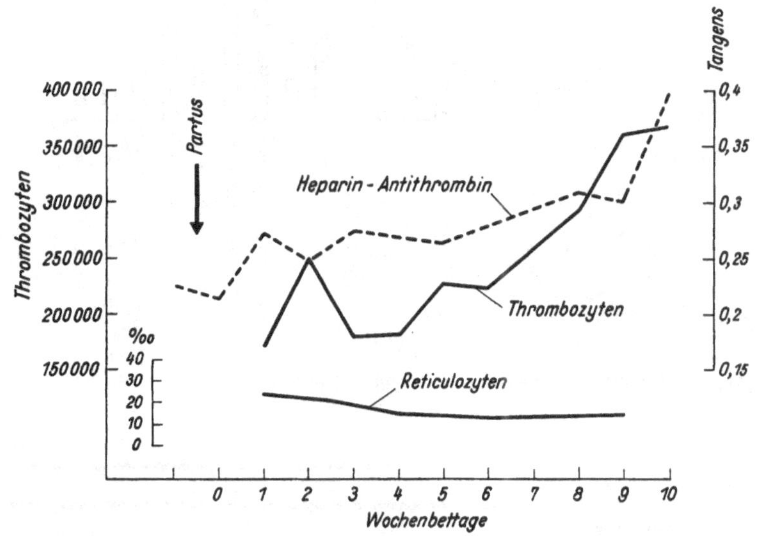

Abb. 34. Verhalten einzelner Gerinnungsfaktoren post partum (nach KOLLER)

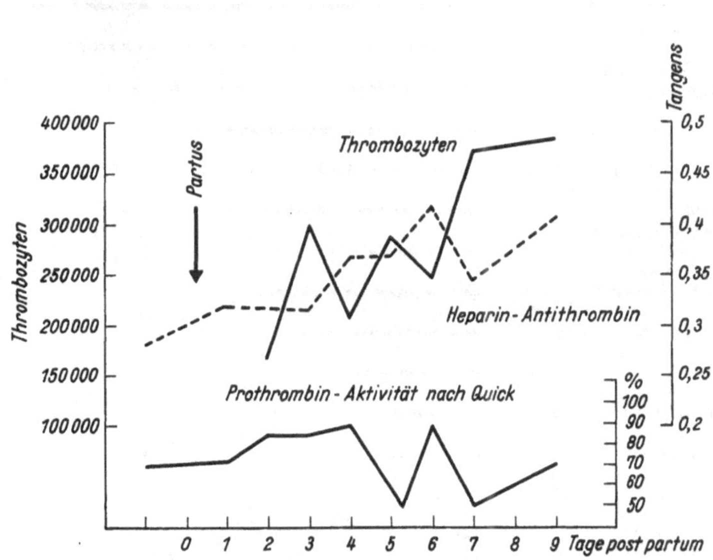

Abb. 35. Verhalten einzelner Gerinnungsfaktoren post partum (nach KOLLER)

Die Ursachen für diese Unterschiede sind z. T. klar und übersichtlich, z. T. komplexer Natur. Das Hervorstechen der Splenektomie z. B. führt man allgemein auf die danach auftretende hochgradige Vermehrung der Thrombozyten zurück (Abb. 38).

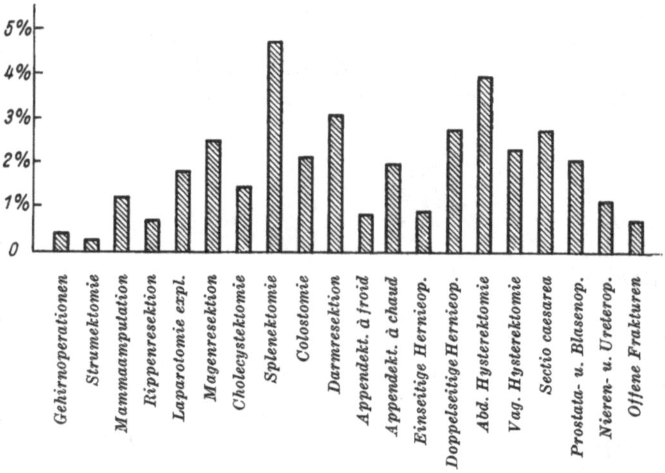

Abb. 36. Häufigkeit der postoperativen Thromboembolien (nach ALLEN, BARKER, HINES)

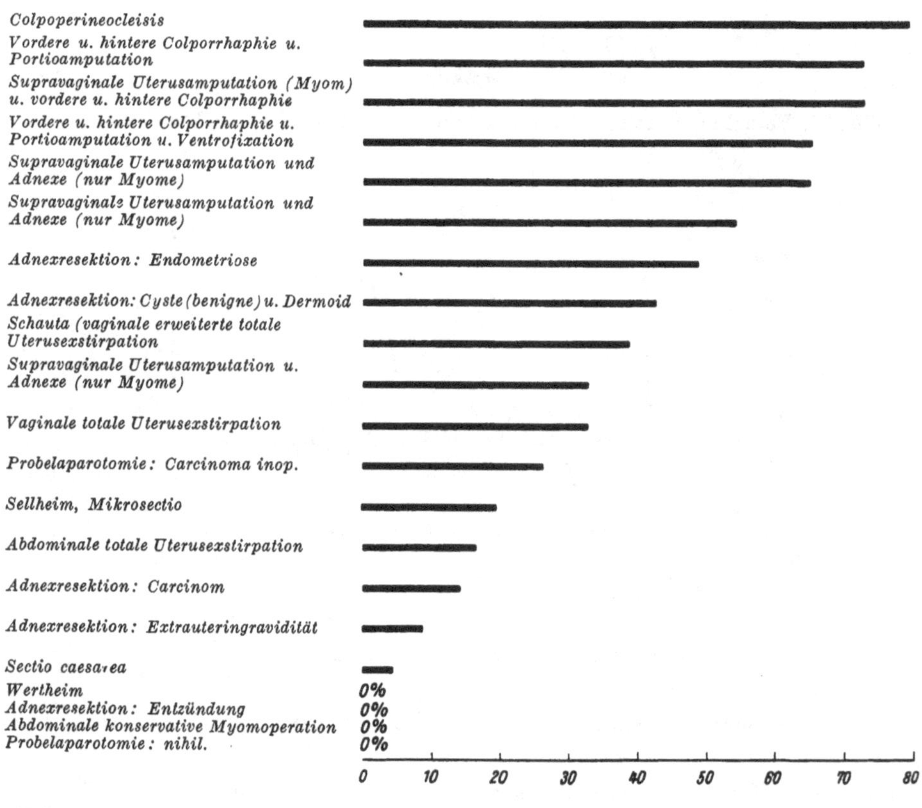

Abb. 37. Anteil der postoperativen tödlichen Lungenembolie an der Mortalität verschiedener Operationskategorien (nach MERZ)

Weiterhin liegen diese Unterschiede begründet einmal in der Größe des Eingriffes, der Art der Grunderkrankung, wegen welcher dieser unternommen wird (z. B. Krebskachexie), zum anderen in der Zusammensetzung des Krankengutes, bei dem diese Operation in der Regel vorgenommen wird. So erscheint es sicher, daß die hohe Thromboemboliebelastung z. B. der Prostatektomie mindestens z. T. auch darauf beruht, daß sie bei relativ alten Leuten angezeigt ist, für die man dazu noch eine gewisse hormonale Dysregulation annehmen kann. Weiterhin ist hierbei von Bedeutung, daß die Prostatektomie keine völlig aseptische Operation darstellt, bei der zudem noch durch das stumpfe Herauspräparieren relativ große Gewebszerstörungen gesetzt werden.

Auf die Bedeutung der chronischen Infektion durch das Einlegen eines Dauerkatheters hat vor allem HRYNTSCHAK aufmerksam gemacht. Diese Faktoren lassen sich im einzelnen nicht immer gegeneinander abgrenzen, ein weiteres Beispiel für die Vielschichtigkeit und Verwobenheit des ganzen Problems. Daß aber auch bestimmte Operationen als solche thrombosebegünstigend wirken, zeigt die Tatsache, daß relativ kleine Operationen, wie Herniotomien oder Hydrozelenoperationen relativ stark thrombosebelastet sind, auch bei verhältnismäßig jungen und gesunden Patienten. Ein Erklärungsversuch gerade für diese Operationen ist nach REHN im Zug am Samenstrang gegeben, der als „Stoß ins Vegetativum" wirken könnte. Damit ist auch bereits ein Hinweis auf die Bedeutung der Operationstechnik gegeben, weshalb schon frühzeitig unter dem Gesichtspunkt der Thrombosegefährdung für ein gewebsschonendes, atraumatisierendes Operieren plädiert wurde (CLAIRMONT u. a.). Neuere statistische Untersuchungen von SEULBERGER und Mitarbeitern über den Einfluß verschiedener Operateure einer Klinik auf die postoperativen Komplikationen ergaben deutliche diesbezügliche Unterschiede. Auch die ungünstige Einwirkung von mehreren gleichzeitig in einer Sitzung ausgeführten Operationen (MERZ) sei erwähnt.

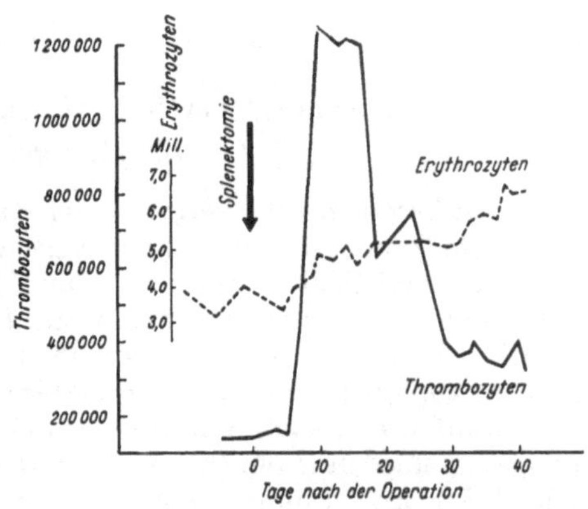

Abb. 38. Wirkung der Splenektomie auf die Thrombozyten (nach HEILMEYER)

Bezüglich der Narkose (s. auch S. 51) gehen die Ansichten auseinander, vielfach glaubt man, daß die Allgemeinnarkose thrombosefördernd wirkt. Einwandfreie statistische Untersuchungen, die diese Ansicht für Männer bestätigen konnten, während bei Frauen thromboembolische Zustände nach Operationen in Lokalanästhesie häufiger waren, sind uns außer den Erhebungen von SEULBERGER nicht bekannt geworden. Im übrigen scheinen uns methodologisch derartigen Untersuchungen und Statistiken sehr große Hindernisse und Schwierigkeiten entgegen zu stehen, da ja eine Narkose fast nie als Selbstzweck vorgenommen wird und sich ihre Auswirkungen von denen des Eingriffes selber wohl kaum abtrennen lassen. Es ist darin REHN und KILLIAN beizupflichten, die der Ansicht sind, daß die Thromboembolie nichts mit einer speziellen Narkoseschädigung zu tun hat und sich ebenso oft wie nach Allgemeinnarkosen nach Lokal- und Lumbalanästhesien ereignet, wenn auch ein möglicher Einfluß im Sinne der Kumulierung thrombogener Faktoren nicht von der Hand zu weisen ist (s. S. 42).

Im selben Sinn, wie operative Eingriffe, wirken u. U. intensive Einwirkungen von Hitze (Verbrennungen) und Kälte (Erfrierungsthrombosen), von elektrischen Strömen (ZAHN, JANSEN, BENECKE, JELLINEK) und ultravioletten Strahlen (ASKANATZY), indem durch Freiwerden von Eiweißzerfallsprodukten Endothel- und Blutschädigungen hervorgerufen werden, die direkt zur Thrombose, oder zunächst zur Thrombosebereitschaft führen, wobei die Thrombenbildung erst durch weitere sekundäre Insulte ausgelöst und zum Fortschreiten gebracht wird.

So erlauben die angeführten Beobachtungen und Forschungsergebnisse wiederum neue Einblicke in die Thromboseentstehung und tragen zum Verständnis der mannigfaltigen, wechselnden Befunde, besonders aber auch der variablen Lokalisation der Thrombose und der latenten Thrombosebereitschaft (RITTER) wesentlich bei.

Kapitel II

Thrombosebereitschaft und -gefährdung als Indikation für eine gezielte Prophylaxe

Es ist besonders das Verdienst der REHNschen Schule, den Fragen der Thrombosebereitschaft und -gefährdung nachgegangen zu sein, sie einer mehr oder weniger exakten begrifflichen Determinierung unterzogen und vor allem ihrer Erfassung besonderes Augenmerk geschenkt zu haben. Denn mit letzterem steht und fällt die Möglichkeit einer gezielten medikamentösen Thromboseprophylaxe. Daß eine pauschale Prophylaxe mit Antikoagulantien nicht möglich und auch nicht indiziert ist — worauf wir besonders hinweisen möchten —, darüber bestehen kaum noch Meinungsverschiedenheiten (KOLLER, JORPES, REHN u. a.). Die Gründe hierfür sind verschiedener Art: Einmal bereitet die Kontrolle z. B. der Cumarinanwendung, und diese kommt in erster Linie für die Prophylaxe in Frage, immerhin erhebliche Mühe und würde die Kapazität eines jeden Laboratoriums überschreiten, wenn sie bei jedem Patienten durchgeführt werden müßte. Aber dies ist nicht der Hauptgrund, weshalb wir eine generelle Prophylaxe ablehnen müssen, sondern es ist auf folgendes hinzuweisen: Die thromboembolische Krankheit, so schmerzliche Verluste sie in Einzelfällen fordert, ist doch absolut gesehen, eine seltene Komplikation. Für manche Gegenden, z. B. Norddeutschland, spielt sie nur eine geringe Rolle (KARITZKY). Die Statistik der MAYO-Klinik, die innerhalb von 13 Jahren 172888 postoperative Fälle erfaßt, enthält 1665 thromboembolische Komplikationen, also 0,96%; JORPES gibt ebenfalls etwa 1%, REHN 1,46% an. Wir selbst haben eine postoperative und posttraumatische Thrombosefrequenz von etwa 2%. Zum Teil konnten diese Zahlen durch konservative Maßnahmen noch weiter gesenkt werden. Vergleichen wir damit die Häufigkeit der Komplikationen bei der Anwendung der Antikoagulantien, so sehen wir, daß manche Statistiken deren Zahl in etwa eben denselben Größenbereichen angeben (s. Kap. V, S. 92f.). Wenn dabei auch berücksichtigt werden muß, daß ein Teil dieser Komplikationen auf unsachgemäßer Anwendung dieser differenten Mittel zurückzuführen ist und somit möglicherweise vermeidbar gewesen wäre, so sind diese in der Differenziertheit der Antikoagulantienanwendung begründeten Fehlermöglichkeiten besonders in Rechnung zu setzen, woraus hervorgeht, daß wir uns für unsere Betrachtung gerade an die effektiven Zahlen halten müssen. Da Patienten, die an sich nicht thrombosegefährdet sind, stärker auf die Behandlung durch Änderungen des Gleichgewichtes im Blutchemismus reagieren und dadurch auch stärker komplikationsbelastet sind, wie wir das an anderer Stelle dargelegt haben

(s. Kap. V, S. 92), so wäre bei Ausdehnung der medikamentösen Prophylaxe durch Eingriffe in das Gerinnungssystem auf alle Patienten möglicherweise mit einer noch größeren Frequenz von unerwünschten Nebenerscheinungen, von denen bekanntermaßen sogar tödliche Komplikationen beschrieben sind, zu rechnen. Damit würde man einen Teil der Patienten einer unverhältnismäßig großen Gefahr aussetzen, ein Vorgehen, das nicht zu verantworten wäre, auch wenn man nicht, wie GAVEY das tut, das Risiko der Hämorrhagie für größer einschätzt, als das der fatalen Embolie. Es ergibt sich somit die klare Notwendigkeit, die Prophylaxe nach Möglichkeit nur auf den Kreis der wirklich thrombosegefährdeten Patienten zu beschränken. Diese Forderung enthüllt sogleich die Problematik der Situation, die darin liegt, daß eben diese Gefährdung als die Summe verschiedenartigster Faktoren nur sehr schwer exakt zu fassen und zu erkennen ist.

a) Die ursächlichen Faktoren der Thrombosebereitschaft und -gefährdung

Nach REHN, der die Thromboembolie unter den Sammelbegriff der postoperativen vegetativen Dystonie subsummiert, unterscheiden wir die latente Thrombosebereitschaft (RITTER), die unter geeigneten Bedingungen durch einen äußerlichen Anlaß z. B. Operation, Trauma oder Schock, oder inneren Anstoß, wie Angst oder psychischen Insult als causa movens zur Thrombosegefährdung wird. Die Thrombosebereitschaft gründet sich auf Faktoren, die für die Pathogenese und Ätiologie der Thrombose die maßgebende Rolle spielen und bereits eingehend besprochen wurden (s. Kap. I). Wir können uns daher auf eine summarische Zusammenfassung der besonders in Betracht zu ziehenden Faktoren beschränken:

Von sicherer Bedeutung ist das Alter, und zwar etwa ab 5. Lebensjahrzehnt, wogegen in sehr hohem Alter die Frequenz der thromboembolischen Komplikationen wieder etwas zu sinken scheint.

Die Bedeutung von Gefäßwand-, Herz- und Kreislaufschäden steht ebenfalls außer Zweifel, nicht nur für die Entstehung einer Thrombose, sondern auch für das Überstehen allfälliger embolischer Komplikationen.

Von gleichzeitig bestehenden Krankheiten sind vor allen Dingen solche infektiöser Art zu nennen, außerdem maligne Tumoren und bestimmte Blutkrankheiten.

Der Einfluß von Trauma, Operation und Geburt ist gesichert. Ihre Wirkung ist komplexer Natur und bezieht sich auf Veränderungen des Kreislaufes und der Gefäße, des Blutes, Wasserhaushaltes, Stoffwechsels und nicht zuletzt des hormonal-neurovegetativen Systems. Zu vermerken ist außerdem die besondere „thrombogenetische Wertigkeit" bestimmter Operationen, von denen hier nur die Splenektomie und Eingriffe, die eine bevorzugte Belastung des Gefäß- und hormonal-vegetativen Systems mit sich bringen, erwähnt werden sollen. Der Einfluß der Allgemeinnarkose im ungünstigen Sinn ist dagegen nicht gesichert.

Wesentliche Bedeutung kommt in diesem Zusammenhang auch einer längeren Immobilisierung, z. B. durch fixierende Verbände oder strenge Bettruhe zu, desgleichen verdienen andere postoperative Komplikationen, wie Schock und Pneumonie besondere Beachtung.

Meteorologische und klimatische Einflüsse, sowie geomedizinische Besonderheiten werden je nach persönlicher Erfahrung, die gerade in diesem Bereich ein weites Feld hat, in Rechnung zu setzen sein. Eine allgemeingültige Gesetzmäßigkeit konnte eindeutig bisher nicht aufgezeigt werden. Dasselbe gilt für jahreszeitliche Schwankungen, die große lokale Unterschiede aufweisen.

Rassische und konstitutionelle Faktoren, aber auch exogene und endogene Auswirkungen auf den Habitus, sind ebenfalls zu berücksichtigen. Erinnert sei nur an die

Tatsache, daß sowohl sehr gut genährte bzw. übergewichtige, wie auch andererseits kachektische und dystrophische Personen eigens gefährdet sind. Zu den individuellen konstitutionellen Faktoren gehören ferner Varizen, sowie anamnestisch zu verzeichnende frühere thrombotische Erkrankungen.

Nach SEULBERGER und Mitarbeitern spielen Herkunft und Beruf ebenfalls eine gewisse Rolle, indem Patienten der gehobeneren Schichten gefährdeter sein sollen, als z. B. Arbeiter. Zurückgeführt wird dieser Unterschied auf eine erhöhte Irritabilität des vegetativen Nervensystems bei erstgenanntem Personenkreis, die ihre Ursache sowohl in endogenen, wie exogenen Einflüssen (Beruf, Ernährung, Lebensgewohnheiten, Genußgifte) haben könnte.

b) Methoden zur Erkennung der Thrombosegefährdung

Übersieht man die Vielfalt all dieser Faktoren, so kann man sofort ermessen, wie groß die Schwierigkeit in der Praxis ist, für den Einzelfall eine individuelle Thrombosegefährdung zu erkennen. Es hat daher nicht an Bemühungen gefehlt, durch Laboratoriumsuntersuchungen einen Anhaltspunkt zu finden, der wie ein Barometer die Gefährdungslage bzw. die drohende Thrombose anzeigen soll. Eine Vielzahl von derartigen Methoden ist entwickelt worden und gerade diese Vielzahl zeigt, daß keine restlos befriedigt.

Allen diesen sogenannten Testverfahren liegt die These zugrunde: Ohne Erhöhung der Blutgerinnung keine Thrombose. In diesem Postulat liegt unseres Erachtens bereits ein Grund für Versager und Unzulänglichkeiten, die alle diese Methoden aufzuweisen haben. Ohne in diesem Zusammenhang nochmals im einzelnen auf den Mechanismus der Thromboseentstehung eingehen zu wollen — wir verweisen dazu auf Kap. I —, sei doch folgendes festgehalten: Wenn diese These auch für eine Großzahl der Thrombosefälle zutreffen mag, so muß man bei der Vielzahl der beteiligten Faktoren annehmen, daß es auch ohne, oder mit nur geringer Erhöhung der Blutgerinnungsvalenz, ja sogar bei Verminderung einzelner Gerinnungsfaktoren zur Thrombose kommen kann, wenn nur die andern beteiligten Faktoren genügend wirksam sind. Daß dies auch tatsächlich der Fall ist, wird durch die klinische Erfahrung vollauf bestätigt. Weiterhin ist noch folgendes zu bedenken: Es ist nicht anzunehmen, daß die Gerinnungsfähigkeit des Blutes an allen Stellen des Körpers zum gleichen Zeitpunkt identisch ist. Dieser Analogieschluß scheint uns erlaubt, wenn wir uns der Tatsache erinnern, daß z. B. die Sauerstoffsättigung oder die Kohlensäurekonzentration in den einzelnen Gefäßgebieten sehr verschieden sein kann, wie wir aus den Erfahrungen und Untersuchungen, z. B. im Rahmen der Anästhesie und des Schockes wissen. Es ist ferner bekannt, daß nicht an allen Stellen der Blutbahn gleich geschädigte Thrombozyten vorkommen. Auch an die verschiedenen Gefäßinnervationszustände mit ihren Einflüssen auf die Gerinnungsfähigkeit des Blutes (KONCZ) ist hierbei zu erinnern. Nachgewiesene quantitative und qualitative Unterschiede in der Zusammensetzung von Bein- und Armvenenblut (WILDEGANS, KLAPP) oder gar des Varizenblutes (BOSHAMMER), auch die wichtigen Ergebnisse von Untersuchungen über posttraumatische Veränderungen im Blut der verletzten Extremität, die Erythrozyten-, Leukozyten- und Plättchenvermehrung gegenüber der gesunden Gliedmasse ergeben haben (CONTIADES), lassen noch mehr Zweifel daran aufkommen, daß derartige Testuntersuchungen in jedem Falle die Gefährdungslage erkennen zu lassen vermögen.

Aus diesen Überlegungen und Beobachtung ist weiterhin ersichtlich, daß der negative Ausfall eines einzelnen Testes nicht dafür beweisend zu sein braucht, daß keine Thrombosegefährdung vorliegt, vor allem dann nicht, wenn nur vereinzelte

Messungen vorgenommen werden. Einen gewissen Wert haben überhaupt nur kontinuierliche Kontrollen und Aufzeichnungen. Auf der anderen Seite sagt der erhöhte Ausfall eines Testes noch nichts darüber aus, ob nun wirklich eine Thrombose entsteht. Möglicherweise gewinnen die Aussagen an Sicherheit, je mehr Gerinnungsfaktoren durch Anwendung verschiedener Untersuchungsmethoden im Sinne eines Polytestverfahrens (MARX) erfaßt werden. Die praktischen, rein organisatorischen Schwierigkeiten, die eine derartige, umfassende Testung der Patienten mit sich bringt, sei nur am Rande vermerkt.

An einzelnen Kontrollmöglichkeiten wurden empfohlen:

1. Die Bestimmung des sogenannten Prothrombinspiegels (Technik s. S. 86) ist besonders von der REHNschen Schule herangezogen worden, in der Meinung, daß zwischen seiner Änderung und dem Manifestwerden der Thrombose immer eine genügend lange Zeitspanne besteht, die zum Einsetzen der Therapie benützt werden kann. Die Allgemeingültigkeit dieser Ansicht steht jedoch nach andern Beobachtern noch nicht absolut fest (SCHNEIDER, NAEGELI und MATIS, HARTERT u. a.). Jedenfalls wird ausdrücklich betont, daß nicht ein einzelner Wert etwas aussagt, sondern nur die Aufzeichnung des „dynamischen Geschehens" in Form einer Kurve, die sich aus täglichen Testungen zusammensetzt. Physiologisch ist ein Abfall des Prothrombinspiegels nach der Operation (s. auch S. 26), während gleichbleibende oder steigende Werte — ein „starres Verhalten" der Kurve — eine Thrombosegefährdung anzeigen sollen.

2. Auch die Bestimmung der Gesamtgerinnungszeit, die einen etwa parallelen Verlauf nimmt, wird zur Beurteilung der Gefährdungslage herangezogen (Technik s. S. 84).

3. Der sogenannte Heparintoleranztest (KOLLER, DE TAKATS) gibt Hinweise auf eine gewisse Gefährdungslage dadurch, daß die Änderung der Gerinnungszeit nach Gabe einer genau dosierten Heparinmenge geringer ist als bei nicht gefährdeten Patienten. Er beruht im Prinzip darauf, festzustellen, wie intensiv Blut- oder Plasma imstande sind, Heparin zu neutralisieren. Dies kann durch Injektion eines Testheparinmenge geschehen oder durch Zusatz bestimmter Heparinmengen im Reagenzglasversuch (SOULIER, VON KAULLA). Die Ausführung dieser Proben ist schwierig und an ein leistungsfähiges Laboratorium gebunden, zudem sind die Fehlermöglichkeiten relativ groß. MARBET und WINTERSTEIN, die den Test in zwölf verschiedenen Modifikationen kritisch prüften, kommen zu folgendem Ergebnis: „Die Hoffnung, daß es mittels dieses Testes gelingen würde, eine Thrombosegefährdung frühzeitig zu erkennen, hat sich nicht erfüllt. Auch zur Kontrolle der Heparintherapie hat sich diese Methodik nicht durchgesetzt". Es bietet sich durch seine Anwendung jedoch die Möglichkeit, den Einfluß der Dicumarine auf die Heparinaktivität zu kontrollieren und somit den Prothrombintest zu ergänzen. „Bei normaler Prothrombinaktivität kann eine normale Heparintoleranz vorhanden sein, dann liegt eine Normkoagulabilität vor. Besteht aber eine erhöhte Heparintoleranz (kurze Testzeiten) bei normaler Prothrombinaktivität, so handelt es sich um eine Hyperkoagulabilität; hier täuscht die Prothrombinbestimmung bereits. Diese Täuschung ist noch ausgeprägter, wenn bei gesenkter Prothrombinaktivität immer noch eine erhöhte Heparintoleranz zu finden ist. Als eine maskierte Hyperkoagulabilität wird jener Zustand bezeichnet, bei dem trotz gesenkter Prothrombinaktivität noch eine normale Heparintoleranz vorhanden ist. In beiden Fällen wäre unterdosiert gewesen, auch wenn eine Verminderung der Prothrombinaktivität auf den therapeutischen Bereich vorgenommen worden ist" (v. KAULLA).

4. Der sogenannte β-Naphtholtest gibt gewisse Anhaltspunkte für eine Thrombosegefährdung dadurch, daß er das von CUMMINE und LYONS festgestellte Fibrinogen B ausfällt. Dieses Fibrinogen B — ein Stoff, ähnlich dem APITZschen Profibrin — wird durch aktives Thrombin aus Fibrinogen A umgewandelt, so daß die Menge des ausgefällten Fibrinogen B zugleich ein Maß für aktives Thrombin darstellt. Insbesondere GRÜNING hält diese Probe für die relativ sicherste Testmethode und kam zu dieser Beurteilung auch beim Vergleich mit der Antithrombinbestimmung.

Methodik des β-Naphthol-Testes: Reagens: 2 g β-Naphthol werden in 100 ccm 50-proz. Alkohol gelöst. Die Lösung wird an der Luft geschüttelt bis eine Braunfärbung auftritt. Diese Lösung ist praktisch unbegrenzt haltbar.

Zur Ausführung der Bestimmung wird in 3 Reagensgläser 13×100 mm je 1 ccm Citratplasma gegeben und mit je 5 Tropfen der β-Naphthollösung versetzt. Man schüttelt leicht um und läßt dann die Reagensgläser 10 Minuten stehen. Die auftretende Flockung wird beurteilt. Dabei bedeutet:

Leichte Trübung oder feinste Flocken:	negativ: ∅
Relativ große Flocken:	positiv: +
Starke grobe Flockung:	stark positiv: ++

Die Gläser dürfen vor der Beurteilung nicht oder nur leicht geschüttelt werden, weil sonst die Flockungen zusammenballen.

5. Dieser Antithrombintest beruht auf dem Postulat der Annahme, daß eine Thrombose die Verschiebung des Thrombin-Antithrombingleichgewichtes im Sinne einer Antithrombinverminderung voraussetzt, so daß die Antithrombintitration ein Maß der Thrombosegefährdung abgibt.

Methodik der Antithrombinbestimmung nach GRÜNING: 1 ccm frisches Zitratplasma wird mit 4 ccm physiologischer Kochsalzlösung auf ein Gesamtvolumen von 5 ccm verdünnt. Von der erhaltenen Mischung werden je gleiche Teile von 0,5 ccm in eine Reihe von 10 Wassermannröhrchen einpipettiert. Zuvor werden aus einer Tropfpipette steigende Mengen einer Thrombinlösung von ¼ NIH — E/ccm³ zugetropft derart, daß im ersten Röhrchen ein Tropfen und im letzten Röhrchen 10 Tropfen Thrombinlösung sich befinden. Anschließend gute Mischung der Inhalte. Die Tropfpipette ist so geeicht, daß 100 Tropfen 4 ccm ergeben, so daß in jedem Tropfen 100stel E Thrombin enthalten ist. Nach Beschickung der Reihe wird sie während 30 Minuten im Brutschrank bei einer Temperatur von 37° belassen und das Ergebnis abgelesen. Bei Normalpersonen tritt in der Regel etwa beim 8. bis 10. Röhrchen das erste zarte Gerinnsel auf, das als Grenzröhrchen bezeichnet wird. Bei den höheren Thrombinkonzentrationen entwickelt sich zunehmend ein massives Koagulum, während die ersten Röhrchen als Zeichen des Antithrombinüberwiegens flüssig und klar bleiben.

Es zeigte sich jedoch, daß die Probe auch bei Leberschäden positiv ausfällt, so daß damit ihr Wert eingeschränkt wird.

6. Die Thrombinabbaureaktion, die nach LENGGENHAGER eine Fehlerbreite von etwa 30% hat und deren theoretische Grundlagen heute sehr in Zweifel gezogen werden, (GRÜNING) wird nach LENGGENHAGER folgendermaßen ausgeführt:

Aus einer Vene werden etwa 30 ccm Blut möglichst in kontinuierlichem Strom und nicht tropfenweise entnommen. Eine Hälfte dieses Blutes wird sofort in einen Meßkolben mit 3,5%iger Natrium-Zitratlösung gegossen (2 ccm Natrium-Zitrat, vorgängig ins Meßglas gegossen, Blut ad 15 ccm) und gut gemischt. Die andere Hälfte wird in einem kleinen Kölbchen mit einem Glasstabe defibriniert. Dabei ist wichtig, daß der sich bildende Fibrinklumpen straff und gleichmäßig verteilt als spindelförmiges Gebilde am Glasstabe hängt, was man am besten dadurch erreicht, indem man den Stab alle paar Sekunden während des Schlagens in einer und derselben Richtung rasch dreht, um allfällig sich bildende Fibrinschwänze aufzurollen. Das Ende der Defibrinierung wird dadurch erkannt, daß sich keine Fäden mehr bilden, wenn der Glasstab aus der Flüssigkeit herausgezogen wird. Von diesem Moment ab wird noch während einer weiteren Minute weiter geschlagen; denn es kommt verhältnismäßig häufig vor, daß noch eine Nachgerinnung eintritt, die nachher die Reaktion trübt. Wenn die Defibrinierung beendet ist, wird die genaue Zeit abgelesen. Die zitrierte und die defibrinierte Probe kommen nun für 10—15 Minuten in die Zentrifuge. Falls die Zimmertemperatur nicht 20° Celsius beträgt, muß das defibrinierte Blut während 15 Minuten ins Wasserbad von 20° Celsius gestellt werden. Nach 30 Minuten (vom Ende der Defibrinierung ab gemessen) bringt man in einem sauberen Reagenzglas 1 ccm Serum und einen Tropfen 5%ige Chlorkalziumlösung und kurz darauf 1 ccm des zitrierten Plasmas des betreffenden Patienten zusammen. Die Zugabe des Plasmas zum Serum muß auf der Sekundenuhr kontrolliert werden. Durch kurze, energische, leicht kreisende Handgelenkbewegungen wird die Flüssigkeit im Reagenzglas alle 3—5 Sekunden in rotierender Bewegung erhalten. Dabei soll kein oder nur wenig Schaum entstehen. Kurz bevor sich das Gerinnsel bildet, trübt sich die Flüssigkeit und wird sirupös: Die beim Bewegen in die Flüssigkeit gelangenden Luftbläschen steigen nicht mehr an die Oberfläche. Von diesem Moment ab muß energischer bewegt werden, damit sich das bildende Gerinnsel kürzeste Zeit nach seiner Entstehung retrahieren kann. Im Augenblick, wo in der vorher trüben und sirupös gewordenen Flüssigkeit das Gerinnsel die erste Retraktion zeigt, wird an der Sekundenuhr abgelesen. Dieser Moment wird leicht erkannt, weil das Gerinnsel trübe bleibt, daneben aber klare, serumgelbe Flüssigkeit sichtbar wird. Diese erste Retraktion des Gerinnsels wird also bestimmt. Später eintretende Nachgerinnung wird nicht mehr berücksichtigt, sie ist nicht eine Funktion der ursprünglich anwesenden Menge von Thrombin, sondern beruht auf katalytischer Neubildung von Thrombin. Nach einer Stunde vom Momente des Defibrinierungsendes ab gemessen, wird die Reaktion wiederholt.

Als präoperativer Durchschnittswert für junge, gesunde Menschen von 15—30 Jahren ergab sich ein Halbstundenwert von 60 Sekunden, ein Stundenwert von 112 Sekunden. Von diesen Patienten antworten 18% mit postoperativer, leichter Erhöhung als Ausdruck guter Kompensation, 82% antworten mit zum Teil beträchtlicher Senkung der Reaktion. Dabei sinkt dieselbe bei älteren Patienten, besonders bei abdominalen Eingriffen, bedeutend stärker als bei jungen, kräftigen Patienten.

7. Erwähnt sei noch das Thrombelastogramm (HARTERT). Das Prinzip dieser Methode besteht darin, daß ein torsionselastisch aufgehängter Metallstift in eine mit Blut gefüllte Kuvette eintaucht und bei rhythmischer Pendeldrehung derselben mit zunehmender Gerinnung des Blutes eine Mitbewegung erfährt, indem das entstehende Blutgerinnsel eine elastisch-feste Verbindung zwischen Stift und Kuvettenwand herstellt. Jede Phase der Blutgerinnung wird dabei durch das Maß des Elastizitätsmoduls quantitativ erfaßt. RUNGE und HARTERT hatten bei der Überprüfung der Thrombosegefährdung mit dieser Methode bessere Ergebnisse als mit der Prothrombinbestimmung, sahen allerdings auch Versager. Es wird Bestimmung in zweitägigem Abstand empfohlen, jedoch müssen bei jedem besonderen Ereignis (z. B. bei beabsichtigtem Aufstehen, nach Infusionen oder Transfusionen oder bei Wetterstürzen) außerdem Bestimmungen vorgenommen werden. Unseres Erachtens vermindert sich damit der Wert dieser Methode für die Praxis automatisch.

8. Auch die Zählung der Thrombozyten, deren Abfall eine drohende Thrombose anzeigen soll, wurde zur Erkennung einer Gefährdungslage herangezogen.

Es wurde versucht, da die einzelnen Teste für sich allein keine sichere Erkennung der Gefährdungslage zulassen, vermittels einer Kombination verschiedener Methoden durch Erfassung einer größtmöglichen Anzahl von Faktoren die Treffsicherheit zu erhöhen. Da aber immer nur ein an der Thrombogenese beteiligter Faktor erfaßt wird, nämlich die Gerinnungsfähigkeit des Blutes, liegt es auf der Hand, daß auch dadurch keine absolute Sicherheit in der Erkennung der Thrombosegefährdung, wie sie für praktische Belange zu fordern wäre, erzielt wird (HEYNEMANN, KIRBY, HINRICHS und MARGGRAF). Wenn man sich nicht einseitig nur auf die Bedeutung des Gerinnungsfaktors für die Thromboseentstehung versteift, verwundert diese Tatsache nicht, wie wir das bereits begründet haben. So schreibt

z. B. JÜRGENS: „Die Bemühungen, nur aus einer verstärkten Gerinnungsneigung des Blutes oder einer Vermehrung einzelner Teilfaktoren, die am Gerinnungsablauf beteiligt sind, Sicheres über eine Thromboseneigung aussagen zu können, werden, wie uns scheint, den Tatsachen über die Ursachen der Thrombenbildung nicht voll gerecht". Auch SEULBERGER, PETERS. DÖRING sind der Ansicht, daß mit einer Testung der Gerinnungsfaktoren eine Thrombosegefährdung nicht sicher erkennbar ist.

Diese Autoren messen daher der Kontrolle der Körpertemperatur als Indikator für die vegetative Gesamtumschaltung nach Operationen eine wesentliche Bedeutung bei. Nach ihren eingehenden Untersuchungen zeigt ein abnormer Abfall der postoperativen Temperatur eine Thromboemboliegefahr, hohe Temperatur dagegen und Ausbleiben der „Umschaltung" zur zweiten (sympathikotonen) postoperativen Phase die Gefahr von Blutung und Nahtdehiszenz an. Inwieweit die dieser Interpretation zugrunde liegende Konzeption des Thromboemboliegeschehens durch weitere klinische und experimentelle Studien bestätigt wird, bleibt abzuwarten.

In Anbetracht der im Vorstehenden dargelegten Verhältnisse hat es immer wieder Autoren gegeben, die dem klinischen Bild die größere Bedeutung beimessen (DOMANIG, MERZ), und versucht haben, von dieser Seite aus dem Problem der Erkennung einer Thrombosegefährdung näher zu kommen. Wir möchten hier das Schema von DOMANIG erwähnen, der die zu berücksichtigenden Faktoren: Alter, Geschlecht, Adipositas, Schwere der Erkrankung bzw. der Operation zahlenmäßig bewertet. Für die einzelnen Kranken werden die Zahlen addiert, ihre Summe gibt dann Richtlinien für die spezifische Prophylaxe ab. Als Beispiel einer derartigen Thrombosezahl wird folgendes Schema angegeben:

52jährige Frau, Adipositas, Cholelithiasis, Varizen.

Alter: 30—50 Jahre (2), 50—70 Jahre (3)	3
Geschlecht: Mann (1), Frau (2)	3
Konstitution: Asthenisch (1) normal (2) adipös (3)	3
Schwere der Erkrankung: leicht (1), mittel (2), schwer (3)	2
Ort der Erkrankung, bzw. Operation: extraabdominal (1), abdominal (3)	3
Varizen	2
Gesamt (Thrombosezahl)	15

Alle Kranken, deren Thrombosezahl 11 oder höher ist, werden einer Prophylaxe zugeführt. Bei Patienten mit einer Thrombosezahl 10 oder weniger konnte der Verfasser nie eine Thrombose beobachten. Die praktische Anwendung dieser statistischen Testmethode ergab, daß unter 1400 größeren Eingriffen 170 Patienten als thrombosegefährdet anzusehen waren. Diese wurden einer systematischen Prophylaxe unterzogen, und es kam nur noch bei einem von ihnen zu einer Lungenembolie.

Damit haben wir bereits die Frage der Indikation für eine gezielte medikamentöse Prophylaxe berührt. Mit anderen Worten: Bei welchen Patienten soll eine gezielte Thromboseprophylaxe durchgeführt werden? Da die Testmethoden für den allgemeinen klinischen Gebrauch vielfach zu umständlich und kostspielig sind, sie zudem absolut keine vollständige Sicherheit in der Erkennung der Gefährdungslage gewährleisten, liegt auch unseres Erachtens das Hauptgewicht auf einer genauen und individuellen Berücksichtigung der oben angeführten allgemeinen und persönlichen Bedingungen, die für eine Thromboseentstehung von besonderer Bedeutung sind. Dabei ist es selbstverständlich unrichtig, stark zu schematisieren. Dem klinischen Blick und der Erfahrung des Arztes, die sich besonders auch auf Eigentümlichkeiten der Bevölkerung und meteorologische Verhältnisse der betreffenden Gegend bezieht, bleibt ein weites Feld. Wir selbst gehen unter Betonung des eben erwähnten Grundsatzes so vor, — schon um eine gewisse Einheitlichkeit des Klinikbetriebes zu gewährleisten, da ja in einem größeren Krankenhaus auch mit diesen Fragen weniger vertraute Ärzte tätig sind —, daß wir folgende Punkte besonders beachten:

1. Phlebitis- und Thromboseanamnese
2. Alter über 40 Jahre
3. Übergewicht, Adipositas, Kachexie
4. Varikosis
5. Herz- und Gefäßkrankheiten
6. Infektionen
7. Abdominaloperationen, Prostatektomien
8. Hernien- und Hydrozelenoperationen
9. Beckenfrakturen
10. Frakturen der unteren Extremitäten
11. Länger dauernde Immobilisierung

Unter genauem Abwägen der Wertigkeit dieser Punkte im speziellen Falle stellen wir die Indikation zur Thromboseprophylaxe für jeden einzelnen Patienten, unter besonderer Berücksichtigung sich allfällig ergebender Kontraindikationen, auf die noch ausführlich eingegangen wird (s. Kap. VI, S. 91ff.). Bei den übrigen Patienten wird von Schwestern und Ärzten im Sinne eines „Thrombosespürdienstes" täglich nach den Symptomen einer beginnenden Thrombose (s. S. 105) gefahndet.

Kapitel III

Die Antikoagulantien als Grundlage der spezifischen Prophylaxe und Therapie der Thrombose

Unter Antikoagulantien verstehen wir Medikamente, die je nach der angewandten Dosis die Blutgerinnung verzögern oder verhindern, indem sie den Ablauf des Gerinnungsmechanismus an einer oder mehreren Stellen blockieren oder die Bildung der für die Gerinnung erforderlichen Stoffe (Faktoren) hemmen. Repräsentanten der ersten Gruppe sind das Heparin und die Heparinoide, die der zweiten die Derivate des Cumarins, während die Antikoagulantien aus der Gruppe der seltenen Erden ebenfalls direkt in den Gerinnungsvorgang eingreifen. Andere chemische Stoffe, die ebenfalls die Blutgerinnung verzögern oder verhindern, haben z. T. infolge ihrer hohen Toxizität noch keine praktische therapeutische Bedeutung erlangen können.

a) Heparin

Das Heparin ist der physiologische gerinnungshemmende Stoff des tierischen und menschlichen Organismus. Es wurde 1916 von Mc Lean aus der Leber isoliert, dann aber noch in vielen andern Organen nachgewiesen. So findet es sich z. B. in der Intima der Gefäße, der Innenseite der Cornea, der Linsenoberfläche usw. (Hiruma, Jorpes). Am reichlichsten jedoch ist es in Leber und Lunge vorhanden, aus denen es auch industriell gewonnen wird. Eine wichtige Eigenschaft des Heparins ist die sogenannte Metachromasie (Ehrlich). Man versteht darunter die Tatsache, daß sich verschiedene Gewebsteile mit basischen Anilinfarben in einem anderen Farbton färben als ihn der verwendete Farbstoff ursprünglich hat. So färbt sich das Heparin z. B. mit Methylenblau rot, mit Toluidinblau rotviolett. Diese Eigenschaft ist zwar nicht spezifisch, ihre Feststellung führte aber doch weitgehend zur Aufklärung des Vorkommens von Heparin in den sogenannten Ehrlichschen Mastzellen, den Gewebsmastzellen, und den basophilen Leukozyten (Behrens, Taubert).

Diese Mastzellen finden sich in der Tierreihe von den Fischen bis hinauf zum Menschen. Ihre Granula färben sich ebenfalls metachromatisch und man nimmt an, daß sie das Heparin darstellen (HOLMGREN, WIELANDER). Man bezeichnet die Mastzellen daher heute auch als Heparinozyten und rechnet sie zu den Zellen mit innersekretorischer Drüsenfunktion. Durch vergleichende Untersuchungen zwischen dem Vorkommen der Mastzellen und dem Heparinreichtum bestimmter Organe wird diese Annahme vollauf bestätigt. Die normalerweise im menschlichen Blut zirkulierende Menge von Heparin beträgt 0,009 mg% (JAQUES) (Abb. 39).

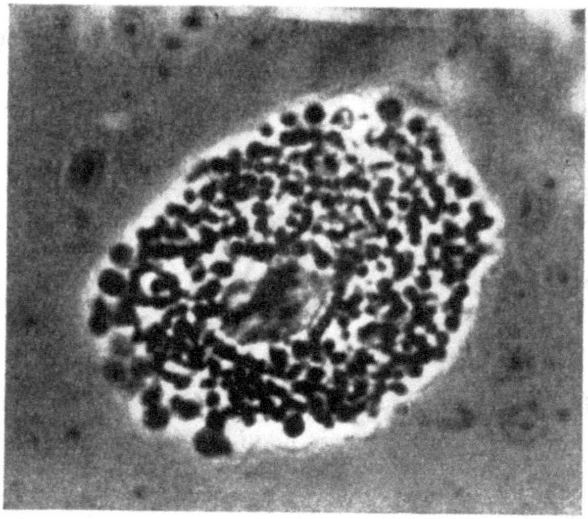

Abb. 39. Mastzelle im Peritonealexsudat der Maus (nach KOLLER)

Die weitgehende Aufklärung der chemischen Struktur des Heparins verdanken wir JORPES (1935), der es als einen Mucoitin-Polyschwefelsäureester definieren konnte, der Beziehungen zur Chondroitinschwefel- und Hyaluronsäure hat, also chemisch eng verwandt mit Stoffen ist, die in der Grundsubstanz des Bindegewebes vorherrschen und deren physiologisches Verhalten vorwiegend bestimmen. In den reinsten Präparaten enthält es 45% Schwefelsäure und ist damit einer der am stärksten ionisierten Bausteine unseres Körpers. Sein Molekulargewicht beträgt 12000. Weitere Bestandteile sind Glukoronsäure und Glukosamin. Durch das Übermaß negativ-elektrischer Potenzen beeinflußt es die Ladung verschiedener Eiweißstoffe einschließlich der Enzyme und hebt dadurch deren Wirkung auf. Die so zu erklärende Einwirkung auf die Gerinnungsfermente ist physikalisch-chemischer Natur und daher leicht reversibel. So werden z. B. durch Protaminsulfat die negativen Ladungen des Heparins neutralisiert, worauf dessen therapeutische Anwendung als Antidot bei Überdosierung des Heparins basiert. Die Ausscheidung geschieht durch die Nieren mittels Depolymerisation des Molekülaggregates (Mikroheparine) ohne Abbau der einzelnen Bausteinmoleküle (JÜRGENS). Die Heparinwirkung nimmt dabei rasch ab, wie auch die Heparine der verschiedenen Tierarten sich vermutlich aus diesem Grunde gerinnungsphysiologisch unterscheiden.

Die prompte und sofort einsetzende Wirkung des Heparins beruht auf seinem Eingreifen in den Gerinnungsmechanismus an mehreren Stellen:

Der Einfluß auf die Thrombozyten ist sichergestellt und besteht in erster Linie in einer Abschwächung ihrer Haftfähigkeit und damit in einer Hemmung der Plättchenagglutination (OLLGARD), während die Bedeutung für die Thrombozytenzahl umstritten ist (QUICK, COPLEY).

Schon HOWELL und HALT, die Mitentdecker des Heparins, hatten gefunden, daß es allein auf den Gerinnungsvorgang zwischen Thrombin und Fibrinogen nicht wirksam ist, sondern daß dazu die Verbindung mit einem Plasmaalbuminfaktor gehört. Diese Verbindung wird nach ASTRUP und DARLING als Thrombininhibitor bezeichnet und unterscheidet sich von dem natürlichen körpereigenen Antithrombin vor allen Dingen durch Wirkungsdauer und Zeitpunkt des Wirkungseintrittes bzw. Inkubationszeit, weiterhin durch ihre Hitzestabilität. Die Eigenschaft des Heparins als Antiprothrombin war lange Zeit umstritten (QUICK, HOWELL); nach BRINKHOUS, SMITH, WARNER, SEEGERS hemmt eine Heparineiweißverbindung die Umwandlung des Prothrombins zu Thrombin möglicherweise auch als Antithrombokinase.

Fassen wir zusammen: Das Heparin wirkt auf Thrombozyten, Prothrombin, Thrombokinase und vor allem auf Thrombin. Eine weitere Eigenschaft, die für seine therapeutische Anwendung von größter Bedeutung ist, besteht in der Beeinflussung der Fibrinolyse. Auf diese Eigenschaft des Heparins ist man erst in jüngerer Zeit gestoßen, frühere Untersuchungen in dieser Richtung verliefen negativ. 1948 konnte HALSE zeigen, daß Heparin sowohl in vitro, wie auch in vivo eine beträchtliche Beschleunigung der Fibrinverflüssigung verursacht, wobei auch diese Wirkung wiederum an das Vorhandensein eines Kofaktors gebunden ist, der sich im Plasma reichlich, im Serum dagegen nur spärlich findet. Diese fibrinolytische Valenz des Heparins, die ihre Parallele in gewissen Bakterienprodukten, wie Streptokinase, hat, ist bei den einzelnen Präparaten offenbar etwas verschieden. Tatsächlich konnte BAUER mit Hilfe von Phlebogrammen fast eine sofortige Einschmelzung von Thrombosen unter Heparinwirkung beobachten. Ähnliche Befunde erhoben HALSE, PHILIPP und RUF im Tierexperiment mittels Prüfung durch radioaktive Isotopen, wobei sie eine erhebliche Steigerung der Thrombolyse durch Heparin und Thrombocid, die auch angiographisch verfolgt wurde, feststellen konnten. WRIGHT und Mitarbeiter fanden die Rekanalisierungszeit bei experimentellen Thrombosen an Kaninchen unter Antikoagulantientherapie auf 3 Wochen verkürzt, ohne Behandlung betrug sie viele Monate. So konnte 1951 JORPES feststellen, ,,die auflösende Wirkung des Heparins in vivo auf neugebildete Gerinnsel ist eindeutig erwiesen".

Diesen enthusiastischen Beurteilungen stehen allerdings sehr sorgfältige und kritisch ausgewertete Untersuchungen EYSHOLDTs gegenüber, der bei Kaninchen durch Gefäßdrosselung und Thrombininjektion eine Thrombose der Vena jugularis erzeugte. Je 10 Kaninchen wurden mit Heparin, Thrombocid und Thrombostop in der menschlichen therapeutischen Dosen entsprechenden Menge behandelt. Nach Verfolgung des Verlaufes durch Phlebogramme wurde das Venenstück nach 8 Tagen entnommen und histologisch untersucht. In keinem Falle ließ sich eine vollständige Auflösung des Thrombus nach der Behandlung nachweisen. Dagegen fand sich ein deutlicher Unterschied im Ausmaß der Gefäßverlegung zugunsten der mit Heparin und Thrombocid behandelten Tierserien gegenüber einer unbehandelten Vergleichsreihe. Bemerkenswert erscheinen uns die histologischen Befunde, die das Bild des Gerinnungsthrombus in Organisation unter Einsprossung von Bindegewebszellen vom Rand her boten. Ein wesentlicher Unterschied zu den Befunden der unbehandelten Thrombose fand sich dabei nicht. Im übrigen war auch bei den nicht behandelten Kontrolltieren am 8. Tage nach Beginn der Thrombose die thrombosierte Vene wesentlich freier als zu Beginn, was auf die Retraktion des Thrombus zurückgeführt wird. Die mit Thrombostop behandelten Tiere gingen z. T. ein und zeigten besonders starke Nierenveränderungen.

Erwähnung verdient auch, daß das Heparin einen gewissen gefäßerweiternden Einfluß ausübt und die Teilchengröße der Lipoproteine des Serum vermindert, wodurch es Eingang in Behandlung und Prophylaxe der Atherosklerose gefunden hat.

Neben diesen erwünschten therapeutischen Eigenschaften hat das Heparin nur wenige unerwünschte Nebenwirkungen:

Wie zu erwarten, sind allergische Reaktionen auf seine Anwendung nachgewiesen worden, unter andern eine tödliche Anaphylaxiereaktion nach Injektion von 50 mg Heparin (CUMMINE). Es kommen auch primäre Überempfindlichkeiten vor, ebenso

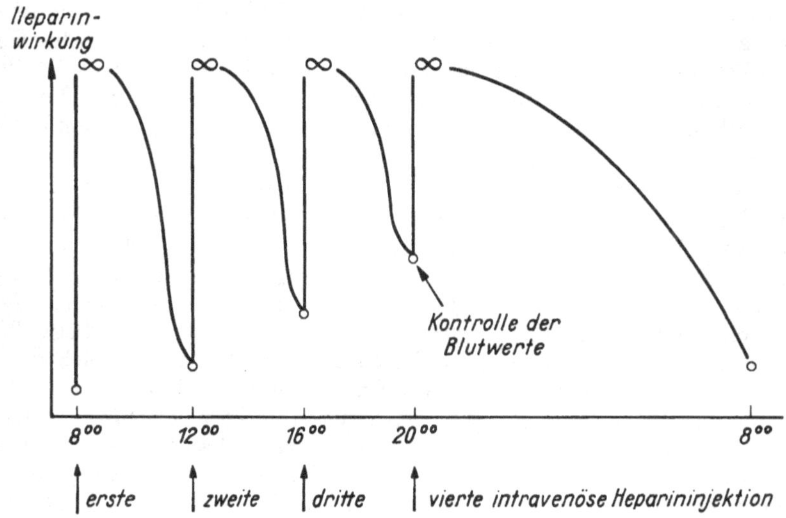

Abb. 40. Schematische Darstellung der Wirkung fraktionierter intravenöser Heparininjektionen (nach MERZ)

Allergien nach Sensibilisierung, weshalb bei Wiederaufnahme einer Behandlung oder bei schon früher stattgefundener Heparinanwendung Vorsicht geboten ist. Über die Beeinflussung der Kapillarpermeabilität wissen wir noch nichts Sicheres, es ist aber anzunehmen, daß eine solche im Sinne der Erhöhung besteht, wie z. B. die Untersuchungen von MATIS, der als Test die Empfindlichkeit gegenüber Ultraviolettstrahlen benutzte, zeigen. Auch Haarausfälle wurden beobachtet. Die toxischen Nebenwirkungen, bestehend in Fieber, Schüttelfrost, Kopfschmerzen und Wallungen, beruhen auf Verunreinigungen. Im Vordergrund der unerwünschten Nebenwirkungen stehen jedoch Wund- und Schleimhautblutungen, wie sie besonders zu Beginn der Heparinära beschrieben wurden. Nicht so selten wurden auch intrapleurale Blutungen bei der Behandlung von Lungeninfarkten (FALCONER, KEYES, SCHAFFER) beobachtet, wofür im wesentlichen eine Überdosierung verantwortlich gemacht wird. Wir gehen auf diese wichtigen Komplikationen, ihre Behandlung bzw. Vermeidung und die sich aus ihnen ergebenden Kontraindikationen im einzelnen noch ausführlich ein (s. Kap. VI, S. 91ff.).

Heparin wird durch Messung der gerinnungshemmenden Wirkung standardisiert. Die sogenannte „Torontoeinheit“ wurde 1947 als endgültiger internationaler Standard festgesetzt. Eine Einheit entspricht $^1/_{130}$ mg des wasserfreien Natriumsalzes.

Die Anwendung des Heparins, für die uns verschiedene Markenfabrikate zur Verfügung stehen (Liquemin Roche, Heparin Vitrum u. a.), hat in jedem Falle parenteral zu erfolgen. Der hauptsächlichste Verabreichungsmodus ist die intravenöse Injektion, gegebenenfalls als Dauertropfinfusion (Torontomethode). Da eine therapeutische Injektion von 10—15000 I. E. etwa 4—6 Stunden wirksam ist, muß sie entsprechend repetiert werden. Praktischerweise geht man dabei so vor, daß tagsüber in 4 stündlichem Intervall Injektionen von 10—15000 I. E. verabreicht werden (s. Kap. V, S. 85ff.). Wichtig ist, daß bei der Heparinanwendung eine Kontrolle

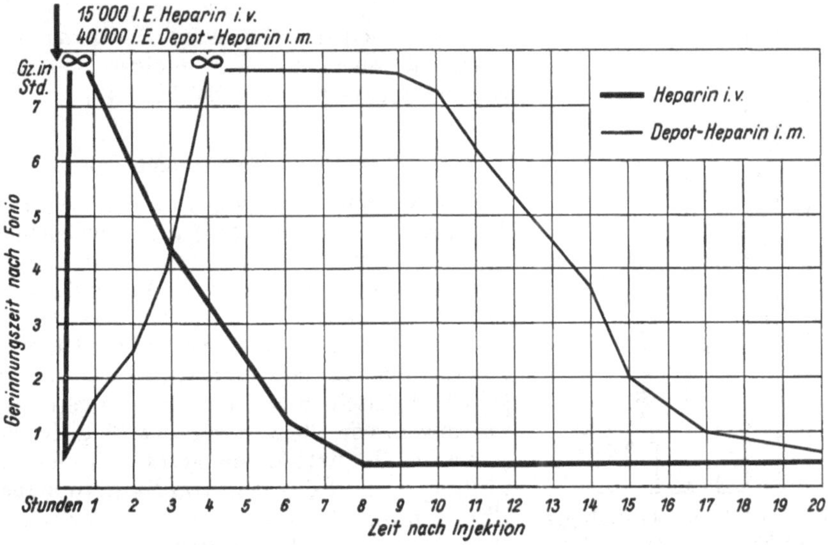

Abb. 41. Vergleich der Heparinwirkung bei intravenöser und intramuskulärer Anwendung (nach Merz)

der Gerinnungszeit nicht erforderlich ist, da diese völlig vom Zeitpunkt der Blutentnahme abhängig ist, und somit keinen sicheren Anhaltspunkt für die wirkliche Gerinnungsvalenz des Blutes abgibt. Sofort nach Injektion des Heparins kommt es nämlich zu einer starken Verlängerung der Gerinnungszeit, die bei therapeutischer Dosis innerhalb 4—6 Stunden wieder zur Norm zurückgeht. Die Prothrombinzeit wird praktisch nicht beeinflußt, so daß sich deren Messung erübrigt. Ein Überblick über die Heparinwirkung in ihrer zeitlichen Verteilung wird durch das Schema (Abb. 40) gegeben.

Diese Fluktuationen der Gerinnungszeit, die von Evans und Lee als gefährlich angesehen werden, betrachten andere wieder, wie z. B. Jorpes, als besonders günstig, da die stoßweise Wirkung möglicherweise die fibrinolytische Valenz verstärkt.

Die intramuskuläre und subkutane Anwendung ist erstens in ihrer klinischen Wirksamkeit nicht so sicher (Bauer sah dabei unter 16 Fällen 7 Rezidive, darunter eine tödliche Lungenembolie), und zweitens wurden mehrfach Hämatome im Bereich der Injektionsstellen beobachtet (nach Wynn, Goodwin und Bierbeck in 25% der Fälle). Auch die Anwendung von Präparaten mit Depotwirkung wird propagiert (Loewe, Rosenblatt, Runge und Hartert u. a.). Ein gewisser Vorteil besteht in den selteneren Injektionen, es ist aber noch fraglich, ob damit ein wirklich sicherer Schutz erreicht werden kann. Einen Vergleich zwischen der intravenösen und der Anwendung als Depotpräparat gibt Abb. 41.

Für die Therapie manifester Zustände halten wir auf jeden Fall nach wie vor die intravenöse Anwendung für indiziert und können aus diesem Grund auch vorerst die von Gottlob und May kürzlich berichtete lokale Anwendung durch intraspongiose Applikation des Heparins als Dauertropf nicht empfehlen, zumal die geringe Zahl der behandelten Patienten noch keinen Schluß auf die Brauchbarkeit des Verfahrens zuläßt.

Die Kostspieligkeit des Ausgangsmaterials und der komplizierte Herstellungsgang machen das Heparin zu einem relativ teuren Medikament. Einen Vergleich über die Kostenfolgen verschiedener Behandlungsverfahren gibt Abb. 42.

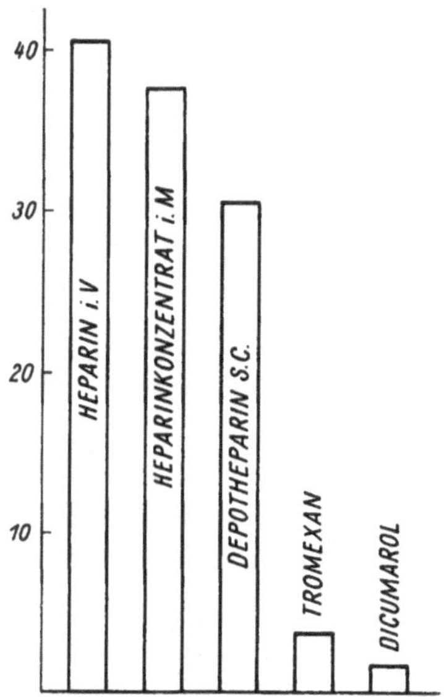

Abb. 42. Angenäherte Behandlungskosten pro Tag mit verschiedenen Antikoagulantien (nach v. Kaulla)

b) Heparinoide

Die Bestrebungen gingen daher schon frühzeitig dahin, ein synthetisches Präparat von gleicher Wirksamkeit wie das Heparin zu entwickeln. Seit 1935 wurden mehrfach derartige Verbindungen hergestellt (Bergström, Shargaff. Karrer, König, Usteri, Bancrof und Stanley, Brown, von Kaulla und Husemann u. a.), sie alle entsprachen jedoch klinisch nicht den in sie gesetzten Erwartungen, vor allem waren sie z. T. nicht wirksam genug, z. T. hatten sie stark toxische Nebenwirkungen. Erst das 1948 von Benend hergestellte Thrombocid konnte sich einen Platz neben dem Heparin erobern. Es handelt sich dabei um einen Polysacharid-Schwefelsäureester, der in seiner praktischen Wirksamkeit bei entsprechender Dosierung nach vielen Berichten (Eysholdt, Hauser, Hofer, Halse, Shmits, Rehn u. a.) dem Heparin fast gleichzusetzen ist. Das Präparat ist jetzt seit über 5 Jahren in klinischer Anwendung, so daß genügend große Behandlungsserien vorliegen, um seine Wirksamkeit beurteilen und einen Vergleich zum Heparin ziehen zu können.

Die Wirkungsweise des Thrombocid entspricht weitgehend derjenigen des Heparins:

1. Hemmt es die Wirkung der Thrombokinase,
2. blockiert es die Umwandlung von Prothrombin in Thrombin,
3. wirkt es vor allem als Antithrombin in Verbindung mit einem im Serum vorhandenen Kofaktor,
4. führt es regelmäßig zu einem vorübergehenden Thrombozytenabfall, worin seine Wirkung auf die Retraktionszeit begründet sein dürfte.

Esser und Scholl fanden, daß keine Verlängerung der Gerinnungszeit beim Kinde eintritt, während die stillende Mutter mit Thrombocid behandelt wird.

Bei der Prüfung des Mittels fiel eine Diskrepanz zwischen den klinischen Befunden und den in vitro-Versuchen auf: Während klinisch eine Verstärkung der Thrombolyse sicher schien, fand sich diese Wirkung in vitro nicht. Dieser Widerspruch konnte von Halse aufgeklärt werden: Im Gegensatz zum Heparin, das direkt fibrinolytisch wirkt, kommt dem Thrombocid nur eine indirekte fibrinolytische Valenz zu, indem es durch Mobilisation der körpereigenen Phosphatide das fibrinolytische Potential erhöht. Dieser Effekt verschwindet nach einigen Tagen der Anwendung, sobald der Phosphatidvorrat des Körpers aufgebraucht ist.

Ein Gefäßeffekt im Sinne der Erweiterung kommt auch dem Thrombocid zu, indem es den bei der Thrombose auftretenden Spasmus der Kollateralen (LERICHE) aufhebt und eine Erweiterung der Venen bewirkt, womit die Abflußbehinderung verringert wird. Eine Bestätigung dieser klinischen Beobachtungen gelang KONCZ im Tierversuch. Es ist interessant, daß der vasotrope Effekt des Heparins und Thrombocids auch nach Gabe von Protaminsulfat noch nachweisbar ist (MATIS), so daß man hier eine von der Gerinnungshemmung unabhängige Eigenschaft annehmen muß.

Die Verabreichung erfolgt intravenös in über den Tag verteilter Dosis. In letzter Zeit wurde auch ein Depotpräparat entwickelt, über das jedoch noch wenig Erfahrungen vorliegen. Genaue Dosierung s. Kap. IV, S. 76 und Kap. V, S. 85.

Auch die Thrombocidwirkung kann durch Protaminsulfat kupiert werden, wie wir das für das Heparin kennen gelernt haben, womit ein Antidot gegeben ist, das die Möglichkeit zur Behandlung allfälliger Blutungskomplikationen bietet. Nach MATIS kam es in etwa 1% der behandelten Fälle zu Hämorrhagien, die durch Absetzen des Präparates oder Verabreichung des Antidots zu beherrschen waren. Auch Nebenerscheinungen allergischer Art wurden in gleicher Weise wie bei der Heparinanwendung beschrieben, besonders bei Wiederaufnahme einer unterbrochenen Behandlung (s. Kap. VI, S. 94).

Über andere derartige Präparate, wie Treburon, Paritol, Thrombostop liegen noch nicht genügend Erfahrungen vor, als daß ihre Anwendung allgemein empfohlen werden kann.

c) Die Dicumarine (Cumarinabkömmlinge)

1934 hatte MORAWITZ die Möglichkeit diskutiert, durch Erschwerung der Gerinnung eine Thromboseprophylaxe zu betreiben: „Wenn es z. B. gelingen sollte, eine milde, harmlose Schädigung der Leberfunktion zu setzen, dann wäre es vielleicht möglich, auf diesem Wege der Thrombosebereitschaft entgegenzuwirken". Diese Möglichkeit ergab sich für die Praxis erstmals durch die Abkömmlinge des Cumarins.

Die Forschungsarbeit über dieses Gebiet begann mit der Beschreibung einer als sweet-clover-desease bezeichneten Krankheit durch SCHOFIELD. Er beobachtete, daß Kühe, die im Winter 1921/22 eine bestimmte Art von angefaultem Süßklee gefressen hatten, an ausgedehnten Blutungen nach nur geringfügigen Traumen starben. Weitere Untersuchungen fanden als Ursache für diese Blutungen eine herabgesetzte Blutkoagulation, speziell eine Hypoprothrombinämie. Die Reindarstellung der für diese hämorrhagische Diathese verantwortlichen Substanz gelang CAMPELL, ROBERTS, SMITH und LINK 1941 nach 6 Jahre dauernden Versuchen: Es handelt sich um das 3,3-Methylen-bis-(4-oxycumarin). Diese Verbindung war bereits 1902 von ANSCHÜTZ und FRESENIUS synthetisiert worden, ohne daß man allerdings seine gerinnungshemmende Wirkung erkannte. Dieses „Dicumarol" entsteht durch Fäulnisvorgänge im Süßklee. Die Cumarine selbst sind im Pflanzenreich als Geruchsstoffe weit verbreitete Substanzen, z. B. ist der Geruch des getrockneten Heues zum Großteil auf sie zurückzuführen. Manche Cumarine haben eine gewisse antibakterielle und insektizide Wirkung (GOTH, SPÄT, KNIPPING). Medizinische Bedeutung gewannen diese Verbindungen jedoch erst, als man ihre Wirkung auf die Blutgerinnung erkannt hatte.

Die Wirkungsweise der Cumarinabkömmlinge stellt man sich heute im allgemeinen so vor: Die Verbindungen haben eine organische Verwandtschaft zum Vitamin K, das in einem Fermentsystem als Kofaktor auf die Bildung von Prothrombin bzw. seiner Vorstufen in der Leber wirkt (LEHMANN). Nach dem Massenwirkungsgesetz soll nun das Vitamin K durch die Cumarinabkömmlinge als Kofaktor verdrängt werden, so daß es nicht mehr zu einer Prothrombinsynthese kommen könne (MEUNIER, MENZER, VINET). Nach KOLLER ist der Hauptangriffspunkt der Dicumarine der Faktor VII. Die klinische Beobachtung, daß das Vitamin K als Antagonist und Antidot der Cumarinabkömmlinge wirksam ist, spricht für die Wahrscheinlichkeit dieser Konzeption, zumindest als praktisch brauchbare Arbeitshypothese. Auch Untersuchungen mit Dicumarol, das durch Isotope (C^{14}) etikettiert worden war, bestätigen diese Ansicht (LEE, TREVOYD, SPRINKS und JAQUES). Diese Autoren fanden in Versuchen an Mäusen und Kaninchen, daß das Präparat nach einer Stunde zu 10—15% in der Leber erschien und dort bei Mäusen 16 Stunden, bei Kaninchen 72 Stunden blieb. Die Hypoprothrombinämie dauerte entsprechend 4—9 Tage. Bei Vitamin-K-Gaben wurde es schneller aus der Leber wieder ausgeschieden. Im übrigen erscheint es darnach etwas zweifelhaft, daß die Wirkung nur via Störung der Leberfunktion geht, zumindest nicht im Sinne einer Leberschädigung; nach SCHMID ist auch die nachgewiesene Beeinträchtigung der Kolibazillen durch Dicumarol, die außer der Nahrung unsere einzigen Vitamin-K-Lieferanten sind, mit im Spiel.

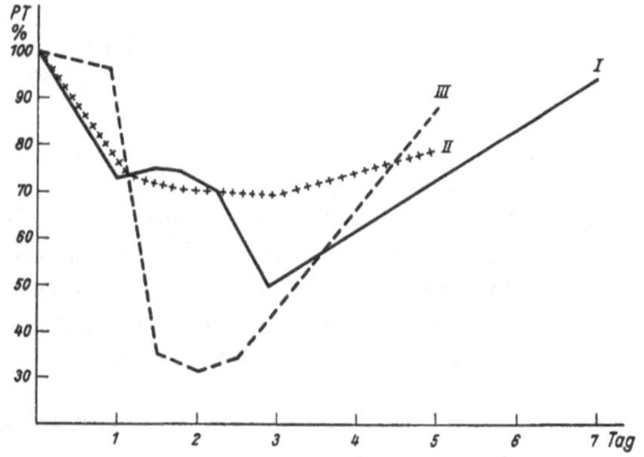

Abb. 43. Darstellung der unterschiedlichen Dicumarolwirkung bei verschiedenen Patienten (nach SCHMID).

Da, wie wir gesehen haben, für die Cumarinwirkung die Mitbeteiligung der Leber erforderlich ist — in vitro findet sich keine Hemmung der Gerinnung —, so ist die Ansprechbarkeit auf diese Medikamente auch individuell recht verschieden.

Eine schematische Dosierung, sowohl bei der Prophylaxe wie der Therapie der Thrombose, ist somit nicht möglich. (Genaue Hinweise s. Kap. IV, S. 77 und V, S. 88.)

Die Anwendung geschieht peroral; parenteral ist das Medikament nicht besser wirksam (BJERKELIND). Dagegen berichteten neuerdings KRANZ und KOPP über eine Dicumaroltherapie mittels Suppositorien, womit sie eine ausreichende Senkung des Prothrombinspiegels erreichen konnten. Auch diese Darreichungsform ist bezüglich Dosierung und Aufrechterhaltung eines therapeutischen Spiegels an regelmäßige Prothrombinkontrollen gebunden, erweitert aber möglicherweise das Anwendungsgebiet. Eine relativ lange Anlaufzeit, die bei den einzelnen Präparaten verschieden ist und bei deren Anwendung berücksichtigt werden muß, ist für die Therapie besonders zu beachten.

Durch die Antikoagulantien wird eine latente hämorrhagische Diathese hervorgerufen, und so ist auch die im Vordergrund stehende Komplikation bei ihrer Anwendung die Blutung, zumal diesen Medikamenten außerdem noch eine gefäßtoxische Wirkung zukommt (KOLLER, NEUMAYR und SCHMID, JÜRGENS). Im allgemeinen ist in etwa 3—4% der Fälle bei Dicumarolmedikation mit einer Blutung zu rechnen, worauf wir im einzelnen noch zurückkommen (s. S. 92).

Das weiße Blutbild, Blutkörperchensenkungsgeschwindigkeit, Blutzuckerkonzentration werden bei therapeutischen Dosen nicht beeinflußt. Inwieweit die Cumarinabkömmlinge auf die Muttermilch übergehen, ist umstritten. Während einerseits Schädigungen der Säuglinge beobachtet wurden (MERZ und CHRIST), — was nach den Feststellungen von FERSTL und LACHNIT, wonach die Dicumarine vorwiegend in der Muttermilch ausgeschieden werden und ihre Konzentration hier um eine 10er

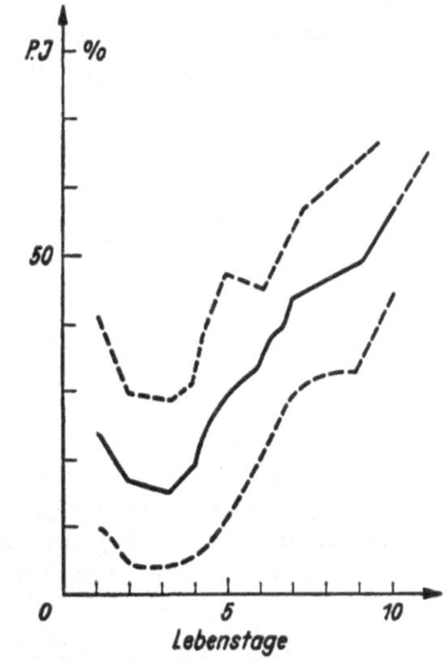

Abb. 44. Prothrombinindex des Neugeborenen, dessen Mutter einer gezielten Prophylaxe mit Marcumar unterzogen wurde (nach STEINBRÜCHEL)

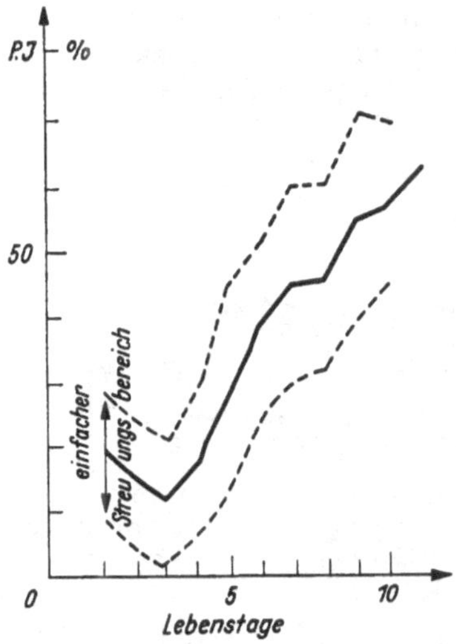

Abb. 45. Prothrombinindex des Neugeborenen, dessen Mutter keiner spezifischen Prophylaxe unterzogen wurde (nach STEINBRÜCHEL)

Potenz höher liegt als im Serum, nur verständlich erscheint, — fand STEINBRÜCHEL bei Verwendung von Marcumar im Wochenbett keinen schädigenden Einfluß auf das gestillte Neugeborene. Blutungskrankheiten und Ikterus traten bei 495 Kindern, deren Mütter mit Marcumar behandelt wurden, nicht häufiger auf als bei der gleichen Zahl, bei deren Müttern keine spezifische Prophylaxe durchgeführt wurde. Der Prothrombinindex erfuhr durch das der Mutter verabreichte Medikament keine Änderung (Abb. 44 und 45).

Jedenfalls scheint diese Frage noch nicht sicher geklärt, so daß vorerst bei der Verabreichung an stillende Mütter eine gewisse Zurückhaltung am Platze ist, wenn auch das Puerperium nicht absolut zu den Kontraindikationen für den Gebrauch der Dicumarine gerechnet zu werden braucht (BERRI, KLAHN).

Die relativ lange Anlaufzeit und die Kumulationsgefahr des Dicumarols ließen nach andern Dicumarinpräparaten suchen, von denen das Tromexan (3,3—4-oxycumarinyl-Essigsäure-Äthylester) viel Anklang und weite Verbreitung gefunden hat (WRIGHT, BURKE, SCARONE u. a.). Der Wirkungsmechanismus ist offenbar der gleiche wie beim Dicumarol, die Wirkung setzt jedoch rascher ein und klingt schneller wieder ab, so daß die Kumulationsgefahr kleiner wird und das Präparat eine bessere Steuerbarkeit aufweist. Untersuchungen von HAUSNER und Mitarbeitern mittels radioaktivem Tromexan zeigten eine rasche und intensive Speicherung des Präparates in der Leber. Die Prothrombinsenkung erreicht ihr Maximum je nach Dosierung in 12—24 Stunden (von KAULLA).

Die Ansprechbarkeit der Patienten auf das Präparat kann sich — wie auch bei den andern Cumarinabkömmlingen — unter der Behandlung ändern, wodurch eine ständige Kontrolle erforderlich wird und worauf bei der Dosierung zu achten ist. Die Nebenwirkungen und die sich daraus ergebenden Kontraindikationen sind im wesentlichen dieselben wie beim Dicumarol. Die Kapillartoxizität soll sehr gering sein (DEUTSCH und FRISCHAUF), wogegen andere Untersucher sowohl beim Dicumarol wie beim Tromexan mit verschiedenen Methoden eine Permeabilitätssteigerung fanden (MATIS und HAGER, MATIS und SCHEELE). Eine fibrinolytische Wirkung besitzt es ebenfalls nicht, wie auch in vitro kein Einfluß auf die Gerinnung festgestellt

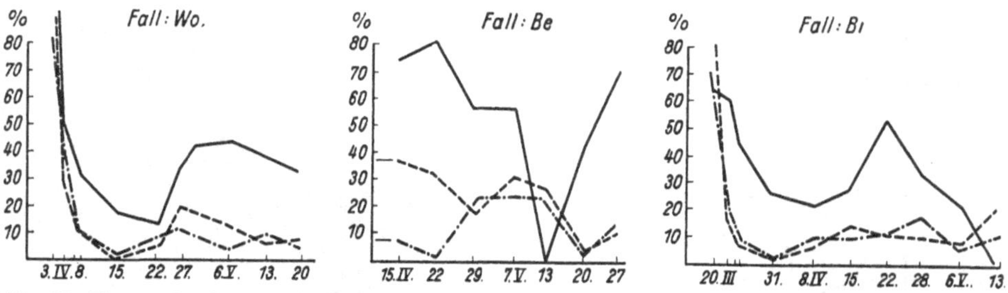

Abb. 46. Unterschiedliches Verhalten der einzelnen Werte für die Prothrombinzeit, bzw. für die Gerinnungskomponenten Prothrombin und Faktor VII (Prothrombinzeit nach QUICK ———; Faktor VII - - - - - - - -; Prothrombin .-.-.-.-.-.-.) nach Marcumar-Anwendung (nach PERLICK)

werden kann. Die Inaktivierung des Tromexan geschieht über untoxische Zwischenstufen (Tromexansäure) relativ schnell im Körper (PULVER und von KAULLA).

In letzter Zeit wurde ein weiterer Cumarinabkömmling in die Therapie eingeführt, das 3(1-phenyl-propyl-)4-oxycumarin, das unter dem Namen Marcumar im Handel ist. Über seine klinische Erprobung liegt schon eine Reihe von günstigen Berichten vor (KOLLER und JAKOB, DUVE u. a.). Der Wirkungsmechanismus ist der gleiche wie der des Dicumarols, seine Wirkung soll jedoch 10—25fach größer sein; mit anderen Worten: Ein gleicher therapeutischer Effekt wird mit wesentlich geringeren Dosen erreicht. Nach KOLLER u. a. wird vor allen Dingen der Faktor VII beeinflußt, der bereits auf 10% abgesunken ist, wenn die Prothrombinwerte noch bei 60% liegen. Über die individuell unterschiedliche Einwirkung auf einige Thrombinvorstufen bei einzelnen Patienten gibt Abbildung 46 einen guten Überblick.

Das Wesentliche bei der Marcumarwirkung ist ein stark protrahierter Effekt, der sich mit geringen Dosen aufrecht erhalten läßt. Nach Absetzen der Medikation braucht die Normalisierung des Prothrombinspiegels lange Zeit, bis zu 14 Tagen. Durch das spezifische Antidot — Vitamin K_1 — kann sie jedoch wesentlich abgekürzt werden (s. Kap. VI, S. 96).

Ein ähnliches Präparat ist das Cumopyran, über das bisher nur wenige, jedoch recht günstige Erfahrungsberichte vorliegen (SCHEEL, WU und LINK). Auch dieses Mittel gehört zur Gruppe der sogenannten „Superdicumarole", deren Anwendung auf breiterer Basis möglich geworden ist, seitdem man ihre Wirkung durch Vitamin K_1 relativ rasch kupieren kann.

Ein ebenfalls hochaktives Antikoagulans, das erst kürzlich verfügbar wurde, stellt das Präparat G 23350 (GEIGY) dar, dessen Wirkung jedoch ähnlich der des

Tromexan schnell einsetzt und in kürzerer Zeit wieder abklingt. Auch seine Anwendung ist an die für alle Antikoagulantien gültigen Kautelen geknüpft. Als Dosierung wird empfohlen:

1. Tag:	20—28 mg = 5—7 Tabletten;
2. Tag:	16—24 mg = 4—6 Tabletten.

Vom 3. Tag ab gibt man bei Gerinnungsvalenzen zwischen

30 und 25%	8—12 mg = 2—3 Tabletten;
25 und 20%	4— 8 mg = 1—2 Tabletten;
20 und 15%	0—2— 4 mg = 0—½—1 Tablette.

Es ist jedoch darauf hinzuweisen, daß eine genügend tiefe Senkung des Prothrombinspiegels mit allen diesen Mitteln erreicht und auch aufrecht erhalten werden kann, daß lediglich Unterschiede im Wirkungseintritt, in der Dosierung und der Handhabung bestehen. Ein Überblick über verschiedene Präparate und die durch sie hervorgerufene Prothrombinsenkung wird im folgenden Schema gegeben (Abb. 47).

d) Antikoagulantien verschiedener Provenienz

Weitere Antikoagulantien, die sich bisher klinisch jedoch noch nicht durchsetzen konnten und über die genügend große Erfahrungsberichte noch nicht vorliegen, sind Präparate, deren Wirkstoff aus der Reihe der seltenen Erden stammt. Die gerinnungshemmende Wirkung dieser Substanzen — in erster Linie wurden die anorganischen Salze des Neodyms untersucht — ist seit etwa 25 Jahren bekannt (GUIDI, AIAZZI-MANCINI, NICCULINI). Die Präparate zeigten sich jedoch als relativ toxisch, so daß sie therapeutisch nicht zur Anwendung kamen. Erst in letzter Zeit wurde von VINCKE ein Präparat entwickelt, das unter dem Namen Thrombodym im Handel ist und als Wirkstoff das Neodymsalz der 3-sulfo-isonicotinsäure enthält. Über seine Anwendung besitzen wir bereits einige klinische Zusammenstellungen (WILBRAND, BARRAKLING). Seiner Wirkung nach ist das Thrombodym ein Antiprothrombin, und zwar setzt es offenbar den Prothrombingehalt des Blutes direkt herab, nicht wie die Dicumarine durch Hemmung der Synthese in der Leber. Der Wirkungsmechanismus ist noch nicht endgültig abgeklärt, es wird jedoch vermutet, daß das Prothrombin als „Globulin" isoliert ausgefällt wird. Von THIES wurde festgestellt, daß der Thrombodymeffekt nicht mit der QUICKschen Methode zu erfassen ist, da eine starke Affinität dieses Mittels zu dem dem Blut zugesetzten Natriumoxalat besteht, so daß Neodymoxalat ausfällt. Die Prothrombinbestimmung muß daher mit einer Methode durchgeführt werden, die eine unverzügliche Erfassung erlaubt. Da es direkt in den Gerinnungsvorgang eingreift, tritt der Effekt unmittelbar ein, um dann langsam wieder abzuklingen, so daß

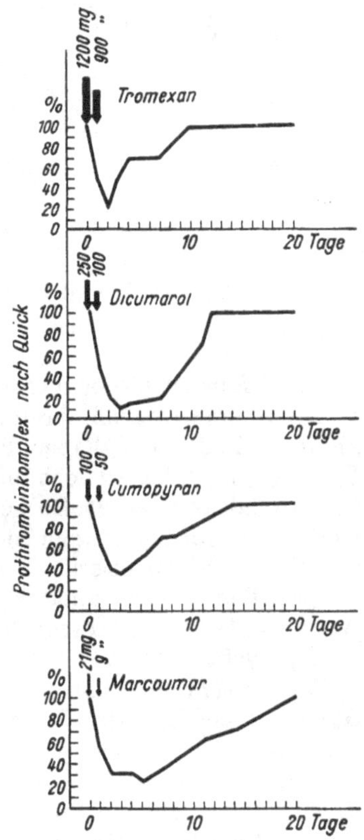

Abb. 47. Wirkung der üblichen Initialdosis von Tromexan, Dicumarol, Cumopyran und Marcumar auf den Prothrombinkomplex nach QUICK bei einer 26jährigen gesunden Versuchsperson (nach KOLLER und JAKOB)

nach 24—30 Stunden der Ausgangswert wieder erreicht ist. Die tägliche Injektion von 250 mg = 2 Ampullen erzielt eine genügende Herabsetzung des Prothrombinspiegels (Abb. 48).

WILBRAND fand bei 6% seiner 305 Patienten, die prophylaktisch behandelt wurden, Nebenerscheinungen, wie Temperaturen bis 39°, Schlaflosigkeit, Unruhe und Gelenkschmerzen, die in 24—26 Stunden wieder verschwanden. Eine umfassendere Erprobung des Medikamentes scheint uns somit noch erforderlich, bevor ein abschließendes Urteil und eine Empfehlung für den allgemeinen klinischen Gebrauch möglich ist.

Untersuchungen von KABAT, STOLLMAN und SMITH zeigten an Tieren den blutgerinnungshemmenden Effekt des Indandions, der später von anderen Autoren auch klinisch bestätigt wurde (BLAUSTEIN und Mitarbeiter). Über den Wirkungs-

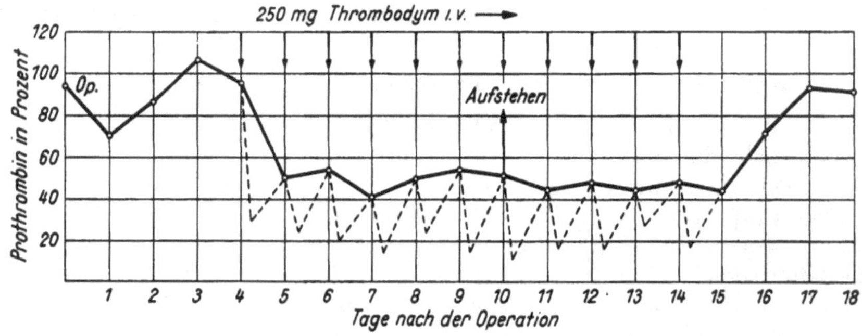

Abb. 48. Verhalten des Prothrombinspiegels unter täglichen Thrombodymgaben (nach WILBRAND)

mechanismus ist bisher nichts bekannt; die Wirkung, die in einer Senkung der Prothrombinkonzentration besteht, ist nur kurz (12—24 Stunden). Eine wesentliche klinische Bedeutung haben Präparate dieser Reihe (Phenylindandion, Phenindan, Danilone, PID) bisher noch nicht erlangen können. Außer diesen Mitteln wirken noch eine Reihe anderer Stoffe gerinnungshemmend, die insbesondere von RIEBEN in letzter Zeit eingehend geprüft wurden. Wir beschränken uns auf eine Aufzählung, zumal sie therapeutische Bedeutung bisher nicht erlangt haben, aber immerhin in speziellen Fällen einmal, z. B. im Fall einer Kontraindikation für die eigentlichen Antikoagulantien, in Frage kommen mögen. Es sind dies vor allem: l-Askorbinsäure, Zystein, Taurin, Sulfaguanidin, Salizylate, Vitamin A.

Von wesentlich größerer Bedeutung und auch besonderem theoretischen Interesse ist in letzter Zeit das Vitamin E für unser Indikationsgebiet geworden. Nach amerikanischen Berichten (OCHSNER, KAY) ist das Vitamin E in Verbindung mit Kalzium zur Verhütung einer Thrombose geeignet. Seine Wirkung beruht darauf, daß es als Antithrombinsubstanz einen direkten Einfluß auf den Thrombinspiegel des Blutes nimmt. Ihre theoretische Begründung findet diese Behandlung in der interessanten Tatsache, daß das körpereigene Antithrombin von KAY und BALLA als das Natriumsalz des α-Tokopherolphosphates identifiziert werden konnte, wobei α-Tokopherol als Vitamin E schon lange bekannt ist. Nach der Auffassung der genannten Autoren kann die Gerinnung des Blutes verhindert werden, wenn das Antithrombindefizit durch Verabreichung von Vitamin E und Kalzium beseitigt wird.

Die von OCHSNER verwendete Dosierung besteht in Gaben von je 200 mg Vitamin E in 8stündigem Intervall und 10 ccm einer 10%igen Kalzium-Glukonatlösung intravenös alle 24 Stunden. Einen wesentlichen Anteil am Erfolg dieser Therapie scheint unseres Erachtens auch eine Gefäßwirkung zu haben, wie sie von Vitamin E auch sonst bekannt ist (HEINSEN). Eine erhöhte Blutungsgefahr besteht offenbar nicht. Eine schnellere Rekanalisation der Thrombose sahen SHUTE und Mitarbeiter bei der Kombination dieser Behandlung mit Tromexan. Inwieweit sich die Brauchbarkeit dieser Therapie erweisen wird, ist im Augenblick noch nicht abzusehen (REIFFERSCHEID und MATIS, KRAUS).

Auch Präparaten, die im wesentlichen einen Roßkastanienextrakt und Vitamin B enthalten, wurde in letzter Zeit eine gerinnungshemmende und thromboseverhütende Eigenschaft nachgerühmt. Inwieweit es sich dabei wirklich um Antikoagulantien in dem am Anfang definierten Sinn handelt oder ob dabei die tonisierende Wirkung auf das Venensystem (SCHEELE und MATIS) das wesentliche Wirkungsmoment ist, ist nach den bisherigen Untersuchungen noch nicht klar. Es wird vom Venostasin vor allem der Vitamin-P-Effekt, der auf das Aesculin zurückzuführen ist, hervorgehoben (LAVOLLEY, RATSCHOW, KÜCHMEISTER) mit seiner abdichtenden Wirkung auf die Gefäßendothelien und der damit verbundenen permeabilitätsregulierenden Funktion. Auch eine gewisse antithrombotische Wirkung durch Vermehrung des natürlichen, im retikuloendothelialen System gebildeten Plasmaantithrombin soll vorhanden sein, ohne daß es beim Menschen unter therapeutischer Dosierung zu einer meßbaren Änderung der einzelnen Gerinnungsfaktoren kommt (PERLICK undBÖDECKER). HOCKERTS und ZABKA fanden bei Anwendung von Venostasin einen deutlichen Kreislaufeffekt, besonders eine beträchtliche Durchblutungserhöhung in den Kranzarterien, JAHN einen günstigen Einfluß auf die Mortalität bei künstlicher Lungenembolie am Kaninchen.

Zu erwähnen sind an dieser Stelle auch Versuche, durch intravenöse Applikation von Magnesium eine Thromboseprophylaxe zu treiben (HACKETHAL). Die von diesem Autor angegebenen günstigen Ergebnisse konnten bisher jedoch noch nicht wieder bestätigt werden (RAUCH, von BRANDIS).

Kapitel IV

Die Prophylaxe der Thrombose und Embolie

Gerade auf dem Gebiet der thromboembolischen Krankheit gilt in besonderem Maße das Wort: „Vorbeugen ist besser als Heilen". Denn einmal sehen wir die Grenzen unseres therapeutischen Bemühens deutlich in den Fällen, in welchen die massive tödliche Embolie das erste erkennbare Symptom des pathologischen Geschehens ist, also jede Behandlung zu spät kommt; zum anderen sind zwar die Therapiemöglichkeiten der manifesten Thromboseerkrankung heute wesentlich ausgiebiger und erfolgversprechender geworden, die Spätfolgen einer Thrombose aber immer noch recht erheblich (s. Kap. VII, S. 97). Die psychische und materielle Belastung durch eine postoperative thrombotische Komplikation sei nur am Rande vermerkt.

Berücksichtigt man diese Tatsache, so wird es sofort deutlich, daß in der Praxis des Thromboembolieproblems die Prophylaxe einen Hauptpfeiler unserer ärztlichen Bemühungen darstellen muß; mit anderen Worten, daß wir das Auftreten einer Thrombose zu verhindern suchen müssen, womit zugleich auch die beste Embolieprophylaxe getrieben ist.

Erinnern wir uns daran, daß wir die Thromboembolie ein Mehrfaktorenproblem par excellence genannt haben, bei dem es zum Manifestwerden der klinischen Erscheinungen im allgemeinen das Zusammentreffen mehrerer Voraussetzungen braucht, so erkennen wir, daß es theoretisch allfällig nur der Ausschaltung eines dieser Faktoren bedarf, um eine Thrombose zu verhindern. Dieses Ziel kann in der Praxis jedoch um so sicherer erreicht werden, je mehr der thrombogenen Kräfte eliminiert werden, zumal wir ja im Einzelfall meistens nicht wissen, welchem der vielen, für die Thrombogenese verantwortlichen Faktoren, die Prävalenz zukommt. So einfach das aussehen mag, so ergeben sich für das praktische ärztliche Handeln sofort erhebliche Schwierigkeiten. Beschränken wir unsere Betrachtung auf das Gebiet der chirurgischen und gynäkologischen Erkrankungen — sinngemäß gilt das Dargelegte natürlich auch für alle anderen Disziplinen —, so haben wir einerseits das zeitlich und dem Wesen nach genau definierte Ereignis der Operation, des Unfalls oder der Geburt und die relativ gut erforschte Periode erhöhter Gefährdung danach (Gugelmann, Heusser, Merz, Rehn u. a.), zum andern den Patienten als Individuum mit seinen art-, geschlechts- und altersgemäßen Reaktionsfähigkeiten. Demgegenüber stehen verschiedene Möglichkeiten einer Thromboseprophylaxe, in Abhängigkeit von den Faktoren, die man erfahrungsgemäß für die Entstehung der Thromboembolie verantwortlich machen kann. In Analogie zu den Infektionskrankheiten können wir von einer unspezifischen und spezifischen Prophylaxe sprechen, wobei wir unter der letzteren die medikamentösen Eingriffe in den Gerinnungsvorgang selbst verstehen, wie sie uns durch die Anwendung der Antikoagulantien möglich geworden sind. In diesem Zusammenhang sei daran erinnert, daß schon 1934 Morawitz den Gedanken geäußert hatte, durch eine leichte, reversible Funktionshemmung der Leber, als dem Bildungsort des Prothrombins, eine Verminderung der Gerinnungsvalenz herbeizuführen und dadurch der Entstehung einer Thrombose entgegenzuwirken.

Während die Operation, ein Unfall usw. als Ereignis relativ fest umrissen sind, ist der Patient die außerordentlich variable Größe in obiger Gleichung, und es ist viel Mühe darauf verwandt worden, die Höhe der individuellen Thrombosebereitschaft und -gefährdung faßbar und berechenbar zu machen, wie wir das in Kap. II, S. 52ff. eingehend dargestellt haben. Da es jedoch eine sichere, 100%ige Erkennung der individuellen Thrombosegefährdung noch nicht gibt, ist es heute im allgemeinen als zweckmäßig erkannt, gewisse generelle Maßnahmen der Prophylaxe auf alle Patienten auszudehnen, die spezifische Thromboseprophylaxe mit Antikoagulantien jedoch nur bei einem besonders gefährdeten Patientenkreis, wie wir ihn umrissen haben, anzuwenden.

a) Unspezifische Thromboseprophylaxe

1. Frühaufstehen

Unter den unspezifischen prophylaktischen Maßnahmen stehen an erster Stelle die Bemühungen, die sich auf eine Anregung des Blutkreislaufes beziehen und damit der Stase entgegenwirken sollen. Hier wieder ist es vor allem das Frühaufstehen, mit dem man dieses Ziel zu erreichen sucht, da man von jeher der Bettruhe eine besondere Rolle in der Thromboseentstehung zugemessen hat (Gauss). Durch Druck auf die Venae tibiales post. und Vv. peroneae, möglicherweise verstärkt durch eine Knierolle, kommt es zum Abklemmen dieser Venen und damit zu einer Behinderung des Blutabflusses schon aus dem Netz der Fußsohlenvenen mit seinen gefährlichen Folgen. Wie mit Hilfe radioaktiver NACl-Lösung an 117 Patienten durch Messung der Kreislaufzeit gezeigt werden konnte, liegt das Maximum der Verlangsamung der

Blutströmung zwischen dem 10. und 12. Tag und ist an den Beinen stärker ausgeprägt als an den Armen. Bei frühem Aufstehen dagegen fand sich keine Änderung der Kreislaufgeschwindigkeit (Wright, Osborn und Edmonds).

Der Streit der Meinungen über Wert oder Unwert des Frühaufstehens nach Operationen geht weit zurück und ist noch heute keiner einheitlichen Beurteilung gewichen. Im allgemeinen mißt man aber im Rahmen der Thromboseprophylaxe der frühzeitigen Mobilisierung der Patienten eine große Bedeutung bei (Pachoud), und in der Tat zeigen neuere Statistiken, daß die Throboemboliefrequenz dadurch wesentlich gesenkt werden konnte. Der allgemein gute tonisierende Effekt auch in psychischer Beziehung dürfte dabei ebenfalls eine Rolle spielen. So geben z. B. Leithauser und Mitarbeiter für 3171 Operationen, worunter sich 90% Laparotomien befanden, nur 5 Thrombophlebitiden an, wobei die Autoren das Frühaufstehen allerdings sehr rigoros handhabten. Auch Fritzsche konnte für den Wert des Frühaufstehens interessante statistische Belege beibringen: Bei einem relativ gleichbleibenden Krankengut ergaben sich folgende Verhältnisse. Die erste Gruppe der Jahre 1929 bis 1933 umfaßt Patienten ohne jede Thromboseprophylaxe; die zweite Patienten, bei denen eine Prophylaxe mit Sympatol und Bewegungsübungen im Bett durchgeführt wurde (1933 bis 1938); die dritte Patienten, bei denen Sofortaufstehen geübt wurde. Die tabellarische Übersicht zeigt folgende bemerkenswerte Ergebnisse:

Operationen	4311	4669	5041
postoperative tödliche Embolien	14 (3,25 ‰)	15 (3,2 ‰)	1 (0,19 ‰)

Eine erhöhte Neigung zur Narbenschwäche, z. B. Rezidive nach Hernienoperationen, konnten dabei im übrigen nicht beobachtet werden. Andere Autoren konstatierten durch diese Maßnahme eine Senkung der Thromboemboliefrequenz um etwa die Hälfte (Bergsrtöm, Jorpes, Jaschke), während Seulberger bei seinen eingehenden statistischen Untersuchungen einen signifikanten Unterschied nur bei alten Leuten fand, während er bei jüngeren Patienten eher eine umgekehrte Tendenz zu erkennen glaubt, die er aber selbst noch für zufällig hält. Von anderen Klinikern, die die Änderungen im Gerinnungsmechanismus für das zentrale Problem der Thrombogenese halten, wird dem Frühaufstehen nicht diese Bedeutung zugemessen; Rehn rät davon ab, da es die Schockneigung erhöhe. Dieser Einwand erscheint uns heute bei den modernen Narkoseverfahren und der postoperativen Nachsorge nicht mehr von ausschlaggebender Bedeutung zu sein; einen Nachteil in dieser Beziehung sahen wir jedenfalls bisher vom Frühaufstehen nicht. Zweifellos muß aber besonders betont werden: Wenn man schon eine frühzeitige Mobilisierung der Patienten betreibt — und wir selbst sind Anhänger dieser Methode —, dann muß man, allerdings fallweise individuell angepaßt, den Patienten wirklich früh aufstehen lassen, d. h. am Abend des Operationstages, am ersten, spätestens am zweiten postoperativen Tage. Bei späterem Aufstehen ist immerhin damit zu rechnen, daß dadurch eine Embolie provoziert wird, falls es inzwischen zu einer blanden Thrombose gekommen und der Thrombus zu diesem frühen Zeitpunkt noch keine festen Verbindungen zur Venenwand in seiner ganzen Ausdehnung eingegangen ist.

2. Weitere physikalische Maßnahmen

Weitere Maßnahmen, die prinzipiell dem gleichen Zweck dienen, nämlich einer Beschleunigung des Blutumlaufes besonders in den Beinen, sind vor allen Dingen Streichmassagen der Waden, frühzeitige Bewegungsübungen im Bett, denen u. a.

die Fußrollen (PAYR) dienen. Sogar ein Radfahrapparat wurde entwickelt, mit dem die Patienten im Bett Tretübungen machen (STURM). APPERLY und Mitarbeiter berichten über eine erfolgreiche Thromboseprophylaxe bei 76 postoperativen Patienten durch rhythmische Kontraktionen der Beinmuskulatur mittels intermittierenden elektrischen Impulsen, wobei die passiven Muskelkontraktionen 18—20mal pro Minute mit einem kleinen transportablen Generator induziert wurden (Tonisator).

Wir selbst legen besonderen Wert auf ein gründliches Ausstreichen, Reiben und Massieren der Fußsohlen und Waden unter Elevation der unteren Extremitäten noch auf dem Operationstisch, zumindest nach länger dauernden Operationen, da es hierbei regelmäßig zu einer Blutstauung durch Lagerung, Abdecktücher und Halteriemen, allfällig auch aus zirkulatorischer Ursache, kommt.

Auch aktive Atemübungen, gegebenenfalls unterstützt durch Sauerstoffbeatmung und kurze Kohlensäure-„Stöße" als Gefäßtonikum mit entsprechenden Apparaten, Brustwickel, kaltes Abklatschen und lokale Blutegelanwendung (EHLERT), auch passive Intensivierung der Atmung durch elektrische Beatmungsapparate[1]) dienen der Thrombosevorbeugung infolge Beschleunigung des venösen Rückflusses.

Nach gynäkologischen Operationen hat SCHMID das Hochstellen des Bettfußendes geübt, womit er bei 1165 großen gynäkologischen Operationen eine Senkung der tödlichen Lungenembolien von 0,9% auf 0,3% erzielen konnte.

Schon frühzeitig wurde das Anlegen von komprimierenden Verbänden für die Beine empfohlen, besonders bei Varizenträgern (FISCHER, SIGG). In Frage kommen Wickelungen mit elastischen Binden, Elastoplast oder ähnlichen Verbandstoffen, Zinkleimverbände. In neuester Zeit werden mit Vorteil dafür Schaumgummibinden benutzt, deren Anwendung von den Patienten als sehr angenehm empfunden wird. Wichtig ist, daß diese Verbände vorgängig und mit besonderer Sorgfalt ohne jede schnürende Faltenbildung angelegt werden, bevor es zu Staseerscheinungen oder gar Ödemen gekommen ist. Auch mit der kombinierten Anwendung von Hirudoid-Salben-Schaumgummiverbänden ließen sich gute Erfahrungen machen (LEHMANN). Durch an den Füßen befestigte Bindenzüge, die von den Patientinnen selbst bedient werden, wurde dabei außerdem Fuß- und Wadenmuskelgymnastik ausgeführt, wodurch auch im Liegen die Pumpwirkung des Schaumgummiverbandes (s. S. 102) ausgenutzt wird.

3. Chemisch-pharmazeutische Hilfen

Der medikamentösen Kreislaufbeschleunigung und Tonisierung des Gefäßsystems dient die von KÖNIG inaugurierte Sympatolprophylaxe bzw. die Anwendung von Veritol (LENGGENHAGER). Neuerdings konnte SPRINGORUM über gute Erfolge mit dieser Methode berichten: Nach 2755 von 5226 Eingriffen wurde Veritol 8—10 Tage lang 3—4mal täglich intramuskulär verabreicht. Während in der unbehandelten Kontrollserie 4 tödliche Lungenembolien auftraten, kam es bei den so behandelten Fällen zu keiner thromboembolischen Komplikation.

Auch mit Hilfe von Thyroxinpräparaten hat man versucht, durch Beschleunigung der Zirkulationszeit eine Thromboseprophylaxe zu betreiben (FRÜND, ROVNTREE und WALTERS). Wenn wir uns daran erinnern, daß besonders die parasympatikotone Reaktionslage, wie wir sie als zweite postoperative Phase finden, thrombosebegünstigend wirkt, und daß die Schilddrüsenfunktion als einflußreich auf die Änderung der Thrombininaktivierung angesehen wird (PALOS) — was einmal die Thromboseneigung bei Hypothyreosen, andererseits die Blutungsbereitschaft bei Hyperthyreosen bedingen soll —, so erscheint die Anwendung solcher Medikamente

[1]) Uns leistet dabei der „Celophren" gute Dienste.

auch von diesen Gesichtspunkten aus gut begründet, hat aber die Erwartungen nicht erfüllt (VOGT, von EISELSBERG, MEYER).

Eine Tonisierung der Venen bezweckt ebenfalls die Verabreichung von Venostasin, Veinotonin, Venogal und ähnlichen Präparaten, deren wirksame Bestandteile ein Roßkastanienextrakt und Vitamin B sind. Objektive Unterlagen für diese Behandlung brachten Untersuchungen im Tierversuch, die eine Erhöhung des Venentonus feststellen konnten. Besonders für die Thromboseprophylaxe im Wochenbett, wo vorerst noch die Anwendung der Dicumarine nur mit Vorsicht vorgenommen werden sollte, scheinen sich diese Präparate gut zu bewähren, wie aus einer Übersicht KLAHNS hervorgeht:

	Zahl der Wöchnerinnen	Zahl der leichten Thrombos.	Zahl der schweren Thrombos.	Zahl der Embolien
Ohne Venostasinprophylaxe . . .	400	4	5	3(1†)
Mit Venostasinprophylaxe	400	6	0	0

4. Stoffwechselregulierung und Schockprophylaxe

Weiterhin gehört zur Thromboseprophylaxe eine gute präoperative Vorbereitung mit Herz- und Kreislaufbehandlung, und, wenn notwendig, Ausgleich von Mängeln des Eiweiß-, Elektrolyt- und Vitaminhaushaltes. Bei nicht dringlichen operativen Maßnahmen empfiehlt sich die Reduktion allfälligen Übergewichtes durch Diät, außerdem eine fettarme, eiweißarme und alkalireiche Ernährung. Besonders aber ist eine sorgfältige postoperative und posttraumatische Überwachung des Allgemeinzustandes mit besonderem Augenmerk auf die Prophylaxe des Schockes, dessen thrombosebegünstigender Einfluß durch Erhöhung der Gefäßpermebilität und Verlangsamung des Blutstromes bekannt ist, angezeigt. Nicht zuletzt dienen eine gute Lagerung während der Operation, die lokale Gliedabschnürungen und Stauungen verhindert, die Vermeidung von Knierollen, gewebsschonendes, atraumatisierendes Operieren der Thromboseprophylaxe, da ja bekanntermaßen die Operation in vielen Fällen als causa movens des thrombotischen Geschehens angesehen werden muß. KOCH nimmt die geringe Zahl von 0,02% tödlichen Lungenembolien, die sich in 26 Jahren am Unfallkrankenhaus Wien ereigneten, auch als einen Erfolg der Schockbekämpfung durch Wärmeapplikation und Schmerzverhütung in Anspruch.

Mit all diesen Maßnahmen und durch Beachtung der angeführten Forderungen kann eine wirksame Thromboseprophylaxe betrieben werden und es gelingt dadurch, die Thromboemboliehäufigkeit erheblich zu vermindern, wie eine Reihe von Statistiken es zeigt. Die Vorteile dieser allgemeinen Maßnahmen bestehen darin, daß sie ohne besonderen Aufwand und ohne wesentliche Gefährdung bei den meisten Patienten angewandt werden können, sofern keine speziellen Kontraindikationen bestehen oder die Durchführung, z. B. von Bewegungsübungen bei fixierten Extremitäten, nicht möglich ist. Es bleibt aber immer noch eine Reihe von Kranken, bei denen diese Prophylaxe nicht genügen wird (s. Kap. II, S. 57). Für diese Patienten tritt die Prophylaxe mit Antikoagulantien in ihr Recht, da sie in den Gerinnungsprozeß direkt eingreift. Denn hier ist die Stelle, an der wir den zweiten der drei thrombogenetisch wichtigen Faktoren fassen und eliminieren können. Der wichtige dritte Faktor, das Gefäßsystem selbst, ist demgegenüber heute noch sowohl prophylaktischen wie auch therapeutischen Bemühungen im wesentlichen unzugänglich. Am fruchtbringendsten wäre hier noch eine sogenannte „gesunde Lebensführung“ mit Vermeidung möglicher Schädigungen durch externe Noxen, wie Berufs- und Genußgifte usw. Darauf hat jedoch der Arzt praktisch keinen Einfluß und auch bei gutem Willen ist der Patient oft nicht in der Lage, infolge der heutigen Lebensumstände allen Forderungen nach Ruhe, gesunder Betätigung, Schonung seines Gefäßsystems usw. zu genügen.

b) Spezifische Prophylaxe

Für die gezielte Thromboseprophylaxe stehen uns die Antikoagulantien, die wir in Kap. III, S. 57ff. schon besprochen haben, zur Verfügung. Bezüglich Chemie, Wirkungsmechanismus usw. verweisen wir darauf.

Den Patientenkreis, bei dem eine spezifische Prophylaxe indiziert ist, haben wir bereits gekennzeichnet. Bei der Anwendung der keineswegs indifferenten antikoagulierenden Medikamente ist außerdem den allgemeinen und speziellen Kontraindikationen, die wir im Zusammenhang gesondert erörtern werden (Kap. VI, S. 91ff.) hinreichend Aufmerksamkeit zu schenken.

Wir müssen uns darüber im Klaren sein, daß wir mit der medikamentösen Prophylaxe durch Antikoagulantien ein unbiologisches Verfahren anwenden, indem wir nicht die Beseitigung einer Dysregulation vornehmen, wie es sonst das Ziel von Prophylaxe und Therapie ist, sondern daß wir einen unphysiologischen Zustand herbeiführen, nämlich die Herabsetzung der Gerinnungsfähigkeit des Blutes unter das normale Maß. Dieser unphysiologische Vorgang, der eine künstliche hämorrhagische Diathese zur Folge hat, impliziert damit naturgemäß Gefahren, deren Vorhandensein man aus grundsätzlichen Erwägungen heraus und auf Grund der klinischen Erfahrungen anerkennen muß. Es ist die Aufgabe der ärztlichen Handlung, den Mittelweg zwischen den beiden Gefahrenpolen — der Thromboembolie einerseits und den Antikoagulantiennebenwirkungen andererseits — zu finden. Andererseits sind aber die Erfolge der spezifischen Prophylaxe und der Therapie doch so überzeugend, daß da, wo die Voraussetzungen für ihre sachgemäße Anwendung gegeben sind, der Nichtgebrauch dieser Mittel nicht zu begründen ist (Jenny u. a.). Um nicht falsch verstanden zu werden, möchten wir jedoch nochmals besonderen Nachdruck auf die „Voraussetzungen für eine sachgemäße Anwendung" legen.

Eine Reihe von statistischen Vergleichen zwischen konservativer und antikoagulierender Behandlung und Prophylaxe zeigt die Überlegenheit der letzteren, wobei jedoch nicht zu vergessen ist, daß wohl die meisten Patienten, die einer medikamentösen Prophylaxe unterzogen wurden, zugleich auch konservativer vorbeugender Maßnahmen teilhaftig waren. Besonders aufschlußreich ist die Übersicht aus der Rehnschen Klinik. Es gelang, durch die Dicumarolprophylaxe die tödliche Lungenembolie in ihrer Frequenz von 0,35 % auf 0,035 % zu senken, während die Zahl der Thrombosen von 1,46 % auf 0,25 % zurückging.

Vetter erreichte durch Tromexanprophylaxe bei 263 Fällen eine Senkung der Thrombose und Emboliekomplikationen auf 1,1 %, während bei den unbehandelten Fällen in 11,5 % solche auftraten.

Gloor und Sigg betrieben bei geschlossenen Unterschenkelfrakturen eine spezifische Prophylaxe mit folgendem Ergebnis:

	Anzahl	Hämaturien	Embolien und Thrombosen
Mit Prophylaxe	52	2	0
ohne Prophylaxe	51	0	4

Mandl sah unter einer kombinierten Vorsorge durch Frühaufstehen, Antikoagulantien und Venenligatur einen Rückgang der massiven Lungenembolien von 8 ‰ auf 3 ‰.

OBÉ empfiehlt insbesondere für die postoperative Phase nach Eingriffen an der Prostata die Antikoagulantienprophylaxe, während HRYNTSCHAK sie ablehnte. Gerade hier ist aber die Thromboemboliegefahr besonders groß, da es sich nach unseren Erfahrungen dabei meist um Beckenvenenthrombosen handelt — im Sinne der fortgesetzten Wundthrombose —, deren Entstehung durch Bewegung und Massagen weniger gut verhindert wird. Dazu kommt noch eine besonders hohe Gefährdungsrate der Operierten (Alter, Infektion durch Katheter, Operationstrauma und Gewebszertrümmerung beim stumpfen Herauslösen der Prostata mit Freiwerden von Thrombokinase). Eine individuell angepaßte medikamentöse Prophylaxe, die einer ganz besonders sorgfältigen Indikationsstellung und Überwachung bedarf, möchten wir demnach auch hier empfehlen.

Wenn schon die Ergebnisse der spezifischen Prophylaxe nicht an allen Orten gleich günstig sind und selbstverständlich noch durch örtliche und klimatisch gegebene Thrombosegefährdung beeinflußt werden, so ist doch im allgemeinen der Wert dieser neuen Behandlungs- und Prophylaxemethoden nicht zu bezweifeln.

Hat man sich zu einer medikamentösen Prophylaxe entschlossen, so stehen dafür sowohl Heparin und Thrombocid, wie auch die Cumarinabkömmlinge zur Verfügung. Grundsätzliche Indikationen für die Anwendung des einen oder anderen Präparates bestehen nicht, ihre Wahl wird — abgesehen von den Kontraindikationen — mehr durch äußere Faktoren bedingt. So müssen Heparin und Thrombocid intravenös oder als Depotpräparat intramuskulär verabreicht werden, verlangen aber nicht unbedingt eine Kontrolle der Gerinnungszeit. Die Dicumarine dagegen werden peroral angewendet und die Kontrolle der Prothrombinzeit ist für ihre sachgemäße Verabreichung unerläßlich. Für prophylaktische Zwecke spielt auch der Preis eines Präparates eine gewisse Rolle.

Diese Gesichtspunkte mögen unter Berücksichtigung allfälliger Gegenanzeigen die Wahl des Präparates im Einzelfall entscheiden. Die Dosierung kann — zumindest bei den Dicumarinen — keineswegs schematisch gehandhabt werden. Sie hat sich ausschließlich nach dem kontrollierten Effekt zu richten, nämlich der Senkung des Prothrombinspiegels auf einem Bereich von 20 bis 30% der Norm. Dieser Bezirk wird vielfach als sicher angesehen, sicher nach zwei Seiten: Einmal sollen in ihm keine Thrombosen, zum andern keine Blutungen auftreten. Zum mindesten für die Blutungen hat sich diese Annahme allerdings als nicht vollkommen richtig erwiesen. Es sind auch innerhalb dieser Begrenzung vielfach Blutungen beobachtet worden. Wir erinnern an Beobachtungen von WRIGHT und ROTHMAN, die vier tödliche Blutungen während der Dicumarolanwendung beschreiben, die bei einem Prothrombinspiegel zwischen 25 und 40 % auftraten. Offenbar besteht kein direkter Zusammenhang zwischen der Tiefe des Prothrombinspiegels und der Blutungsbereitschaft (s. auch Kap. VI, S. 91ff.).

Für die Dosierung können daher nur Anhaltspunkte gegeben werden. Auf einen Punkt ist aber mit Nachdruck hinzuweisen: Nach VON KAULLA vermögen zu kleine Dosen eines Antikoagulans direkt thromboemboliebegünstigend zu wirken, indem sie als Reizdosen eine Gegenregulation im Gerinnungssystem hervorrufen. Vor einer Unterdosierung ist daher ebenso zu warnen wie vor einer Überdosierung. Es hat also keinen Sinn und kann sogar gefährlich sein, etwa aus Sorge vor einer Nachblutung den Prothrombinspiegel nur etwas zu senken und sich dann in Sicherheit zu wiegen. Es gilt hier durchaus das Prinzip: Entweder — oder. Diese vermeintliche Sicherheit ist nämlich dann in Wirklichkeit gar nicht vorhanden, so daß möglicherweise auftretende thromboembolische Störungen nicht richtig realisiert und eingeschätzt werden. Es verlangt also auch die Prophylaxe eine ausreichende Verabreichung der entsprechenden Mittel.

1. Heparin und Heparinoide

Die zweckmäßige Dosierung bei der alleinigen Heparinprophylaxe sind mindestens 40—50000 I. E. täglich, i. v., verteilt auf vier Einzelgaben oder als kontinuierliche Dauertropfinfusion, die sogenannte Torontomethode. Der Zeitpunkt des Einsetzens der Prophylaxe richtet sich im wesentlichen nach der Blutungsgefahr, wobei gewisse Unterschiede zwischen einzelnen Operationen zu beachten sind. Die gelegentlich angegebenen Karenzzeiten von 6—10 Tagen halten wir allerdings für zu lange. In dieser Zeit kann sich längst eine blande Thrombose entwickelt haben, wobei dann sogar die Gefahr besteht, daß durch die zu spät eingesetzten Antikoagulantien die feste Verbindung zwischen Thrombose und Gefäßwand verhindert wird. Normalerweise führt man die Medikation, die um den zweiten postoperativen Tag zu beginnen hat, so lange fort, bis der Patient täglich mindestens 3—4 Stunden außer Bett ist. Nach Möglichkeit sollen die Heparinpräparate jedoch nicht länger als 8—10 Tage angewandt werden, um allergische Erscheinungen zu vermeiden (Koller).

Die Anwendung von Depotheparinen zur Prophylaxe verlangt die gleiche Dosierung, jedoch genügt dabei die einmalige Injektion der entsprechenden Menge pro Tag. Wie erwähnt, ist eine Kontrolle der Gerinnungszeit nach neueren Anschauungen nicht erforderlich und ungenau (Merz, Koller, Hofer).

Die Prophylaxe mit Thrombocid gestaltet sich im Prinzip völlig gleich und unterliegt bezüglich ihrer Dauer den gleichen Einschränkungen wie das Heparin. Die prophylaktische Durchschnittsdosis beträgt 3mal 2 Ampullen i.v. täglich bzw. vom Depotthrombocid morgens und abends eine Ampulle. Es ist jedoch darauf hinzuweisen, daß vorerst die Anwendung der Depotpräparate, sowohl des Thrombocids wie des Heparins noch nicht für so sicher angesehen wird, wie die fraktionierte intravenöse Anwendung.

2. Cumarinabkömmlinge

Auch die Dicumarine wurden sehr bald nach ihrem Bekanntwerden als Thromboseprophylaktikum angewandt, wodurch eine Senkung der Thromboemboliehäufigkeit um etwa $^1/_3$ erreicht werden konnte. Folgende Tabelle nach Schmid gibt einen Überblick über einige diesbezügliche Statistiken:

	Fälle	Thrombose	Embolie	Exitus	Therapie
Bruzelius	1448	0,8 %	0,5 %	0,16 %	Dicumarol
Lehmann	175	0,5 %	—	—	”
Allen u. Mitarb.	832	0,4 %	—	—	”
Kontrolle	1000	2,5 %	1,3 %	0,7 %	—

Daß ihre Anwendung peroral geschieht, ist einerseits ein Vorteil, schränkt aber auf der anderen Seite den Kreis der Patienten ein. Die Dosierung ist streng an die Kontrolle der Prothrombinzeit gebunden, die in den ersten Tagen bis zur Erreichung eines genügend tiefen Prothrombinspiegels täglich, später in 2—3tägigen Abständen vorzunehmen ist, sobald eine gewisse Stabilität des Effektes erzielt wurde. Es ist aber auch dann noch eine regelmäßige Prüfung erforderlich, da sich die Empfindlichkeit des Patienten gegenüber dem Präparat während der Anwendung ändern kann, so daß man bei Unterlassung dieser Vorsichtsmaßregel vor unliebsamen Zwischenfällen nicht sicher ist. Durch die Bindung der Dicumarinanwendung an die Prothrombinkontrolle ist der Gebrauch dieser Mittel im allgemeinen auf den klinischen Betrieb beschränkt, wenn auch vereinzelt die Anwendung in der Allgemeinpraxis empfohlen wird (MÜLLER). Wir möchten vorläufig davon abraten. Es sind jedoch in letzter Zeit einfache Testbestecke für die Prothrombinbestimmung entwickelt worden (MARBET und WINTERSTEIN). Allenfalls kann sich dadurch das Anwendungsgebiet ausweiten. Auch auf die Möglichkeit, daß, wie z. B. in Holland, ein Laboratorium die täglichen Bestimmungen bei verschiedenen Hauspatienten vornimmt, sei hingewiesen.

Die Normdosen, die im allgemeinen zu einer genügenden Senkung des Prothrombinspiegels führen, sind für die verschiedenen Präparate recht unterschiedlich: Im allgemeinen wird folgende Dosierung empfohlen:

1. Dicumarol:	1. Tag	250 mg	Erhaltungsdosis	100 mg
	2. Tag	100 mg		
2. Tromexan:	1. Tag	1200 mg	Erhaltungsdosis	300 mg
	2. Tag	900 mg		
3. Marcumar:	1. Tag	21 mg	Erhaltungsdosis	3 mg
	2. Tag	7 mg		

Wir selbst kommen allerdings, besonders bei der Anwendung von Tromexan, häufig mit niedrigeren Dosen aus.

Die weitere Gabe richtet sich je nach dem Ausfall der Prothrombinbestimmung. Grundsätzlich sind für die Prophylaxe alle Präparate geeignet, es empfiehlt sich aber, sich mit einem Präparat vertraut zu machen. Von besonderer Wichtigkeit ist auch für die Prophylaxe, daß mit der Medikation nicht abrupt aufgehört wird, sondern daß man sich, sobald der Patient genügend mobil ist, langsam mit dem Mittel „ausschleicht", da andernfalls bedrohliche Gegenregulationen im Gerinnungssystem ausgelöst werden können.

Selbstverständlich ist auch eine Kombination von Heparin- und Dicumarinbehandlung sehr gut möglich (ALLEN, HEINEMANN, REHN u. a.). Dieses Vorgehen scheint sich in letzter Zeit, zumindest für das postoperative Indikationsgebiet, zunehmender Beliebtheit zu erfreuen und wir selbst wenden diese Methode in geeigneten Fällen ebenfalls an. So empfiehlt sich dieser Modus bei Operierten, bei denen bereits eine Dauertropfinfusion liegt, wie z. B. nach Magen-Darmoperationen. Sobald die Patienten peroral ernährt werden können, geht man auf ein Cumarinpräparat über, wobei es wichtig ist, Heparin bzw. Thrombocid so lange neben diesem Mittel weiter zu geben, bis der Prothrombinspiegel — morgens vor der ersten Heparininjektion, also im heparinfreien Serum bestimmt — auf den gewünschten Bereich zwischen 20 und 30 % gesenkt ist. Die Dosierung der einzelnen Mittel ist bei dieser kombinierten Anwendung die gleiche wie bei ihrem alleinigen Gebrauch, da sie ja im wesentlichen an verschiedenen Stellen in das Gerinnungssystem eingreifen (s. auch S. 89ff.).

Hinsichtlich der Thromboseprophylaxe mit Antithrombotika anderer Herkunft, wie z. B. seltenen Erden, Vitamin E u. dgl. verweisen wir auf die Ausführungen in Kap. III, S. 67ff. Die Erfahrungen mit diesen Präparaten sind unseres Erachtens noch nicht ausgiebig genug, um eine endgültige Stellungnahme beziehen und ihre allgemeine Anwendung empfehlen zu können. Dagegen scheinen sich für die Thromboprophylaxe im Wochenbett, wo sich vorerst noch Zurückhaltung in der Anwendung der Dicumarine empfiehlt (s. S. 65), das Venostasin und ähnliche Präparate zu bewähren. Bei den anderen postoperativen Zuständen sollte man zur Zeit noch zu Heparin oder den Cumarinabkömmlingen greifen, wenn man die Möglichkeit zu ihrer sachgemäßen Anwendung und Kontrolle hat.

In den letzten Jahren machten eine Reihe von Veröffentlichungen auf perkutan wirkende Antithrombotika aufmerksam, vor allem auf die Hirudoid- und Thrombophobsalbe. Der Wirkungsmechanismus beruht auf einer Erhöhung der Hautdurchblutung und einer Gerinnungshemmung durch perkutane Resorption eines Heparinzusatzes oder heparinartigen Stoffes. Die Meinungen über die Wirksamkeit dieser Mittel gehen weit auseinander. Ablehnenden stehen zustimmende Äußerungen gegenüber. So wird z. B. von GOOSSENS der allgemeine, gerinnungshemmende Einfluß für nicht genügend stark angesehen; er erreicht nicht denjenigen der eigentlichen Antikoagulantien, wie Heparin und Dicumarol. Nach eingehender klinischer Prüfung wurden die Salben von anderen Autoren jedoch auch für die Prophylaxe empfohlen (SCHEDEL) und ihre Anwendung dürfte auf jeden Fall dort zu empfehlen sein, wo der Gebrauch anderer Präparate nicht gut möglich ist, wie z. B. vorerst noch in der häuslichen Praxis. Wir selbst haben nur Erfahrung mit der Anwendung der Hirudoidsalbe bei oberflächlichen Thrombophlebitiden, wo sie im Verein mit elastischen Verbänden gute Dienste leistet und vor allem eine schnelle Minderung der subjektiven Beschwerden herbeiführt.

c) Operative Methoden

Wir müssen noch auf eine operative Methode der Thromboembolieprophylaxe eingehen, da sie in den letzten Jahren besonders von amerikanischer Seite wieder stärker propagiert wurde: Die Venenligatur. Sinngemäß handelt es sich dabei natürlich um eine Embolieprophylaxe. Nachdem die Unterbindung der Beinvenen schon einmal vor etwa 30 Jahren bei Thrombophlebitiden und blanden Thrombosen empfohlen worden war, aber dann wegen ungünstiger Erfahrungen bald wieder verlassen wurde (KLAPP), haben seit 1934 amerikanische Chirurgen die prophylaktische Unterbindung der Beinvenen proximal des Thrombus vermehrt durchgeführt (HOMANS). Auch die Vv. iliacae und V. cava inf. wurden ligiert (ALLEN, LINTON und DONALDSON, THEBAUT und WARD, DAX, OWENS). In den letzten Jahren kamen diese Eingriffe sehr häufig zur Anwendung und es liegen größere Statistiken darüber vor, die von einer Senkung der rechnerisch zu erwartenden Embolien zeugen (MANDL). Der Eingriff wird meistens an der Einmündungsstelle der V. saphena magna in die V. femoralis vorgenommen, wobei es nach LUKE darauf ankommt, den großen Lymphgefäßstrang zu schonen, der an der Vorderseite der V. femoralis verläuft, da dessen Läsion für spätere allfällige Lymphstauung des Beines verantwortlich sein soll (HOMANS). Von STREUTER-MILTON führte nach Tierversuchen an Hunden bei 25 Patienten einen zeitweiligen Verschluß der V. cava mittels Katgut durch, wobei das Gefäß nicht vollständig ligiert wurde, ist aber wegen der beobachteten Folgen in der Beurteilung des Verfahrens recht zurückhaltend. Zusammenfassend kann man heute nach neueren Arbeiten, die auch die Spätresultate etwas besser überschauen, sagen, daß dieser Eingriff nicht häufig indiziert sein wird. So geben ERB und SCHUMANN bei 100 Fällen, von denen 50 mit und 50 ohne doppelseitige Venenligatur behandelt worden waren, mit je 58 % bei beiden Gruppen die gleiche Mortalität an. Bei der Autopsie wurde nach der Ligatur 7mal kardiale Insuffizienz mit nicht tödlicher Lungenembolie (Kontrollgruppe 4mal), einmal kardiales Versagen mit tödlicher Lungenembolie (Kontrollgruppe 2mal) und einmal primär tödliche Lungenembolie (Kontrollgruppe 0mal) festgestellt. Die Verfasser ziehen hieraus den Schluß, daß die Ligatur der V. femoralis keinerlei Einfluß auf die Emboliemortalität ausgeübt hat. Von ähnlicher Zurückhaltung in der Beurteilung dieses Präventiveingriffes sind eine Reihe anderer Autoren (VEAL, HUSSEY-MORTON, ANLYAN, SURINGTON und JONAS u. a.). Auch der Ansicht von SCHMID, daß der Eingriff selbst völlig harmlos sei, kann man keineswegs beipflichten, schon gar nicht bezüglich der Ligatur der V. iliaca und cava. Denn wir wissen, daß selbst kleinste Operationen als Causa movens den Umschlag der latenten Thrombosebereitschaft bringen und auslösend auf den Mechanismus der Thromboseentstehung wirken können. Weiterhin ist zu beachten, daß wir über die Spätfolgen derartiger Ligaturen mangels genügend langem Beobachtungszeitraum vielfach noch nicht hinreichend orientiert sind. In Analogie zu den postthrombotischen Störungen sie sind jedoch unbedingt zu erwarten. Der Ansicht, daß die Unterbindung der V. femoralis über das Ziel hinausschießt, da es zu lang dauernden und störenden Stauungserscheinungen kommt (NISSEN, FONTAINE, KAISER), ist demnach beizupflichten. In Anbetracht der guten Wirksamkeit der antikoagulierenden Medikamente ist somit die Indikation zu derartigen prophylaktischen Eingriffen nur noch sehr selten gegeben.

Kapitel V

Die Therapie manifester thromboembolischer Zustände

Unsere therapeutischen Bemühungen in der Behandlung manifester Thrombosen bezwecken mehreres:

1. Soll ein Weiterschreiten des thrombotischen Prozesses, d. h. die Apposition neuer Thrombusmassen verhindert,
2. soll das gefürchtete Ereignis einer Lungenembolie vermieden und
3. sollen Spätfolgen auf ein Mindestmaß beschränkt werden.

Dabei ist die Verhinderung des Weiterwachsens eines Thrombus gleichbedeutend mit einer Embolieprophylaxe, zum mindest mit einer Vorsorge vor massiven, tödlichen Embolien, da für die Bildung eines größeren Embolus in der Regel die Beteiligung der V. poplitea, V. femoralis oder der Beckenvenen am thrombotischen Prozeß vorausgesetzt werden muß.

a) Unspezifische Maßnahmen

Das klassische Mittel zur Erreichung dieser Ziele ist die absolute Ruhigstellung des Patienten, verbunden mit Hochlagerung der Beine. Bei entzündlichen Begleiterscheinungen leistet die Applikation von feuchten Umschlägen mit essigsaurer Tonerde oder Alkohol, oder Salbenverbänden, z. B. mit Ichthyol oder neuerdings Hirudoidsalbe Gutes. Bei Beckenvenenthrombosen empfiehlt es sich außerdem auch, die Darmtätigkeit lahmzulegen, zum mindesten so zu regeln, daß keine Notwendigkeit zur Anwendung starker Bauchpresse besteht, da diese als embolieauslösend oder -fördernd angesehen wird. Der tödliche Ausgang einer Thrombose soll sich dadurch meistens vermeiden lassen (MERZ).

Die statistische Erwartung einer Embolie ist aber trotz dieser Maßnahmen recht groß, nach manchen Übersichten bis zu 50%. Möglicherweise wird das Weiterwachsen des Thrombus durch die Hochlagerung der Beine eher begünstigt, was auch das in 80 % erfolgende Übergreifen einer Unterschenkelthrombose auf den Oberschenkel und die in etwa 30 % stattfindende Beteiligung des andern Beines erklären würde. Die Bettlägerigkeit ist bei der erwähnten Behandlung recht lang dauernd, wodurch auch die Kosten dieses Vorgehens sehr erheblich werden.

Aus all den genannten Gründen ist es verständlich, daß immer wieder nach anderen Behandlungsmethoden der Thrombose gesucht wurde. Dazu gehören auch die aktiveren Maßnahmen. Mit Kompressionsverbänden ohne strenge Ruhigstellung des

Patienten sind von einer Reihe von Autoren (Fischer, Krieg, Sigg u. a.) bemerkenswerte Erfolge erzielt worden. Über ein kombiniertes Verfahren mit sogenannten Thrombovasogenverbänden gaben in letzter Zeit Zander und Auer Erfahrungen bekannt, die durchwegs günstig waren. Da das Vasogen Jod enthält, ist auf eine Überempfindlichkeit des Patienten zu achten. Die Problematik dieser Behandlung liegt unseres Erachtens darin, daß einmal die komprimierenden Verbände das Weiterschreiten des Prozesses über den Oberschenkel hinaus wohl kaum verhindern können und daß andererseits der Zeitpunkt, an dem man die Patienten ohne Gefahr für eine Embolie mobilisieren darf, nur sehr schwierig zu bestimmen ist.

Zu den weiteren aktiven Behandlungsmöglichkeiten gehört die in der Praxis früher und z. T. heute noch beliebte Applikation von Blutegeln (Straaten). Lokale Prozesse werden davon gut beeinflußt, eine therapeutisch genügende allgemeine Herabsetzung der Gerinnbarkeit des Blutes resultiert jedoch nicht daraus (Koller). Merz ist sogar der Ansicht, daß bei dieser Behandlung eine Unterdosierung von Antikoagulantien mit ihren gefährlichen Folgen zustande kommt. Wir haben aber den Eindruck, daß Prozesse von nicht zu großer Ausdehnung infolge der Gewebsentlastung vom Druck des stagnierenden Blutes und der Verbesserung der Zirkulation günstig reagieren. Vor allen Dingen werden die subjektiven Beschwerden, wie Schmerzen und Spannungsgefühl, schnell verringert, was wohl im wesentlichen auf ein Nachlassen des begleitenden Ödems zurückzuführen ist. Für Fälle, bei denen man aus irgend welchen Gründen keine Antikoagulantien anwenden kann, hat unseres Erachtens diese Behandlung auch heute noch durchaus ihre Berechtigung und kann empfohlen werden.

Man erleichtert sich das Anbeißen der Blutegel, wenn die Haut etwas geritzt oder mit roher Leber oder Zuckerwasser bestrichen wird. Günstigerweise läßt man in dem Gläschen, mit dem die Blutegel auf die Haut gestülpt werden, genügend Wasser. Je nach Ausdehnung des Prozesses benötigt man etwa 3—6 Stück, die im allgemeinen nicht wieder verwendet werden können. Nach Abfallen der Egel läßt man die Wunden unter einem sterilen Verband weiter bluten, bis die Blutung spontan zum Stehen kommt.

Von der Röntgenbestrahlung thrombotischer Bezirke, wie sie von Henschen, Halban, Mac Guire u. a. gehandhabt wurde, macht man auch heute noch hin und wieder in besonderen hartnäckigen Fällen mit infiltrativen Vorgängen Gebrauch. Offenbar wird dadurch die entzündliche Komponente beeinflußt. Namentlich bei Thrombophlebitiden, z. B. der V. angularis, hat uns diese Behandlung immer gute Dienste geleistet.

Leriche hat die Behandlung der Oberschenkelthrombosen und Phlegmasia alba dolens durch paravertebralen Block inauguriert. Es gelingt dadurch, die begleitenden Gefäßspasmen relativ schnell zu beseitigen. Vor allem Schmerzen und Schwellung gehen rasch zurück, wie es wieder Anselmino und Sauer bestätigen konnten (s. S. 122). Da jedoch insbesondere die Emboliehäufigkeit nicht beeinflußt wird, hat diese Methode keine große Verbreitung erlangt. Man wird sich ihrer aber in geeigneten Fällen, besonders wenn Gegenanzeigeen für die Antikoagulantientherapie bestehen, erinnern und gern bedienen.

Auch gefäßerweiternde Mittel haben Eingang in die Thrombosebehandlung gefunden. So berichtet Nasemann über gute Erfolge bei Thrombophlebitiden mit der Anwendung von Dilatol. Es ist von Vorteil, diese Behandlung einige Wochen über das akute Stadium hinaus fortzusetzen, um durch Offenhalten des Kollateralkreislaufs bis zum Eintritt normaler Durchblutungsverhältnisse das Entstehen von Rezidiven und chronischen Ödemen hintanzuhalten. Als Dosierung empfiehlt sich täglich dreimal 1 Tablette, dazu anfangs zusätzlich 1—2 Ampullen i. m.

Etwa auf dem gleichen Wirkungsmechanismus beruhen die günstigen Beobachtungen mit Hydergin, über die STRAUSS berichtet hat. Die Dosierung betrug dreimal 10—15 Tropfen täglich.

Von anderen gefäßerweiternden Mitteln sei noch das Ronicol erwähnt, das bei schweren Kreislaufstörungen ziemlich hoch dosiert werden soll (mehrmals täglich 2 Ampullen, allfällig intraarterielle und intravenöse Behandlung kombiniert, dazu 4—6 Tabletten pro die). Auch diese Medikation ist längere Zeit fortzusetzen.

Mit der Kombination von gefäßerweiternden und schmerzstillenden, bzw. blockierenden Mitteln wurden ebenfalls gute Resultate in der Behandlung frischer Thrombosen und Thrombophlebitiden erzielt (RAPPERT, CAITHAML). Das Vorgehen gestaltete sich folgendermaßen: Es wurden 4—5 Ampullen zu 10 ccm einer 0,3%igen Lösung von Panthesin mit 250 ccm Kochsalz und 2—4 Ampullen Hydergin intravenös verabreicht, wobei gleichzeitig 2 Ampullen (0,6 mg) Hydergin zwei- bis dreimal täglich intramuskulär injiziert wurden. Bei schweren Fällen wurde diese Infusion zweimal in 24 Stunden verabreicht oder statt der zweiten Infusion 5 ccm einer 5%igen Panthesinlösung mit 1—2 Ampullen Hydergin intramuskulär gespritzt. Die intravenöse Infusion wurde vom 4. Tag an durch die intramuskuläre Applikation dieser Medikamente ersetzt. Bei weniger bedrohlichen Fällen bestand die Behandlung in der alleinigen intramuskulären Panthesin — Hydergin — Therapie für 6 bis 10 Tage.

Auch die alleinige Therapie mit Lokalanästhetika hat sich offenbar sehr bewährt (RAPPERT, PRÖSCHER). Je nach Schwere der Thrombose werden dabei eine halbe bis 2 Ampullen 5-proz. Panthesin gelöst in 200—400 ccm physiologischer Kochsalz- oder Ringerlösung 1—3mal am Tage verabreicht, dazu 1 Ampulle 5-proz. Panthesin i. m. — Die Dauer der Anwendung richtet sich ganz nach dem klinischen Bild; ein langsames Absetzen der Mittel empfiehlt sich auch hier. RAPPERT betont, daß diese Therapie unter keinen Umständen mit Antikoagulantien kombiniert werden darf, da sie in diesem Falle erfolglos bleibt, wie die Erfahrung gezeigt hat, ohne daß eine Erklärung für diese Tatsache gegeben werden könnte.

PRÖSCHER verwandte in Anlehnung an RAPPERT tägliche Gaben von 200—250 ccm ¼-proz. Novocainlösung mit ebenfalls gutem Erfolg.

Für die Behandlung akuter Thrombophlebitiden wird auch Irgapyrin und Butazolidin empfohlen, womit es gelingen soll, ohne Bettruhe unter Anlegen eines Kompressionsverbandes die akuten Erscheinungen rasch zum Schwinden zu bringen (SIGG, STEIN und ROSE).

Über die operative Thrombusentfernung und die Venenligatur wurde bereits im Kapitel Prophylaxe näheres berichtet (LÄWEN, FRÜND, FONTAINE).

b) Spezifische Behandlung

Eine deutliche Verbesserung der Behandlungsergebnisse brachte aber erst die Einführung von Mitteln, die in die Blutgerinnung selbst eingreifen. Mit diesen Antikoagulantien, die wir in Kap. III, S. 57 eingehend besprochen haben, kann eine gezielte „kausale" Therapie der Thrombose durchgeführt werden.

In Deutschland waren es vor allem REHN und seine Schule, die sich für ihre Anwendung eingesetzt haben, nachdem amerikanische, skandinavische und schweizerische Forscher und Kliniker wesentliche Voraussetzungen geschaffen und beachtliche klinische Erfolge mit diesen Behandlungsmethoden erzielt hatten. Ein Vergleich großer Statistiken, wie sie namentlich durch skandinavische Untersucher durchgeführt wurden, erhärtet den günstigen Eindruck, der durch frappante Einzelerfolge immer wieder erweckt wird, auch an großen Zahlenreihen. Wir geben im folgenden einige Tabellen, wie sie von JORPES zusammengestellt wurden.

Serie von Thrombosefällen, die mit gerinnungshemmenden Mitteln behandelt wurden

Autor	Jahr	Thrombosefälle			Bettlägerigkeit Tage	Gesamtzahl	Lungenembolie		Tödliche Lungenembolie	
							% der Thrombosefälle	Lungenembolie während der Behandlung	Bei adäquater Behandlung mit Antikoagulantien	Bei unzureichender Behandlung oder anderer Ursache
MURRAY Toronto Kanada	1936–1946	520	Thrombose Lungenembolie	371 149	—	149	28,7	4	—	—
BAUER Mariestadt Schweden	1940–1949	440			4,6	—	—	—	2	2
ZILLIACUS Stockholm Schweden	1940–1945	576			9,6	42	7,3	8	1	2
ALLEN u. Mitarbeiter Rochester Minn., USA	1943–1948	681	Thrombose Lungenembolie	352 329	—	329	48	9 12 3	— 1	—
FELDER Minneapolis USA	1945–1947	92	Thrombose Lungenembolie	65 27	10,5	27	28	6	1	4
COSGRIFF u. Mitarb., New York USA	1946–1947	203	Thrombose Lungenembolie	96 107	--	107	53	6	—	1
EVANS u. LEE, Boston USA	1942–1946	184	Thrombose Lungenembolie	123 61	—	61	33	2	—	3
	Gesamtzahl:	2696				715	26,6	38	5(0,18%)	12 (0,45%)

Autor	Jahr	Fälle	Thrombose		Tödliche Lungenembolie	
			Anzahl	%	Anzahl	Thrombose
Johansson u. Holmdahl (Gotenburg)	1933–1944	45 376	246	0,54	83	34
Westerborn (Gotenburg)	1931–1944	43 737	254	0,56	56	22
Ekblom (Stockholm)	1940–1944	19 000	143	0,75	30	21
Felländer (Oerebro)	1932–1941	36 489	226	0,62	52	23
Zilliacus (Stockholm)	1940–1945	126 524	646	0,51	132	204
Dahl – Iversen (Kopenhagen)	1942–1944	1 736	10	0,58	—	—

Die Erfolge, die durch die Antikoagulantientherapie, besonders in der kombinierten Anwendung von Heparin und Cumarinabkömmlingen, erzielt werden, beruhen darauf, daß die eingangs formulierten Forderungen, die an eine zweckentsprechende Thrombosebehandlung gestellt werden müssen, auch tatsächlich zu einem wesentlichen Teil erfüllt werden. Es wird folgendes erreicht:

1. Unterbrechung des thrombotischen Prozesses.
2. Beeinflussung des Thrombus selbst im Sinne der Thrombolyse.
3. Sicherung des therapeutischen Erfolges, d. h. Verhinderung eines Rezidives.

Aus diesen grundlegenden Tatsachen ergeben sich sowohl Art wie Mittel der Anwendung. Zuvor noch ein Wort zur Indikation: Diese kann nicht schematisch sein, sondern muß von Fall zu Fall gestellt werden. Sie ist von mehreren Faktoren abhängig, die für den Einzelfall von verschiedener Wertigkeit sein können. Einmal ist es die Vertrautheit des Therapeuten mit den einzelnen Präparaten und die Möglichkeit der Kontrolle ihrer Anwendung, weiter die allgemeine Verfassung des Patienten, die Ausdehnung des thromboembolischen Prozesses und die Möglichkeit von Nebenwirkungen des verwendeten Medikamentes, insbesondere die Blutungsgefahr. Da die einmal eingeschlagene Therapie konsequent durchgeführt werden muß, um Versager und Zwischenfälle, insbesondere Lungenembolien zu vermeiden, ist diesem letztern Punkt auch für die Therapie manifester Zustände besondere Aufmerksamkeit zu schenken.

Als allgemeine Richtlinien für die Indikation zur Anwendung von Antikoagulantien können gelten:

1. Lungenembolien,
2. Venenthrombosen, vor allem ihre tiefen Formen,
3. Arterielle Gefäßverschlüsse auf embolischer oder thrombotischer Grundlage, wobei für diese Anzeigestellung eine gewisse Konkurrenz zur chirurgischen Therapie besteht,
4. Koronarinfarkt.

Die antikoagulierende Behandlung hat ebenso wie ihre Indikationen selbstverständlich auch Kontraindikationen, die einerseits in bestimmten Zuständen der Patienten begründet liegen, andererseits durch Art und Lokalisation bestimmter Operationen und gewisse Nebenwirkungen der angewandten Mittel bedingt sind. Wir kommen auf dieses wichtige Problem im Zusammenhang zurück (Kap. VI, S. 91ff.).

1. Heparin und Heparinoide

Die Therapie mit antikoagulierenden Medikamenten ist eine in jeder Beziehung individuelle Behandlung und in diesem Punkt mit der Insulintherapie des Diabetes vergleichbar. Hier wie dort versucht man durch Laboratoriumsuntersuchungen einerseits den Effekt der Therapie zu kontrollieren, andererseits die Gefahr einer

Überdosierung zu vermeiden, da insbesondere für das letztere Moment das rein klinische Bild (Rückgang der Schwellung, Sinken des Fiebers und Nachlassen der subjektiven Beschwerden) keinen genügenden Aufschluß gibt.

So eindeutig die Frage der Kontrolle des Prothrombinkomplexes bei Anwendung von Präparaten vom Cumarintyp bejahend beantwortet wird, so sehr gehen die Ansichten darüber, ob bei der Heparinanwendung eine Kontrolle der Gerinnungsfähigkeit erforderlich ist, auseinander. Eine Reihe von Autoren, wie DE TAKATS, MURRAY, MARPLE und WRIGHT halten sie für notwendig, während z. B. JORPES, BAUER und mit gewissen Einschränkungen MERZ sie nicht für unbedingt erforderlich halten, da die Kontrolle der Gerinnungszeit nur sehr bedingten Aufschluß gibt und die gefundenen Werte infolge der Wellenbewegung der Heparinwirkung völlig vom Zeitpunkt der Blutentnahme abhängig sind. Nach MERZ ist „bis auf weiteres die klinische Beobachtung des Verlaufes der Thrombose immer noch das beste Kriterium, um die Zweckmäßigkeit der Heparindosierung zu beurteilen". Auf jeden Fall ist die Kontrolle des Prothrombinspiegels zur Erfassung des Heparineffektes ungeeignet.

Für die Kontrolle der Gerinnungszeit stehen uns eine Reihe von Methoden zur Verfügung. Interessante vergleichende Untersuchungen über die Sicherheit der einzelnen Proben hat in letzter Zeit MERZ mitgeteilt, welcher Autor der Methode nach FONIO den Vorzug gibt. Andere (MATIS und NAEGELI) messen der Retraktivität des Koagulums besondere Bedeutung zu und bevorzugen für die Kontrolle der Heparinwirkung das Thrombelastogramm (HARTERT). Wir selbst bestimmen die Gerinnungszeit nach folgender Methode:

0,1 ccm Blut und 0,1 ccm Aqua dest. werden gemischt in ein Glasschälchen appliziert, das durch ein Wasserbad von 37° bei gleichmäßiger Temperatur gehalten wird. Mit einem ausgezogenen Glasstäbchen wird dann langsam durch die Mischung hindurchgefahren bis sich der erste Fibrinfaden an der Glasspitze anheftet und herausgefischt werden kann. Im allgemeinen ist dieser Zeitpunkt nach 1½ Minuten erreicht. Es kommen allerdings ziemliche Abweichungen nach oben und nach unten vor, jedoch genügt unseres Erachtens die Methode zur Kontrolle der Wirkung des Heparins, da durch dessen Anwendung Verlängerungen der Gerinnungszeit um das 2—3 fache erzielt werden sollen.

Bezüglich der Dosierung ist noch einmal eindrücklich vor einer Unterdosierung und zu kurzer Anwendungszeit zu warnen. Als allgemeine Richtlinien für die Heparinpräparate kann gelten, daß die Mindestverlängerung der Gerinnungszeit das zwei- bis dreifache betragen soll, wobei daran zu erinnern ist, daß die Heparinwirkung einen wellenförmigen Verlauf nimmt. Mit welcher Dosis dieser Wert im Einzelfall erreicht wird, ist verschieden. DE TAKATS macht eine Anzahl Faktoren für die Beeinflussung der Heparinwirkung verantwortlich und stellte folgende Übersicht auf:

Verminderte Heparinwirkung:

Alter
Akute Thrombose
Postoperatives Stadium
Dehydration
Relative Vermehrung der Erythrozyten
Polyzythämie
Lipämie
Karzinomatose
Digitalis
Adrenalinabkömmlinge.

Erhöhte Heparinwirkung:

Jugend
Traumatischer oder hämorrhagischer Schock
Leberparenchymschaden
Neostigmin
Natrium tetrathionat
Dicumarol
Vitamin A.

Wenn somit die Dosierung dem Einzelfall angepaßt sein muß (Art und Verlauf der Krankheit, Gewicht und Alter des Patienten, Nebenerscheinungen), so haben sich doch gewisse Erfahrungstatsachen auch bezüglich der Dosierung der Heparinpräparate herauskristallisiert, so daß es möglich ist, für die Behandlung genauere Anhaltspunkte zu geben. Die empirisch festgestellte minimale Tagesdosis für leichte bis mittelschwere Fälle beträgt 40000 bis 50000 I. E. bei intravenöser Anwendung. Günstigerweise wird diese Menge über den Tag auf 4 Einzelinjektionen verteilt, zum Beispiel nach folgendem Schema:

8 Uhr: 12 500—15 000 I. E.
12 Uhr: 7 500—10 000 I. E.
16 Uhr: 7 500—10 000 I. E.
20 Uhr: 15 000 I. E.

Es kommt dann zu einer Kumulation über den Tag hin, während in der Nacht der Heparinspiegel wieder absinkt (s. Abb. 40, S. 60).

Bei schweren Thrombosen empfiehlt es sich, die Tagesdosis in den ersten Tagen auf 80—120000 I. E. zu erhöhen, sie wird in der eben beschriebenen Weise ebenfalls in 4stündigem Intervall verabreicht. Je nach der Entwicklung des Krankheitsbildes kann die Menge nach einigen Tagen auf die Mindestgabe reduziert werden. Die Injektionen werden so lange fortgesetzt, bis die akuten Erscheinungen zurückgegangen sind und der Patient mobilisiert werden kann, nach Möglichkeit jedoch nicht länger als 8—10 Tage.

Bei den Anwendungsvorschriften ist daran zu denken, daß die einzelnen Präparate z. T. nach Einheiten, z. T. nach mg berechnet werden, wobei keineswegs immer das Verhältnis 130 I. E. = 1 mg gilt. Es ist daher auch aus diesem Grunde vorteilhaft, sich mit einem Präparat vertraut zu machen. Über die intramuskuläre Anwendung von Depotpräparaten ist das letzte Wort noch nicht gesprochen; die Dosierung ist grundsätzlich die gleiche wie bei den kurz wirkenden Präparaten, die Wirkung setzt jedoch langsamer ein. Wir glauben aber, daß in akuten Fällen der intravenösen Anwendung der Vorzug zu geben ist (s. Abb. 41, S. 61).

Das Thrombocid, für das prinzipiell das Gleiche gilt, wie das über Heparin Gesagte, muß adäquat dosiert werden, um die beabsichtigte Wirkung zu erzielen. Im Durchschnitt beginnt man die Behandlung mit 600—900 mg = 3×2 bzw. 3×3 Ampullen täglich, in dreimaliger intravenöser Injektion über den Tag verteilt. Je nach dem Verlauf der Erkrankung kann man in den nächsten Tagen auf täglich 600 mg zurückgehen. Das Depotthrombocid enthält in 1 ccm 300 mg, so daß im allgemeinen 3 Ampullen intramuskulär injiziert, später 2, über den Tag verteilt, genügen. In letzter Zeit berichteten Spohn und Winckler über gute Erfolge und Verträglichkeit. Wir glauben aber, daß auch hier zumindest bei schweren Fällen der intravenösen Anwendung der Vorrang gebührt.

Überdosierungen können sowohl beim Heparin, wie auch beim Thrombocid durch Protaminsulfat kompensiert werden. Zur Neutralisation von 100 mg Heparin werden 70 mg Protaminsulfat benötigt (Jorpes). In praxi gibt man 5—10 ccm Protaminsulfat i. v., gegebenenfalls in repetierter Dosis.

2. Cumarinabkömmlinge

Die reine Dicumaroltherapie der manifesten thromboembolischen Zustände ist gegenüber der Heparin- bzw. kombinierten Therapie in den Hintergrund getreten, besonders deswegen, weil allen Cumarinpräparaten eine relativ lange Anlaufzeit zu eigen ist, und es bei der Behandlung der manifesten Zustände gerade auf die sofortige Unterbrechung des thrombotischen Prozesses ankommt. Weiterhin wird den Cumarinabkömmlingen im allgemeinen eine thrombolytische Valenz abgesprochen. Ihre Anwendung ist an die Möglichkeit gebunden, eine Kontrolle des Prothrombinspiegels vornehmen zu können, da ohne diese Kontrolle eine wirksame Dosierung nicht gewährleistet ist und andererseits schwerste Komplikationen auftreten können (ALLEN, NICHOLS, JAKOB, KOLLER, PEDRAZZINI). Für die Messung des Prothrombins stehen uns zwei prinzipiell verschiedene Methoden zur Verfügung, von denen wiederum eine Reihe von Modifikationen entwickelt wurde.

Die sogenannte Einstufenmethode wurde erstmals von QUICK angegeben und beruht im Prinzip auf folgendem: Einem durch Zitrat oder Oxalat ungerinnbar gemachten Plasma wird eine definierte Menge Thrombokinase in Kalziumchloridlösung zugesetzt. Es ergibt sich dann eine bestimmte Beziehung zwischen der zu messenden Gerinnungszeit und der Gerinnungsvalenz des Prothrombinkomplexes, der durch die Menge des Prothrombins, die Faktoren V und VII und Antithrombin gegeben ist, da sowohl Thrombokinase, wie auch Kalzium im Überschuß zugegeben wurden. Wir selbst benutzen folgende modifizierte Methode nach QUICK:

Das Blut wird durch Venenpunktion entnommen und in der Spritze mit einem Viertel seines Volumens 3,8 %iger Natriumzitratlösung gemischt. Anschließend wird zentrifugiert und das überstehende Plasma abgehebert. Die Prothrombinzeitbestimmung soll innerhalb 2—4 Stunden nach Blutentnahme erfolgen und die Blutproben bis zur Ausführung der Analysen im Kühlschrank bei einer + 5° C nicht übersteigenden Temperatur aufbewahrt werden.

Man bringt 0,1 ccm Plasma in ein Röhrchen von 9—11 mm Durchmesser und 10—11 cm Länge und erwärmt während 3—5 Minuten im Wasserbad auf 37° C. Nun gibt man zu 0,1 ccm Plasma 0,2 ccm der verbreiteten Thrombokinasesuspension und setzt gleichzeitig die Stoppuhr in Gang. Die Zeit bis zum Festwerden des Plasmas wird gemessen. Die Prothrombinzeit, die so erhalten wird, wird mit Hilfe einer Mittelwertskurve auf Prozentzahlen umgerechnet. Es entsprechen dabei 32 bis 26 Sekunden einem Prothrombingehalt von 18—30 %. Für die Bewertung der Ergebnisse ist darauf hinzuweisen, daß die abgelesenen Meßwerte mit Benutzung verschiedener Thrombokinasen variieren, so daß nur Prozentzahlen vergleichbar sind.

Will man den eigentlichen Prothrombingehalt bestimmen, so muß eine der sogenannten Zweistufenmethoden benutzt werden, wie sie zuerst von WARNER, BRINKHOUS und SMITH angegeben wurden. Diese Methoden schalten durch Gebrauch von Plasmaverdünnungen, konstanten Fibrinogenkonzentrationen und Umwandlung des gesamten Prothrombins in Thrombin eine Reihe von Fehlerquellen, die den Einstufmethoden anhaften, aus. Im allgemeinen hat sich die Methode nach RIEBEN eingebürgert, deren Prinzip in folgendem besteht:

Oxalatplasma wird mit physiologischer Kochsalzlösung 50 fach verdünnt, um den Einfluß des Antithrombins weitgehend auszuschalten. Das im Blutplasma vorhandene Fibrinogen wird hierbei so stark verdünnt, daß sein Einfluß auf die Gerinnung praktisch bedeutungslos wird. In der ersten Phase der Bestimmung wird das Prothrombin durch Zugabe einer Thromboplastin-Kalziumsuspension zu Thrombin aktiviert. Sobald die maximale Thrombinaktivität erreicht ist, wird ein aliquoter Teil der Lösung abpipettiert und die zweite Phase der Bestimmung durch Hinzugabe von Fibrinogenlösung eingeleitet. Die Gerinnungszeit — in diesem Falle definiert als die Zeit, die vom Augenblick der Fibrinogenzugabe bis zum Erscheinen eines Fibringerinnsels vergeht — ist der Menge des gebildeten Prothrombins proportional.

Für praktische klinische Bedürfnisse ist die Benutzung einer der Einstufenmethoden ausreichend (JORPES), da es effektiv ohne Bedeutung ist, ob der Prothrombinkomplex durch Verminderung der Prothrombinmenge oder anderer Faktoren (z. B. Faktor VII) beeinflußt wird, welche beide durch die QUICKsche Methode erfaßt werden. Möglicherweise wird jedoch die Dosierung der Dicumarole genauer und sicherer, wenn die einzelnen Gerinnungsfaktoren bestimmt werden, worauf neuere Vergleichsuntersuchungen von PERLICK hinweisen. Der Autor verglich die Werte der Prothrombinzeitbestimmung nach QUICK mit Einzelbestimmungen des Faktors VII und des eigentlichen Prothrombins in 409 Fällen, wobei es sich zeigte, daß bei einzelnen Individuen doch starke Unterschiede in der Beeinflussung der einzelnen Faktoren durch Dicumarinabkömmlinge bestehen. Insbesondere wird im allgemeinen der Faktor VII wesentlich stärker gehemmt, als die übrigen Faktoren. Der Autor glaubt, daß einerseits die Blutungsgefahr und andererseits Thrombosierungen, also unerwartete und unerwünschte Zwischenfälle, eher vermieden werden können, wenn die Cumarinanwendungen durch Bestimmung der einzelnen Faktoren kontrolliert wird (s. Abb. 46, S. 66).

Da die Durchführung all dieser Bestimmungen bisher in fast allen Fällen an ein leistungsfähiges Laboratorium gebunden war, bietet die Entwicklung eines handlichen Besteckes[1]) durch MARBET und WINTERSTEIN gewisse Vorteile für die praktische Anwendung. Dieses Gerinnungsbesteck erlaubt es, die für eine erfolgreiche Durchführung der Dicumaroltherapie notwendigen gerinnungsphysiologischen Untersuchungen innert nützlicher Frist und mit großer Genauigkeit direkt am Krankenbett vorzunehmen. Neu an dieser Bed-side-Methode ist, daß sie einerseits die Temperatur, von welcher die Prothrombinzeit ja abhängt, genau berücksichtig und andererseits ein sehr exaktes Ablesen des Gerinnungseintrittes an dem von einer Injektionsnadel abtropfenden Blut gestattet. Mittels dem in einem handlichen Instrumentenkästchen untergebrachten Besteck lassen sich am Krankenbett und im Laboratorium folgende Kontrolluntersuchungen durchführen:

1. Bestimmung der Prothrombinzeit zur Kontrolle der Therapie mit Cumarinabkömmlingen.
2. Bestimmung der Antithrombinzeit.
3. Bestimmung der spontanen Gerinnungszeit nach LEE-WHITE.
4. Bestimmung der Rekalzifizierungszeit (HOWELL).

Ebenso, wie bei der Prophylaxe, ist das Mittel der Dicumarolanwendung bei der Therapie manifester Thromboseerkrankungen die Senkung des Prothrombinspiegels auf einen Bereich von 20—30% der Norm, was einer Verlängerung der Prothrombinzeit um das zwei- bis zweieinhalbfache entspricht. In der praktischen Durchführung bieten sich dabei einige Schwierigkeiten, da die Ansprechbarkeit der einzelnen Individuen recht verschieden ist und sich auch unter der Behandlung ändern kann (von KAULLA, ALLEN). Die Ursachen dieser verschiedenen Ansprechbarkeit sind nicht vollkommen geklärt. Sicher spielt die Leberfunktion eine Rolle, daneben aber auch Ausscheidungs- und Resorptionsverhältnisse. Man kann also auch hier und noch mehr als beim Heparin (MARBET und WINTERSTEIN) Hyper- und Hyporeaktoren unterscheiden (COSGRIFF u. Mitarbeiter, ARZT). Das Verhältnis beider zueinander ist etwa 25% zu 5%. Es ergibt sich damit wiederum die Schwierigkeit einer adäquaten Dosierung und zugleich das Erfordernis einer Überwachung der Therapie durch Kontrollen des Prothrombinspiegels, die zuerst täglich, später seltener durchgeführt werden müssen, da eine optimale Dosierung nur mittels dieser Wirkungskontrolle möglich ist.

---

[1]) Eine Modifikation dieses Besteckes, die sich ebenfalls bewährt hat, wurde von ENGELHARDT angegeben.

Auf einen besondern Umstand sei hier noch eigens hingewiesen: Wenn der Antibiotikaanwendung auch keine direkte Rolle in der Thrombogenese zukommt, so bestehen dennoch gewisse Wechselbeziehungen zwischen antibiotischer und antithrombotischer Therapie, von denen bisher allerdings unseres Wissens nur die eine Korrelation, nämlich die Beeinflussung der Toleranz für Antithrombotika durch antibiotische Mittel beachtet wurde. Vermutlich durch die selektive Wirkung auf die Darmflora und dadurch verminderte Vitamin-K-Produktion — eine meistens unerwünschte Nebenwirkung der Antibiotika — kommt es vielfach bei solcherart behandelten Kranken zu einer unerwartet starken Reaktion, besonders auf Cumarinabkömmlinge. Es stellt sich dabei die Frage, ob nicht wenigstens ein Teil der sogenannten Hyperreaktoren zwanglos in diese Gruppe von Patienten einzugliedern ist. Auf jeden Fall muß bei der Dosierung auf derartige Zusammenhänge geachtet und ihren schädlichen Auswirkungen zu begegnen versucht werden, wofür, wie beim „choleriformen Syndrom“ (JANBON), die Verabreicherung von Vitamin-B-Präparaten, auch Joghurt, nützlich ist.

Die im folgenden für die einzelnen Präparate angegebenen Dosierungsschemata können daher nur als allgemeine Richtlinien gelten. Es empfiehlt sich mit einer Stoßdosierung zu beginnen, um schnell den gewünschten Wert zu erreichen und dann mit einer Erhaltungsdosis eine größtmögliche Konstanz des gesenkten Prothrombinspiegels zu gewährleisten. Der Begriff der thrombosefreien Zone (safe level) besteht dabei nicht absolut, da auch in diesem Bereich Thrombosen beobachtet worden sind (DE TAKATES, MERZ, KOLLER). Wie wir schon betont haben, ist es zwecklos und sogar gefährlich, den Prothrombinspiegel auf höhere Werte als 40% zu senken.

Die Dosierung ist von Präparat zu Präparat verschieden. Für Dicumarol empfiehlt sich eine Initialdosis von 300—400 mg, die weitere Dosis richtet sich nach dem Prothrombinspiegel, die Erhaltungsdosis beträgt im allgemeinen 100 mg pro die.

Bei der Anwendung von Tromexan beginnt man die Behandlung im allgemeinen mit einer Dosis von etwa 1200 mg, die in 3 Teildosen über den Tag verteilt verabreicht wird. Die weitere Dosierung richtet sich auch hier nach der Senkung des Prothrombinspiegels und muß individuell herausgetestet werden. Die Erhaltungsdosis liegt im allgemeinen zwischen 300 und 600 mg pro die, wir selbst kommen häufig mit geringeren Mengen aus. Infolge der kürzeren Wirkungsdauer ist die Gefahr der Kumulierung weniger gegeben, dagegen erfordert die Aufrechterhaltung eines konstanten Spiegels besondere Aufmerksamkeit, weshalb es vorteilhaft ist, auch die Erhaltungsdosis in Einzelgaben unterteilt zu verabreichen.

Die sogenannten „Superdicumarole“, wie z. B. das Marcumar, werden im Prinzip ebenso angewandt, verlangen aber wesentlich geringere Dosen. Die Normdosis des Marcumars beträgt z. B. am ersten Tag 21 mg = 7 Tabletten, am 2. 9 mg = 3 Tabletten, die Erhaltungsdosis, die nach dem Prothrombinspiegel festzulegen ist, im allgemeinen ½ bis 1½ Tabletten. Ob es gelingt, durch Verabreichung des Mittels in größeren zeitlichen Abständen den gleichen therapeutischen Effekt zu erzielen („intermittierende Stoßtherapie“), muß abgewartet werden. Erste Beobachtungen waren jedenfalls günstig (PERLICK).

Prinzipiell lassen sich mit allen Cumarinabkömmlingen die gleichen Wirkungen erzielen, da ihr Wirkungsmechanismus im wesentlichen identisch ist. Unterschiedlich sind nur die Geschwindigkeit des Wirkungseintrittes und die Wirkungsdauer. Für alle diese Mittel ist zu beachten, daß die Behandlung mit ihnen nicht abrupt abgebrochen werden darf und so lange fortzusetzen ist, bis der Patient mehrere Stunden außer Bett ist.

Die Aufhebung der Cumarinwirkung ist durch Gaben von Vitamin K, bzw. K_1 jederzeit möglich, jedoch tritt der Effekt erst nach einer gewissen Zeit ein, frühestens nach 2, im allgemeinen nach 8—12 Stunden, manchmal auch später, außerdem muß die Gabe gelegentlich wiederholt werden. Am wirksamsten erweist sich das wasserlösliche Vitamin K_1 (Konakion), das in Trinkampullen mit 10 mg = 0,2 ccm und in Ampullen zur intravenösen Injektion[1]) zur Verfügung steht; das Maximum seiner Wirkung ist nach 24—48 Stunden erreicht und vom funktionellen Zustand der Leber und den Resorptionsverhältnissen des Intestinums abhängig. Das synthetische Vitamin K, z. B. Synkavit, wird parenteral angewandt, erweist sich jedoch als nicht so wirksam wie das natürliche Vitamin K_1. (Genaue Dosierung s. Kap. VI, S. 96).

3. Kombinierte Behandlung

In den letzten Jahren hat sich insbesondere für schwerere Thromboseerkrankungen und Embolien die kombinierte Heparin (Thrombocid) — Dicumarinthe-

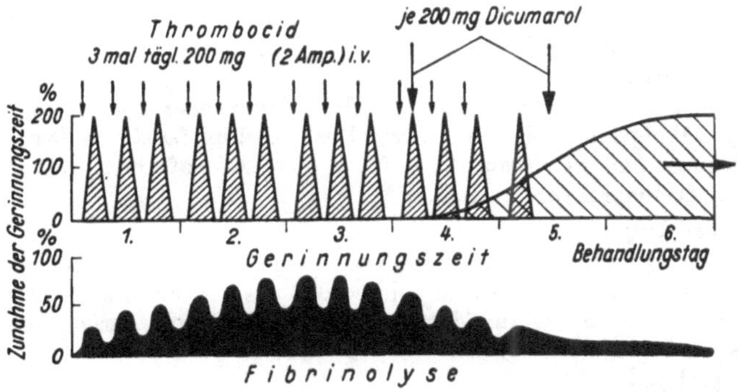

Abb. 49. Schema der kombinierten Thrombocid-Dicumarolanwendung (nach Rehn)

rapie immer mehr Freunde gewonnen. Sie dürfte z. Z. die Methode der Wahl darstellen und die meisten Aussichten bieten, den thromboembolischen Prozeß wirksam bekämpfen zu können. Die Prinzipien der Behandlung sind dieselben wie bei der Therapie mit einem einzelnen dieser Mittel. Sehr anschaulich wird das dabei geübte Vorgehen an Hand einer von Rehn auf dem Chirurgenkongreß 1951 gebrachten Kurve dargestellt (Abb. 49).

Bei der Kombination von Liquemin und Marcumar z. B. geht man so vor, daß die Behandlung mit den bereits angeführten Liquemindosen begonnen wird. Sobald nach einigen Tagen (4—6) die akute Krankheitsphase überwunden ist, wird die Medikation langsam auf Marcumar umgestellt. Prinzipiell wichtig ist bei diesem Vorgehen, daß das Liquemin so lange weiter gegeben wird, bis der Prothrombinspiegel durch das Marcumar auf den therapeutischen Bereich gesenkt ist. Als Anhaltspunkt sei folgendes Schema gegeben:

1. Tag der Umstellung:

08.00 Uhr: a) Bestimmung des Prothrombinwertes, der von den Liquemingaben des Vortages noch etwas beeinflußt sein kann.
b) Nach Blutentnahme für die Bestimmung des Prothrombinwertes 10 000—15 000 I. E. Liquemin i.v. dazu 12 mg Marcumar.

12.00, 16.00, 20.00 Uhr: Je 10 000—15 000 I. E. Liquemin i.v.

[1]) Konakion i. v. ist zur Zeit noch nicht im Handel erhältlich.

2. Tag der Umstellung:

08.00 Uhr: a) Bestimmung des Prothrombinwertes, der bereits durch die Marcumargabe des Vortages beeinflußt ist.
b) Nach Blutentnahme für die Bestimmung des Prothrombinwertes 10 000—15 000 I. E. Liquemin i.v. und 3—9 mg Marcumar je nach Prothrombinwert.

12.00, 16.00 Uhr: Je 10 000—15 000 I. E. Liquemin i.v.

3. Tag der Umstellung:

a) Morgens Bestimmung des Prothrombinwertes, der praktisch nur noch durch Marcumar beeinflußt ist. Je nach dessen Höhe wird entweder mit den Liqueminabgaben weiter gefahren, wie am 2. Tag der Umstellung oder, wenn der Prothrombinspiegel bereits im therapeutischen Bereich zwischen 20 % und 30 % liegt, nur noch 1,5 bis 4,5 mg Marcumar verabreicht.

Selbstverständlich sind auch andere Kombinationen möglich, so z. B. von Thrombocid und Dicumarol.

Auch hierbei wird nach anfänglich alleiniger Thrombocidtherapie nach Abklingen der akuten Krankheitsphase um den 4. Tag herum die Umstellung auf die alleinige Dicumaroltherapie vorgenommen:

1. Tag der Umstellung:

08.00 Uhr: Bestimmung des Prothrombinwertes. Nach Blutentnahme für die Prothrombinbestimmung 200 mg Thrombocid i.v. Diese Dosis wird im Laufe des Tages noch 2mal verabreicht, so daß die Gesamtdosis 600 mg beträgt. Außerdem werden an diesem Tag 200 mg Dicumarol verabreicht.

2. Tag der Umstellung:

08.00 Uhr: Bestimmung des Prothrombinwertes. Darnach 200 mg Thrombocid i.v. — Diese Gabe wird im Laufe des Tages wiederholt, so daß die Gesamtdosis an diesem Tage 400 mg beträgt. Wiederum Verabreichung von 200 mg Dicumarol, bzw. weniger, je nach der Höhe des Prothrombinspiegels.

3. Tag der Umstellung:

08.00 Uhr: Prothrombinbestimmung. Darnach 200 mg Thrombocid i. v. Je nach dem Wert des Prothrombinspiegels muß diese Dosis wiederholt werden. Ist bereits der therapeutische Bereich erreicht, genügt seine Aufrechterhaltung durch 100 mg (approximative Erhaltungsdosis) Dicumarol.

Dieses Umsetzen von einem Präparat auf das andere muß mit besonderer Sorgfalt geschehen, da darin ein gewisser Gefahrenpunkt bei dieser Behandlungsart liegt. Sobald der therapeutische Bereich des Prothrombinspiegels erreicht ist, wird das Heparin, bzw. Thrombocid ganz weggelassen und die Behandlung nur noch mit Cumarinpräparaten fortgeführt nach den Prinzipien, wie sie bei deren alleiniger Anwendung dargelegt wurden.

Ein Wort noch zur Ruhigstellung während der Antikoagulantientherapie. Eine strenge Fixierung der betroffenen Extremität für längere Zeit ist dabei nicht nötig; nach Abklingen der akuten Erscheinungen, wie Schwellung, Druckschmerz, läßt man mit leichten Bewegungen beginnen. Diese Mobilisierung fällt also meist in die Zeit der Umstellung von einem Präparat auf das andere. Aufstehen dürfen die Patienten, wenn mehrere Tage völlige Beschwerde- und Fieberfreiheit besteht (BICKEL).

4. Behandlung mit anderen Antithrombotika

Die Therapie mit Thrombostatika anderer Provenienz, wie z. B. Thrombodym, Phenindandion soll erwähnt werden; Berichte über größere Erfahrungen liegen darüber noch nicht vor. Auch die Therapie mit Vitamin E, kombiniert mit Kalzium, und den perkutan wirkenden Mitteln ist für die massiven Thrombosen umstritten. Für oberflächliche Thrombophlebitiden leistet die Anwendung von Hirudoidsalbe recht

Gutes und lindert schnell die subjektiven Beschwerden, wovon wir uns oft überzeugen konnten. Es gibt darüber bereits eine Reihe von Veröffentlichungen (KAUTZSCH, THIES, HEIMENDINGER u. v. a.). Erst kürzlich hat HOLZKNECHT über experimentelle und klinische Studien berichtet, wobei er eine Gerinnungsverlängerung des Blutes durch Vermehrung des Antithrombintiters bis 40% 6 Stunden nach Applikation von 3—6 g Hirudoidsalbe fand, was einer Gabe von etwa 2500 I. E. Heparin entspricht. Prothrombin, Faktor V und VII blieben unbeeinflußt. Auch dieser Autor hebt den sicheren schmerzlindernden Effekt bei der Behandlung oberflächlicher Thrombophlebitiden und einen raschen Rückgang des perivaskulären Infiltrates hervor. Ein ähnliches Präparat besteht in der Thrombophob-Salbe, die Heparin und Pyridin-β-Carbonsäurebenzylester enthält. Auch mit ihr wurden in der Behandlung oberflächlicher Thrombophlebitiden gute Erfolge erzielt (LANG). Die perkutane Antikoagulantientherapie kommt also dort in Frage, wo keine Möglichkeit besteht, Laboratoriumskontrollen auszuführen.

Kapitel VI

Komplikationen und Kontraindikationen der Antikoagulantienanwendung

Ihre Vermeidung und Bekämpfung

Wie so oft in der Geschichte der Medizin — denken wir z. B. an Curare und manche Alkaloide — wurde auch die Wirkung der Cumarinabkömmlinge zuerst an ihren extrem schädlichen Folgen erkannt, nämlich daran, daß Tiere verbluteten[1]). Unser therapeutisches Ziel bei der Antikoagulantientherapie ist an die Erreichung eines unphysiologischen Zustandes geknüpft, indem wir entweder mit den Dicumarinen die gerinnungsfördernden Faktoren des Blutes ausschalten oder mit dem Heparin die gerinnungshemmenden vermehren. Die therapeutische Breite, besonders der Dicumarine ist relativ gering: Einen absolut sicheren Bereich, indem sowohl der therapeutische Zweck einwandfrei erreicht, wie die Zone der Nebenwirkungen noch nicht berührt wird, gibt es nicht, zumindest läßt er sich mit den heutigen Erkenntnissen und Prüfungsmethoden nicht mit Sicherheit abgrenzen. Die Gründe hierfür sind verschiedener Art: Einmal bestehen zwar bestimmte Beziehungen zwischen dem Grad der Gerinnungshemmung und der Häufigkeit des Auftretens einer Blutung — der hauptsächlichsten und wichtigsten Komplikation — aber keine absolute Parallelität (DE TAKATS). Zum anderen ist ein Teil der Nebenwirkungen als allergische Reaktion zu deuten, bei der wohl auch sonst nicht immer eine quantitative Relation zur Dosis des Allergens besteht.

Die Ungerinnbarkeit des Blutes als solche bedingt noch keine Spontanblutung, wie JÜRGENS an Kaninchen zeigen konnte, deren Blut durch Heparin mehrere Tage lang künstlich ungerinnbar gehalten wurde. Immer müssen die Gefäße, oft nur an bevorzugten Körperstellen (Nieren!) verändert sein; ohne Gefäßwandveränderung kann es nicht zu spontanem Austritt von Blut kommen. Man hat aus diesem Grunde eine kapillarschädigende Wirkung der Antikoagulantien, speziell der Cumarinpräparate, die sich in einer Erhöhung der Permeabilität äußert, angenommen und auch experimentell und klinisch nachzuweisen versucht (MATIS, DEUTSCH, NEUMAYR und SCHMID, PEDRAZZINI). Die Befunde sind jedoch nicht einheitlich und auch die Angaben, daß Blutungen bei der Anwendung von Heparin und Heparinoiden seltener auftreten, werden nicht restlos bestätigt (JAKOB).

---

[1]) Die Abhängigkeit des Begriffes Gift von der Dosis wird gerade hier wieder recht deutlich.

Es ergibt sich somit die Forderung, im Rahmen des Thromboembolieproblems auch für das Zustandekommen der Blutung unter Antikoagulantientherapie Gefäßwand und Gefäßinhalt als Einheit zu betrachten (Nägeli). Ob dabei den antikoagulierenden Medikamenten direkt gefäßtoxische Wirkungen eigen sind oder ob diese Gefäßwirkung durch die Änderung der Gerinnungsfähigkeit zustande kommt, ist unentschieden. Ebenso, wie bei der Thromboseentstehung — bei der eine Änderung der Gerinnungsfähigkeit des Blutes in umgekehrten Sinne eine Rolle zu spielen vermag — den Gefäßen eine Reaktion zukommt (Ritter), so ist auch eine Reaktion zu erwarten, wenn das Pendel nach der anderen Seite ausschlägt. Daß das in einer Anzahl der Fälle eintritt, bevor der größte Ausschlag — der niedrigste Prothrombin-

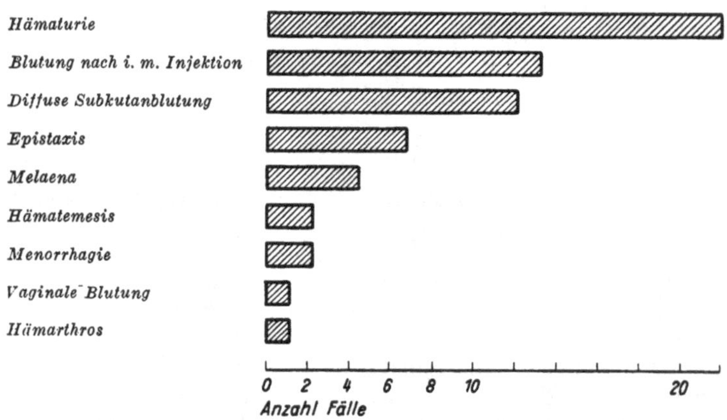

Abb. 50. Lokalisation der Blutung unter Antikoagulantienanwendung (nach Jakob)

spiegel — gemessen werden kann, liegt vermutlich in individuellen Verhältnissen begründet. Die Gefäße sind auf ein Blut normaler Gerinnungsfähigkeit eingestellt, und wir müssen im Verfolg der eben dargelegten Gedankengänge annehmen, daß es auch die Störung dieses Gleichgewichtes als solche sein kann, die zu einer erhöhten Permeabilität der Gefäße und daraus resultierender Blutungsneigung führt. Welche Mechanismen dabei im einzelnen ablaufen, ist noch nicht geklärt. Auch die Frage, warum dabei z. B. von den Nieren nur Erythrozyten, aber keine Eiweißkörper ausgeschieden werden, ist noch unbeantwortet, deutet ebenfalls aber auf die differenzierten Leistungen der Gefäßendothelien hin.

Aus den skizzierten Zusammenhängen erhellt, daß die Komplikation einer Blutung nicht so selten ist. So sah Vetter 4,2% Blutungen bei der Therapie, 2,3% (darunter eine tödliche) bei der Prophylaxe mit Cumarinabkömmlingen. Im Durchschnitt kann man mit einer Blutungsfrequenz von 3—6% (Allen, Jorpes, Bruzelius, de Takats u. a.) bei chirurgisch-gynäkologischen Patienten rechnen, bei internmedizinischen Kranken liegt der Prozentsatz etwa um 10%. Für diesen Unterschied darf man wohl die Verschiedenartigkeit des Patientenmaterials, besonders in bezug auf Gefäßkrankheiten, Alter und Ernährung verantwortlich machen.

Mit den Blutungen als Komplikation der Antikoagulantientherapie hat sich in letzter Zeit Jakob eingehend befaßt und interessantes statistisches Material beigebracht. Über die Lokalisation der Blutungen gibt eine graphische Darstellung aus seiner Arbeit einen guten Überblick (Abb. 50).

Danach ist als häufigster Blutungsort die Niere zu nennen, wobei Mikro- und Makrohämaturien beobachtet werden. Es ist versucht worden, diese Mikrohämaturien als Test für die Wirksamkeit der Antikoagulantientherapie zu verwenden, was jedoch allgemein abgelehnt wird. Aus den oben gemachten Ausführungen ist ja auch klar ersichtlich, daß Nierenblutungen kein sicherer Maßstab für die Erreichung eines wirksamen therapeutischen Effektes sind und somit auch für dessen Beurteilung nicht in Frage kommen. Dagegen können aber Mikrohämaturien einen wichtigen Hinweis auf drohende Blutungsgefahr bieten, weshalb sich während der Antikoagulantientherapie regelmäßige Untersuchungen des Urinsedimentes auf Erythrozyten empfehlen.

Für chirurgische Belange verdienen besonders diejenigen Blutungen vermehrte Aufmerksamkeit, die im Wund- und Operationsgebiet auftreten, da sie zu erheblichen Störungen der Wundheilung führen. Es sind dies vor allem lokale Hämatome durch Nachblutungen, Blutungen an Darmanastomosen, die sich in Form von Hämatemesis oder Melaena äußern und zu bedrohlichen Zuständen führen können. Weiterhin sind Hämorrhagien in die Körperhöhlen oder Hohlorgane, wie z. B. die Blase, beobachtet worden.

Derartige Blutungen können in besonders tragischen Fällen unbeeinflußbar sein, so daß eine Reihe von Todesfällen infolge massiver Hämorrhagien unter der Anwendung von Antikoagulantien beschrieben worden sind, unter den 401 Patienten Jakobs immerhin 4 (Merz, Verdonk, Perri, Nägeli u. a.). Wir selbst erlebten ebenfalls zwei tödlich verlaufene Blutungen, die wir auf die Anwendung von Antikoagulantien zurückführen müssen. Als Todesursachen im einzelnen wurden beobachtet: Enzephalorrhagien, Ulkusblutungen im Bereich des Magen-Darmtraktes, allgemeine Purpura, Blutungen in die Nebennieren mit nachfolgender Atrophie dieser Organe, massive Blutungen in Pleura- und Peritonealhöhlen.

Als Ursache für diese Zwischenfälle kommt einmal eine Überdosierung der Mittel in Frage: Die Mehrzahl der Blutungen bei der Anwendung der Cumarinabkömmlinge ereignete sich bei Prothrombinwerten unter 20% oder bei unkontrollierter Behandlung. Es sei aber ausdrücklich bemerkt, daß derartige Zwischenfälle auch bei höheren Prothrombinwerten beobachtet wurden. So teilten Wright und Rothman 4 tödliche Verblutungsfälle mit, von denen sich 3 bei einem Prothrombinspiegel zwischen 33—40%, einer bei 25—33% ereigneten. Vitamin K-Anwendung und Transfusionen waren erfolglos. Als Todesursachen wurden Nieren-, Eingeweide- und Hirnblutung festgestellt. Auch aus dieser Beobachtung geht hervor, daß es einen absolut sicheren Bereich nicht gibt und die Prothrombinbestimmung keinen vollkommen einwandfreien Hinweis auf die Blutungsgefahr bietet.

Eine zweite wichtige Ursache für das Zustandekommen einer Blutung spielen Gefäßschäden, insbesondere solche auf arteriosklerotischer, diabetischer oder hypertonischer Basis.

Weiterhin sind Leber- und Nierendefekte verantwortlich zu machen, bei denen dadurch, daß die Nierenfunktion insuffizient ist, eine zu langsame und geringe Ausscheidung des Medikamentes, speziell des Heparins und Thrombocids zustande kommt, während bei gestörter Leberfunktion die Ansprechbarkeit auf die Antikoagulantien sehr stark erhöht sein kann, so daß sich bei beiden Störungen im Effekt ebenfalls eine Überdosierung der Mittel ergibt, die für allfällige Blutungen beschuldigt werden muß.

Auch Traumatisierungen des Gewebes, z. B. durch Stürze während der Behandlung, und vor allem intramuskuläre und subkutane Injektionen können die Ursache von ausgedehnten, lokalen Hämatomen sein.

In gewissen Fällen mögen auch allergische Reaktionen, die zu einer Permeabilitätsänderung der Gefäße führen, für Hämorrhagien in Betracht kommen.

Auf eine besondere Gefahr der Antikoagulantientherapie ist verschiedentlich eindrücklich aufmerksam gemacht worden, nämlich die Provozierung einer Lungenembolie (FONIO, MERZ). Durch Unterdosierung oder zu frühes Absetzen der Medikamente (HAUSER), wächst der Thrombus weiter, ohne zunächst zu klinisch manifesten Zeichen zu führen, da eine breite und feste Verbindung des Blutpfropfes mit der Venenwand durch die Antikoagulantienanwendung verhindert wird. Es besteht somit die erhöhte Gefahr des Abreißens oder Loslösens des Thrombus. Auf die ungünstige Wirkung kleiner Antikoagulantienmengen als „Reizdosen" und die bei zu frühem Absetzen möglichen überschießenden Gegenregulationen sei ebenfalls nochmals hingewiesen.

Neben der Blutungsgefahr treten die übrigen Komplikationen, die wir wohl im allgemeinen als Überempfindlichkeitsreaktionen auffassen können, zurück. Es kann zu primären Anaphylaxiereaktionen kommen, die sich in Schwindel, Kollaps äußern. Ähnliche Erscheinungen wurden auch nach vorgängigen Heparinbehandlungen beobachtet; sie sind demnach als Sensibilisierungen aufzufassen. Gelegentlich kam es auch zu allergischen Erscheinungen an Haut und Schleimhäuten, vor allen Dingen ist öfter ein diffuser Haarausfall beschrieben worden. Er stellte sich bevorzugt nach der Anwendung von Thrombocid ein, hat jedoch eine günstige Prognose, wenn auch die Restitution, die nicht immer ad integrum erfolgt, Monate dauern kann (REHN, FISCHER, KRANZ, THOMASCHECK). Von KALK wurde ein vermehrtes Auftreten von Zahnkaries beobachtet.

Aus diesen Komplikationsmöglichkeiten lassen sich die Kontraindikationen logisch ableiten.

In erster Linie sind es vor allem Gefäßschädigungen, wie arteriosklerotische und solche sekundärer Art, wie z. B. bei Hypertonie und Diabetes. Weiterhin hämorrhagische Diathesen und Endocarditis lenta.

Der Gebrauch der Dicumarole, aber auch des Heparins und Heparinoids, wird bei Lebererkrankungen jeder Genese als kontraindiziert angesehen, da sich hierbei infolge der gestörten Leberfunktion bedrohliche Prothrombinstürze ereignen. Weil die Ausscheidung des Heparins und Thrombocids durch die Nieren vonstatten geht, bilden Erkrankungen dieser Organe ebenfalls eine Gegenanzeige für die Anwendung dieser Mittel, indem es in der besprochenen Weise zu ungenügender Ausscheidung und damit im Effekt zu Überdosierungen kommen kann.

Ulzeröse Erkrankungen des Magen-Darmes werden gleichfalls von der antikoagulierenden Behandlung ausgeschlossen, um hierbei leicht recht massiv auftretende, ja unstillbare Blutungen zu vermeiden. Ebenso vermögen Avitaminosen, speziell der Mangel an Vitamin C und K, falls man ihn nicht genügend ausgleichen kann, zu Komplikationen zu führen, weshalb auch diese Mangelzustände von der Behandlung mit Antikoagulantien ausgeschlossen werden sollen.

Neben diesen, im Patienten begründeten Kontraindikationen, sind noch einige zu nennen, die mehr technisch-äußerlicher Natur sind. So verbietet sich die Anwendung von Cumarinabkömmlingen, wenn es nicht möglich ist, die Prothrombinzeit regelmäßig zu kontrollieren, worauf wir schon mehrfach hingewiesen haben.

Weiterhin empfiehlt es sich nach Eingriffen an Gehirn und Rückenmark von der Behandlung mit Antikoagulantien abzusehen, da in solchen Fällen kleinste Nachblutungen größten Schaden stiften können. Es ist in diesem Zusammenhang auch daran zu denken, daß während der Operation eine sichere Blutstillung möglich gewesen sein muß, wenn man postoperativ gerinnungshemmende Mittel anwenden will;

man braucht aber wohl nicht so weit zu gehen, dabei ganz allgemein den Gebrauch der Elektrokoagulation zu verwerfen.

Schwangerschaft und Stillperiode gebieten nicht weniger eine starke Zurückhaltung gegenüber der Anwendung dieser Mittel, wenn auch die Ansichten über die grundsätzliche Anwendbarkeit während dieser Zustände nicht einheitlich sind (Quick, Jürgens, Klahn, Esser, Tournay, Knake und Wilmar, Küchmeister).

Diese Kontraindikationen haben jedoch nicht als absolute, starre Normen zu gelten. Es kommt auch hier auf den einzelnen Fall an. Gegebenenfalls wird man abzuwägen haben, ob das Risiko einer möglichen Blutung oder das der Nicht-

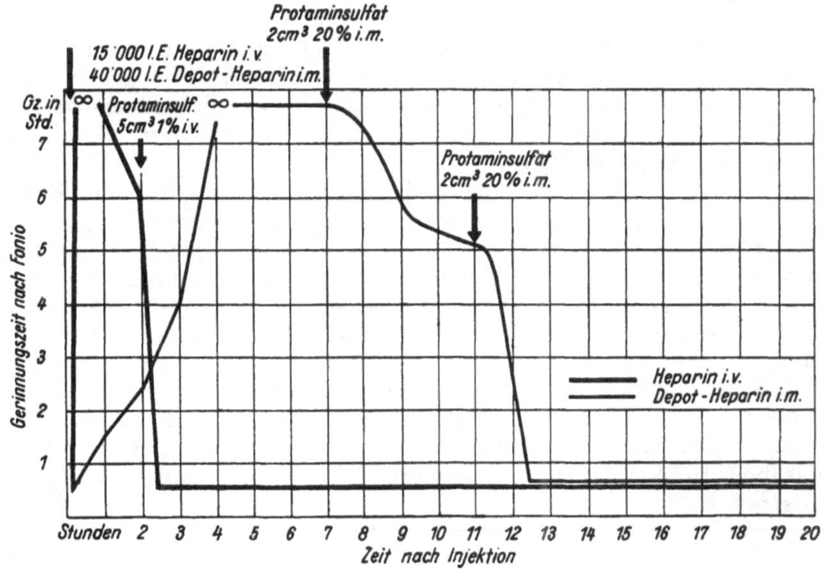

Abb. 51. Aufhebung der Wirkung von i.v. und i.m. injiziertem Heparin durch Protaminsulfat, i.v. und i.m. verabreicht (nach Merz)

anwendung eines antikoagulierenden Mittels das größere ist, wobei der Arzt in manchen Fällen gezwungen sein wird, das kleinere Übel zu wählen. Auch ist daran zu denken, daß man versuchen kann, die Möglichkeit bzw. die Schwere einer Komplikation zu verringern, wofür vor allem die Anwendung gefäßabdichtender und -stützender Mittel in Frage kommt. So wird besonders dem Rutin eine gute Wirkung nachgerühmt (Matis, Naegeli), aber auch Vitamin C und Kalzium kommen in Frage und sind sehr zu empfehlen.

Für die Rutinbehandlung stehen uns mehrere Präparate zur Verfügung (Birutan Merck, Rutinion Rheinchemie, Citrin Höchst). Die Dosierung beträgt 100 bis 200 mg pro die, bei akuten Blutungszuständen empfiehlt sich die intravenöse Anwendung von 100—300 mg.

Bei allergischen Erscheinungen ist die Anwendung von Kalzium gegebenenfalls in Kombination mit Antihistaminika am Platze.

Trotz Beachtung der Kontraindikationen wird es immer wieder einmal zu irgendwelchen Zwischenfällen, insbesondere Blutungen kommen, zumal der Arzt gelegentlich gezwungen sein kann, sie in oben besprochenem Sinn bewußt zu vernachlässigen bzw. allfällige Komplikationen in Kauf zu nehmen (z. B. bei massiver Lungenembolie). Es stehen uns für diese Fälle eine Reihe bewährter Gegenmaßnahmen zur Verfügung, mit denen wir auftretende Komplikationen größtenteils beherrschen können. Da die Prognose der Blutungen im allgemeinen gut ist (JAKOB), genügt für viele Fälle das Absetzen des Medikamentes. Wenn danach die Gerinnungsfähigkeit des Blutes sich wieder normalisiert, kommt auch die Blutung zum Stehen. Sind jedoch massive, bedrohliche Blutungen eingetreten, so können wir uns darauf nicht verlassen. Wir müssen dann zur Beschleunigung des Heilvorganges Mittel anwenden, die entweder die Wirkung des gerinnungshemmenden Präparates neutralisieren oder die Bildung gerinnungsfördernder Faktoren beschleunigen.

Als Antagonist der Heparinpräparate und des Thrombocids dient das Protaminsulfat, das in Mengen von 5—10 ccm in Abständen von 15 Minuten intravenös verabreicht wird. Es empfiehlt sich zugleich mit der ersten intravenösen Gabe eine intramuskuläre Injektion von 5 ccm der 5%igen Lösung zu verabreichen Der Einfluß dieses Mittels auf die Gerinnungsfähigkeit des Blutes setzt relativ schnell ein und wird durch Abbildung 51, S. 95 demonstriert. Der Wirkungsmechanismus wurde bereits besprochen (S. 58).

Das spezifische Antidot der Cumarinabkömmlinge ist das Vitamin K bzw. das natürliche Vitamin K_1 „Konakion", das in Trinkampullen oder intravenös verabreicht wird (VAN BUSKIRK, BELKO, GIOVANELLO). Die Dosis beträgt 0,2—0,4 ccm, welche Menge am besten mit etwas Fruchtsaft vermischt wird und wegen der Lichtempfindlichkeit des Vitamins K_1 sofort zu trinken ist. Ist nur die parenterale Anwendung möglich oder bei bedrohlichen Blutungen, empfiehlt sich, Vitamin K_1 in Mengen von 20 mg intravenös zu injizieren, wobei es sich gezeigt hat, daß eine Beschleunigung der Wirkung nicht durch höhere Dosierung, sondern nur durch intravenöse Anwendung zu erzielen ist. Eine Übersicht über die Verwendung von Konakion bei Blutungszwischenfällen gab kürzlich TOOHEY, wobei er je nach Schwere des Zustandes und Indikation zur Fortsetzung der Antikoagulantientherapie (AKT) differenziert.

Indikation	Dosierung von Konakion bei Verwendung von langwirkenden Cumarin-Präp.	Dosierung von Konakion bei Verwendung von kurzwirkenden Cumarin-Präp.
1. Bei Blutungen und wenn AKT nicht fortgesetzt werden soll	25—50 mg	20—25 mg
2. Bei Blutung mit Fortsetzung der AKT	15—25 mg	15 mg
3. Nur Hypoprothrombinämie mit Fortsetzung der AKT	10—15 mg	5—10 mg

Ein gleiches Präparat ist das „Mephyton" (Merck), das ebenfalls intravenös angewandt wird und in 1 ccm 50 mg Vitamin K_1 enthält. Es wird in Dosen bis zu 200 mg verabreicht. Bei bedrohlichen Fällen, besonders dann, wenn es schon zu erheblichen Blutverlusten gekommen ist, muß man gelegentlich auch zu Bluttransfusionen greifen, nach Möglichkeit unterstützt durch örtliche Maßnahmen, wie Tamponade und Anwendung von Thrombinpräparaten. Auch gefäßverengernde Mittel und die Vielzahl der zur Verfügung stehenden Hämostyptika (Adrenoxyl, Finestal, Topostasin, Clauden, Kalzium u. dgl.) wird man bei bedrohlichen Blutungen nicht außer acht lassen.

Beachtung verdient hierbei ein neues Mittel, „Stypturon", dessen hämostyptische Wirkung auf einer „Plättchensensibilisierung" beruht und das die Gerinnungsfähigkeit des zirkulierenden Blutes kaum beeinflußt, beziehungsweise die durch die

Antikoagulantien hervorgerufene Verzögerung der Koagulabilität nicht aufhebt (HALSE und HUMMEL, VODOPIVEC).

In diesem Zusammenhang sei auf interessante Therapieversuche hingewiesen, die kürzlich FLEISCHHACKER bekannt gab und bei denen die schon lange bekannte blutstillende Wirkung verdünnter Giftlösungen gewisser Reptilien, wie z. B. der Mokassinschlange, Hornviper, Tigernatter, Kettenviper, Brillenschlange und Lanzenschlange herangezogen wurde. „Sie beruht auf einem spezifischen, von KLOBUSITZKY als Hämokoagulase bezeichneten Ferment. Nach den Angaben der Firma wird das Präparat Reptilase aus dem getrockneten Schlangengift der brasilianischen Otternarten Bothrops jararaca und Lachesis atrox hergestellt und kommt in Ampullen zur parenteralen Verabreichung (subcutan, intramuskulär und auch intravenös) in den Handel. Es ist frei von Neurotoxin, Eiweißbestandteilen und anderen pharmakologisch wirksamen Faktoren des Schlangengiftes und enthält nur die gerinnungsfördernde Komponente“ (FLEISCHHACKER). Die Untersuchungen des Autors ergaben, daß die Injektion von einer Ampulle Reptilase die Gerinnungszeit bei gesunden Menschen innerhalb von 20 Minuten auf die Hälfte oder ⅓ des Ausgangswertes verkürzt, und die Wirkung mindestens 2—3 Tage anhält. Blutungen unter der Dicumaroltherapie konnten durch das Präparat zum Schwinden gebracht werden, wobei der Prothrombingehalt jedoch nicht anstieg. Inwieweit derartige Präparate als wirksames Gegenmittel bei Dicumarolblutungen sich bewähren, muß die Erfahrung zeigen.

Leider können aber alle die besprochenen Gegenmaßnahmen in besonders tragischen Fällen den letalen Ausgang einer Blutung nicht immer verhindern, besonders dann, wenn diese lebenswichtige Organe, wie beispielsweise Gehirn oder Nebenniere, in Mitleidenschaft gezogen hat. Diese Tatsache unterstreicht die Forderung nach einer genauen Indikationsstellung für Prophylaxe und Therapie mit diesen keineswegs indifferenten Mitteln.

Bezüglich der häufig aufgeworfenen Frage, ob durch die Antikoagulantientherapie nicht eine Mobilisierung eines Thrombus provoziert werden könne (FONIO), müssen wir mit MATIS und NAEGELI unsere Meinung dahingehend formulieren: Selbstverständlich sind auch unter spezifischer Thrombosetherapie Embolien vorgekommen und werden vermutlich weiterhin vorkommen. Besonders im Anfang der Erkrankung, wenn noch kein genügender therapeutischer Spiegel erreicht ist, ist diese Möglichkeit durchaus gegeben. — Auf die Gefahr der Unterdosierung und des zu frühen Absetzens dieser Mittel wurde bereits eingehend hingewiesen (S. 94). — Wenn aber wirklich embolische Komplikationen durch eine sachgemäße Antikoagulantientherapie provoziert würden, müßte statistisch eine Zunahme nachzuweisen sein. Nun ist aber nach fast allen einschlägigen Übersichten das Gegenteil der Fall, insbesondere ist die Letalität der Embolien eindeutig seltener geworden (JORPES, ALLEN, MERZ). Allein diese Tatsache spricht gegen eine emboliefördernde Wirkung der Antikoagulantien. Die Furcht vor dieser vermeintlichen Gefahr darf unseres Erachtens nicht dazu verleiten, bei bestehender Indikation die kunstgerechte Anwendung dieser Mittel zu unterlassen.

Kapitel VII

Folgen der Thrombosekrankheit

Unter den Folgen der Thrombosekrankheit haben wir einmal unmittelbare und zum andern Spätfolgen zu unterscheiden.

a) Lungenembolie

Da dieses Ereignis im Rahmen des Thromboseproblems im Mittelpunkt des klinischen Interesses steht und auch eng mit den akuten Erscheinungen einer Thrombose verknüpft ist, wird es in einem gesonderten Kapitel eingehend besprochen (Kap. IX, S. 108).

b) Infektion, eitrige Einschmelzung und Verschleppung infizierter Gerinnselteile

Bei der infektiösen Thrombophlebitis, deren Genese im allgemeinen eine andere Schwerpunktverteilung der ursächlichen Momente hat, als die der blanden Fernthrombose, haben wir noch mit anderen, lokalen und allgemeinen Folgen zu rechnen. Während die Emboliegefahr, wenigstens die einer massiven Lungenembolie, geringer ist, da der Thrombus mit der Venenwand in fester Verbindung steht, kommt es dagegen eher zur Verschleppung kleinerer Gerinnselteile, die bei puriform eingeschmolzenen Thromben infiziert sind. Die Prognose der dadurch hervorgerufenen Lungeninfarkte wird durch diesen Umstand deutlich schlechter als die der blanden Infarzierungen. Als Ausgangspunkte einer solchen Embolie sind vor allem Thrombophlebitiden nach kriminellem Abort, Karbunkeln, Otitiden und Dauertropfinfusionen zu nennen, also Zustände von gelegentlich höchster Infektiosität. Da vor allem die Möglichkeit der Entwicklung eines Lungenabszesses gegeben ist, gelegentlich sogar die einer pyogenen Allgemeininfektion, hat die Therapie in erster Linie diese Seite streng zu berücksichtigen. Es empfiehlt sich daher auch bei kleineren Infarkten aus infizierten Venengebieten eine zielkräftige antibiotische Therapie einzuleiten, um die Entwicklung eines Lungenabszesses, der im weiteren Verlauf zur Gangrän mit ihren bedrohlichen Folgen führen könnte, zu verhindern.

c) Nekrose durch Thrombose

In selteneren Fällen, in denen der thrombotische Vorgang zu einer Verlegung der gesamten Venenlumina eines Gliedes geführt hat, kann die Gangrän oder Nekrose des entsprechenden Gliedabschnittes die Folge sein. So beschrieb LIEDTKE die Gangrän eines Fußes nach einem stumpfen Trauma, das den Unterschenkel getroffen hatte. Als Ursache konnte ein langsamer thrombotischer Verschluß der Gefäße gefunden werden, für den histologisch verifizierte Risse in der Elastica interna verantwortlich zu machen waren. Dieses Ereignis ist allerdings selten, da meistens noch irgendwelche Abflußbahnen vorhanden sind. Am häufigsten droht diese Gefahr bei der sogenannten akuten Massenvenenthrombose, die wir in Kap. X, S. 120 eingehend beschrieben haben. So teilte WIEBERDINK 2 Fälle von thrombotischer Gangrän der Extremitäten mit, die jedesmal eine Folge einer Phlegmasia caerulea dolens waren.

d) Spätfolgen, das sogenannte postthrombotische Syndrom

Die unmittelbaren Folgen einer Thrombose, die Lungenembolie mit ihren gelegentlich tödlichen Ausgang, der Infarkt, der Lungenabszeß, auch die Folgen paradoxer Embolien in Form von Organinfarkten oder Extremitätenischämien stehen naturgemäß im Zentrum des Interesses des Chirurgen. Er ist im allgemeinen froh, wenn er bei einem Thrombosepatienten diese Komplikationen verhindern konnte. Die Beachtung der Spätfolgen einer Thrombose — in der Tätigkeit des praktischen Arztes spielen vorwiegend diejenigen der unteren Extremität eine Rolle — ist dadurch zeitweise stark in den Hintergrund getreten und vernachlässigt worden. Erst in den letzten Jahren wurde, angeregt insbesondere durch die Arbeiten skandinavischer Forscher (BAUER, WILLNERS, ZILLIACUS, BUERGER u. a.), diesem Gebiet wieder erhöhte Aufmerksamkeit geschenkt, wobei sich gewisse wichtige Zusammenhänge aufdecken ließen. Während man früher z. B. das Ulcus cruris fast ausschließlich als Folge von varikösen Durchblutungsstörungen ansah, konnte vor allem BAUER zeigen, daß sowohl Varizen wie Ulzera unabhängig voneinander vorkommen können und in vielen Fällen als postthrombotische Veränderungen auftreten.

In diesem Zusammenhang sind Beobachtungen und Untersuchungen von Interesse (GUMRICH, DORTENMANN und KÜBLER), durch die die Aufmerksamkeit auf die Bedeutung der Thrombose der tiefen Beinvenen für die Entstehung des sogenannten posttraumatischen Spätödems gelenkt wird. An Hand von aufschlußreichen Phlebogrammen konnten die Autoren nachweisen, daß z. B. das Frakturhämatom zu einer Abflußbehinderung und Gefäßwandschädigung führt, die wiederum eine sogenannte „Kompressionsthrombose" (SCHMAUS-HERXHEIMER) zur Folge hat. Aus dieser resultiert im weiteren Verlauf durch Obliteration der Gefäße die zum Ödem führende Blutstase. Der sich ausbildende Kollateralkreislauf genügt oft dauernd oder für lange Frist nicht den gestellten Anforderungen bzw. ist bei seinem Suffizientwerden das Ödem bereits in das Stadium der Induration übergegangen.

Diese Zustände, in erster Linie die Ulcera cruris — als Crux medicorum jedem Arzt wohl vertraut — haben neben der rein medizinischen eine große soziale Bedeutung. Die Verhältnisse werden durch eine Aufstellung von HALSE und BETZNER, die die Ergebnisse der Nachuntersuchung von 300 Patienten der Freiburger Klinik der letzten 20 Jahre und zum Vergleich Beispiele aus der Weltliteratur bringt, sehr deutlich und aufschlußreich demonstriert.

Postthrombotische Folgezustände	Eigene Statistik	Sammelstatistik aus der Weltliteratur (etwa 2000 Fälle)
Beschwerden	88,4 %	86 % (75—95)
Beschwerdefrei	11,6 %	14 % (5—25 %)
Erwerbsminderung	69,7 %	—
Rentenempfänger	30,2 %	—
Berufswechsel	23,6 %	—

In England schätzt man nach BAUER den Anteil der postthrombotischen Ulzera auf etwa 5% der Gesamtbevölkerung. LUKE sah bei 18 Patienten, die in ihrer Anamnese vor 2—25 Jahren eine tiefe Beinvenenthrombose durchgemacht hatten, in allen Fällen mehrere der üblichen Symptome: 12 mal Verlust der Venenklappenfunktion bzw. der Klappen selbst, 6 mal Einengung des Lumens. In der Mehrzahl der Fälle fand er Schlängelung der kollateralen Venen; zwischen den Venensymptomen und der Schwere der Befunde bestand jedoch keine Korrelation. ZILLIACUS stellte unter 680 konservativ behandelten Thrombosefällen nach 6—14 Jahren nur in 5% der chirurgischen und 8 % der geburtshilflich-gynäkologischen oder internistischen Fälle keine Spätfolgen fest. Ulcera cruris lagen in 22% bzw. 19% vor. Berufswechsel war in 20% der Fälle und völlige Arbeitsunfähigkeit in 10% die Folge. BUERGER eruierte bei der Nachuntersuchung von 869 Patienten mit Ulcera cruris 353 mal eine Thrombose in der Vorgeschichte. OCHSNER u. Mitarbeiter fanden unter 246 Patienten 31% Ulzera. HOEJENSGARD konstatierte bei 109 konservativ behandelten Patienten in 28% Ulzerationen, während nur 11% symptomfrei blieben. Auf eine Besserung in den ersten Jahren folgte in den nächsten 5 Jahren wieder eine Verschlechterung des Zustandes. WALKER sah bei 26 Patienten mit Veneninsuffizienz 15 mal Ulzera, Schmerzen bei 66%, Ödeme bei 83% und Varizen bei 30% der Fälle. Die aufgeführten Zahlen mögen die Wichtigkeit dieser Seite des Thromboseproblems unterstreichen.

Das Wesen des postthrombotischen Syndroms ist eine Kreislaufstörung, die sich an fast allen Geweben auswirkt:

1. An der Haut und dem Unterhautzellgewebe finden wir Ödeme, gelegentlich mit Induration, weiter Ulzera und ekzematöse Veränderungen. In vielen Fällen kommt es auf diesem Boden zu sekundären Infektionen.

2. Die Knochen zeigen Veränderungen im Sinne der Atrophie, nicht so selten gelangt auch SUDECKsches Syndrom zur Beobachtung.

3. Sehr häufig lassen sich Gefäßveränderungen in Form von Phlebektasien und Varizen, daneben fast regelmäßig auch Arterienspasmen feststellen.

4. Auch neuralgisch-arthritische Erscheinungen können auftreten.

Die zentrale Ursache für all diese Alterationen sind die Veränderungen, die die tiefen Venen durch den thrombotischen Prozeß, der sich in ihnen abspielt, erfahren. Die Beteiligung des Endothels am thrombotischen Geschehen haben wir bereits eingehend geschildert. Diese Beteiligung ist aber nicht nur für die Entstehung der Thrombose von großer Bedeutung, sondern auch für ihre Spätfolgen, und zwar spielt hier in erster Linie das Endothel der Venenklappen eine Rolle. Es wird vom Gefäßinnern her vom Blutstrom durch Diffusion ernährt. Ist diese Ernährung durch einen Thrombus unterbrochen, so werden die empfindlichen Klappen in relativ kurzer Zeit irreparabel geschädigt, sie atrophieren und gehen vollständig zugrunde. Kommt es im weiteren Verlauf der Erkrankung während der Reparationsphase zur Rekanalisierung des Gefäßes, die häufiger eintreten soll als die Obliteration (HALSE), so resultiert ein z. T. klappenloses Venenrohr. Von wesentlicher Bedeutung ist bei diesem Vorgang der Zeitfaktor, mit anderen Worten die Geschwindigkeit mit der die Rekanalisation der Vene eintritt. Man nimmt an, daß ein Wiederdurchgängigwerden des Gefäßes, das erst nach einer Woche oder später zustande kommt, bereits insuffiziente Klappen antrifft. Die Venenklappen, die als Rückschlagsventile für eine Unterteilung der Blutsäule im Gefäß gesorgt haben, sind entweder zugrunde gegangen oder schließen nicht mehr dicht, so daß jetzt das Gewicht der gesamten ungeteilten Blutsäule auf den fernen Venenabschnitten lastet. Diese Verhältnisse sind für das Gebiet der Vena saphena magna als TRENDELENBURGsches Phänomen seit langem bekannt. Die daraus resultierende Änderung der statischen Bedingungen und der Hämodynamik sind eine wesentliche Ursache für das gesamte postthrombotische Syndrom.

Als erstes resultiert eine verlangsamte Blutströmumg, z. T. sogar eine Umkehr der Strömungsrichtung, in gleicher Weise, wie es MAGNUS für die oberflächlichen Varizen gezeigt hat („Privatkreislauf der Krampfadern"). Es kommt dadurch zur Stase und zum Rückstau des Blutes bis in die Kapillaren mit ihren mannigfachen Folgen, als da sind: Verminderung des Stoffwechsels, Herabsetzung des Flüssigkeitsaustausches, mangelnder Abtransport von Stoffwechselschlacken und Veränderungen im Chemismus des stagnierenden Blutes. Daraus wiederum resultiert infolge Wandschädigung der Gefäße eine Erhöhung der Kapillardurchlässigkeit. Eine Folge dieses komplexen Geschehens ist das Auftreten von Ödemen[1]), die krankhafte Ansammlung von Flüssigkeit im Gewebe, vor allem in der Subkutis. Sie findet sich daher praktisch bei allen postthrombotischen Komplikationen als Leitsymptom.

Bei längerem Bestehen solcher abnormen Flüssigkeitsdurchtränkung der Gewebe kommt es zu deren langsamer Induration durch Vermehrung des Bindegewebes. Nach Übergang in dieses chronische Stadium geht die Schwellung auch bei Hochlagern der Extremitäten nicht mehr zurück, da sie z. T. durch eben diese Bindegewebsproliferation bedingt ist. Im Verlauf derart krankhaften Geschehens wird auch die Haut in Mitleidenschaft gezogen, sie wird dünn und atrophisch, ekzematisch und kleinste

[1]) Es unterliegt keinem Zweifel, daß verschiedene Faktoren an der Entstehung von Ödemen beteiligt sind, die fallweise unterschiedliche Wertigkeit haben. Erinnert sei dabei nur an das nephritische und dystrophische Ödem. Während für diese Ödemformen in erster Linie Änderungen in der Blutzusammensetzung, auch Alteration der physikalischen Eigenschaften des Blutes verantwortlich sind, spielen beim venösen Ödem statische Momente und erhöhte Kapillardurchlässigkeit die Hauptrolle.

Epitheldefekte heilen nicht mehr aus: Es kommt zur Geschwürbildung. Kleine Blutungen im Gewebe führen nach ihrer Resorption zu Pigmentablagerungen, deren Resultat die typische fleckenhafte braune Verfärbung der Haut ist. Früher bezeichnete man diese Ulzera meistens als varikös in der Meinung, daß sie die Folgen von Varizenbildung seien. Wie neuere Untersuchungen dargetan haben, können aber sowohl Varizen, wie Ulzera Folgen eines pathologischen Geschehens sein, nämlich der postthrombotischen Stauung. In etwa 50% sind also die Krampfadern nicht Ursache der Ulzerierung, sondern das Endergebnis eines mit der Geschwürbildung parallel laufenden Prozesses.

Begünstigt wird diese Entwicklung noch durch die Tatsache, daß von dem phlebitischen Geschehen häufig auch die Lymphgefäße erfaßt werden, die in der Nachbarschaft der Venen hinziehen. Infolge entzündlicher Vorgänge obliterieren sie ebenfalls, so daß der Lymphabstrom stark behindert ist. Auf die Bedeutung der Lymphgefäßstränge für die Entstehung von Ödemen z. B. als Folge der Ligatur der Vena femoralis, wurde besonders von HOMANS hingewiesen.

Das klinische Bild des sogenannten postthrombotischen Syndroms ist einmal durch Schmerzen verschiedenen Ausmaßes gekennzeichnet, die sich häufig auch nachts bei Ruhe finden. Sie können oft nicht genau lokalisiert werden, haben manchmal krampfartigen Charakter. Gelegentlich finden sich Parästhesien und das betroffene Bein wird als schwerer empfunden. Wenn die Kranken nach längerer Horizontallage aufstehen, haben sie das Gefühl, als ob das Blut in das Bein hineinschieße. Als Zeichen rezidivierender Zellgewebsentzündung sind gelegentliche Fieberschübe nicht selten. Fast immer finden sich mehr oder weniger indurative Schwellungen des Beines, die nach längerer Bettruhe etwas zurückgehen, aber meist nicht mehr vollständig verschwinden. Bei ausgeprägteren Formen sind stärkere Hautveränderungen in Form von Atrophien und Zyanose sehr regelmäßig vorhanden. Häufig sehen wir die dünnen Narben abgeheilter Geschwüre, daneben vielfach frische Ulzerationen, die etwa in einem Drittel der Fälle zu verzeichnen sind. Die varikösen Erweiterungen der subkutanen Venen nehmen z. T. beträchtliche Ausmaße an, gelegentlich bleiben sie jedoch völlig aus. Die ständigen Schmerzen, die die Patienten quälen, können im Laufe der Zeit zu psychischen Veränderungen im Sinne leichter Depressionen führen, so daß von dieser Seite her das Problem ebenfalls Beachtung verdient.

Zur Objektivierung der Diagnose dient neben dem klinischen Bild und der Anamnese die Venendruckmessung, vor allem aber die Phlebographie. Sofort nach Unterbindung oder Thrombose einer Vene findet sich nach DE CAMP, SCHRAMEL, RAY u. a. ein Ansteigen des Venendruckes in den distalen Partien. Beim Umhergehen sinkt er normalerweise ab, da durch die Muskelbewegung das Blut gewissermaßen herausgepumpt wird. Sind die Venenklappen dagegen insuffizient, so ist dieser Abfall nicht so deutlich. Während der Venendruck bei Gesunden nach Umhergehen um 5,1 % pro sek. abfiel, sank er bei Veneninsuffizienz nur um 2,8 % pro sek. Später erfolgt ein Wiederanstieg, und zwar bei Gesunden um 2,1 % gegenüber 4,4 % bei Patienten mit insuffizienten Venen. Bei den Patienten WALKERS wurde in 25 von 26 Fällen die Diagnose der Veneninsuffizienz bei einem Druck über 50 mm Quecksilber im Gehen gestellt.

Die Phlebographie wurde besonders von BAUER, LEGER u. FRILEUX für die Diagnostik postthrombotischer Zustände verwendet, während HALSE einen phlebographischen Funktionstest entwickel hat:

Nach Injektion von 30 ccm 60%-proz. Perabrodil in eine Vene des Rete venosum dorsale pedis wird in 45° Schräglage mit gesenktem Fußende 2 Minuten nach Beginn der Injektion das erste

Phlebogramm angefertigt. Nach der Aufnahme wird die Kassette gewechselt und die Schräglage noch 4 Minuten beibehalten. Nach Ablauf dieser Zeit wird der Tisch langsam in Horizontallage gekippt und das 2. Bild geschossen. Aus der Beurteilung des dargestellten Venennetzes lassen sich Schlüsse auf die Funktion der tiefen Venen und ihrer Klappen ziehen. Bei ausgeprägter Insuffizienz findet man bei der ersten Aufnahme noch keinerlei Abfluß, weder über die tiefen, noch über die oberflächlichen Venen. Nach Hochkippen des Tisches pflegt das Kontrastmittel über die rekanalisierten Venen rasch abzufließen.

Die Therapie des postthrombotischen Syndroms macht eine gewisse Abgrenzung zwischen den einzelnen klinischen Erscheinungsformen erforderlich. Sie umfaßt

1. Die Lokalbehandlung der Ulcera cruris,
2. Maßnahmen zur Verbesserung der Durchblutung, speziell des venösen Rückstromes.

Für die Behandlung der oft sehr hartnäckigen Gewebsdefekte stehen uns sehr viele Methoden zur Verfügung, mit denen jeweils von Fall zu Fall gute Erfolge zu erzielen sind, während sie in anderen Fällen wiederum völlig versagen. Im allgemeinen pflegen die Unterschenkelgeschwüre bei genügend langer Bettruhe und Hochlagern des Beines von selbst zuzugranulieren. Dieser Vorgang kann durch epithelisierende Maßnahmen unterstützt werden. Am besten hat es sich uns bewährt, durch feuchte Umschläge mit Borwasser, Kochsalzlösung, Pantosept, Rivanol oder ähnlichem eine Reinigung des Geschwürgrundes herbeizuführen und anschließend durch Salben, die die Epithelisierung fördern, die Heilung zu unterstützen. Die Zahl der dafür zur Verfügung stehenden Präparate ist sehr groß, eine Aufzählung erübrigt sich. Bei sehr großen Ulzera sind schöne Ergebnisse mit einer Thierschung zu erzielen. Erfahrungsgemäß muß aber dafür der Geschwürgrund gut gereinigt sein. In torpiden, resistenten Fällen gelangen immer noch die früher üblichen, operativen Maßnahmen, wie Zirkumzision, radiäre Inzisionen des Ulkus zur Anwendung. Da häufig auch arterielle Gefäßveränderungen mit im Spiele sind, kommt auch der Novocainumspritzung, der Bindegewebsmassage und der Ultraschallbehandlung eine Bedeutung zu, wobei diese Methoden gelegentlich frappante Erfolge erzielen. Erwähnt sei in diesem Zusammenhang auch die Gewebetherapie nach Filatow, z. B. mit „Biostimulin", durch deren Verwendung Schmaus kürzlich zu guten Resultaten gelangte. Es ist aber gerade in der Behandlung des Ulcus cruris so, daß sich vielfach nicht vorhersehen läßt, mit welchem Mittel im Einzelfall eine Heilung zu erreichen ist, so daß man gelegentlich gezwungen sein wird, bei Mißerfolgen den Behandlungsplan wiederholt zu ändern.

Neben der Lokalbehandlung der Ulzera kommt der Verbesserung der Durchblutung und vor allen Dingen der Beschleunigung des venösen Rückflusses die größte Bedeutung zu. Zur Erreichung dieses Zweckes dienen verschiedene Maßnahmen. Als erste ist der Kompressionsverband zu nennen, wie er von Fischer u. a. angegeben wurde. In der letzten Zeit hat mehr und mehr die Anwendung von Schaumgummiverbänden an Boden gewonnen und es ist vor allem auch in der Varizennachbehandlung über gute Erfolge berichtet worden (Sigg, Greither und Kleinschmidt).

Da sich diese Verbände Volumenschwankungen des Beines elastisch anpassen können, sind sie für den Patienten angenehmer und erfüllen ihren Zweck besser als die Unnaschen Zinkleimverbände. Die Wirkungsweise des Verbandes liegt einmal in einer Verhinderung der Stase und dadurch bedingter Ödeme, zum anderen in einer aktiven Unterstützung des Blutrückflusses durch Ausnützung der Muskeltätigkeit. Die Kompression der Venen unter dem Verband führt zu einer Beschleunigung des Refluxes sowohl in den oberflächlichen, wie in den tiefen Venen. Die großen Blutdepots in den Varizen werden auf diese Weise entleert. Die elastische Schaumgummiunterlage stellt für die venöse Zirkulation eine zusätzliche „Pumpe" dar, die mit jeder Muskelkontraktion in Tätigkeit tritt. Wenn sich die Muskulatur zusammenzieht, wird ein konstanter elastischer Druck auf die venösen Kapillaren ausgeübt, wodurch sie ausgepreßt werden. Bei der Erschlaffung der Muskulatur wird die Wiederfüllung des entsprechenden Gewebsbezirkes verhindert, indem sich der Schaumgummi ausdehnt und so die entstandene Lücke einnimmt. Es wird also auch in dieser Phase eine Blutstase in den erschlafften Kapillaren verhindert. Der Verband übt somit eine eigene pumpende Wirkung auf den Blutrückstrom aus und ersetzt in gewissem Sinne die funktionsuntüchtige Vene, weshalb die Bezeichnung „peripheres Herz" recht zutreffend ist. Etwa von gleicher Wirkung wie Schaumgummiverbände ist die Verwendung eines Luftkissens, dessen Druck beliebig reguliert werden kann (MERLE-SCOTT).

In den letzten Jahren wurde die von FUCHS entwickelte, sogenannte synkardiale Massage ebenfalls bei der Behandlung der postthrombotischen Stauungszustände in Anwendung gebracht und als wertvoll, auch zur Abheilung von Ulzera erkannt (PULVER, MAUL, MEISTER). Das Prinzip der Methode besteht darin, die Leistung der Gefäßkonstriktionen durch rhythmische Drucksteigerungen von außen her zu verstärken. Es werden zu diesem Zweck Druckimpulse auf pneumatischem Wege Manschetten zugeführt, die sie dem betreffenden Gliedabschnitt vermitteln. Druckstärke und Zeitdauer der einzelnen Impulse sind regulierbar und werden über angelegte Elektroden von der R-Zacke des EKG des Patienten gesteuert[1]).

Eine weitere Maßnahme zur Verbesserung des venösen Rückstromes ist die Beseitigung allfälliger Varizen, für die uns sowohl eine Reihe von Operationen, wie auch relativ einfach anzuwendende Verödungsmethoden zur Verfügung stehen (s. Kap. XXIV, S. 191).

Von manchen Autoren wurde in letzter Zeit wieder die Resektion bzw. Unterbindung der V. femoralis empfohlen und durchgeführt (LERICHE, HOMANS, HALSE und BAUER, TOTTEN), während COCKETT und JONES mit der Ligatur oder Resektion der Vv. perforantes eine befriedigende Besserung der objektiven Befunde und subjektiven Beschwerden erzielen konnten. Die Grundlagen für diese Eingriffe finden sich in den besonderen Klappenverhältnissen, indem der Ausfall der tiefen Venenklappen zur teilweisen Umkehr der Stromrichtung führt. Die folgenden Abbildungen legen diese Zustände gut dar (Abb. 52 und 53, S. 104).

HALSE beschreibt die Verhältnisse und das Vorgehen folgendermaßen: „Die Einflußsperre im Femoralisgebiet zu beheben, gibt es eine relativ einfache Möglichkeit, nämlich die Unterbindung und Teilresektion der V. femoralis. Wir legen hierzu in Lokalanästhesie einen 10—15 cm langen Schnitt ventral am Oberschenkel im oberen Drittel an und resezieren die V. femoralis unterhalb der profunda 3—4 cm. Das funktionelle Ergebnis der Operation besteht darin, daß die Abflußsperre behoben wird und die funktionstüchtigen Kollateralen in ausreichender Weise den Reflux übernehmen können." Die bisherigen klinischen Ergebnisse dieser Methode sind gut, HALSE konnte auch experimentell an Hand der Resorptionszeit einer radioaktiven Quaddel am Fußrücken den klinischen Effekt bestätigen. Über Dauerresultate ist allerdings noch nichts bekannt.

Auch durch Verlagerung der V. saphena magna unter den M. sartorius mit oder ohne Anastomosierung mit der V. femoralis versuchte man die postphlebitischen Strömungsverhältnisse zu bessern (WARREN u. THAYER). Nach 14 derartigen Operationen konnten bei der Hälfte der Patienten Besserungen beobachtet werden, während die übrigen unbeeinflußt blieben, 2 davon sich allerdings sogar verschlimmerten.

---

[1]) Wir bedienen uns mit bester Auswirkung des „Syncardon" von der Firma Jaquard, Basel.

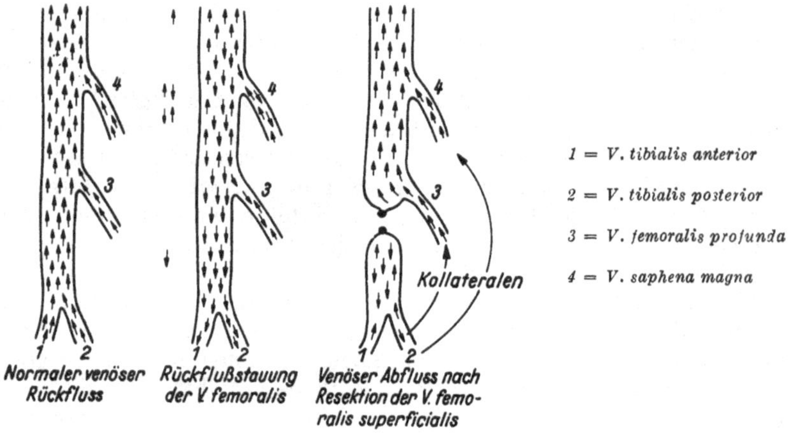

Abb. 52. Schema der Strömungsverhältnisse in der Vena femoralis bei Klappeninsuffizienz vor und nach Ligatur (nach Halse)

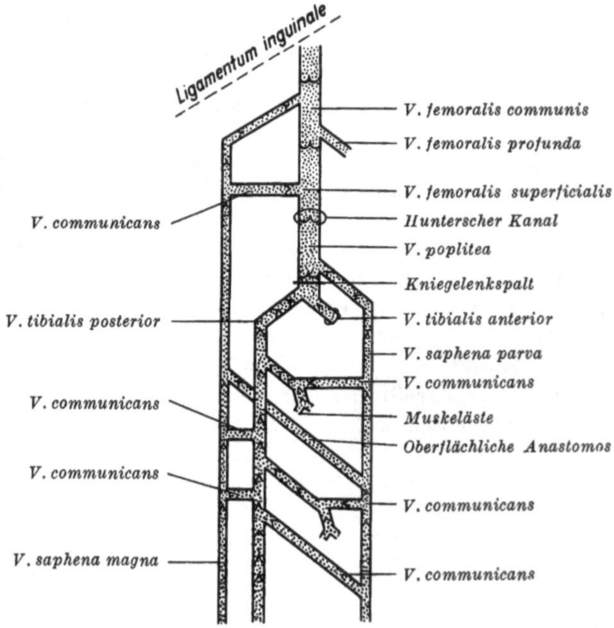

Abb. 53. Schema der Venenklappenverhältnisse an den untern Extremitäten (nach Halse)

Neben diesen Eingriffen am Venensystem selber kommen auch Maßnahmen am Sympathikus in Frage, die eine Ausschaltung begleitender Gefäßspasmen bezwecken; insbesondere von Leriche und Ochsner, die diese Gefäßspasmen in etwa 90% der Fälle annehmen, wurden diese Therapiemöglichkeiten propagiert. Ochsner hat zur Feststellung der Eignung der betreffenden Patienten einen Test ausgearbeitet: Er mißt den Umfang der betroffenen Extremität, nach Belastung erneute Messung, anschließend Ausführung der Sympathikusblockade (Technik s. S. 122). Falls ein meßbarer Rückgang des Umfanges zu verzeichnen ist, eignet sich der Patient für eine operative Therapie in Form der lumbalen Grenzstrangresektion. Die so durchgeführte Behandlung von Thrombosespätfolgen an 246 Patienten ergab in 51,2% Symptomlosigkeit bzw. wesentliche Besserung, bei 48,8% geringe oder keine Linderung der Beschwerden.

Zur Unterstützung sowohl operativer, wie sklerosierender Maßnahmen eignen sich infolge ihrer tonisierenden Wirkung gut die Medikamente, die Roßkastanienextrakt und Vitamin B 1 enthalten (Schönig). Auch wir sahen bei deren Anwendung meistens eine gute Beeinflussung besonders der subjektiven Beschwerden.

B. Spezieller Teil

Klinik der thromboembolischen Zustände

Kapitel VIII

Diagnose und Verlauf der blanden Fernthrombose

Seit den Untersuchungen RÖSSLEs u. a. wissen wir, daß in der Regel der thrombotische Prozeß seinen Ursprung in den Venen der Planta pedis und des Unterschenkels nimmt (s. Abb. 11, S. 16). Es kommen selbstverständlich auch andere Ursprungsorte vor, besonders dann, wenn es sich um fortgeleitete Wundthrombosen handelt, z. B. der Plexus prostaticus, die Venen des kleinen Beckens und die Hämorrhoidalvenen. Für die latente Fernthrombose haben diese Ausgangspunkte jedoch im allgemeinen nicht die große Bedeutung, wie die Venen der Beine.

Die meisten Emboli, die tödliche Lungenembolien verursachen, stammen aus dem Venengebiet etwa proximal von der Kniekehle[1]). Da wir heute die Möglichkeit haben, einen thrombotischen Prozeß in vielen Fällen abzustoppen, ergibt sich aus den dargelegten Verhältnissen die Wichtigkeit einer Frühdiagnose; zugleich wird aber auch die Schwierigkeit deutlich, diese Forderung zu erfüllen, denn die Frühsymptome einer blanden Thrombose sind in der Mehrzahl der Fälle spärlich und diskret, wogegen ausgeprägte Zustände, wie z. B. die Phlegmasia alba dolens keine diagnostischen Schwierigkeiten bereiten sollten.

Für die Diagnose, den „Thrombosespürdienst", stehen uns gewisse subjektive und objektive Lokal- und Allgemeinsymptome zur Verfügung:

Subjektive Hinweise sind vor allem Schmerzen in der Wade, Fußsohle, teilweise auch nur das Gefühl der Spannung und des Brennens in dem betroffenen Körperteil, daneben häufig die Empfindung, daß z. B. das Bein schwerer geworden sei. Gelegentlich bestehen Parästhesien jeder Ausbreitung. Eine gewisse innere Unruhe der Patienten und schweres Krankheitsgefühl werden nicht selten angegeben!

An Lokalzeichen sind vor allen Dingen folgende von Bedeutung:

1. Druckschmerz im Bereich der Fußsohle, besonders distal vom Calcaneus (dieses Zeichen soll sich bei Hochlagerung der Beine nicht finden [MERZ])!
2. Druckschmerz beidseits der Achillessehne.
3. Druckschmerz der Gegend zwischen Fersenbein und innerem Knöchel.
4. Tiefer Palpationsschmerz im Bereich der Wade, allfällig die Tastbarkeit von druckempfindlichen Strängen, wobei es sich dann aber kaum mehr um ein Frühstadium handelt.
5. Teigige Beschaffenheit der Wadenmuskulatur schon vor dem Auftreten einer meßbaren Umfangvermehrung.
6. Schwellung der Unterschenkel.
7. Schmerzempfindung in der Wade bei Dorsalflexion des Fußes bei gestrecktem Knie (HOMANSsches Zeichen).

---

[1]) Nach ASCHOFF beträgt die Mindestlänge eines tödlich wirkenden Embolus 30 cm.

8. In letzter Zeit wurde von PRATT die Aufmerksamkeit auf die Dilatation der oberflächlichen Venen des Unterschenkels gelenkt, wobei es sich vor allem um 3 stark erweiterte Gefäße handelt, die an der Vorderseite des Unterschenkels nach unten und seitlich über das obere Drittel der Tibia verlaufen. Sie wurden von ihm als „Warnungsvenen" (sentinal veins) bezeichnet. Infolge Obstruktion der V. poplitea sind sie auch nach Abklingen der Thrombose noch deutlich zu sehen. In gleicher Weise wird bei Beginn der Thrombose auch am Oberschenkel eine auffallende, verstärkte Venenzeichnung beobachtet.

BRAUN und MÜLLER verfolgten mittels Hauttemperaturmessung den Verlauf von Beinvenenthrombosen und fanden am erkrankten Bein im frühesten Beginn gegenüber dem gesunden Bein erniedrigte Werte, während nach 1—2 Tagen die Hauttemperatur auf über normale Grade anstieg, woraus sich gelegentlich auch diagnostische Hinweise ziehen lassen mögen.

Eine andere Lokalisation der Thrombose wird selbstverständlich andere Frühsymptome hervorrufen, so etwa bei thrombotischen Prozessen im Bereich des kleinen Beckens Ödem der Schamlippen, Blasenbeschwerden bzw. Harnverhaltung; auch Hämorrhoidalschmerzen, Rektum- und Scheidenschmerzen, wie Störung der Darmfunktion bis zum Ileus kommen vor[1]).

Besonderes Augenmerk wurde schon frühzeitig der Puls- und Temperaturkurve geschenkt, vor allem von frauenärztlicher Seite. Unter dem MAHLERschen Zeichen verstehen wir das Auftreten eines Kletterpulses ohne Temperatursteigerung (bei Thrombophlebitis puerperalis) einige Tage vor dem Manifestwerden der übrigen Thrombosesymptome.

MICHAELIS hat als Charakteristikum für eine Thrombose im Anfangsstadium subfebrile Temperaturen beschrieben, für die sich eine andere Ursache nicht eruieren läßt, wobei wir heute erweiternd sagen können, daß ein besonderes Verdachtsmoment dann gegeben ist, wenn diese Temperaturerhöhung auf die Anwendung von Antibiotica und Sulfonamiden nicht anspricht. Sehr eingehend und statistisch fundiert haben sich in letzter Zeit SEULBERGER, PETERS und DÖRING mit der Frage des Verhaltens von Puls und Temperatur befaßt, wobei sie folgende Hinweise fanden, die den Verdacht auf beginnende Thrombose erwecken:

1. Starker Temperaturabfall am Abend.
2. Die Temperatur steigt am Abend des Operationstages und am Morgen des 2. Tages nicht oder nur unwesentlich an.
3. Abnormer Temperaturabfall am Morgen.

Die Mehrzahl der heutigen Autoren mißt jedoch den Allgemeinsymptomen keine wesentliche pathognomonische Bedeutung für die Erkennung einer Thrombose zu, da sie zu vieldeutig sind.

Man sieht aus den dargelegten Verhältnissen, daß die angegebenen Kennzeichen im einzelnen recht uncharakteristisch sein können und daß somit die Diagnose des Frühstadiums einer Thrombose erhebliche Schwierigkeiten zu bereiten vermag. LENGGENHAGER ist demzufolge sogar der Ansicht, daß das eigentliche Frühstadium klinisch nicht zu diagnostizieren sei, da der Thrombus zu diesem Zeitpunkt noch keine wesentlichen Verbindungen mit der Vene eingegangen ist. Ödem und Schwellungen der Gliedmaßen kommen danach erst dann zustande, wenn das Lumen der Vene vollständig eingeengt und verlegt ist, was relativ selten der Fall sein soll. Mit diesem Hinweis sei nochmals auf die Problematik dieses Gebietes aufmerksam gemacht, da gerade die Erfassung des Frühstadiums von besonderer Dringlichkeit sowohl für die Gefahr einer Lungenembolie, wie auch für den Behandlungserfolg mit Antikoa-

[1]) Einzelheiten dazu siehe auch die einzelnen Kapitel betreffend besondere Lokalisationen.

gulantien bezüglich den Spätfolgen ist. Es hat deshalb nicht an Bemühungen gefehlt, durch blutanalytische Methoden das Vorliegen einer Thrombose frühzeitig zudiagnostizieren. Dazu dienen im wesentlichen die gleichen Methoden, die zur Erkennung der Thrombosegefährdung herangezogen werden und die wir schon eingehend besprochen haben (Kap. II, S. 52ff.). Sinngemäß liegen infolgedessen die Verhältnisse hierbei ebenso, wie bei der Feststellung einer Thrombosegefährdung durch Laboratoriumsmethoden. NAEGELI und MATIS schreiben dazu: „Auch auf diesem Wege läßt sich leider nach übereinstimmender Ansicht aller erfahrenen Untersucher trotz großen Aufwandes eine Frühdiagnose der Thrombose heute noch immer nicht zuverlässig stellen". In ähnlicher Weise beurteilt auch JORPES dieses Problem.

Nachdem die Phlebographie durch verträgliche Kontrastmittel zu einer klinisch brauchbaren Methode ausgebaut worden war, wurde auch sie zur Frühdiagnose von Thrombosen herangezogen. BAUER entwickelte eine Routinemethode, die sich allerdings im allgemeinen klinischen Gebrauch nicht einbürgern konnte, da das Verfahren für die meisten Spitäler doch etwas umständlich ist und zwischen phlebographischen und alfälligen späteren Operationsbefunden gewisse Diskrepanzen auffielen, indem Lokalisation und Ausdehnung des Thrombus nicht dem venographischen Bild entsprach (NEUHOF). Aus phlebographischen Untersuchungen ist aber vor allem die Tatsache festzuhalten, daß bei frischen Thrombosen ein Kollateralkreislauf noch fehlt, der bei späteren Kontrollen, nach etwa 8 Tagen, gut ausgebildet ist. Es scheinen demnach auch gewisse Bedenken von klinischer Seite gegen die Anwendung der Phlebographie im Fall einer frischen Thrombose zu bestehen, da sie möglicherweise doch einmal embolieauslösend wirken könnte; selbstverständlich gelten diese Einschränkungen nicht für Gebrauch in der Diagnostik der postthrombotischen Zustände (s. Kap. VII, S. 101).

Die lokalen Erscheinungen der voll ausgebildeten Extremitätenthrombose bestehen vor allem in einer teigigen Schwellung der Haut und des Subkutangewebes in allen Abstufungen bis zum ausgeprägten Ödem begleitet von Blässe oder Zyanose. Häufig lassen sich die thrombosierten Venen — besonders bei völlig entspannter Muskulatur — als druckempfindliche Stränge tasten. Sind oberflächliche Gefäße betroffen, stellt sich vielfach als Zeichen des auf die Umgebung übergreifenden reaktiv — entzündlichen Prozesses einer Periphlebitis eine Mitbeteiligung der Haut ein. Man findet dann einen geröteten, bandförmigen Hautbezirk über der betreffenden Vene, ähnlich wie bei einer Lymphangitis, der später die so charakteristische braune Pigmentierung annimmt, die dann vielfach als ständiges Residuum der abgelaufenen Thrombose zurückbleibt. Die subjektiven Beschwerden sind dieselben, wie wir sie als „Frühzeichen" bereits erwähnt haben, häufig sind sie noch stärker ausgeprägt, nicht selten aber spielt sich der gesamte pathologische Prozeß völlig schmerzfrei ab.

Der Verlauf einer Thrombose ist, zumindest ohne entsprechende Behandlung, ziemlich charakteristisch. Auf die Tatsache, daß in signifikanter Weise vor allem das linke Bein betroffen wird, haben wir bereits hingewiesen und eine Deutung der Ursachen versucht (Kap. I, S. 31). Nach den Angaben von MERZ tritt bei seinen geburtshilflich-gynäkologischen Kranken die linksseitige Venenthrombose drei- bis viermal häufiger auf als die rechtsseitige; bei Männern ist der Unterschied nicht so deutlich. Auch unsere eigenen Untersuchungen zeigen eine Bevorzugung des linken Beines (ZIMMERLI). Ohne spezifische Behandlung greift der Prozeß in 80% auf den Oberschenkel über (BAUER), in 30% wird noch das andere Bein befallen (ZILLIACUS). Der zu Beginn der Thrombose beobachtete Temperatur- und Pulsanstieg hält oft wochenlang an. MERZ legt für die Beurteilung des Krankheitsverlaufes besonderen Wert auf die Flüssigkeitsbilanz, resultierend aus Aufnahme und Ausscheidung, wobei der

Flüssigkeitsverlust durch perspiratio insensibilis mit 800 ccm pro die angesetzt werden soll. Es finden sich dann im allgemeinen drei gegeneinander abgrenzbare Phasen im Krankheitsverlauf:

1. Retentionsphase = negative Bilanz (1—3 Wochen, auch kürzer).
2. Übergangsphase = ausgeglichene Bilanz (mehrere Wochen).
3. Heilungsphase = positive Bilanz = Ausschwemmung der Ödeme (Wochen bis Monate).

Durch die eben beschriebene, mehr oder weniger regelmäßige Propagation des thrombotischen Prozesses ist auch der Verlauf in gewissen Schüben zu erklären. Diese sind jeweils gekennzeichnet durch erneuten Fieber- und Temperaturanstieg bei entsprechender Flüssigkeitsbilanz.

Über das bedrohlichste Ereignis, das während des Verlaufes auftreten kann, die Lungenembolie, werden wir im folgenden Kapitel eingehend sprechen. Sehr viele Arbeiten befassen sich mit diesem Problem, das als eines der dramatischsten Ereignisse in der Medizin von vornherein im Mittelpunkt des ärztlichen Interesses steht. Zudem ist es zeitlich genau zu fassen und damit der statistischen Bearbeitung gut zugänglich.

Kapitel IX

Die Lungenembolie

Unter einem Embolus verstehen wir ein Gebilde, das sich frei im Blute bewegt, ihm jedoch normalerweise fremd ist. Von praktischer Bedeutung sind Emboli aus Luft, Fett und geronnenem Blut. Den Vorgang des Transportes eines solchen Embolus und sein Steckenbleiben in einem sich verjüngenden Gefäß nennen wir Embolie. Uns interessiert hier die Embolie, wie sie sich im Verlauf der Thrombosekrankeit ereignen kann, wobei pathophysiologisch keine grundsätzlichen Unterschiede zu den anderen Emboliearten bestehen.

Nach zusammenfassenden Berichten ist in etwa der Hälfte der Thrombosefälle mit Lungenembolien zu rechnen, etwa ¼ davon verläuft tödlich. Diese Tatsache erklärt die zentrale Stellung, die die Lungenembolie im Thromboembolieproblem einnimmt. Nach einer Reihe von Autoren (Spohn, Brass) hat die Emboliehäufigkeit in den letzten Jahren zugenommen, während ihr tödlicher Ausgang seltener geworden ist (Merz). Wir müssen das wohl darauf zurückführen, daß infolge der systematischen prophylaktischen Maßnahmen des frühzeitigen Aufspürens und Kupierens der initialen Erscheinungen des thrombotischen Prozesses der Thrombus heute vielfach nicht mehr die Größe annehmen kann, die nötig ist, um eine Lungenembolie tödlich verlaufen zu lassen. Auch die bessere präoperative Vorbereitung der Patienten, besonders bezüglich der Herz- und Kreislauffunktion, dürfte eine wesentliche Rolle dabei spielen, da sie die Patienten befähigt, allfällige embolische Schübe eher zu überstehen.

Von ganz besonderer klinischer Bedeutung ist die Tatsache, daß die Lungenembolie häufig das initiale Symptom der thromboembolischen Entwicklung darstellt, nach neueren Statistiken in etwa 25% der Krankheitsfälle (Murray 28,7%, Felder 28%, Zilliacus 25%). Auch die tödliche Lungenembolie als erste klinische Manifestation des Krankheitsgeschehens kommt nicht selten vor (Jorpes 7,2%, Evans und Lee 23%).

Daß das möglich ist, beruht im wesentlichen auf zwei Tatsachen: Erstens verläuft ein Teil der Thrombosen klinisch „stumm“, und zwar vor allem dann, wenn nur geringe Beziehungen des Thrombus zur Gefäßwand vorliegen. Zweitens muß man annehmen, daß gerade ein Teil derjenigen Thromben, die Embolien verursachen, sehr schnell sich bildet und unter geeigneten Verhältnissen sofort mit dem Blutstrom abgeschwemmt wird. Im Tierversuch (JAEGER) konnte gezeigt werden, daß die Entstehung eines Thrombus nur sehr kurze Zeit benötigt, oft nur Bruchteile von Minuten. Selbstverständlich lassen sich am Froschmesenterium erhobene Befunde nicht ohne weiteres auf menschliche Verhältnisse übertragen, es ist aber doch als sicher anzu-

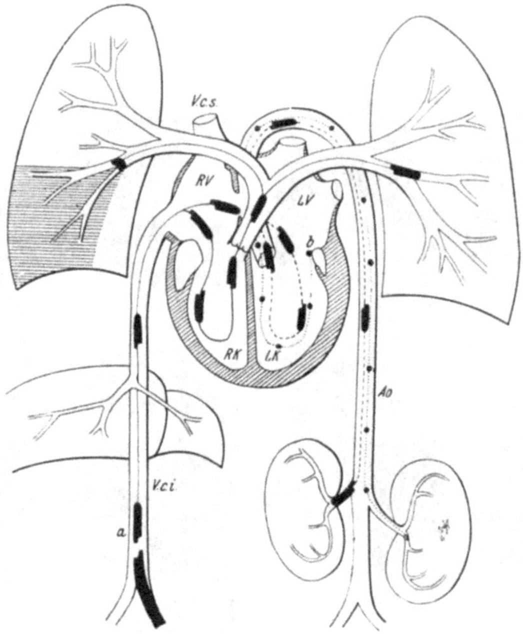

Abb. 54. Schema über die Wege der Embolie. 1. Ein abgerissenes Stück eines Thrombus *a* gelangt durch die V. cava inf. (*V. c. i.*) durch den rechten Vorhof (*R. V.*) und die rechte Kammer (*R. K.*) in die Lungenarterien, wo es als Embolus (rechts reitend) stecken bleibt; oder es tritt 2. durch das offene Foramen ovale in den lk. Vorhof (*L. V.*) über, gelangt durch die lk. Kammer (*L. K.*) in die Aorta (*Ao.*) und in die peripheren Arterien. 3. Denselben Weg nimmt ein von den Herzklappen abgelöster Thrombus (nach HAMPERL)

nehmen, daß ein Thrombus unter entsprechenden Bedingungen auch beim Menschen in recht kurzer Zeit entstehen kann. Es werden also immer Embolien auftreten können, gewissermaßen aus heiterem Himmel, ohne daß es vorher gelang, eine Thrombose zu diagnostizieren.

Den Weg, den ein Embolus nimmt, zeigt obiges Schema, das zugleich auch das Vorkommen sogenannter „paradoxer Embolien“ bei offenem Foramen ovale demonstriert; wir kommen darauf im einzelnen noch zurück (Kap. XX, S. 175).

Auf die Zeit, die ein Embolus unterwegs ist, läßt sich nur aus dem Tierexperiment schließen. NAEGELI und JANKER haben darüber röntgenkinematographische Untersuchungen angestellt: Der Thrombus entsprach allerdings nicht ganz den menschlichen Verhältnissen, die Autoren brauchten Kontrastmittel, das sie in die V. femoralis einbrachten. Dieser „Embolus“ bewegte sich von dort verhältnismäßig langsam herzwärts, saß oft längere Zeit unter dem Zwerchfell fest, um dann intrathorakal deutlich schneller ins rechte Herz zu gelangen. Dort wurde er verschieden lange Zeit herumgewirbelt und schließlich in einen oder mehrere Pulmonaläste geschleudert. Dieser Vorgang dauerte im Tierexperiment einige Sekunden bis Minuten (Abb. 55).

Autoptisch ließ sich feststellen, daß der rechte Pulmonalast fast doppelt so oft betroffen wird, wie der linke, was sich daraus erklärt, daß er die nahezu gerade Strömungsfortsetzung von der rechten Herzkammer bildet, während der linke Ast in einem

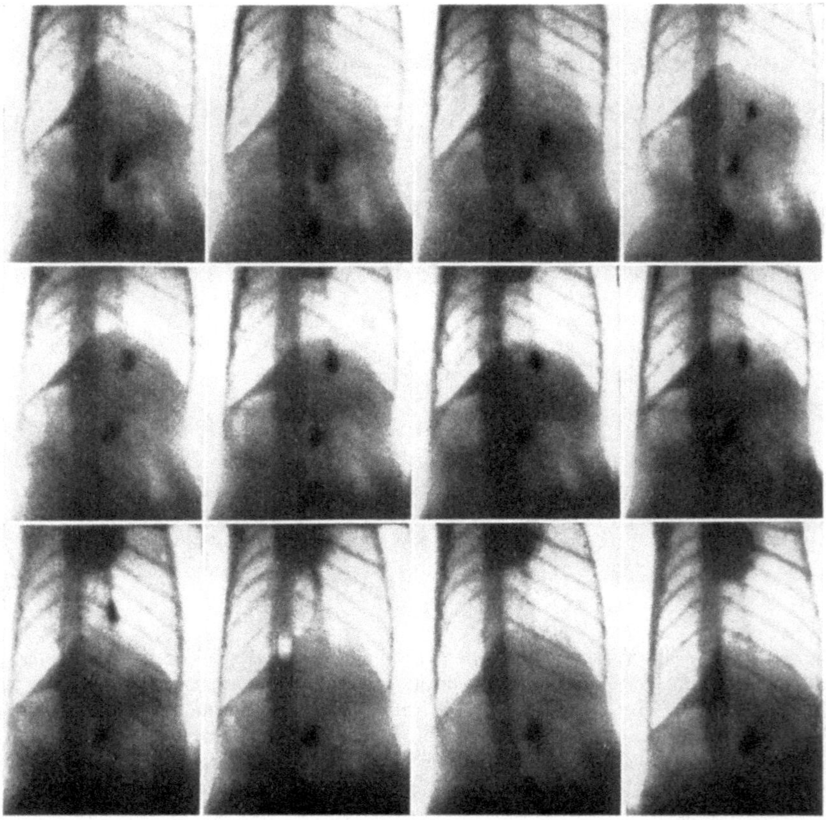

Abb. 55. Röntgenkinematographische Aufnahmen einer Lungenembolie im Tierexperiment. Es wurde aus einem Filmstreifen jedes 2. Bild entnommen. In Bild 1 hat sich von einem Embolus in der Cava inf. ein Teil losgelöst; er wandert fortschreitend zur Zwerchfellenge (bis Bild 15), gelangt dann (bis Bild 19) bis zum Herzen und schließlich in das Herz selbst (Bild 21—23) (nach NAEGELI und JANKER)

Winkel zur Stromrichtung steht. Damit stimmt gut überein die Tatsache, daß auch die meisten hämorrhagischen Infarkte im rechten Unterlappen angetroffen werden.

Einen Erklärungsversuch, wie es zur Loslösung eines Blutgerinnsels kommt, wie also aus einem Thrombus ein Embolus wird, gibt MAGNUS: Er sieht die Voraussetzung dazu im Mißverhältnis zwischen Venenlumen und Thrombuskaliber. Beim Aufstehen z. B. kommt es durch den Druck der Blutsäule zu einer Erweiterung der bis dahin im Liegen mehr oder weniger kollabierten und den Thrombus fest umschließenden Vene. Der Blutpfropf verliert dadurch seinen Wandschluß, so daß zwischen ihm und die Venenwand Blut eindringen und er bei erster Gelegenheit vom Blutstrom mit fortgeschwemmt werden kann. Es ist klar, daß diese Möglichkeit nicht besteht, wenn, wie bei einer Thrombophlebitis oder im Stadium der Organisation, feste Verbindungen zur Venenintima bestehen[1]). Diese Deutung scheint für einen Teil der Emboliefälle recht einleuchtend. Der Vorgang würde dann einer sogenannten „Ablösungsembolie“ entsprechen, bei der sich autoptisch gelegentlich ein regelrechter Ausguß eines Gefäßbaumes mit verschiedenen Ästen gefunden hat. Für einen anderen

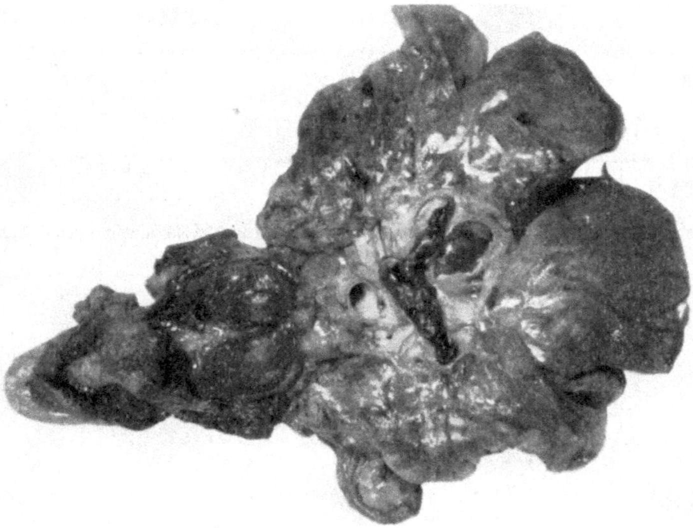

Abb. 56. Massive Lungenembolie mit Verstopfung beider Pulmonaläste. Sektionspräparat

Teil der Emboliefälle beruht der Vorgang auf der Loslösung eines Thrombusteiles, während das periphere Stück im Gefäß haften bleibt. Dieses Ereignis der sogenannten „Abrißembolie“ wird z. B. dann beobachtet, wenn der Thrombus in ein größeres Gefäß hineinwächst, wo er schließlich im Blutstrom frei flottiert und bei Gelegenheit mit der Strömumg fortgerissen wird. Ablösungen des roten Thrombusschwanzes vom weißen Thrombuskopf nach Letterer finden ihre Erklärung in einer „puriformen Erweichung“, die fermentativ durch die eingeschlossenen Leukozyten verursacht wird und für ihre Entwicklung mehrere Tage benötigt.

Wenn wir uns über die Auswirkung eines embolischen Verschlusses einer Lungenarterie Klarheit verschaffen wollen, so erscheint uns der tödliche Ausgang am ehesten verständlich bei massiven Emboli, die die A. pulmonalis oder ihre beiden großen Äste verstopfen (Abb. 56). So tritt nach Ochsner und De Bakey der Tod dann ein, wenn 85% des Querschnittes der Pulmonalarterie verlegt sind. Es kommt damit zu einer völligen oder fast völligen Blockierung des gesamten Blutumlaufes an einer entscheidenden Stelle, wodurch einerseits die innere Atmung größtenteils zum Erliegen ge-

---

[1]) Die prophylaktische Anlage von Kompressionsverbänden beruht mehr oder weniger auf solchen Überlegungen und ihre günstige Wirkung findet ihre Erklärung in der Verhinderung des beschriebenen Mechanismus.

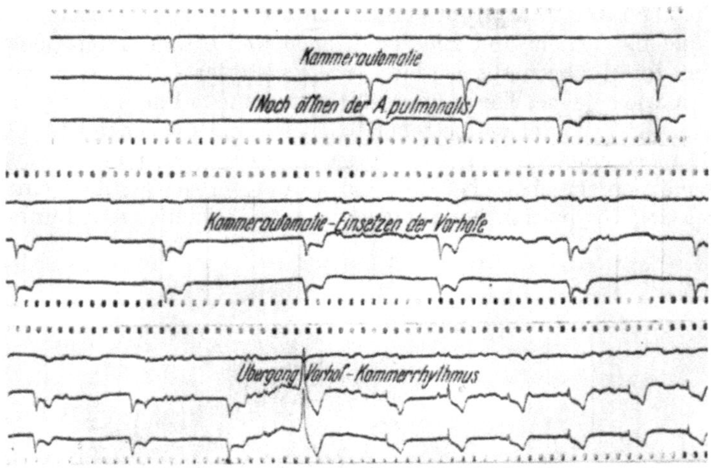

Abb. 57. Herzstillstand nach Pulmonalisabklemmung (3 min.), Übergang zum Vorhof-Kammerrhythmus (nach DIETMANN und GÜTGEMANN)

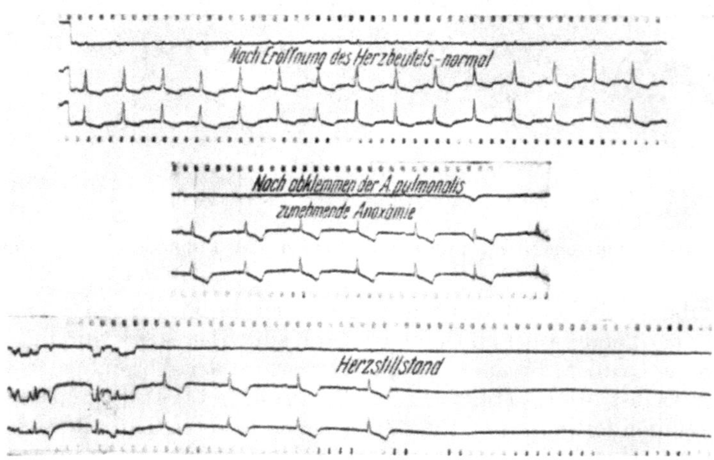

Abb. 58. Anoxämisch bedingter diastolischer Herzstillstand nach Pulmonalisabklemmung (4 min.) (nach DIETMANN und GÜTGEMANN)

bracht wird, während andererseits das rechte Herz gegen ein hochgradiges Hindernis anzukämpfen hat. Diese beiden Vorgänge beeinflussen sich noch gegenseitig im Sinne der Kumulation, so daß im ganzen ein Zustand sich ausbildet, der mit dem Leben nur kürzeste Zeit zu vereinbaren ist.

Bei weniger dramatisch verlaufenden Embolien nimmt man ein mehr allmähliches Versagen des Herzens bei abnehmender Herzkraft an, wobei die verminderte Sauerstoffversorgung des Myokards im Sinne eines Circulus vitiosus eine wichtige und verhängnisvolle Rolle spielt. So fand MEESEN bei experimentell gesetzten Embolien mit Glasperlen im Tierversuch EKG-Veränderungen, wie sie bei einem Herzinfarkt auftreten; autoptisch handelte es sich jedoch um disseminierte Nekrosen, die vorwiegend in der Wand des rechten Ventrikels gelegen waren, während DACK und Mitarbeiter sie hauptsächlich im linken Ventrikel beobachteten.

Sehr aufschlußreich sind in diesem Zusammenhang Untersuchungen, die DIETMANN und GÜTGEMANN im Rahmen von Arbeiten über den Herzstillstand vorgenommen haben. Sie fanden nach temporärer Abklemmung der A. pulmonalis bei Hunden, wobei der Blutzustrom jedesmal 2—5 Minuten unterbrochen wurde, sofort auftretende zunehmende Füllung und Überdehnung der rechten Herzkammer, sowie eine Verlangsamung der Kammeraktion. Dabei wechselte sehr bald die rote Farbe der Herzmuskulatur in einen grau-bläulichen Farbton, nach etwa zwei Minuten wurden außerdem einzelne grau-weißliche, ischämische Bezirke, vorwiegend im Bereich der Verzweigungen der Kranzgefäße, sichtbar. Nach Freigabe der Pulmonalis trat in vier Fällen die spontane Wiederkehr der Herzaktion unter Besserung der Herzdurchblutung mit völliger Regularisierung der Herztätigkeit und des EKG ein. Neunmal stellte sich nach vorübergehenden völligem Herzstillstand ein Kammereigenrhythmus ein, der schließlich in Kammerflimmern überging. Bei acht Versuchen kam es innerhalb der ersten fünf Minuten zum völligen Herzstillstand in der Diastole. Diese zwar im Tierversuch gefundenen, aber doch wohl allgemeingültigen Untersuchungsergebnisse, scheinen die Ansicht, daß der wesentliche Vorgang bei der Lungenembolie die mechanische Verlegung der A. pulmonalis mit daraus resultierender Überlastung und schließlichem Versagen des rechten Herzens ist, gut zu bestätigen.

In hervorragender Weise konnten diese Vorgänge auch von MARION und Mitarbeitern in einem Film „L'embolectomie pulmonaire" auf der internationalen Tagung über Thrombose und Embolie in Basel demonstriert werden.

Die überragende Bedeutung des Blutumlaufes auch für den großen Kreislauf im Rahmen der Lungenembolie demonstriert ein von KOSLOWSKI mitgeteilter Fall, der vier Tage nach einer Lungenembolie ad exitum kam. Während drei Tagen hatte eine hochgradige „Zentralisation des Kreislaufes" (DUESBERG und SCHRÖDER) bestanden, die infolge Hypoxie zu irreversiblen Schädigungen an Leber und Nieren mit den Zeichen der Urämie führte.

Außer diesen hämodynamischen Momenten mißt man auch reflektorischen Vorgängen eine große Bedeutung bei, worauf besonders SAUERBRUCH, LERICHE u. a. hingewiesen haben. Durch offenbar über den Vagus verlaufende Reflexe, die von den großen Lungengefäßen ausgehen, kommt es zu einer Zusammenziehung insbesondere der rechten Kranzarterie, wodurch sich die Durchblutungsverhältnisse des Myokards noch zusätzlich verschlechtern. Allerdings widersprechen sich die Untersuchungsergebnisse einzelner Experimentatoren diametral (z. B. BINET-BURSTEIN und BIERHAUS), so daß also die hier vorliegenden pathologischen Verhältnisse noch keineswegs als endgültig abgeklärt gelten können. Zweifellos ist anzunehmen, daß ein Ereignis wie eine massive Lungenembolie, reflektorische Vorgänge auslöst, die in besonderen Fällen, vermutlich dann, wenn eine erhöhte Reizbarkeit des Nervensystems und des Herzens vorliegt, selbst den plötzlichen Herzstillstand zur Folge haben können. Daß das aber wohl nicht die Regel ist, zeigen die Vorgänge bei den Eingriffen der modernen Thoraxchirurgie an Herz, großen Gefäßen und Lungen, die doch erhebliche Irritationen bedeuten, bei denen es jedoch selten zu reflektorischen Herzstillständen kommt. Selbstverständlich ist hierbei zu berücksichtigen, daß diese Patienten narkotisiert sind und daß die Irritabilität ihres Nervensystems und Herzmuskels medikamentös herabgesetzt wurde. Da jedoch andererseits gerade die Erhöhung der Reizbarkeit des Myokards durch Sauerstoffmangel bekannt ist, wird man im allgemeinen also als Regelfall das Ineinandergreifen verschiedener Faktoren annehmen müssen, so daß sich der Vorgang etwa so darstellt: Durch die Blockierung des kleinen Kreislaufes bekommt einmal das linke Herz zu wenig Blut zur Verfügung gestellt, welches zusätzlich durch Kompression der Lungenkapillaren schlecht arterialisiert ist. Dadurch vermindert sich die Durchblutung der Koronargefäße, weil sie von dem in der Aorta herrschenden Druck abhängig ist. Zugleich löst der Anprall des Embolus und der Druckanstieg in der Lungenarterie pulmo-kardiale Reflexe aus, die die Koronararterien weiter spastisch verengern. Im ganzen resultiert daraus eine Hypoxie des Herzmuskels, die bis zu Nekrosen führen kann. Bei der durch die Druckerhöhung in der A. pulmonalis verlangten vermehrten Herzarbeit ist die weitere Folge die Dilatation der rechten Herzkammer bis zum schließlichen kardialen Versagen unter Rhythmusstörungen. In welcher Zeit dieses Ereignis eintritt, ist ganz verschieden und völlig von individuellen Faktoren abhängig. Es sei bemerkt, daß auf der Zeitspanne zwischen Eintritt der Embolie und endgültigem Herzversagen die Möglichkeit zur chirurgischen Intervention mittels der TRENDELENBURGschen Operation beruht.

Der Vollständigkeit halber erwähnen wir noch einen Erklärungsversuch, den LENGGENHAGER wohl als einziger für den Tod durch Lungenembolie gibt. Er glaubt, daß es sich bei den schlagartig zum Tode führenden Embolien nicht um einen Reflextod oder mechanische Verlegung, sondern um eine perakute Autointoxikation mit Autolysaten aus dem Thrombus handelt. Es gelang dem Autor mit 1—2 ccm eines Autolysates, wie er es aus sterilen Menschenblutgerinnseln nach 8—14tägiger Aufbewahrung im Brutschrank gewinnen konnte, narkotisierte Kaninchen innerhalb von Sekunden zu töten. Es kam dabei zu außerordentlich starker Dilatation des Herzens und zu Zappelbewegungen, die an Flimmerbewegungen erinnerten. Seit diesen 1934 publizierten Beobachtungen und Vorstellungen machte LENGGENHAGER noch weitere Beobachtungen, die ihm Beleg für seine Hypothese zu sein scheinen: Er konnte mit Menschenblutautolysat, das 8—10 Tage im Brutschrank bei 37^0 aufbewahrt worden war, intradermale Quaddeln erzeugen, die viel länger bestehen blieben als Histaminquaddeln. Weitere klinische Beobachtungen vor allem zwei persönlich erlittene Lungenembolien, die beide unter ganz verschiedenen subjektiven Erscheinungen abliefen, werden als Bestätigung dieser Vergiftungstheorie herangezogen und die beobachteten Unterschiede dadurch erklärt, daß es sich einmal um eine toxische, das anderemal um eine blande Embolie gehandelt habe.

Das klinische Bild einer Lungenembolie ist durchaus nicht immer eindeutig und charakteristisch und bietet oft mehr den Aspekt einer akuten Erstickung, ein andermal mehr den eines Kollapses oder einer akuten Herzinsuffizienz. Doch finden sich ziemlich regelmäßig gewisse Hauptsymptome, die die Möglichkeit geben, die Diagnose zu stellen. Das ist einmal der akute Beginn der objektiven Erscheinungen, während gewisse subjektive Empfindungen dem Ereignis vorangehen können. Letztere bestehen vor allem in Beklemmungs- und Angstgefühl, Unruhe; sie fehlen allerdings auch häufig, besonders dann, wenn die Embolie durch eine körperliche Tätigkeit, wie Aufstehen, Nahrungsaufnahme, Anwendung der Bauchpresse u. dgl. ausgelöst wird. Auf die Vermutung LINDSAYs, daß nicht körperliche Anstrengungen, wie z. B. das Pressen beim Stuhlgang, die Ursache einer Embolie seien, sondern daß durch die beginnende Lösung des Embolus ein vasomotorischer Reflex entstehe, der das Gefühl des Stuhldranges hervorrufe, sei ohne Stellungnahme hingewiesen. Diese häufige Abhängigkeit von einem körperlichen Vorgang, die auch zwanglos den sogenannten „Tagesgang" der Embolien (BERG) erklärt, (s. S. 43) ist diagnostisch sehr wichtig. An objektiven Zeichen finden wir fast stets eine Dyspnoe, die eigentlich das markanteste und regelmäßigste klinische Symptom der Lungenembolie darstellt. Sie kann sehr hochgradig sein, so daß die auxiliären Atemmuskeln in Aktion treten. Der Puls ist frequent bis ausgesprochen tachykard — welche Tatsache gegen einen ausschließlichen Vagusreflex spricht —, fadenförmig, oft kaum zu fühlen. Infolge geringen Angebotes an die Peripherie und durch reflektorische Beeinflussung sinkt der Blutdruck stark ab, es kann zur Ausbildung eines schweren Schockes kommen, zur „Zentralisation des Kreislaufes". Bei schweren Fällen läßt sich gelegentlich die Dilatation des rechten Herzens nachweisen, auskultatorisch kann der

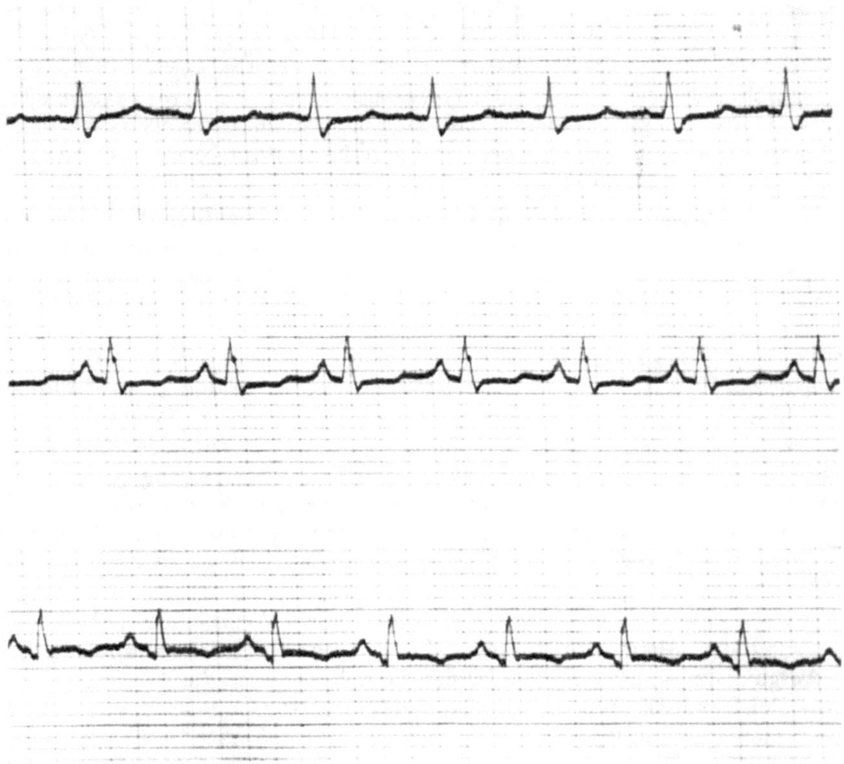

Abb. 59. Elektrokardiogramm einer 20j. Patientin, die nach Appendektomie eine tödliche Lungenembolie erlitt. Myokardschädigung, Zeichen der Störung der intramuralen Reizausbreitung, besonders im rechten Schenkel des HIS schen Bündels

zweite Pulmonalton akzentuiert sein und über der Pulmonalis ist gelegentlich einige Stunden lang ein systolisches Geräusch zu hören, das nach LITTEN benannt wird. Nicht selten ist Galopprhythmus vorhanden, vereinzelt perikarditisches Reiben. Die Kranken sind blaß, verfallen, schwitzen häufig und bieten den Anblick eines Schwerkranken. Typisch sind Klagen über mehr oder weniger starke Brustschmerzen, im allgemeinen ohne genauere Lokalisation. Dieses klinische Bild kann sich in jeder graduellen Abstufung vorfinden. Wegen erheblicher, sich aus diesem vieldeutigen Zustand ergebender differentialdiagnostischer Schwierigkeiten, auf die wir noch zurückkommen, wurde auch versucht, durch EKG die Diagnose zu verifizieren. Es lassen sich jedoch nur in etwa 10 bis 15% der Fälle pathologische EKG-Veränderungen, die dem sogenannten „akuten Cor pulmonale" entsprechen, feststellen. Sie betreffen den QRS-Komplex und die T-Zacken. In Ableitung I tritt eine S-Zacke auf und in Ableitung III kann sich eine Q-Zacke finden, bemerkenswert ist eine Senkung der ST-Strecke in Ableitung I und II. Die T-Zacken sind in Ableitung II und III, wie auch in den Brustwandableitungen negativ. Eine tiefe Q-Zacke und negative T-Zacke in Ableitung III können das Bild eines Hinterwandinfarktes des lk. Ventrikels vortäuschen, besonders dann, wenn die ST-Strecke über der isoelektrischen Linie abgeht. Es finden sich aber auch EKG-Veränderungen, die keine charakteristischen Merkmale bieten. Das auf S. 115 abgebildete EKG, das nach Eintritt einer in wenigen Stunden tödlich verlaufenden Lungenembolie bei einem 20jährigen Mädchen (Status nach Appendektomie) aufgenommen wurde, möge diese Tatsache unterstreichen.

Für gewöhnlich sind allfällige EKG-Veränderungen mehrere Tage bis Wochen nachweisbar, wobei keine Parallelität zwischen dem Ausmaß der elektrokardiographischen Veränderung und der Schwere des Krankheitsbildes besteht (HOLZMANN und RAMER, SCHERF und BOYD)[1]).

Aus dem Dargelegten ist jedenfalls ersichtlich, daß die Diagnose einer Lungenembolie nicht immer einfach ist, und die Angabe SEIFERTs, wonach er viermal die TRENDELENBURGsche Operation ausgeführt, zweimal aber keinen Embolus gefunden habe, da es sich um eine akute Herzinsuffizienz gehandelt hatte, mag zu denken geben. Es ist verständlich, daß in einem derartigen Fall der bei falscher Diagnose ausgeführte operative Eingriff das Todesurteil für den Patienten bedeutet. Nach DIETRICH geben nur etwa die Hälfte aller Lungenembolien typische klinische Bilder. An Fehldiagnosen sind beschrieben: Pleuritis, Angina pectoris, Cholelithiasis, Peritonitis, Pyelitis, Tumor cerebri, Apoplexie, akute Herzinsuffizienz und Pneumonie. Differentialdiagnostisch müssen also bei der Diagnosestellung in Erwägung gezogen werden: Blutungsschock, Kollaps, akutes Herzversagen, Lungenödem. Außerdem auch Angina pektoris-Anfälle, Koronarthrombosen und -embolien, Apoplexien jeder Genese, wobei trotz sorgfältigster Überlegung und Untersuchung die Diagnose doch gelegentlich offenbleiben muß.

In schweren Fällen kommt es in der besprochenen Weise zu zunehmender Verschlechterung des Allgemeinbefindens, die Patienten werden somnolent bis zum letalen Ausgang. In anderen Fällen erholen sie sich langsam, die Atmung wird wieder freier, die Pulsfrequenz sinkt und im Laufe der nächsten Tage kann es zu einer weitgehenden Wiederherstellung kommen. Gerade bei diesem Verlauf muß man annehmen, daß zumindest ein Teil der schweren klinischen Erscheinungen reflektorisch bedingt gewesen ist. Das pathologisch-anatomische Substrat der Embolie ist dann der Lungeninfarkt, der auftritt, wenn nur eine kleinere Arterie verstopft wird. Ganz kleine Embolien verlaufen klinisch völlig unbemerkt, d. h. ohne irgend welche Schocksymptome oder Alterationen von Atmung und Kreislauf und ohne subjektive Erscheinungen hervorzurufen. Erst beim Manifestwerden der Folgezustände von Seiten des Lungeninfarktes wird die Diagnose auf eine vorhergegangene Embolie gestellt.

Das klinische Bild des Lungeninfarktes ist gekennzeichnet durch stechende Schmerzen beim Atmen, die auf eine Pleurabeteiligung zu beziehen sind, Tachykardie und Fieber, außerdem stellt sich häufig eine leichte bis stärkere Hämoptoe ein. Auskulatorisch ist der Befund oft sehr spärlich, man findet nur gelegentlich Pleurareiben oder Bronchialatmen. Tachykardie, Leukozytose mit Linksverschiebung, Beschleunigung der Blutkörperchensenkungsgeschwindigkeit können den Symptomenkomplex ergänzen. Im weiteren Verlauf haben wir einen leichten Pleura-

[1]) Erwähnt seien in diesem Zusammenhang Beobachtungen von LENÈGRE und GERBAUX, welche 54 Fälle von chronischem Cor pulmonale beschrieben, als deren Ursache eine partielle Thrombose der A. pulmonalis aufgedeckt werden konnte.

erguß zu verzeichnen, mit dessen Auftreten im allgemeinen die Schmerzen bei der Atmung aufhören. Röntgenologisch sieht man im typischen Verlauf einen keilförmigen Verschattungsbezirk mit der Basis nach der Pleura und der Spitze nach dem Hilus zu; nach unseren Erfahrungen ist jedoch dieser klassische Befund nicht allzu häufig, so daß auch röntgenologisch die Diagnose nicht immer sicher zu stellen ist. Differentialdiagnostische Schwierigkeiten können vor allen Dingen leichte Blutungen aus Kavernen, Bronchiektasenblutungen, beginnende Pneumonien und Pleuritiden machen. So bietet auch der Lungeninfarkt gelegentlich größere diagnostische Schwierigkeiten und erfahrene Kliniker, wie z. B. LENGGENHAGER und REHN sind mit der statistischen Auswertung nur klinisch festgestellter Infarkte sehr zurückhaltend.

Einige Worte noch zur pathologischen Anatomie der Lungeninfarkte: Die hämorrhagische Infarzierung von Lungenabschnitten tritt dadurch auf, daß bei einem arteriellen Verschluß dem betreffenden Gebiet durch die Aa. bronchiales Blut zugeführt wird. Obwohl die Lungenarterien Endarterien sind, kommt es infolgedessen nur selten zu anämischen, weißen Infarkten (SCHERF und BOYD). Dieses durch die A. bronchialis zugeführte Blut tritt schließlich durch die geschädigten Kapillaren in die Lungenalveolen aus: Hämorrhagischer Infarkt. Entsprechend dem Ausbreitungsgebiet der betroffenen Arterie hat der infarzierte Lungenabschnitt Keilform mit der Basis an der Pleura und der Spitze zum Hilus zu und es finden sich in seinem Zentrum für gewöhnlich Gewebsnekrosen. Wie bereits erwähnt, ist der rechte Unterlappen weitaus bevorzugt. Die Reparation geht über Resorption des Blutes und Einsprossen von Granulationsgewebe zur Narbenbildung, deren Resultat und röntgenologisches sowie anatomisches Substrat häufig nur mehr eine kleine Pleuraverwachsung ist.

Komplikationen sind beim Lungeninfarkt weniger von Seiten des Kreislaufs gegeben, als vielmehr dadurch, daß es über die physiologische, reaktive Entzündung der Randzone hinaus zu einer sogenannten Infarktpneumonie kommen kann. Eine schwere Komplikation, besonders bei geschwächten Patienten, ist die Infektion des infarzierten Gebietes mit Eitererregern, sei es durch den Thrombus selbst oder metastatisch von irgendwo im Körper lokalisierten Herden aus. Diese kann die Ausbildung eines Lungenabszesses oder einer Gangrän nach sich ziehen, deren Prognose häufig recht ungünstig ist (s. Kap. VII, S. 98).

Die Grundlagen der Therapie einer Lungenembolie ergeben sich aus der Pathophysiologie:

1. Versuch der Beseitigung des mechanischen Hindernisses und seiner Folgen; Bekämpfung des Sauerstoffmangels.
2. Blockierung der reflektorischen Vorgänge, zugleich sedative Behandlung des Patienten und Schmerzstillung.

Nachdem TRENDELENBURG auf der Naturforschertagung in Dresden 1907 seine genial erdachte Operationsmethode zur Embolektomie aus der A. pulmonalis bekanntgegeben hatte, wurde dieser Eingriff immer wieder versucht, allerdings ohne Erfolg. Erst 1926 konnte KIRSCHNER den ersten geheilten Fall bekanntgeben. Die Operation ist dann in der Folgezeit noch mehrfach gelungen, aber die Mehrzahl der Chirurgen war mehr und mehr zurückhaltend in der Indikationsstellung.

So sagte SAUERBRUCH 1932: „Bei aller Anerkennung für den kühnen Gedanken und einzelner schöner Erfolge, ist Vorsicht in der Indikationsstellung dringend anzuraten. Zunächst ist die Diagnose einer Embolie nicht immer so leicht und einfach, wie man glauben möchte. Mehrfach hat man Kranke operiert, die einem akuten Herztod bei Myokarditis oder Koronarsklerose erlagen, oder bei denen eine andere, vielleicht sogar vorübergehende Herzschwäche zu Zyanose und Atemnot geführt hatte. Bei ihnen ist natürlich der Tod durch die Operation gewiß. Außerdem ist die Prognose der meisten Embolien nicht so schlecht, wie angenommen wird, dahingegen die Mortalität des Eingriffes sehr groß. Wir haben vielfach Kranke mit Embolien vorbeugend in den Operationssaal gefahren, wo sie sich erholten und damit der Eingriff überflüssig wurde. Eine Frühoperation ist gewagt, die Spätoperation im Erfolg durchaus ungewiß".

Auch bei den heutigen Fortschritten der Thoraxchirurgie und Anästhesie ist nach Meinung der meisten Chirurgen die Indikation zur TRENDELENBURGschen Operation kaum je mehr gegeben (NAEGELI und MATIS). Sie verlangt eine ständige Operationsbereitschaft, eine klare Diagnostik und unverzügliches Beginnen innerhalb von 20 Min. nach dem Ereignis. Diese Forderungen können selten erfüllt werden. Trotzdem bleibt TRENDELENBURG das Verdienst, einen prinzipiell möglichen Weg gezeigt zu haben.

Eine weitere „chirurgische" Behandlungsmöglichkeit der Lungenembolie besteht in der Stellatumblockade, die besonders von LERICHE empfohlen wurde. Sie bezweckt vor allen Dingen die Ausschaltung von reflektorischen Vorgängen, die, wie wir gesehen haben, eine erhebliche Rolle spielen können.

Die Ausführung des Eingriffes gestaltet sich folgendermaßen: Der Patient liegt mit leicht erhöhtem Oberkörper auf dem Rücken, den Kopf nach der Gegenseite gedreht. Eine etwa 7 cm lange, dünne Nadel wird 3 cm oberhalb der Klavikulamitte eingeführt, bis die Spitze den Querfortsatz des 7. Halswirbels berührt. Wenn dieser Punkt erreicht ist, hebt man das Ansatzende der Nadel um 30—45° und führt es um 30° nach hinten. Dadurch zeigt die Nadelspitze jetzt nach vorn unten gegen das Köpfchen der ersten Rippe. In dieser Richtung schiebt man die Nadel noch 1 cm weiter vor. Bei Erreichung des Ganglion stellatum gibt der Patient charakteristische schmerzhafte Sensationen in der Schulterblattspitze und in der Brustwarze an. Injektion von 15 ccm 1-proz. Novocainlösung ohne Adrenalinzusatz, nachdem man geprüft hat, daß weder Liquor noch Blut aspiriert werden kann. Über den Effekt der Injektion gibt der HORNERsche Symptomenkomplex Auskunft.

Im Vordergrund steht jedoch heute die medikamentöse Behandlung, die sich im wesentlichen auf folgenden Grundsätzen aufbaut:

1. Sorge für eine ausgiebige Sauerstoffzufuhr, nach Möglichkeit unter Überdruck. Die früher propagierte CO_2-Beatmung zur Anregung des Atemzentrums halten wir für kontraindiziert. Infolge der verminderten Atemfläche steigt sofort die CO_2-Spannung im Blute an, so daß es daran bestimmt nicht fehlt. Gibt man nun noch Kohlensäure hinzu, so kann leicht der kritische Punkt von 10% CO_2-Sättigung erreicht werden, bei welchem dann die Kohlensäure selbst lähmend auf das Atemzentrum wirkt.

2. Unterbrechung des Schmerzes, der seinerseits wiederum reflektorisch spastische Vorgänge auslöst. Es stehen dafür eine Reihe von Präparaten zur Verfügung, am zuverlässigsten hat sich uns noch immer Morphin erwiesen, das zugleich einen sedativen Effekt auf Psyche und Atemzentrum ausübt. Es empfiehlt sich die intravenöse Verabreichung.

3. Kupierung der reflektorischen Vorgänge durdh Antispasmodica, wie Eupaverin, Papaverin, Euphyllin, die zugleich eine Erweiterung der Lungengefäße hervorrufen, so daß einerseits der Kollateralkreislauf leistungsfähiger wird und andererseits die Hoffnung besteht, daß der Embolus weiter peripherwärts transportiert wird.

In der letzten Zeit hat daneben die Verwendung der sogenannten Ganglienblocker an Wert gewonnen, worüber SCHNEIDER, BEIN, GROSETTI, MÜLLER und PETTAVEL berichtet haben. Auch im Tierversuch konnten bei experimentell mit Glasperlen erzeugter Lungenembolie die reflektorischen Kreislauf- und Herzreaktionen unterdrückt werden, wenn vorher Pendiomid gegeben worden war. In Betracht zu ziehen ist bei der Anwendung jedoch, daß es in jedem Falle zu einem Blutdruckabfall kommt und daß die individuelle Ansprechbarkeit auf derartige Präparate, wie z. B. Pendiomid, sehr verschieden ist. Die Dosierung bereitet deshalb gewisse Schwierigkeiten; nach SCHNEIDER liegt die optimale Gabe bei intravenöser Anwendung zwischen 30 und 150 mg. Wir selbst haben damit noch keine großen Erfahrungen sammeln können, möchten aber betonen, daß bei der Anwendung derartiger Mittel die Diagnose sicher feststehen muß, da wir bei Zweifelsfällen ungünstige Kreislaufwirkungen gesehen haben.

4. Eine große Bedeutung kommt heutzutage der Therapie mit Antikoagulantien zu. Für diese Indiktion eignen sich nur das Heparin und Thrombocid, da sie sofort wirken, damit eine weitere Thrombosierung durch Apposition an dem Embolus verhindert werden kann. Auch der thrombolytischen Valenz des Heparins wird eine erhebliche Wichtigkeit beigemessen. Bei der massiven Embolie wird man sofort maximale Dosen intravenös geben und in einem solchen Falle die sonst gültigen Kontraindikationen (Kap. VI, S. 91) außer acht lassen. Vom Liquemin z. B. verabreicht man 80000 bis 120000 I. E. = 16—24 ccm pro die, allfällig in 4stündigen Abständen; vom Thrombocid z. B. 3mal 3 Ampullen intravenös in absteigender Dosis.

5. Über die Frage, ob man Herzmittel anwenden soll, gehen die Meinungen auseinander. Wir sind der Ansicht, daß Analeptica nicht am Platze sind, da sie einerseits den peripheren Widerstand erhöhen, andererseits zentral erregend wirken und den Sauerstoffbedarf heraufsetzen. Dagegen vertreten wir die Ansicht, daß kleine Strophanthingaben sich als recht nützlich erweisen, da das Versagen des Herzens in der Pathogenese doch wohl eine wesentliche Rolle spielen dürfte.

6. Bei Zuständen, bei denen der Schock im Vordergrund steht, ist dessen zielgerechte und adäquate Bekämpfung durch Plasma- oder Bluttransfusionen nicht zu vernachlässigen.

7. Auch den Infektionsschutz mittels Antibiotika wird man im allgemeinen nicht außer acht lassen dürften (WUHRMANN).

Auf eine sich möglicherweise in der Zukunft abzeichnende Behandlung sei kurz hingewiesen: SHINGLETON, ANLYON und NEILL berichteten über experimentelle Untersuchungen mit Trypsinpräparaten, womit sie bei Hunden Emboli, die aus körpereigenem Blut hergestellt und mit Bariumsulfat vermischt worden waren, wieder auflösen konnten. Bei behandelten Tieren kam es nur zweimal zu einem Lungeninfarkt, während unbehandelte Kontrolltiere fast regelmäßig große infarzierte Bezirke zeigten. Röntgenologische und autoptische Kontrollen ergaben bei den Tieren, die nach der Embolie mit dem Pankreas-Trypsinpräparat behandelt worden waren, eine fast vollständige Auflösung des Embolus.

Auf ähnlicher Basis beruhen Therapieversuche von CAMPANI, FLORIO und BONO mit einem Pankreaspräparat „Fibrinoclasi“, das nach erfolgreichen Tierversuchen an fünf Patienten eine günstige Wirkung zeigte.

Für die Sofortbehandlung der massiven Lungenembolie empfiehlt sich also das Vorgehen nach folgendem Schema, das selbstverständlich im konkreten Falle den gegebenen individuellen Verhältnissen angepaßt werden muß:

1. Injektion von Morphinum hydrochloricum 0,01 gegebenenfalls i. v.
2. 4—5 ccm Eupaverin i. v.
3. 40000 I. E. Liquemin i. v. (3 Ampullen Thrombocid i. v.).
4. Sauerstoff (6 l pro Minute) mittels Nasenkatheter, gegebenenfalls passive Beatmung mit Atembeutel.
5. $^1/_8$ mg Strophanthin i. v.
6. Eventuell 20—100 mg Pendiomid i. v.
7. Schockbekämpfung und Infektionsschutz.

Kapitel X

Venöse Thrombosen der Extremitäten

Das allgemeine klinische Bild der blanden Fernthrombose im Bereich der unteren Extremitäten wurde bereits besprochen (Kap. VIII, S. 105ff.).

Es sollen im folgenden noch einige bestimmte Krankheitsbilder dargestellt werden, die sich gegeneinander abgrenzen lassen und zum Teil verschiedene therapeutische Konsequenzen nach sich ziehen.

a) Phlegmasia alba dolens

Das „Milchbein" der alten Ärzte ist das klinische Erscheinungsbild einer Thrombophlebitis der V. femoralis, in der Mehrzahl der Fälle fortgeleitet von eine Thrombophlebitis im Bereich des kleinen Beckens. Es wird also vor allem in der Gynäkologie und Geburtshilfe beobachtet. Die heftige Schmerzhaftigkeit weist auf die starke, entzündliche Komponente hin. Die Erscheinungsform ist gekennzeichnet durch eine ödematöse Schwellung der Extremität, die in ausgeprägten Fällen säulenartig verändert sein kann, in weniger ausgesprochenen Formen nur eine vermehrte Konsistenz aufweist. Das Bein ist spontan und auf Berührung sehr schmerzempfindlich, wodurch eine Abgrenzung gegenüber der blanden Thrombose möglich ist. Die Blässe der Haut („alba") erklärt man durch reflektorische Arterienspasmen. Erhöhte Temperatur, Pulssteigerungen, entzündliche Blutbildveränderungen runden das Krankheitsbild ab. Die Therapie dieses Zustandes besteht in Ruhigstellung bis zum Abklingen der allgemeinen entzündlichen Kennzeichen. Neben der Anwendung von Antikoagulantien tritt auch hier die örtliche antiphlogistische Therapie in ihr Recht, besonders in Form von feuchten Umschlägen und Salbenverbänden. Befriedigendes sahen wir auch immer von dem Gebrauch von Blutegeln, wobei sich der Rückgang der Stauung und des Ödems besonders günstig und schmerzlindernd auswirken dürfte.

Auch die Sympathikusblockade leistet bei dieser Indikation gute Dienste (Leriche, Anselmino und Sauer). Ihre experimentelle Bestätigung findet diese Behandlung in eingehenden Untersuchungen von Koncz und Marggraf, die in sympathisch blockierten Extremitäten regelmäßig eine starke Zunahme der Aktivität des Thrombininhibitors fanden, die sie auf eine Steigerung der Menge des zirkulierenden Heparins zurückführen. Die Autoren schließen daraus, daß der Sympathikus einen hemmenden Einfluß auf die Mastzellen ausübt (s. S. 25), wodurch es bei einer Ausschaltung zu vermehrter Ausschüttung oder Bildung von Heparin kommt (Technik der Sympathikusblockade s. S. 122).

b) Phlegmasia caerulea dolens

Es handelt sich bei diesem relativ seltenen, aber wichtigen Zustand um eine akute Massenthrombose aller Venen eines Beines. Wie es dazu kommt, ist im Grunde nicht geklärt. Gekennzeichnet ist das pathologische Geschehen durch seinen plötzlichen Beginn mit einem außerordentlichen, heftigen Schmerz im betroffenen Bein. Dieses wird zunächst blaß, dann sehr schnell dunkel — zyanotisch. Der tiefblau verfärbte Bezirk kann sich mit scharfer Begrenzung gegen die normal gefärbte Haut absetzen. Im weiteren Verlauf beobachtet man dann bald Abhebung der obersten Epidermisschicht unter Bildung von Blasen, die mit dunkler, hämorrhagischer Flüssigkeit gefüllt sind. Die weitere Folge bei Fortbestehen der Thrombose ist eine feuchte Gangrän oder trockene Nekrose der Extremität, die zum Verlust des betroffenen Gliedabschnittes führen kann. Häufig kommen die Patienten jedoch innerhalb kurzer Zeit unter dem Zeichen des schweren Schockes zum Tode. Dieser Schock steht zu Beginn im Mittelpunkt des allgemeinen Krankheitsbildes und ist zunächst auch Hauptangriffspunkt der Therapie, die in den bewährten Maßnahmen der Schockbekämpfung besteht. Für die lokale Behandlung des Zustandes (Thrombektomie, allfällig Sympathektomie) ist die Tatsache bestimmend, daß die Differentialdiagnose gegenüber der arteriellen Embolie häufig nicht einfach ist. In den Fällen, in denen ein peripherer Puls zu tasten ist, ist die Diagnose klar; schwierig wird die Entscheidung aber dann, wenn infolge von Arterienspasmen auch periphere arterielle Pulslosigkeit besteht, ohne daß ein organischer arterieller Verschluß vorliegt. Dann ist der Versuch zu empfehlen, mit Hilfe der Oszillographie weiter zu kommen, da dadurch feinere Pulsationen registriert werden können als durch den tastenden Finger. Man wird aber doch gelegentlich die Frage, ob es sich um eine Massenthrombose oder arterielle Embolie handelt, offen lassen müssen, falls man keine Möglichkeit hat, angiographisch eine endgültige Klärung herbeizuführen.

Entsteht das Krankheitsbild mehr allmählich aus einer bereits bestehenden Thrombose, so spricht man von der chronischen Verlaufsform der Phlegmasia caerulea dolens.

In der Therapie sind vor allem arteriell durchblutungsfördernde Mittel zu vermeiden, da hierdurch noch mehr Blut in die Extremität gepumpt wird, aus der es nicht mehr abfließen kann (Lauda). Der Empfehlung von Sympathikusblockade und Sympathektomie können wir aus diesem Grunde nicht beitreten. Gefäßerweiternde Mittel kommen in der Bekämpfung des Krankheitsbildes erst dann in Frage, wenn die Möglichkeit des venösen Abflusses wieder sichergestellt ist. Für viele Fälle dürfte sich unter diesen Gesichtspunkten die Indikation zur Thrombektomie stellen. Erst, wenn der venöse Abfluß wieder vorhanden ist, der durch Verabfolgung von Antikoagulantien weiterhin gewährleistet werden muß, tritt gegebenenfalls auch die Sympathektomie, die in einem Operationsgang mit der Venenausräumung vorgenommen werden kann, in ihr Recht.

Technik der Thrombektomie: „Betäubung: Lumbal-Sakral- oder Lokalanästhesie. 16 cm langer Schnitt ober- und unterhalb des Ligamentum Pouparti. Oberhalb des Leistenbandes verläuft die Inzision von der Gegend der Spina iliaca ant. sup. herkommend, zuerst dem Ligament fast parallel, dann am Übergang vom mittleren in das innere Drittel leicht konvex bis 1 cm medial von der „leicht fühlbaren“ A. femoralis. Hier biegt sie scharf ab und zieht etwa 5—8 cm weit den Oberschenkelgefäßen entlang distalwärts. Das Ligamentum inguinale wird geschont. In gewöhnlichem Vorgehen wird das Peritoneum nach oben geschoben, damit die Übersicht über die Gefäße verschafft. Durch Inspektion und sorgfältige Palpation orientiert man sich über die Ausdehnung des Thrombus. Oberhalb des Thrombusendes wird sodann die Vene temporär mit einer Klemme oder Fadenschlinge verschlossen, um Verschleppung von Gerinnseln zu verhindern. Darauf folgt die Phlebotomie der V. femoralis unterhalb des Leistenbandes und von dieser Inzision aus die Extraktion oder Absaugung der Thromben. Das gelingt meist leicht, da wegen des positiven Druckes, der hier in der Vene herrscht, sofort durch den Blutstrom Thrombenstücke herausgeschwemmt werden. Das Freiwerden der Blutbahn ist erkennbar am Auftreten einer erheblichen Blutung. Die Öffnung in der Venenwand wird zum Schluß durch Naht exakt verschlossen, die Klemme entfernt, der Blutstrom wieder freigegeben“.

Falls sich eine periarterielle Sympathektomie nötig machen sollte, so kann sie im gleichen Eingriff ausgeführt werden.

„Darstellung der Arterie auf möglichst eine Strecke von 10 cm. Genaue Unterbindung und Durchtrennung aller kleineren Seitenäste und aller die Arterie kreuzenden Gefäße. Die äußeren Umscheidungen werden schrittweise abgetragen und über dem sauber auspräparierten Schlagaderrohr wird die Adventitia mit feinem Messer vorsichtig längs gespalten, mit feiner Pinzette angehoben und nun nach beiden Seiten und hinten in der Schicht zwischen Media und Adventitia als zusammenhängendes Häutchen abpräpariert. Dabei kann die Arterie durch einen Gazestreifen, den man unter ihr durchführt, angehoben werden. Verbliebene Adventitiareste, die man in der Flüssigkeit flottieren sieht, wenn etwas Kochsalzlösung auf die Gefäße gebracht wird, werden nachträglich noch entfernt. Primärer Verschluß der Haut".

Auch die lumbale Blockade des sympathischen Grenzstranges kommt nach Erfüllung der angegebenen Voraussetzungen in Frage.

Technik der Grenzstrangblockade: Der Einstich zur Injektion mit 10—12 cm langer, dünner Nadel erfolgt 6 cm seitlich der Mittellinie am auf dem Bauch liegenden Patienten in Höhe des 2. oder 3. lumbalen Dornfortsatzes. Die Nadel wird schräg nach medial-ventral in einem Winkel von 60° eingeführt, so daß sie in etwa 7—8 cm Tiefe die Seitenfläche des Wirbelkörpers erreicht. Sie wird dann noch etwas vorgeschoben und 30—40 ccm 1-proz. Novocainlösung deponiert, nachdem man geprüft hat, daß weder Blut noch Liquor abfließen. Stößt man nach etwa 3—4 cm bereits auf Knochen, so handelt es sich um den Processus transversus, den man kaudal oder kranial umgehen muß. Man vermeidet ihn jedoch, wenn der Einstich genau in Höhe der Kuppe des Dornfortsatzes erfolgt. Uns hat sich für die Durchführung des Eingriffes der Gebrauch einer Schablone bewährt, auf der Einstichpunkte und -richtung eingezeichnet sind.

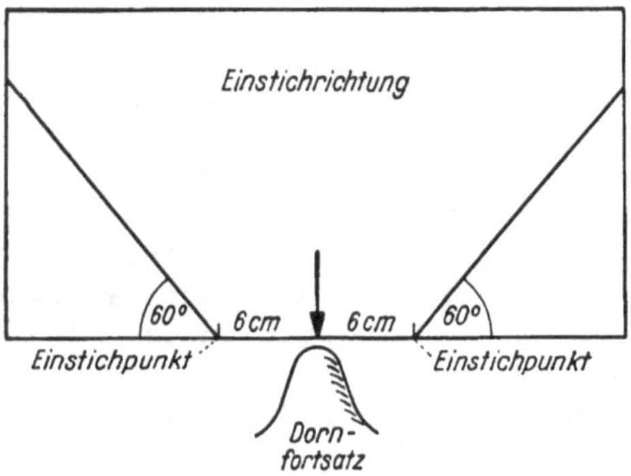

Abb. 60. Schablone zur Erleichterung der Grenzstrangblockade

c) Phlegmasia rubra dolens

Als Kombination von akuter Venenthrombose, akuter Peri- und Panarteriitis wurde ein Krankheitsbild beschrieben, das auf Spasmolytika nicht reagiert (Saegesser). Es ist gekennzeichnet durch plötzlichen Beginn mit heftigen Schmerzen, Fehlen des peripheren Pulses wie bei einer arteriellen Embolie. Die Hautfarbe ist jedoch purpurrot, der Gliedumfang vergrößert und die Hauttemperatur ist im Gegensatz zur Embolie etwas erhöht. Die Hautvenen sind wie bei einer akuten Thrombophlebitis gestaut. Als Therapie wird die Anwendung von Eispackungen, Antikoagulantien, Antibiotika und die ausgedehnte periartielle Umspritzung mit Penicillin-Novocainlösung empfohlen. Wir selbst hatten noch keine Gelegenheit, dieses Krankheitsbild zu beobachten und wissen nicht, ob es sich dabei um eine eigene, nosologisch abgrenzbare Erkrankung handelt.

Olivier und Lord haben neuerlich wieder an Hand von 46 beobachteten Fällen auf die anfänglich symptomlos verlaufende, chronische Thrombophlebitis der tiefen Beinvenen aufmerksam gemacht. Sie wurde erst bei Auftreten von Ödeme und Schmerzen von den Patienten bemerkt. Die Autoren stellten die Diagnose phlebographisch und behandelten ambulant mit Tromexan (bei zweimaliger Prothrombinkontrolle in der Woche) und Kompressionsverbänden.

d) Die Venenthrombosen der oberen Extremitäten Claudicatio venosa intermittens

Die Venen der oberen Extremität sind ungleich seltener Sitz einer Thrombose als diejenigen des Beines. In der Mehrzahl der Fälle handelt es sich dabei nicht um autochthone Phlebothrombosen, sondern um sekundäre Thrombosierungen bei andersartigen Prozessen in der Umgebung der Venen. Auch bei Fischer, der letzthin schöne Venogramme zu diesem Thema beibringen konnte, überwog diese Ätiologie. Am häufigsten ist V. axillaris betroffen, von der aus sich der Thrombus in die V. subclavia fortsetzen kann. Der Arm zeigt dabei eine erhebliche Schwellung, die oberflächlichen Venen sind prall gefüllt, die Haut ist zyanotisch. Der verdickte, harte Venenstrang ist im allgemeinen zu palpieren. Gelegentlich finden sich diese Thrombophlebitiden auch als fortgesetzte „Wundthrombosen", z. B. nach intravenösen Injektionen oder Infusionen. Als blande, postoperative Fernthrombose treffen wir diese Lokalisation sehr selten, was sicherlich auf die besseren Strömungs- und Bewegungsverhältnisse zurückzuführen ist.

Es ist hier Gelegenheit, auf das nicht so seltene Vorkommen der sogenannten traumatischen Thrombose hinzuweisen (MÖSCHLIN), die sich bei vielerlei schwereren Verletzungen, wie Frakturen, Kontusionen mit Bluterguß u. dgl. als Komplikation einstellen kann. Es kommen aber auch traumatische Thrombosen vor, denen kein eigentliches Trauma vorangegangen ist und die deshalb von jeher besonderes, auch versicherungsmedizinisches, Interesse beansprucht haben. Man bezeichnet sie als „Thrombose par effort", am besten zu übersetzen als „Überanstrengungsthrombose". Der Entstehungsmechanismus ist verschieden, einmal werden ungewohnte Tätigkeiten, ein andermal über längere Zeit ausgedehnte Streckung des Armes angeschuldigt. So sind Fälle von Thrombose par effort nach dem Anstreichen von Zimmerdecken beschrieben worden (LENORMANT und MONDOR, MÖSCHLIN). Auch einmalige, brüske Armbewegungen wurden verantwortlich gemacht. Im allgemeinen wird man den Patienten mit entsprechender Anamnese die Anerkennung, daß es sich bei dem Zustand um eine Unfallfolge handelt, nicht versagen können, zumal hierbei als ursächliches Moment der Thromboseentstehung eine Läsion der Venenintima am plausibelsten ist, wie auch aus histologischen Befunden von MEYENBURGs hervorgeht und nicht etwa eine Änderung im Gerinnungsmechanismus.

An Behandlungsmöglichkeiten stehen die bereits geschilderten konservativen Maßnahmen zur Verfügung, mit denen in den meisten Fällen ein Erfolg zu erzielen ist. Bei bedrohlichem Zustand des Armes, d. h. wenn die Gefahr der Nekrose oder Gangrän besteht, tritt auch die operative Thrombektomie in ihr Recht, gelegentlich wird man sich auch zur Phlebolyse entschließen.

Technik der Venenfreilegung am Arm: Freilegung des Gefäßes entweder entsprechend den sicht- oder fühlbaren Strängen oder durch Schnitt entlang der vorderen Achselhöhlenfalte und am äußeren Rand des M. pectoralis maior. Genaues Herauspräparieren der einzelnen Venen und Eröffnen derselben, nachdem vorher zentralwärts eine Klemme angelegt wurde, die später wieder entfernt wird. Instrumentelle Extraktion oder Absaugen des Thrombus in der bereits besprochenen Weise. Findet sich kein Thrombus, wie es z. B. bei der Claudicatio venosa intermittens der Fall sein kann, so werden je nach Befund schnürende Narben, Bindegewebestränge und Drüsen entfernt. Ist kein eigentliches mechanisches Hindernis vorhanden, so wird die periarterielle Sympathektomie in typischer Weise vorgenommen.

Von diesen, gewissermaßen „echten" Thrombosen der V. axillaris ist ein Krankheitsbild abzugrenzen, dem wahrscheinlich primär keine Thrombose zugrunde liegt, das wir aber, da sich fließende Übergänge zeigen, hier mitbesprechen wollen. Es sei auch nicht verschwiegen, daß von manchen Autoren (z. B. LÖHR) das Bild der Thrombose par effort zur Claudicatio venosa intermittens gerechnet wird. Es hatte sich gezeigt, daß man häufig bei operativer Revision der Axillarvenenthrombose keinen Thrombus fand, sondern eine kontrahierte Vene mit erheblicher Stauung (LÖHR).

Das Krankheitsbild, das von anderen auch als akuter Achselvenenstau bezeichnet wird (LOB, BRANDT) und das FUETER 1943 in einer Veröffentlichung aus unserm Spital eingehend dargestellt hat, ist gekennzeichnet durch eine Anschwellung des Oberarmes, die enorme Grade annehmen kann, eine sich langsam ausbildende verstärkte Venenzeichnung, die auf Schulter- und Brustpartie übergreift, und eine lokale Zyanose. Typisch für den Beginn ist ein auslösendes Ereignis, das nicht eigentlich ein Trauma im unfallmedizinischen Sinne darstellt, sondern eine Anstrengung, die vielfach jedoch nicht das Maß des Gewohnten überschreitet (Trauma im weitesten Sinne nach

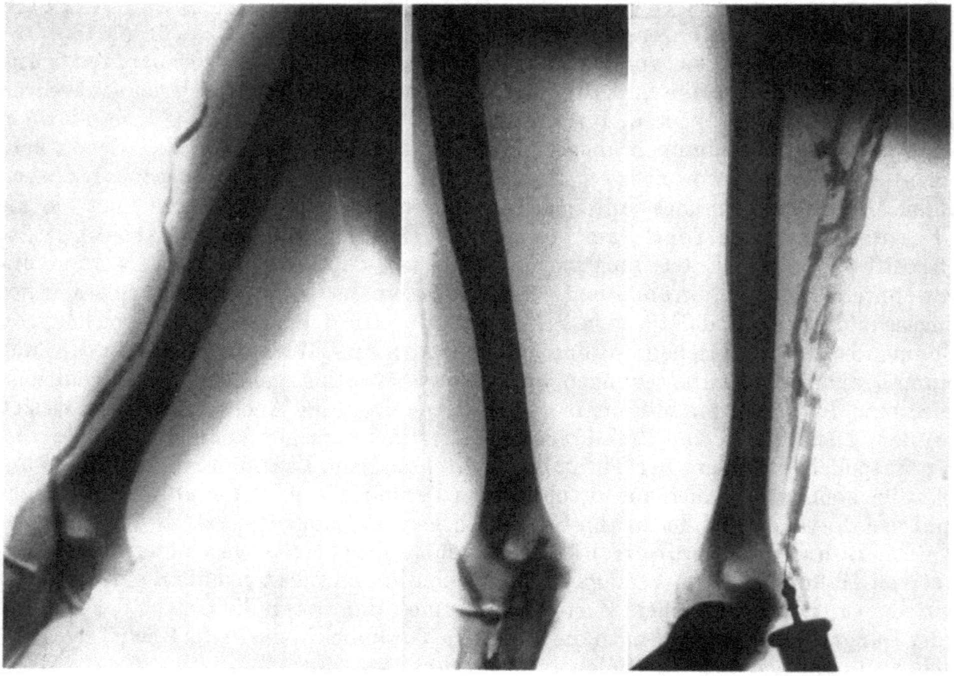

Abb. 61. Venogramm rechter Oberarm. Injektionsstelle: V. cephalica knapp proximal vom Handgelenk. Stopp distal der V. basilica. V. cephalica erweitert, geschlängelt

Abb. 62. Venogramm rechter Oberarm. Injektionsstelle: V. mediana cubiti. Injektionsnadel sichtbar. Befund analog Abb. 61

Abb. 63. Venogramm rechter Oberarm. Injektionsstelle: V. basilica. Injektionsspritze und der die V. mediana cubiti komprimierende Finger sichtbar. Großer Füllungsdefekt in der V. basilica bzw. brachialis. Eine Kollateralvene sichtbar

Pinelli). In unserem, von Fueter veröffentlichten Fall war der Erkrankung das Abladen von schweren Fässern vorausgegangen. Im allgemeinen findet sich ein plötzlicher „Initialschmerz", der bald wieder vergeht. Im Laufe der nächsten Stunden oder Tage treten jedoch erneut Beschwerden auf in Form von Schmerzen, leichter Ermüdbarkeit und dem Gefühl der Schwere im Arm, die langsam zunehmen. Durch Ruhigstellung kommt es zur Besserung, bei Bewegungen oder Wiederaufnahme der Arbeit exazerbieren die Beschwerden („Intermittens"). Der lokale Palpationsbefund ist sehr schwierig zu beurteilen; schon allein durch das Ödem ist die Entscheidung, ob es sich um einen thrombosierten Strang oder eine gestaute Vene handelt, sehr erschwert. Gegebenenfalls spricht eine lokale Druckschmerzhaftigkeit eher für eine Thrombose. Wenn Bumm schreibt, daß die diagnostische Abgrenzung dieser eigenartigen Zirkulationsstörung gegenüber einer durch einen echten Thrombus bedingten Venenstauung ohne operative Exploration auch heute noch nicht mit Sicherheit möglich sei, so trifft das nicht für alle Fälle zu, wie die schon erwähnte Veröffentlichung von FUETER beweist. Es gelang dem Autor zum erstenmal, einen Thrombus der Vena axillaris phlebographisch darzustellen. Es ist jedoch nötig, sich bei derartigen phlebographischen Untersuchungen einer völlig individuellen und dem Fall im einzelnen angepaßten Aufnahmetechnik zu bedienen, wobei die Injektionsstellen variiert werden müssen (Abb. 61 bis 63).

Die Ätiologie des sogenannten akuten Armvenenstaues ist demnach einmal in einer Thrombose durch Endothelläsion zu suchen (FUETER) — neuerdings konnte TWISINA in 9 von 13 Fällen eine Thrombose phlebographisch nachweisen —, ein andermal wieder beruht sie auf einem funktionellen Venenverschluß (WAGNER, RATSCHOW), wobei es auch bei einer primär spastischen Okklusion sekundär zur Ausbildung eines Thrombus kommen kann[1]).

Die Therapie dieses Zustandes ist in erster Linie konservativ: Ruhigstellung, gegebenenfalls unter Aufhängung des Armes, gefäßerweiternde Mittel wie Eupavarin, Priscol, Dilatol und dergleichen, auch Blockaden des Ganglion stellatum, bei sichergestellter Thrombose ferner Antikoagulantien (Blutegel). Als letztes Mittel, das jedoch nicht zu spät angewendet werden darf, bleibt die Freilegung der V. axillaris bzw. V. subclavia (Technik s. S. 123). So gut es dadurch meist gelingt, den plötzlichen Venenverschluß zu beheben, so undankbar sind aber die Fälle, bei denen die Obstruktion der Vene zum Rezidiv neigt, wobei zu bedenken ist, daß die operativ gesetzten Narben ihrerseits wieder auslösend oder verschlimmernd wirken können.

Kapitel XI

Venenthrombosen im Bereich des Abdomens

a) Die Mesenterialvenenthrombose

Die Eingeweidevenen entsprechen dem Verbreitungsgebiet der Arterien und zeigen eine ähnliche Gefäßanordnung. Die V. mesenterica inferior nimmt insofern gegenüber der V. mesenterica superior eine gewisse Sonderstellung ein, als sie durch V. hämorrhoidalis superior über ein reiches Anastomosennetz im Plexus hämorrhoidalis mit den hypogastrischen Venen in Verbindung steht. Beide Eingeweidevenen bilden zusammen mit der V. lienalis und V. gastrica magna die Hauptstämme der Pfortader.

Pathologisch-anatomisch handelt es sich bei den Thrombosen des Mesenterialvenengebietes in der Mehrzahl der Fälle um fortgesetzte Wundthrombosen nach Operationen bzw. um Thrombophlebitiden infolge entzündlicher Vorgänge im Abdomen, wie z. B. Appendizitis, Enteritis oder Mesenterialdrüsenentzündung. Diese Thrombosen mit Tendenz zum Fortschreiten in Richtung Pfortader nennt man aszendierende, nach REICH auch sekundäre Thrombosen, im Gegensatz zu den primären, die im Mesenterialbereich selbst entstanden sind. Als weitere ätiologische Momente kommen Tumoren, spezifische Entzündungen, wie Typhus, Tuberkulose oder Lues in Betracht. Auch nach Aborten und Frühgeburten sind sie beobachtet worden. In seltenen Fällen kann einmal eine extraabdominelle Erkrankung, wie Angina,

[1]) Von besonderem Interesse sind in diesem Zusammenhang phlebographische Studien TAGARIELLOS, die zeigen, daß sich 0,5—4 cm vor dem Zusammenfluß der V. subclavia mit der V. jugularis interna eine Venenklappe befindet. In der Präsystole kommt es durch Rückstau des Blutes zum Schluß der Klappe und damit zum intermittierenden Stopp des Blutabflusses.

Parotitis, Nackenkarbunkel u. dgl. auf metastatischem Wege zu einer Thrombophlebitis der Mesenterialvenen führen. Von PAYR wurde auch die traumatische bzw. operative Kontusion des Darmes und die mechanische Kompression der Darmgefäße zur Erklärung herangezogen. Eine ätiologische Zusammenstellung gab seinerzeit RASCHER. Die Erkrankung kann in jedem Alter auftreten, die größte Frequenz hat das 4. bis 7. Lebensjahrzehnt, wobei die Männer etwas häufiger als Frauen befallen sein sollen (BRAUN und WORTMANN).

Die Folgen eines Verschlusses im Bereich der Darmvenen sind recht verschieden: Sie sind vor allem abhängig vom Sitz des Verschlusses, von seiner Vollständigkeit und von der Schnelligkeit seines Eintrittes. Daneben spielen noch allgemeine Faktoren, wie die individuelle Widerstandskraft des Patienten, eine erhebliche Rolle. Bei unvollständigem Verschluß kommt es lediglich zu einer Stauung der Darmwand, die erhebliche Grade annehmen kann, bis zum Austritt von Blut in Darm und Peritonealhöhle. Der Zustand kann sich wieder zurückbilden, so daß es zur völligen Heilung kommt. Bei vollständiger Verlegung des Venenlumens bildet sich jedoch eine Infarzierung des entsprechenden Darmstückes aus, die schließlich zur Gangrän führt, wenn die Anastomosen zum Gebiet der Hohlvenen nicht ausreichen, um die Blutzirkulation aufrecht zu erhalten. Am häufigsten werden Dünndarmabschnitte infarziert, die von der V. mes. sup. versorgt werden, gelegentlich aber auch der ganze Dünndarm und das Coecum. Meistens erstreckt sich die Thrombose über die den Darmabschnitt versorgende Vene hinaus und betrifft auch bei kleinen Darminfarkten große Venenstämme. Die anatomische Erklärung dafür finden wir in der reichlichen Arkadenbildung. Kommt es nicht zur Gangrän des Darmabschnittes, so entwickeln sich im Anschluß an die hämorrhagische Infarzierung häufig ausgedehnte Schrumpfungsprozesse, die zu späteren Beschwerden durch Störung der Darmfunktion Anlaß geben können. Die Thrombose der V. mes. inf., die wesentlich seltener als die der V. mes. sup. ist, führt wegen ihrer zahlreichen Anastomosen zum unteren Cavagebiet gewöhnlich nicht zum Infarkt des Darmes (BRAUN und WORTMANN).

Das klinische Bild einer Mesenterialvenenthrombose ist durch die verschiedenen graduellen Ausbreitungen der anatomischen Veränderungen bestimmt. Sie machen es verständlich, daß wir einmal zu Beginn Diarrhoen, das anderemal sofort Ileuserscheinungen haben. In wieder anderen Fällen kommt es zu initialem Blutabgang und Bluterbrechen.

Die Symptomatologie akut verlaufender Fälle zeigt bei im einzelnen unterschiedlichen Bildern doch einige Hauptsymptome, die man selten vermißt. Das hervorstechendste Merkmal ist ein plötzlicher, heftiger Schmerz im Bereich des Abdomens, von nicht kolikartigem Charakter. Er ist häufig von Vernichtungsgefühl begleitet und findet sich in der Mehrzahl der Fälle im Oberbauch, ohne daß eine umschriebene Lokalisation vorhanden wäre. Zugleich entwickelt sich meistens ein erheblicher Kollaps, der anfangs reflektorisch verursacht, später durch etwa eintretende Blutung aufrecht erhalten werden kann. Im weiteren Verlauf bilden sich peritonische Reizerscheinungen in Form von Bauchdeckenspannung und Druckempfindlichkeit aus. Anfänglich bestehende Diarrhoen können in blutig schleimige Entleerungen übergehen, wie sie bei der Darminvagination vorkommen. Dieser Blutabgang ist jedoch nicht obligat, NEUMANN fand ihn in 50% der Fälle. Gelegentlich beobachtet man auch frühzeitiges Erbrechen, das ebenfalls blutig sein kann. Die Temperatur ist häufig erniedrigt, der Puls beschleunigt. Das Blutbild zeigt in den meisten Fällen eine Leukozytose, die Blutkörperchensenkung ist beschleunigt (BEER). Tritt der Tod nicht bereits in diesem Stadium ein, so bildet sich in den nächsten Tagen das Bild des paralytischen Ileus und der Peritonitis aus, als Folge der Durchwanderung von Darmbakterien durch die nekrotisch werdende Darmwand. Lediglich bei Infarzierung kleinerer Darmabschnitte kann der übrige Darm eine verstärkte Peristaltik aufweisen. Weiterhin kommt es im allgemeinen zu erheblicher Transsudation von sanguinolentem Charakter in die Peritonealhöhle. Je nach der Grundkrankheit, z. B. bei einer septischen Thrombose, trifft man auch eitrig-infektiöse Peritonealflüssigkeit. Klinisch kenntlich wird dieser Zustand am Auftreten einer Flankendämpfung. Ohne Behandlung kann sich das Krankheitsbild mehrere Tage hinziehen, selten jedoch länger als eine Woche, während der Verlauf durch die Behandlung gelegentlich zum Guten gewendet zu werden vermag.

Bei den mehr subakut-chronisch verlaufenden Fällen besteht immerhin die Möglichkeit, daß sich der Darm langsam erholt, wenn sich eine leidliche Zirkulation wieder einstellt, so daß dann die Prognose etwas günstiger zu stellen ist.

Differentialdiagnostisch kommt eine Reihe von Erkrankungen in Frage, jedenfalls ein Großteil derer, die man ganz allgemein klinisch als „akutes Abdomen" bezeichnet; z. B. Invaginations- und Strangulationsileus, perforiertes Magen- oder Darmgeschwür, in manchen Gegenden auch der sogenannte akute Darmbrand, jene eigenartige Erkrankung der Nachkriegszeit, die unter schwersten klinischen Erscheinungen zu ausgedehnten hämorrhagischen Schleimhautnekrosen — bevorzugt des oberen Jejunums — führte (Jeckeln, Jochims, Lezius, Edelhoff). Sehr wichtig ist eine Abgrenzung gegen einen unter abdominellen Symptomen verlaufenden Herzinfarkt, da in diesem Falle eine Fehldiagnose und die dadurch fälschlich angenommene Indikation zur Laparotomie schlimmste Folgen haben würde. In Zweifelsfällen ist daher unbedingt das EKG zu Rate zu ziehen; von Wichtigkeit sind weiterhin Anamnese und objektiver Befund, wie Dyspnoe und Zyanose. Die Differenzierung des Mesenterialvenenverschlusses gegenüber anderen akuten abdominellen Syndromen ist in der Regel klinisch nicht von letzter ausschlaggebender Bedeutung, da in der Mehrzahl der Fälle bei ihnen allen die Indikation zum chirurgischen Eingriff gegeben ist, solange es der Allgemeinzustand des Patienten erlaubt. Die Entscheidung, ob eine chirurgische Therapie noch möglich und aussichtsreich ist, kann fast immer erst intra operationem, je nach dem vorliegenden Befund, getroffen werden. Bei kleineren infarzierten Bezirken kommt die Resektion des Darmabschnittes in Frage, bei größeren die Vorlagerung und Bildung einer Entlastungsfistel. Bis zu welcher Ausdehnung die Resektion in Betracht kommt, wird ganz von Alter und Allgemeinzustand des Patienten abhängig sein. Es sind schon 4,4 m Dünndarm entfernt worden (Sjövall) und Hines berichtete kürzlich über die Resektion von 230 cm. Bei desolaten dekompensierten Ileusfällen wird neuerdings die zweizeitige Operation empfohlen, wobei beim ersten Eingriff lediglich eine kleine wandständige Entlastungsfistel im linken Unterbauch angelegt wird, ohne jegliche Revision des Abdomens. Karitzky konnte dadurch die Mortalität seiner Fälle erheblich senken.

Außer der chirurgischen Intervention muß selbstverständlich eine planmäßige und ausgiebige Allgemeinbehandlung nach modernen Grundsätzen mit Antibiotika und angemessenem Flüssigkeitsersatz, allfällig Bluttransfusionen, einsetzen, wie sie in der Peritonitisbehandlung die Regel ist. In den Fällen, die nicht zur Operation kommen, oder bei denen eine Resektion nicht möglich ist, soll ein Versuch mit Antikoagulantien, in diesem Falle mit Heparin und Heparinoiden, nicht unterlassen werden. Koller und Siegenthaler konnten über einen Fall berichten, bei dem wegen zu großer Ausdehnung des infarzierten Darmabschnittes eine Resektion unmöglich war. Unter kombinierter Heparin-Cumopyrinbehandlung gelang die Heilung des Patienten.

Im ganzen aber ist die Prognose dieser Erkrankung sehr ungünstig. So fand VON ZWEIGBERK bei operierten Fällen eine Letalität von 85%, bei nichtoperierten eine solche von 90—95%. FICARRA errechnete bei 554 Kranken eine Mortalität von 90 bis 60%.

b) Die Pfortaderthrombose

Zum Verständnis dieses Krankheitsbildes sind einige anatomische Vorbemerkungen erforderlich, die sich insbesondere auf die Kollateralen und Anastomosen der V. portae beziehen. Nach Zusammenfluß von V. mesenteralis sup., V. lienalis und V. gastrica verläuft die Pfortader im dorsalen Teil des Ligamentum hepatoduodenale zur Leberpforte. Daneben bestehen aus diesem Einzugsgebiet venöse Verbindungen zu anderen Stromgebieten, sogenannte hepatofugale Bahnen; außerdem noch weitere venöse Abflüsse zur Leber, sogenannte hepatopetale Gefäßzüge. Diese letzteren sind kleine Venen im Ligamentum hepatogastricum, Venen der Gallenblasenwand, parumbilikale Blutadern und solche im Ligamentum teres hepatis. Die wichtigsten von ihnen verlaufen im Ligamentum hepatogastricum: die V. pylorica und die Vv. parumbilicales (SAPPEYsche Venen), die auch als akzessorische Pfortader bezeichnet werden, dadurch gekennzeichnet, daß sie neben der V. portae direkt ins Leberparenchym eintreten. Der linke Stamm der V. umbilicalis mündet manchmal als sogenannte BUROWsche Vene in die Pfortader.

Sogenannte hepatofugale Bahnen führen sowohl zur V. cava sup., als auch zur unteren Hohlvene und sind von größter klinischer und diagnostischer Bedeutung. Es sind dies Anastomosen zu den unteren Ösophagusvenen und Verbindungen der V. mesenterica inf. mit den Hämorrhoidalvenen, also zum Anfang und Ende des Magen-Darmtraktes. Eine dritte Anastomose besteht über die Vv. umbilicales mit den Venen der Bauchdecken, den Vv. epigastricae inf. Einen Überblick über diese anatomischen Verhältnisse gibt die nebenstehende Abbildung.

Die Wichtigkeit dieser Anastomosen und der akzessorischen Pfortader wird dann offenbar, wenn es durch irgendwelche Gründe zu einer Abflußbehinderung im Pfortadergebiet kommt, wie z. B. bei der Leberzirrhose oder Thrombosierung der V. portae, Zustände, die als „intrahepatischer oder extrahepatischer Block" zur „portalen Hypertension" führen, wie ihre modernen medizinischen Bezeichnungen lauten.

Während man früher der Meinung war, daß der plötzliche Verschluß der V. portae mit dem Leben nicht vereinbar sei (THÖLE), zeigten neuere Tierversuche und Beobachtungen beim Menschen, daß dabei keine lebensbedrohlichen Leberschäden auftreten brauchen. So war ein Patient, bei dem wegen eines Pankreaskarzinoms die Pfortader reseziert werden mußte, vier Monate nach dem Eingriff ohne stärkere Beschwerden (MCDERMOTT); bei einem Fall von SOUPAULT dagegen, bei dem aus dem gleichen Grund die Ligatur vorgenommen wurde, zeigte bei der Autopsie die Leber schwere, frische Veränderungen.

Nach den Untersuchungen von EHRHARDT und OEHLECKER, NAGATOMI tritt in Lebergebieten, die kein Pfortaderblut erhalten, eine völlige bindegewebige Umwandlung des Leberparenchyms ein, während die anderen Leberlappen kompensatorisch hypertrophieren. Es wurde aus dieser Beobachtung der Schluß gezogen, daß die Leber zu ihrer Funktion Pfortaderblut brauche. Diese Ansicht bedarf auf Grund der heutigen Erfahrungen — z. B. mit der End-zu-Seit-Verbindung bei der portokavalen Anastomose — offenbar der Korrektur. So ist KALK der Meinung, daß in diesen Fällen die Leberarterie die Blutversorgung übernimmt, so daß wir bei einem reinen extrahepatischen Block keine faßbare Funktionsänderung der Leber finden können, welche

Tatsache unter anderem die Differenzierung gegenüber dem intrahepatischen Block, z. B. bei der Leberzirrhose, gestattet.

Die wesentliche Folge eines extra- (wie intrahepatischen) Blocks ist die Einflußstauung im Pfortadersystem, das Symptombild der portalen Hypertension. Der normalerweise 60—100 mm H_2O betragende Druck kann dabei auf 400 mm H_2O und

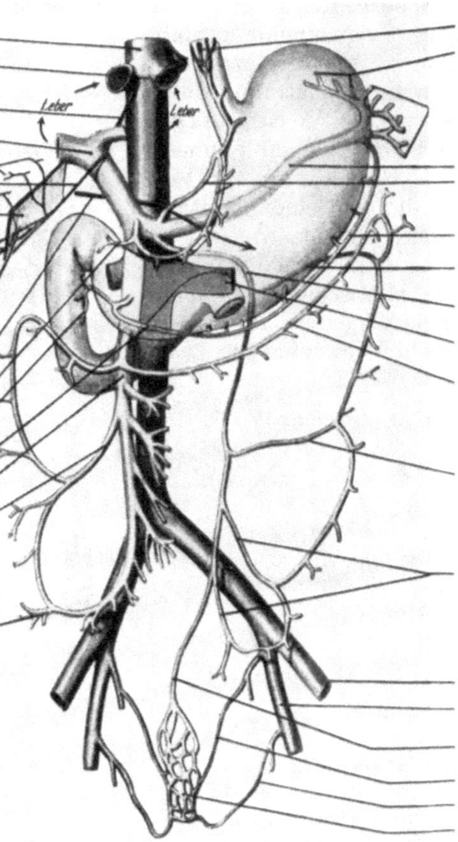

Abb. 64. Halbschematische Darstellung der Vena portae und ihrer Zuflüsse (nach Braus)

mehr ansteigen. Die Folgen dieses Druckanstieges sind das Auftreten von Aszites, Milztumor und Kollateralenbildung mit der Gefahr der varikösen Blutung.

Die Entstehung des Aszites ist nach Ansicht europäischer Forscher (Caroli und Mitarbeiter, Kalk und Mitarbeiter) in erster Linie eine Folge der in der Pfortader herrschenden Hypertension, während amerikanische Autoren Blutveränderungen, insbesondere Eiweißverschiebungen, die Hauptschuld geben. Wie aber die Erfolge der druckentlastenden Operationen zeigen, scheint doch wohl die Druckerhöhung die Hauptbedingung für die Aszitesentstehung zu sein.

Die ebenfalls auf Rückstauung beruhende Milzvergrößerung ist besonders ausgesprochen bei der Milzvenenthrombose. Ihre Entstehung wird in jenem Abschnitt näher erörtert (S. 135).

Der Versuch des Körpers, den portalen Hochdruck durch Ableiten des Blutes über die beschriebenen Anastomosen auszugleichen, führt einerseits zum typischen klinischen Bild des Caput medusae, andererseits zu gefährlicher Varizenbildung im Ösophagus- und Enddarmbereich (Abb. 65 u. 66).

Vitale Bedeutung gewinnen die Anastomosen im Bereich der unteren Speiseröhre und der Kardia, wo sie als Ösophagusvarizen wichtige diagnostische, röntgenologische, als Quelle lebensbedrohlicher Blutung jedoch höchste klinische Bedeutung haben. Es ist als sicher anzunehmen, daß andere Lokalisationen, etwa in tieferen Darmabschnitten, in dieser Beziehung keine wesentliche Rolle spielen (VOSSSCHULTE). Als Ursache dieser Hämorrhagien kommen einmal die mächtige Entwicklung der Varizen, weiter ihre dünne Schleimhautbedeckung, der erhöhte Druck, vor allem aber die Entstehung kleiner Schleimhautulzerationen infolge peptischer Andauung durch regurgitierten Magensaft in Frage, ferner auch Zwerchfellbewegungen. Die

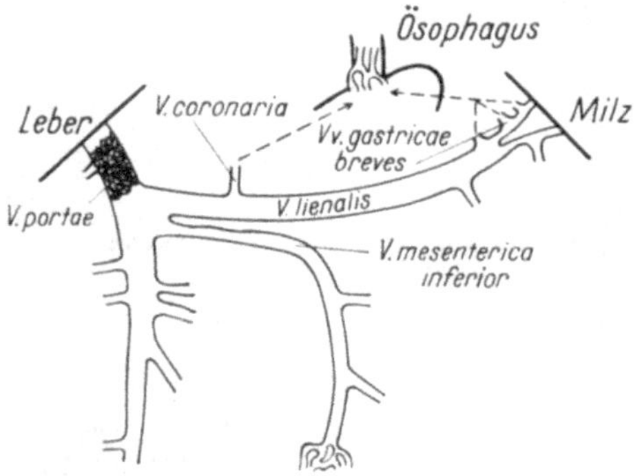

Abb. 65. Schematische Darstellung des extrahepatischen Blockes (Thrombose des Pfortaderstammes) (nach VOSSSCHULTE)

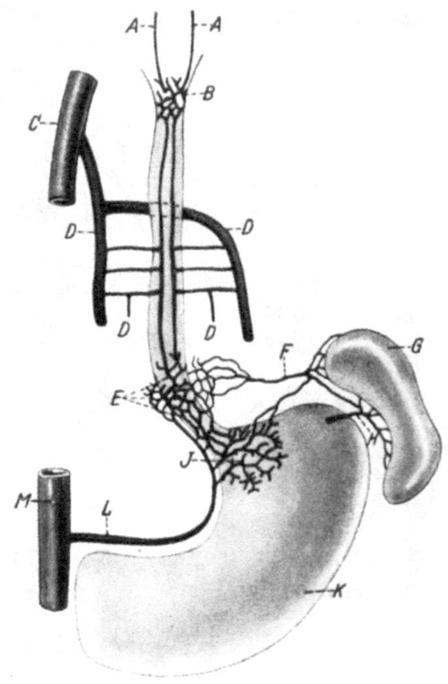

Abb. 66. Schematische Darstellung der venösen Abflüsse im Bereich des Ösophagus (nach EPPINGER)

Gefahr der Blutung wird bei der Leberzirrhose noch dadurch erhöht, daß die gestörte Leberfunktion zur Beeinträchtigung der Blutgerinnung führt. So ist denn auch die Verblutung aus Ösophagusvarizen sowohl beim extra- wie intrahepatischen Block eine häufige Todesursache (KALK 16—32%; RÖSSLE 7—8%; EPPINGER 10%).

Aus diesen anatomisch-patho-physiologischen Grundlagen ist das klinische Bild einer Pfortaderthrombose klar abzuleiten, wobei wir zwischen einer akuten und chronischen Verlaufsform unterscheiden können.

Die akute Pfortaderthrombose entwickelt sich in der Mehrzahl der Fälle aus einer Thrombose in ihrem Wurzelbereich bei sich dort abspielenden entzündlichen Prozessen. Das klinische Bild ist daher analog dem einer Mesenterialvenenthrombose und wurde dort besprochen (S. 125). Primäre Thrombosen des Pfortaderstammes vermögen ihren Ursprung in entzündlichen Vorgängen im Bereich der Gallenblase oder in Leberabszessen zu nehmen. Ebenso wie die Unterbindung der Pfortader können akut entstehende Thrombosen rapide tödlich verlaufen.

Auf eine „Sonderform“ sei in diesem Zusammenhang noch hingewiesen, die eitrige Pfortaderthrombose, von BRAUN „mesenteriale Pyämie“ genannt. Sie hat ihren Ursprung meistens in einer Appendizitis und ist daher im Zeitalter der Frühoperation der Wurmfortsatzentzündung wesentlich seltener geworden (PICH). Immerhin spielt sie, je nach der Möglichkeit der operativen Versorgung der Bevölkerung, immer noch eine gewisse Rolle, wie erst wieder aus einer Publikation von MELCHIOR hervorgeht. Entsprechend den anatomischen Verhältnissen entwickelt sie sich aus einer Thrombophlebitis der Mesenterialvenen, speziell aus einer solchen der V. ileocolica. Kennzeichnend für das klinische Bild ist das Auftreten von Schüttelfrösten, gelegentlich kombiniert mit einem Ikterus, wenn es schon zur Entstehung von Leberabszesses gekommen ist. Dieses Bild tritt mitunter erst in der postoperativen Phase in Erscheinung, in anderen Fällen aber ist der Schüttelfrost das Initalsymptom der Erkrankung. Erfolgt in solcher Situation die Frühoperation in Form der Appendektomie unter Erweiterung durch die noch zu besprechende Ligatur der V. ileocolica, so ist die Prognose im allgemeinen günstig. Wird die Thrombophlebitis erst postoperativ manifest, so sinken die Aussichten quoad vitam beträchtlich.

Nachdem WILMS gezeigt hatte, daß die erwähnten Schüttelfröste schon vor Ausbildung von Leberabszessen auftreten können, war die prophylaktische Unterbindung der V. ileocolica vorgeschlagen worden (H. BRAUN). Der Eingriff wird folgendermaßen vorgenommen (Abb. 67, S. 132):

„Coecum und Colon ascendens werden nach rechts gezogen, die Dünndarmschlingen nach links, das Colon transversum nach oben durch Kompressen abgestopft. Auf diese Weise kommt das Mesocolon ascendens in ganzer Ausdehnung zur Ansicht. Der Stamm der V. ileocolica verläuft in einer vom Ileozökalwinkel nach innen und oben gerichteten Linie, liegt unmittelbar unter dem vorderen Blatt des Mesocolon ascendens, schimmert bei mageren Personen durch und ist, wenn er thrombosiert, ohne weiteres als harter Strang zu fühlen. Man spaltet also das vordere Blatt des Mesocolon ascendens in der angegebenen Richtung, sucht den Venenstrang auf, verfolgt ihn möglichst weit bis an die Wirbelsäule und unterbindet ihn tunlichst nahe an seiner Einmündung in die V. mesenterica sup.

Bei eitriger Thrombophlebitis wird die Vene nach der Unterbindung gespalten“ (KUNZ).

Es sei jedoch darauf hingewiesen, daß der angeführte Eingriff häufig technisch kaum ausführbar ist, ohne daß das Operationstrauma so groß wird, daß es die Grenze des dem Patienten noch Zumutbaren überschreitet. Außerdem tritt für derartige Fälle heute in erster Linie die intensive antibiotische und gegebenenfalls antikoagulierende Therapie in ihr Recht, so daß die Indikation für eine derartige chirurgische Maßnahme nur noch selten gegeben sein wird.

Erwähnt sei in diesem Zusammenhang das Emetin, das Alkaloid der Radix ipecacuanhae, dessen Anwendung von MELCHIOR wiederholt bei dem geschilderten Krankheitsgeschehen empfohlen wurde. Die Dosierung beträgt 1 mg pro kg Körpergewicht, nicht mehr als 65 mg pro die, 10 Tage lang. MELCHIOR sah bei seinen türkischen Patienten unter diesem Mittel frappante Erfolge. Immerhin besteht die Möglichkeit, in dem einen oder anderen Fall sich dieser Behandlungsmethode zu erinnern und davon Gebrauch zu machen, wenn es auch nicht sicher erscheint, daß man diese Beobachtungen ohne weiteres auf mitteleuropäische Verhältnisse übertragen kann.

Ein wesentlich anderes Bild bietet die langsam sich entwickelnde Pfortaderthrombose, wie wir sie gelegentlich bei Tumoren sehen, wenn die V. portae von den Tumormassen umwachsen und von diesen ein Druck auf das Gefäß ausgeübt wird. Es kommt dadurch sowohl zur Stromverlangsamung, wie auch zu einer Alteration der Gefäßwand. Als weitere Ursache finden sich ferner Phlebosklerosen infolge Lues, auch Alkoholismißbrauch und andere toxische Einwirkungen.

Ein Hinweis auf die Endophlebitis hepatica obliterans, das BUDD-CHIARIsche Syndrom, eine unter der Form der Leberzirrhose, des intrahepatischen Blockes, akut oder chronisch verlaufende Erkrankung der Venen, bei der es zu Thrombosierungen der abführenden venösen Schenkel des Leberkreislaufes kommt, die Pfortader also frei bleibt, möge nicht fehlen (RÖSSLE, NOTTER, PALMER, TEILUM).

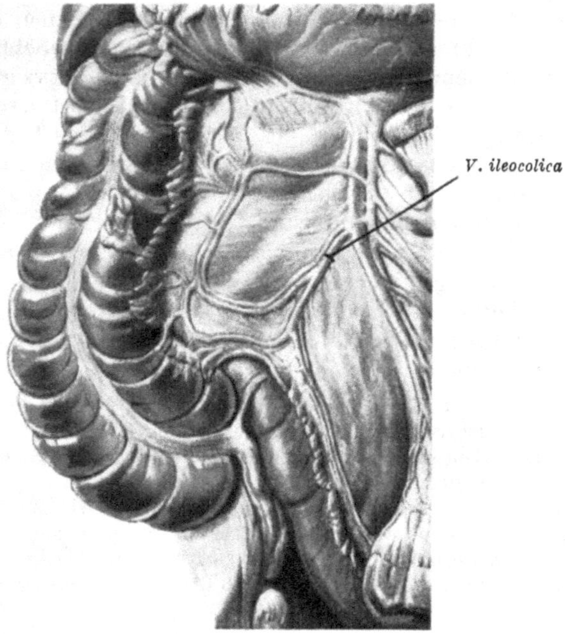

Abb. 67. Unterbindung der Vena ileocolica (nach BRAUN)

Intra vitam wird die Diagnose kaum gestellt werden können, es sei denn durch Laparoskopie und Leberpunktion, wodurch KALK zwei Fälle diagnostisch zu klären vermochte.

Die klinischen Ausprägungen der Pfortaderthrombose sind abhängig von der Schnelligkeit ihrer Ausbildung und der topographischen Ausbreitung des thrombotischen Prozesses. Das Bild ist gekennzeichnet durch die Erscheinungen, die man heute mit dem medizinischen Schlagworten „extrahepatischer Block“ und „portale Stauung“ belegt und deren anatomische wie pathophysiologische Grundlagen und Ausprägungen wir bereits erörtert haben (s. S. 128ff.). Wir finden also einerseits einen Aszites und einen Milztumor, solange der Kollateralkreislauf dem Abtransport des Blutes nicht genügt. In der Entwicklung eben dieses Umgehungskreislaufes liegen aber andererseits erhebliche Gefahren durch die Ausbildung von Varizen am Anfang und Ende des Darmtraktes, wie wir das bereits beschrieben haben. Da jedoch auch eine Rekanalisation, die sogenannte kavernöse Umwandlung der Pfortader (VOSSSCHULTE), möglich ist, kann eine vollständige Kompensation des Kreislaufes eintreten, so daß dann die Prognose wesentlich durch die auslösende Grundkrankheit bestimmt wird.

An therapeutischen Möglichkeiten zur Beeinflussung des meistens sehr lästigen Aszites stehen uns Punktionen, die bei häufiger Wiederholung zu bedrohlicher Eiweißverarmung führen können, und Operationen zur Ableitung des Aszites zur Verfügung (TALMAsche Operation und Fensterdraimage). Auch die ECKsche Fistel und andere Shunt-Operationen seien erwähnt, Eingriffe, die bei der reinen Pfortaderthrombose zum Teil gute Ergebnisse gezeigt haben, in letzter Zeit aber wieder zurückhaltender beurteilt werden (BLAKEMORE, LINTON, SAEGESSER, VOSSSCHULTE).

An die internistische, im wesentlichen unterstützende, Behandlung dieses Leidens mit Ausgleich der verschiedenen Mangelzustände, Besserung der Leberfunktion und Beeinflussung der Flüssigkeitsbilanz sei erinnert.

Technik der TALMAschen Operation: Nach Eröffnung der Bauchhöhle durch Medianschnitt oberhalb des Nabels zieht man das große Netz vor und frischt es durch Abreiben mit einer Kompresse an, so daß es leicht blutet. Dann wird das Peritoneum zu beiden Seiten des Bauchschnittrandes durch Schaben mit einem Messer in der Ausdehnung eines Handtellers aufgerauht und die Wundfläche des Netzes mit der Wundfläche des Bauchdeckenperitoneums durch Katgutnähte vereinigt (intraperitoneale Befestigung), oder man verlagert das wundgemachte Netz extraperitoneal, indem man es in einer Tasche befestigt, die auf der einen Seite der Bauchwunde entweder zwischen dem Peritoneum parietale und dem Bauchmuskel, oder zwischen den Bauchmuskeln und der Haut (subkutan) gebildet wird. Primärer Verschluß der Bauchdecken (ZENKER).

Eine andere Methode der subkutanen Ableitung des Aszites besteht darin, durch eine breite, dauernde Verbindung zwischen der Bauchhöhle und dem subkutanen Bingewebe, die in der Bauchhöhle ständig gebildete Flüssigkeit wie eine subkutane Dauerinfusion ununterbrochen aufsaugen zu lassen. Das Verfahren wurde von KALB als sogenannte Fensterdrainage angegeben.

Technik der Fensterdrainage: Der Kranke liegt in Beckenhochlagerung unter Erhöhung der dem Operateur zugewandten Seite. Nach Eröffnung der Bauchhöhle durch Mittellinienschnitt, der mehr unterhalb als oberhalb des Nabels liegt, entleert man den Aszites so weit wie möglich. Die dem Operateur gegenüberliegende Seite des Bauchdeckenwundrandes wird mit einer kräftigen MUSEUXschen Zange gefaßt und emporgehoben. Unter Zurückdrängung der Eingeweide, im Notfall nach Auspacken der Därme, schneidet der Operateur vom Bauchinnern aus — am besten mit dem Diathermiemesser — eine handtellergroße, runde Öffnung in der Gegend des PETITschen Dreieckes in die Bauchwand mit Ausnahme der Haut. Hierbei ist die äußere Muskelfaszie mit zu entfernen, so daß an dieser Stelle das subkutane Fettgewebe und die unverletzte Haut den alleinigen Abschluß der Bauchhöhle nach außen bilden. Eine Verletzung der Haut läßt sich durch äußeres Auflegen der linken Hand auf den gefährdeten Bezirk vermeiden. Ist die Übersicht durch Verwachsungen beschränkt, so hüte man sich vor einer Verletzung auf der rechten Seite des Colons ascendens und auf der linken Seite des Colon descendens. In der Regel pflegt es aus der Muskelwunde lebhaft zu bluten. Die Blutstillung in dem schwer zugänglichen Bauchfenster kann schwierig sein, so daß unter Umständen die zirkuläre Umstechung mit fortlaufender Naht erforderlich ist. Primärer Verschluß der Bauchwunde.

In der nächsten Zeit buchtet sich die Haut unter dem Fenster mächtig vor und die abhängige Umgebung erscheint ödematös durchtränkt. Das Anasarka kann sich erheblich ausdehnen und namentlich zu beträchtlicher Anschwellung des Skrotums oder der Labien führen. Je stärker und länger derartige Ödeme anhalten, um so besser ist der Erfolg der Operation, die auch doppelseitig ausgeführt werden kann (ZENKER).

Technik der portokavalen Anastomose (ECKsche Fistel): Linke Seitenlage des Patienten. Der rechte Arm ist an einem Bügel in Rechtwinkelstellung befestigt. Hautschnitt von der Mitte der Verbindungslinie zwischen Processus xiphoides — Nabel über den rechten M. rectus und den Rippenbogen zur 8. Rippe und auf dieser bis zur hinteren Axillarlinie. Darstellung der Rippenkuppe und Herausschälen der Rippe aus ihrem Bett. Eröffnung der Pleurahöhle und Spaltung des Rippenbogens und Zwerchfells in gleicher Richtung. Eröffnung der vorderen Bauchwand bis zur Mittellinie. Zuerst Darstellung des absteigenden Duodenalschenkels und Einschneiden des Peritoneums in der Längsrichtung nicht zu nahe an seinem freien Rand. Sorgfältiges Abschieben des Bauchfelles nach beiden Seiten, wobei darauf geachtet werden muß, daß keine der erweiterten Venen einreißt. Kommt es hier zu einer Blutung, so kann es beim Versuch, diese zu stillen, leicht zu einer Durchtrennung des Ductus choledochus kommen, so daß dann unter sehr schwierigen Verhältnissen eine Choledocho-Jejunostomie vorgenommen werden muß.

Im äußeren Wundabschnitt findet sich die V. cava inf., im medianen Teil die V. portae. Vorsichtiges Herauslösen beider Gefäße aus der Umgebung. Nun wird die Pfortader mit einem dicken Seidenfaden gesichert und eine weitere Fadenschlinge um die in den Anastomosenbereich einmündende V. coronaria ventr. gelegt. Die Wahl der Anastomosenform richtet sich zweckmäßigerweise nach den Druckverhältnissen in der V. portae. Steigt der Druck nach der vollständigen Unterbrechung der Pfortader um mehr als 100 mm H_2O an, so geht wahrscheinlich noch ein großer Teil des Pfortaderblutes durch die Leber, weshalb in diesem Falle eine Seit-zu-Seit-Anastomose angelegt wird. Es wird dabei ein Fenster von nicht mehr als 12—15 mm aus der V. cava inf. ausgeschnitten. Bleibt der Druckanstieg deutlich unter 100 mm H_2O, so gelangt wahrscheinlich der größere Teil des Pfortaderblutes auf extrahepatischen Wegen in die V. cava inf. In diesem Falle wird ein etwa 20 mm langes Fenster aus der V. cava inf. ausgeschnitten, wenn eine Seit-zu-Seit-Anastomose hergestellt werden soll, oder es wird die Pfortader durchtrennt, ihr proximales Stumpfende sicher verschlossen und eine End-zu-Seit-Anastomose zwischen dem distalen Ende der V. portae und der V. cava inf. angelegt. Es können auch beide Gefäße durch ein frei transplantiertes Saphenastück verbunden werden (nach SAEGESSER).

Für Komplikationen, die sich durch Blutungen aus den erweiterten Kollateralvenen ergeben, stehen styptische Medikamente, wie sie auch sonst angewandt werden, zur Verfügung; in manchen Fällen muß jedoch chirurgisch interveniert werden, was insbesondere bei Blutungen aus Ösophagusvarizen höchste Anforderungen an den Operateur stellen kann. Zur Behandlung von akuten, oft sehr bedrohlichen und häufig leider letal ausgehenden massiven Hämorrhagien dienen als konservative Notfallsmaßnahmen die Tamponade mit Gaze oder blutstillenden Stoffen, vor allem aber das Einlegen von Ballonsonden zur intraösophagealen Kompression der blutenden Varizen (WESTPHAL). Bewährt hat sich die Sonde von SENGSTAKEN und BLAKEMORE mit 2 Ballons und 3 Lumen, wodurch sowohl eine Nahrungszufuhr, wie das Absaugen des Magens möglich ist.

Neben dem Versuch der Verödung durch sklerosierende Mittel verdienen heute besonders die aktiven Verfahren vermehrte Beachtung, durch welche es möglich ist, die Blutungsquelle operativ anzugehen. Die Resektion der Kardia bzw. des gesamten Magens bedeutet dabei wohl für die Mehrzahl dieser Schwerkranken eine zu große Belastung. Die Unterbindung der zuführenden Venen — V. coronaria ventriculi und Vv. gastricae breves —, wie sie von HENSCHEN als „subdiaphragmale Ligatursperre" in Höhe der Kardia angegeben wurde, bezweckt, den Zufluß zu den blutenden Varizen zu unterbrechen. Radikal wird dieses Ziel erreicht mittels Durchtrennung und sofortige Wiedervereinigung des Ösophagus direkt oberhalb der Kardia (TANNER, VOSSSCHULTE), wobei durch den sich ausbildenden Narbenring eine sichere Abdrosselung der Zuflußwege stattfindet.

Der heutzutage bei relativ kleinem Risiko möglich gewordene transthorakale Zugang zur Speiseröhre gestattet ein direktes Angehen der Blutungsquellen: einmal mittels äußerer Umstechung, wobei die gesamte Ösophaguswand samt submukösem Venenplexus von außen her gefaßt wird (NISSEN), zum anderen durch innere Umstechung der blutenden Varizen nach Längsspaltung der Speiseröhre unter Sicht des Auges (BOEREMA, CRILE, LINDER). Allerdings bleibt bei diesen direkten Venenligaturen die Gefahr von späteren, erneuten Blutungen bestehen (LINTON), da das Grundübel — die Hypertension und der vermehrte Blutzustrom — nicht beeinflußt wird. Als segensreiche Notfallmaßnahmen verdienen die angeführten Eingriffe jedoch erhöhte Beachtung.

Neue Wege in der Bekämpfung der Folgezustände und Gefahren der portalen Hypertension beschritt neuerdings STAFINIAK, die unseres Erachtens der weiteren Erprobung wert sind. Um ein ständiges Aufsaugen der Aszitesflüssigkeit zu gewährleisten, wird bei diesem Verfahren eine Dünndarmschlinge ausgeschaltet und durch Längseröffnung und Aufsteppen auf ein Darmstück eine breite Resorptionsfläche innerhalb der freien Bauchhöhle geschaffen. Zur Beseitigung der Ösophagusvarizen nahm dieser Autor eine gezielte Verätzung der Brustspeiseröhre mit 10 proz. Natronlauge vor. Die zu befürchtende Stenose konnte durch entsprechende Nachbehandlung verhindert werden oder bleibt wegen der besonderen anatomischen Verhältnisse, die durch den submukösen Venenplexus gegeben sind, von vornherein aus.

c) Die Milzvenenthrombose

Die Behinderung der Blutabfuhr aus der Milz infolge thrombotischer oder thrombophlebitischer Vorgänge im Bereich der V. lienalis pflegt eine ziemlich charakteristische Symptomatologie hervorzurufen (EPPINGER). Zu einem Teil kommen Milzvenenthrombosen im Zusammenhang mit Pfortaderthrombosen vor und sind dann nichts anderes als von dort übergreifende Prozesse. Sie bieten in diesem Fall klinisch keine wesentlichen Unterschiede gegenüber dem bereits besprochenen Krankheitsbild. Anders ist es dagegen bei den isolierten Thrombosen der V. lienalis. Als ursächliche Momente für ihre Entstehung finden sich dieselben wie bei der Thrombose des Pfortaderstammes: Entzündliche Vorgänge oder Geschwulstbildung in der Nachbarschaft, wie z. B. Magen- oder Pankreaskarzinom, penetrierende Magenulzera und Mesenterialdrüsenentzündungen. Entzündliche Darmveränderungen und gynäkologische Erkrankungen können ebenfalls eine Milzvenenthrombose im Gefolge haben. Auch in der Schwangerschaft wurde sie beobachtet, wobei es sogar zur Milzruptur mit tödlichem Verbluten kam (CONFORD und CARANGELO). Selbstverständlich kommen auch Erkrankungen der Milz selbst, sowie Traumen ätiologisch in Frage. Ein auffälliger Zvsammenhang besteht ferner zwischen allgemeinen Infektionskrankheiten, wie z. B. Typhus und Scharlach (von SCHÜRER) und der Milzvenenthrombose. Nicht selten beginnt die Erkrankung bereits im Kindesalter, wobei als Ursache häufig eine Omphalitis mit konsekutiver Thrombose des Ductus venosus zu eruieren ist.

Die Folgen einer Rückstauung in der V. lienalis sind weitgehend davon abhängig, wo das Hindernis sitzt und ob es zu einer Verlegung des gesamten Lumens geführt hat. In jedem Falle kommt es zu einer Erweiterung der Gefäße vor dem Hindernis. Das ist insofern wichtig, als davon auch Venen betroffen werden, die nicht von der Milz kommen, sobald die Obstruktion mehr pfortaderwärts lokalisiert ist. Von besonderer klinischer Bedeutung sind in dieser Beziehung die Vv. gastricae breves, die V. gastroepiploica sin. und die V. coronaria ventr., deren Stauung zur Varizenbildung und zu bisweilen bedrohlichen Blutungen führt. Eine Übersicht über diese anatomischen Verhältnisse gibt das umstehende Schema (Abb. 68, S. 136).

Die Rückstauung des Blutes vermag sich via Milztumor auf die Milzarterie fortzuleiten, so daß deren Erweiterung nicht selten ist, ja sogar Aneurysmen beobachtet wurden (MATRONOLA). Andererseits findet sich gelegentlich auch eine sekundäre Venenthrombose bei Aneurysma der Milzarterie, so daß die Aufeinanderfolge der Ereignisse nicht immer sicher zu entscheiden ist. Die Ausbildung eines Milztumors von sehr verschiedener Größe, die wiederum von der Entwicklung eines Kollateralkreislaufes abhängig ist, wird praktisch nie vermißt. Es resultiert also im ganzen ein pathologischer Zustand, den EVERBECK mit dem Terminus „hämodynamische Milzdekompensation“ bezeichnet hat.

Wie bereits erwähnt, beginnt die Erkrankung häufig im Kindesalter, eine Tatsache, die für die Diagnosestellung wichtig sein kann, da daraus in der Mehrzahl der

Fälle ein jahrelanger Verlauf resultiert. So bestand bei den Beobachtungen von LAZNIČKA die Krankheit zweimal 3 Jahre, einmal 17 und einmal 9 Jahre. Häufig wird der Milztumor zufällig entdeckt oder es tritt als charakteristisches Frühsymptom eine Magen-Darmblutung auf, die auf Stauungszustände und Varizenbildung zurückzuführen ist und deren anatomische Grundlagen wir bereits erörtert haben. Vermutlich ist die meistens beobachtete Anämie zum Teil Blutungsanämie als Folge der eben erwähnten Hämorrhagie, vor allem aber muß auch der Einfluß der geschädigten Milz via Hemmung der Hämopoese im Knochenmark in Betracht gezogen werden. Man glaubt diese „splenogene Markhemmung" dadurch erklären zu können, daß die Milz einen Wirkstoff liefert, der die Knochenmarkfunktion hemmt, der aber unter normalen Verhältnissen in der Leber abgebaut wird. Bei Blockierung des Abflusses des Milzblutes gelangt dieser Wirkstoff über die Anastomosen direkt in den großen Kreislauf unter Umgehung der Leber und führt so zu einer Hemmung der Blutbildung (BOCK, FRENZEL, CREMER). Weiterhin ist die Blutkörperchensenkungsgeschwindigkeit niedrig, das Blutbild zeigt eine hypochrome Anämie, Leukopenie und Thrombopenie. Ferner finden sich meistens Kopfschmerzen, Magenbeschwerden und stechende, drückende Schmerzen im linken Oberbauch. Normalerweise zeigt die Leber keine anatomischen und funktionellen Veränderungen, es kommt nicht zu Ikterus. Aszites ist selten.

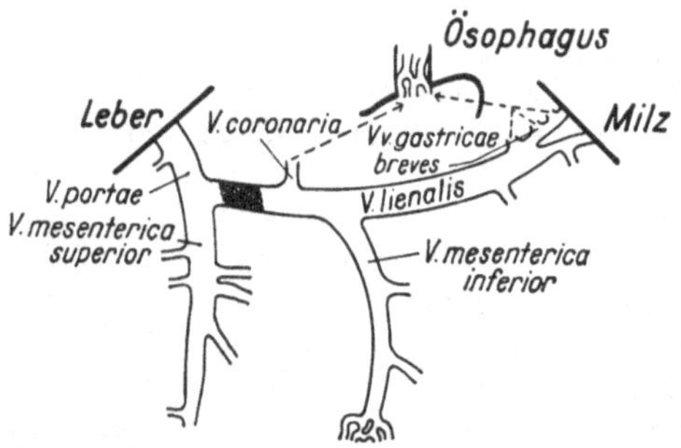

Abb. 68. Schematische Darstellung der Abflußverhältnisse bei der Milzvenenthrombose (nach VOSSSCHULTE)

Differentialdiagnostisch ist die Anamnese von größter Wichtigkeit. Der Abgrenzung gegenüber Bluterkrankungen, besonders solchen leukämischer Art, dient vor allem die Untersuchung des Sternalpunktates, wodurch eine Differenzierung des thrombophlebitischen Milztumors gegenüber anderen Splenomegalien möglich wird. Für die Diagnostik noch nicht ausgeprägter Fälle können aber doch erhebliche Schwierigkeiten bestehen, so z. B. gegenüber einem Morbus BANTI im Anfangsstadium, besonders dann, wenn auch im eigentlichen Pfortaderstammgebiet Stauungszustände bestehen, so daß die Symptomatologie eine gemischte ist. Auch die bereits erwähnte Endophlebitis obliterans kann auf die Milz übergreifen und dort analoge Veränderungen hervorrufen, wie in der Leber (CORONINI und OBERSON).

Eine wichtige differentialdiagnostische Hilfe bietet die FREYsche Adrenalinreaktion: Nach Injektion dieses Mittels in die Milz wird röntgenologisch eine deutliche Verkleinerung des Milztumors gefunden, die bereits nach 15 Minuten sichtbar ist, nach 45 Minuten etwa $^1/_3$ der ursprünglichen Größe beträgt. Diese Milzverkleinerung nach Adrenalin, wobei das Organ ähnlich wie ein Schwamm ausgepreßt wird, ist ein fast spezifisches Symptom und findet sich nicht bei anderen Milzerkrankungen, die mit einer Beteiligung des Stromas einhergehen, wie Morbus BANTI, Tuberkulose usw. (GREPPI).

Die Möglichkeit, die Milz und ihren Abfluß durch direkte Injektion eines Kontrastmittels röntgenologisch darzustellen, sei erwähnt. Sie ist nur erlaubt bei einwandfrei nachgewiesenem Milztumor und auch dann nicht immer ohne Gefahren. Außer dieser perkutan durchführbaren Röntgenuntersuchung besteht die Möglichkeit der Kontrastdarstellung der Milzvene und des Pfortadersystems während einer Laparotomie (Portogramm).

Die besondere Gefahr einer Milzvenenthrombose liegt in der Möglichkeit der Verblutung aus rupturierten Ösophagusvarizen. Sind daher einmal derartige Blutungen aufgetreten, besteht eine Anämie, so ist die Indikation zur Splenektomie gegeben. Sie muß durch die subdiaphragmale Ligatursperre ergänzt werden, wenn das obturierende Hindernis proximal von der Einmündung der V. coronaria ventr. sitzt, da sonst die Gefahr der Rezidivblutung besteht (s. Abb. 68, S. 136). Der Eingriff ist nicht indiziert, solange noch frische entzündliche Veränderungen bestehen. Er ist infolge der meistens bestehenden Verwachsungen und des ausgedehnten Kollateralkreislaufes, besonders aber, wenn gleichzeitig ein Aneurysma der A. lienalis vorliegt, oft recht schwierig auszuführen und mit einer ziemlichen Mortalität belastet. Es wurde daher von EPPINGER, DE LA CAMP u. a. der Vorschlag gemacht, in solchen Fällen nur die Milzarterie zu unterbinden, wodurch jedoch die Blutungsgefahr nicht beseitigt und die splenogene Markhemmung nicht genügend beeinflußt wird.

Technik der Splenektomie: Eröffnung des Bauches durch oberen Medianschnitt, nach Bedarf mit Querinzision, auch Schrägschnitt, oder transpleurales Vorgehen. Am Milzstiel werden vom oberen und unteren Pol her die Gefäße im Ligamentum gastro-lienale provisorisch mit den Fingern komprimiert und darauf mit KOCHER- oder MICULICZ-Klemmen gefaßt. Dies gelingt gut bei ordentlich langem Stiel, schwieriger bei kurzem und erfordert in diesem Falle noch besondere Sorgfalt zur Vermeidung von Verletzungen der benachbarten Organe, vor allem des Magens, des Pankreas und des Colons. Nun folgt vom unteren Pol her, in der Regel schrittweise Ligatur der Gefäße in üblicher Art. Die Ligaturen sind weit genug auseinanderzusetzen, um ihr Abgleiten sicher zu verhindern. Massenligaturen sind immer zu vermeiden wegen der Gefahr der Mitligatur des Pankreasschwanzes oder eines Zipfels des Magens und der Kolonwand. Nach Unterbindung aller Gefäße wird die Milz von vielleicht noch vorliegenden Verwachsungen stumpf und scharf befreit. Nach Möglichkeit primärer Verschluß der Bauchdecken.

d) Thrombose der Vena cava inferior

Die Thrombose der unteren Hohlvene resultiert wohl in der Mehrzahl der Fälle aus einer solchen der einmündenden Venen. Die Symptomatologie ist einerseits abhängig von der Ausdehnung des Prozesses, andererseits davon, ob ein vollständiger Verschluß vorliegt. So kommt es zu mehr oder weniger ausgedehnten Schwellungen beider Beine, der Genitalien, zum Ödem der Bauchdecken, Störungen der Blasen-Mastdarmfunktion und zu Schmerzen in diesem Gebiet.

Schreitet die Thrombose fort, so daß ein Übergreifen auf die Nierenvenen zustande kommt, so werden wir Symptome von Seiten der Nieren im Sinne einer Urämie zu erwarten haben. Zuerst entsteht eine hochgradige Stauung der Gefäße, die sich bei langsamem Verschluß durch Erweiterung der Kollateralbahnen wieder ausgleichen, in anderen Fällen aber auch zur Lipoidnephrose führen kann (DEPARIS u. a.). Tritt die Unterbrechung rasch ein, so führt er zum hämorrhagischen Niereninfarkt, bei beiderseitigem Auftreten ein prognostisch infaustes Ereignis.

Der Verschluß des V. cava ist mit dem Leben nur vereinbar durch die Tatsache, daß die Möglichkeit des Blutrückflusses über einen Umgehungskreislauf besteht. Dieser braucht zu seiner vollen Ausbildung eine gewisse Zeit, während welcher Stauungen in den distalen Partien bestehen, die erst allmählich zurückgehen, in dem Maß, wie der Kollateralkreislauf „suffizient" wird. Selbstverständlich wird er das nicht in allen Fällen und nicht vollständig, so daß Knöchelödeme bei Kavathrombosen (und Ligaturen) praktisch immer bestehen bleiben.

Der Kollateralkreislauf bei Stenosen der unteren Hohlvenen hat äußerlich eine gewisse Ähnlichkeit mit dem, wie wir ihn bei der Pfortaderstauung vorfinden. Ausgedehnte experimentelle und klinische Studien hat seinerzeit BRACKERTS darüber veröffentlicht. In den Vv. epigastricae inf., deren Blut normalerweise zu den Schenkelvenen und von da in die V. cava inf. abfließt, staut sich das Blut und es kommt zu varikösen Erweiterungen dieser Gefäße. Diese erstrecken sich über die Anastomose mit den Vv. mammariae bis zu diesen selbst.

Die weitere Folge ist eine Umkehr der Stromrichtung in den Vv. epigastricae inf., die ihr Blut und das der unteren Extremitäten nun über die Vv. mammariae an die obere Hohlvene abgeben. Die anatomischen Verhältnisse gibt die Abbildung 69 wieder.

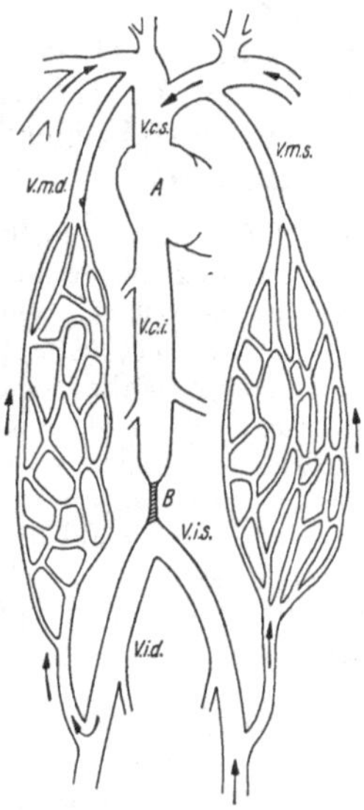

Abb. 69. Schematische Darstellung des Umgehungskreislaufes bei Thrombose der unteren Hohlvene (nach Hamperl)

Bis zu welchen exzessiven Erweiterungen dieser Vorgang führen kann, zeigt Abbildung 70.

Außerdem kommt noch ein gewisser Kollateralkreislauf über die V. azygos und hemiazygos zustande, die das Blut aus den Vv. lumbales beidseits der Wirbelsäule übernehmen. Je nach dem Sitz der Obstruktion besteht ferner eine Verbindung über die Vv. haemorrhoidales via V. mesenterica inf. zur Pfortader.

Bei starker Ausbildung des oberflächlichen Kollateralkreislaufes über die Venen der Bauchdecken ist die differentialdiagnostische Abgrenzung gegenüber dem Caput Medusae bei Pfortaderstauung oft nicht einfach, besonders dann, wenn der Kavaverschluß oberhalb der Einmündung der Lebervene sitzt, so daß sich dadurch auch noch ein Aszites entwickelt. Eine Möglichkeit besteht in der Beachtung der Tatsache, daß sich das Medusenhaupt sternförmig um den Nabel ausbreitet, während am Umgehungskreislauf bei der Kavastenose vor allem die epigastrischen Venen beteiligt sind. Bei einer späteren allfälligen Rekanalisation der unteren Hohlvene vermag sich der Umgehungskreislauf wieder mehr oder weniger zurückzubilden.

Die Therapie der Kavathrombose besteht einmal in der üblichen antikoagulierenden und antibiotischen Behandlung. Es hat aber besonders Leriche darauf hingewiesen, daß in fortgeschrittenerem Stadium weder vom Heparin noch von Eingriffen am Sympathikus etwas zu erwarten sei, weil dann mechanische Momente für die Weiterentwicklung der Thrombose die Hauptrolle spielen. Da bereits nach drei Wochen eine Freilegung der V. cava auf sehr große Schwierigkeiten stoße, indem der Entzündungsprozeß die gesamte Umgebung ergriffen hat, wird für diese Fälle und für beidseitige Thrombosen der Vv. iliacae der operative Eingriff gefordert, sobald sich Anzeichen eines bilateralen Ödems zeigen. Leriche durchtrennt die Vene, andere Autoren begnügen sich mit der Ligatur (Cliffton und Neel, Thebaut und Ward, Oaks und Hawthorne, Leger und Frileux und viele andere).

Technik der Kavaligatur: Allgemeinnarkose. Linke Seitenlage des Patienten. Schräger Flankenschnitt von der Spitze der 12. Rippe bis fast zur Mitte des Leistenbandes rechts. Durchtrennung der Muskulatur des Obliquus externus im Faserverlauf, der des Obliquus internus und des Transversus quer, desgleichen der Fascia transversalis. Vorteilhaft ist auch eine Schnittführung, bei der die Haut in Höhe des Nabels quer, die einzelnen Muskeln jeweils in ihrem Faserverlauf schichtweise durchtrennt werden. Das Peritoneum parietale wird freigelegt und nabelwärts von der Beckenwand abgeschoben, bis die Gefäße bloßliegen. Cave Ureter! In der Tiefe am Rand des Musculus psoas sieht man Arteria und Vena iliaca communis. Verfolgt man sie kranialwärts, so kommt man an die Cava inferior. Diese wird sorgfältig ringsherum frei präpariert, bis sie mit einer Unterbindungsnadel oder Fadenführer umfahren werden kann. Sie wird unterhalb der V. spermatica und der Nierenvenen im Abstand von 3—4 cm durch 2 kräftige Seidenfäden ligiert. LEGER und FRILEUX empfehlen die Durchtrennung der Vene zwischen den Ligaturen, trotz der beschriebenen Gefahr, daß diese abgleiten können, da es dadurch möglich ist, die Vene von einem Thrombus zu befreien. Durch Palpation von außen gelingt es nicht immer, einen weichen Thrombus in der Venenlichtung festzustellen. Die temporäre Blutstillung wird durch eine zweimal um das Gefäß geschlungene Ligatur gewährleistet. Findet sich ein Thrombus, wird der Patient in TRENDELENBURG-Lage gebracht und der Thrombus vor dem Anziehen der oberen Ligatur abgesaugt; gleiches Vorgehen am distalen Stumpf. Im Anschluß an die Durchtrennung oder Ligatur der Hohlvene kann sofort eine Resektion der Grenzstrangganglien vorgenommen werden.

Entweder primärer Wundverschluß oder Einlegen eines Blutungsdrains.

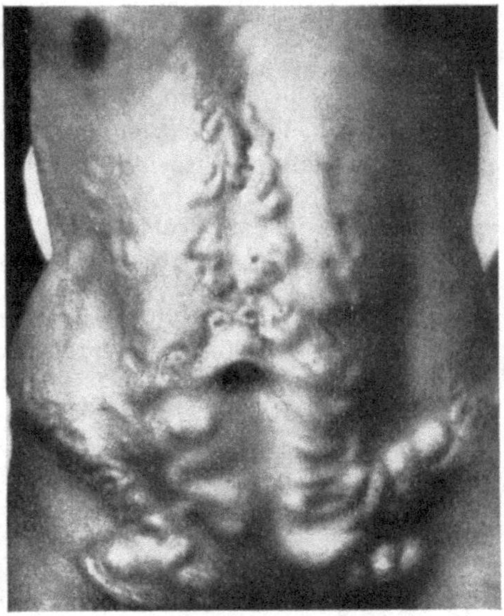

Abb. 70. Caput Medusae nach Thrombose der V. cava inf. infolge Abdominaltyphus (nach DE QUERVAIN)

Über die Gefäßreaktionen, die nach Ligatur der V. cava inf. auftreten, berichten RAY und BURCH auf Grund ihrer Beobachtungen an 12 Frauen, bei denen sie den Eingriff wegen Beckenvenenthrombose vorgenommen hatten. Es konnten anschließend weder klinisch noch physiologisch bedeutungsvolle Veränderungen nach gewiesen werden. Allerdings stieg der Venendruck an den unteren Extremitäten vorübergehend stark an und blieb noch längere Zeit über dem Normalwert. Ödeme, die regelmäßig auftraten, bildeten sich rasch zurück und zeigten keine Relation zum Venendruck, im Gegensatz zum Gewebedruck. Hautfarbe, Temperatur und Sensibilität der Beine bleiben normal. Außer Varizenbildung der Beinvenen traten keine Veränderungen auf, dagegen erweiterten sich die Abdominalvenen.

BAILAY führt 49 Fälle auf, bei denen nach Eingriff keine weiteren Lungenembolien mehr auftraten. Allerdings starben fünf Patienten, darunter einer wegen Ligatur oberhalb der V. renalis, ein anderer wegen Durchschneidens der Unterbindung. Andere Autoren sahen nicht so günstige Ergebnisse. Eine endgültige Stellungnahme zu der Maßnahme ist daher unseres Erachtens noch nicht möglich, weil eine ausreichende Orientierung über die Spätfolgen bisher fehlt. Auch ist die Operation als solche selbst wieder thrombosefördernd und nach englischen Publikationen mit einer hohen Letalität behaftet. Die Indikation wird in jedem Falle sehr streng gestellt werden müssen (s. auch Kap. IV, S. 78).

Es sei hier noch ein interessanter Fall erwähnt, den MOHARREM publiziert hat. Interessant vor allem deshalb, weil er ein Licht darauf zu werfen vermag, welche Faktoren für die Thromboseentstehung im Einzelfalle maßgebend und primär wichtig sind. Es handelte sich um eine 80jährige Frau, die nach einem Unfall ad exitum gekommen war und bei der sich bei der Sektion eine Thrombose der lk. Nierenarterie und eine isolierte Thrombose der peristierenden linken V. cardinalis inf. vorfand. (Auf Grund des komplizierten Entwicklungsganges kommt M. zum Schluß, daß es sich dabei um eine Hemmungsmißbildung handelt.) Wir gehen wohl nicht fehl, wenn wir für diesen Fall der Strömungsänderung und möglicherweise auch der Mißbildung im Sinne des locus minoris resistentiae entscheidende Bedeutung für die Entstehung und Lokalisation dieser isolierten Thrombose einräumen.

e) Venenthrombosen und Thrombophlebitiden im Bereich des Beckens

Eine besondere Rolle spielt diese Lokalisation der Thrombosekrankheit in der Gynäkologie und Geburtshilfe, wo es sich in der Mehrzahl der Fälle um septische Thrombophlebitiden handelt (s. auch Phlegmasia alba dolens, S. 120). Nach BUMM machen sie 60% der Todesfälle an puerperaler Sepsis aus, was ihre Bedeutung noch unterstreicht. Es hängt mit der Blutstillung post partum zusammen, daß die Thrombosierung und Infektion dieser Thromben ihren Lieblingssitz in der Plazentarstelle hat, so daß die Plazentation in vielen Fällen bestimmt, welche Venengebiete hauptsächlich ergriffen werden. „Sitzt die Plazenta hoch oben im Fundus, so wird die Thrombose im Gefäßgebiet der V. spermatica sich vorfinden. Sitzt die Plazenta tiefer, so wird die V. uterina befallen sein, gegebenenfalls bis zur Iliaca und Hypogastrica. Dieses Gebiet ist recht häufig erkrankt, was wieder damit zu erklären ist, daß hier sich die Gefährdung der Venen durch die Plazentarstelle mit der Vulnerabilität des unteren Uterinsegmentes und der Cervix vereinen; denn Einrisse in der Uterussubstanz eröffnen auch hier größere Venenlumina, die dann eine größere Anfälligkeit für die Keimansiedlung aufweisen. Selbstverständlich ist eine Kombination der Spermatika- und Uterinabezirke aus naheliegenden Gründen sehr häufig". (BUCURA).

Der Verlauf der Erkrankung und das klinische Bild ist weitgehend von der Ausbreitung des Prozesses abhängig. Schreitet die Thrombosierung aus dem Gebiet der V. uterina über die V. iliaca interna in die V. hypogastrica fort, um von dort die V. cava oder über die V. iliaca externa die V. femoralis zu erreichen, so finden wir die Zustände der Kavathrombose oder der Phlegmasia alba dolens, die wir bereits besprochen haben. Häufig besteht zwischen Geburt bzw. Operation und Auftreten dieser schweren Krankheitsgeschehen eine relativ unauffällige Latenzperiode, während der keinerlei Anzeichen auf einen krankhaften Prozeß hinweisen.

Die Behandlung unterliegt den mehrfach erwähnten Prinzipien; die Folgezustände sind meistens recht erheblich, auch wenn es zur Ausheilung des lokalen Prozesses kommt.

Eine andere schwere Komplikation einer Beckenvenenthrombose ist das Übergreifen des Prozesses auf das Beckenbindegewebe, wobei dann allerdings die entzündlich-eitrige Ausbreitung im Vordergrund steht. Die Ursache davon ist gelegentlich eine paravasale Abszeßbildung. LERCH hat einen Fall beschrieben, bei dem es zu beidseitiger schwerer Koxitis mit doppelseitiger Destruktionsluxation gekommen ist, ein zwar sehr seltenes, aber um so schwerer wiegendes Ereignis, das intensivste orthopädische Behandlung erforderte.

Ähnliche Verhältnisse wie im gynäkologisch-geburtshilflichen Bereich treffen wir wieder in der Urologie. Auch hier spielen die Venenplexus, spez. der Plexus prostaticus und die Beckenvenen für eine Thrombophlebitis die wesentliche Rolle. Die septischen Thrombosen sind zwar im Zeitalter der Antibiotika deutlich zurückgegangen und die Phlebothrombosen treten mehr in den Vordergrund, es sind aber z. B. gelegentlich als Komplikation der MILLINschen Operation septische Thrombophlebitiden beobachtet worden (ADAM und FISCHBECK). Die Therapie besteht in einer

Kombination antibiotischer und antikoagulierender Maßnahmen, der aber leider häufig in Anbetracht des Krankenmaterials der Erfolg versagt bleiben wird.

Es sei kurz erwähnt, daß HRYNTSCHAK der Anwendung des Dauerkatheters als vorbereitende Maßnahme eine große Bedeutung für die Thromboseentstehung beimaß und die Dicumaroltherapie strikt ablehnte. Andere Untersucher dagegen, wie z. B. ADAM befürworten sie auf Grund ihrer Erfahrungen. Letzterer Autor sah nach schlagartigem Absetzen des Tromexans wegen Hämaturie eine tödliche Lungenembolie. Auch wir glauben, daß bei der hohen Gefährdungslage der Prostatiker, die durch Alter, Gefäßkrankheiten, Infektion usw. bedingt ist und bei denen sich die Thrombosen oft der klinischen Diagnose entziehen, da es sich um fortgesetzte Wundthrombosen der Beckenvenen handelt, die Anzeige zur gezielten Prophylaxe mit Antikoagulantien eher großzügig gestellt werden sollte. Nach unseren Erfahrungen ist eine vermehrte Blutung, die man dabei allerdings manchmal in Kauf nehmen muß, meist leichter zu beherrschen, als eine massive Lungenembolie.

In diesem Zusammenhang noch ein Wort zur Thrombose bzw. Thrombophlebitis der Nierenvenen, die wir bereits bei Besprechung der Vena-Kava-Thrombose erwähnt haben. Außer der blanden Thrombose, die meistens von der unteren Hohlvene fortgeleitet ist, treffen wir auch eine Thrombophlebitis, die ihren Ursprung vielfach in einer Pyelonephritis hat, der gelegentlich einmal gynäkologische Affektionen und — vor allem im Säuglingsalter — schwere Enteritiden zugrunde liegen können. Diese Thrombosen entstehen auf dem Weg einer perivaskulären Lymphangitis, die durch Übergreifen der Entzündung von der Submukosa der Nierenkelche oder den subepithelialen Gewebsspalten zustande kommt, und vermögen gelegentlich alle größeren Venen zu befallen. Die klinische Symptomatologie ist bei allen Formen gleich: Im Vordergrund steht die massive Hämaturie, die lebensbedrohlich sein kann. Bei deutlich verminderter Urinproduktion der befallenen Seite wird praktisch reines Blut entleert. Heftige Schmerzen in der Nierengegend und die Zeichen der allgemeinen Entzündung mit Puls- und Temperaturanstieg bei fehlenden Abdominalerscheinungen gehören zum Krankheitsbild. Bei einseitiger Nierenvenenthrombose kommt notfalls die Nephrektomie in Frage (STAEHLER); von LEGER und GEORGE, die sich neuerlich eingehend mit diesem Krankheitsbild befaßt haben, wird auch neben der Antikoagulantienanwendung die Thrombektomie empfohlen. Gelegentlich wird man sich aber mit konservativen, symptomatischen Maßnahmen behelfen müssen; die Prognose ist sehr unsicher, da immer ein Übergreifen des thrombotischen Prozesses auf die andere Niere droht.

f) Thrombotische Zustände im Bereich des Enddarmes

Bekanntermaßen wird das Rektum durch Venen drainiert, die ihr Blut zu zwei verschiedenen Gefäßgebieten ableiten: Die V. haemorrhoidalis sup. führt das Blut über die V. mesenteralis inf. zur Pfortader, die Vv. haemorrhoidalis med. et inf. über die Beckenvenen zur unteren Hohlvene. Diese Hämorrhoidalvenen anastomosieren untereinander und bilden die Plexus venosi haemorrhoidales, so daß hier zwei wichtige Gefäßgebiete, das der Pfortader und das der Cava inferior, miteinander in Verbindung stehen (Abb. 64, S. 129).

Diese unterschiedliche Gefäßversorgung ist nun insofern von besonderer praktischer Wichtigkeit, als normalerweise doch eine gewisse Trennungslinie existiert, die ungefähr auf Höhe des Sphincter ani zu lokalisieren ist und etwa dem Plexus haemorrhoidalis medialis entspricht. Diese „Blutscheide" ist damit auch die Trennungslinie zwischen äußeren und inneren Hämorrhoiden. Sowohl die Entstehung, wie auch die Behandlung dieser beiden Formen sind verschieden, worin die besondere Bedeutung ihrer Unterscheidung liegt.

Die äußeren Hämorrhoiden — nicht zu verwechseln mit prolabierten inneren — bedürfen im allgemeinen keiner Behandlung, sie machen an sich auch keine Beschwerden. Es sind variköse Erweiterungen im Bereich der Analhaut und imponieren meist als faltige Hautläppchen. Eine Behandlung ist erst dann erforderlich, wenn ihr Inhalt thrombosiert und sich ihre Umgebung entzündet. Sie bilden dann harte, sehr schmerzhafte Knoten, die meistens plötzlich auftreten, so daß man auch von einem „Anfall" gesprochen hat (SEIFERT). Der Patient klagt vor allem über Brennen, Hitzegefühl, er kann nicht sitzen und seine Nachtruhe ist gestört. Die beste Behandlung dieses Zustandes besteht in der Spaltung der Haut über dem thrombosierten Knoten, nachdem diese durch eine kleine Quaddel mit Lokalanästhetikum unempfindlich gemacht wurde. Der Thrombus läßt sich dann leicht entfernen, wenn er nicht von selbst herausschlüpft. Die Inzisionswunde kann durch Naht wieder geschlossen werden.

Für die Behandlung der inneren Hämorrhoiden, denen als Grundleiden in vielen Fällen eine Pfortaderstauung zugrunde liegt, stehen uns mehrere Verfahren zur Verfügung, von denen wir die operativen Methoden von LANGENBECK und WHITEHEAD nur erwähnen wollen. In der Mehrzahl der Fälle führen Injektionsverfahren zum Erfolg, wobei insbesondere auf das BLONDsche Abriegelungsverfahren hingewiesen sei. Nach SEIFERT ist es dann besonders erfolgreich, wenn die inneren Hämorrhoiden auf einer Pfortaderstauung beruhen, was aber nicht immer der Fall ist. Liegen der Erkrankung andere Ursachen zugrunde und handelt es sich nur um einzelne variköse Erweiterungen, so empfiehlt sich die Verödung der Hämorrhoidalknoten selber. Als Injektionsmittel dienen dieselben, die auch bei der Varizenverödung verwendet werden, weshalb wir, auch bezüglich der Technik, auf dieses Kapitel verweisen (Kap. XXIV, S. 198).

Kapitel XII

Venenthrombosen im Bereich des Thorax

Die Thrombose der oberen Hohlvene ist ein sehr seltenes Ereignis und in fast allen Fällen durch einen komprimierenden Prozeß in der Nachbarschaft bedingt. So ist mehr als die Hälfte durch Aortenaneurysmen verursacht, weiterhin spielen Tumoren im Lungenbereich und im Mediastinum eine wesentliche Rolle. Auch bei Tuberkulose, Lues und eitrigen Entzündungen wird sie in seltenen Fällen angetroffen. Ihr besonderes Bild bekommt diese Komplikation durch die enge Nachbarschaft wichtiger Gebilde im Mittelfell, so daß eine Abgrenzung der Folgen der Kavathrombose gegenüber denen der Grundkrankheit oft nicht gelingt.

Auch hier sind die anatomischen Verhältnisse die Grundlagen der eindrücklichsten Symptome. Über die Wege zur Bildung eines Kollateralkreislaufes gibt das folgende Schema von HENSCHEN Auskunft (Abb. 71):

Infolge der reichen Veneneinmündungen in diesem Bereich sind die Kompensationsmöglichkeiten des Blutabflusses sehr unterschiedlich, je nachdem, wo das Hindernis sitzt. Bedeutsame Untersuchungen über umschriebene Druckwirkungen im Mediastinum stammen von NISSEN, KILLIAN u. a., aus denen sich auch für die Symptomatologie der Venenthrombosen dieser Region wichtige Hinweise ergeben.

Das gemeinsame Merkmal solcher Zustände ist die Einflußstauung der oberen Körperhälfte, wie wir sie auch bei manchen Herzleiden finden und wobei die Kranken einen „mediastinalen“ Eindruck machen (LAUDA). Die allgemeine Symptomatologie zeigt als hervorstechendstes Merkmal eine Zyanose des Gesichtes, des Halses und der oberen Extremitäten, meistens begleitet von Lid- und allgemeinem Kopfödem, die im Liegen stärker und im Stehen geringer werden, weshalb die Patienten häufig in sitzender oder halb aufrechter Stellung schlafen.

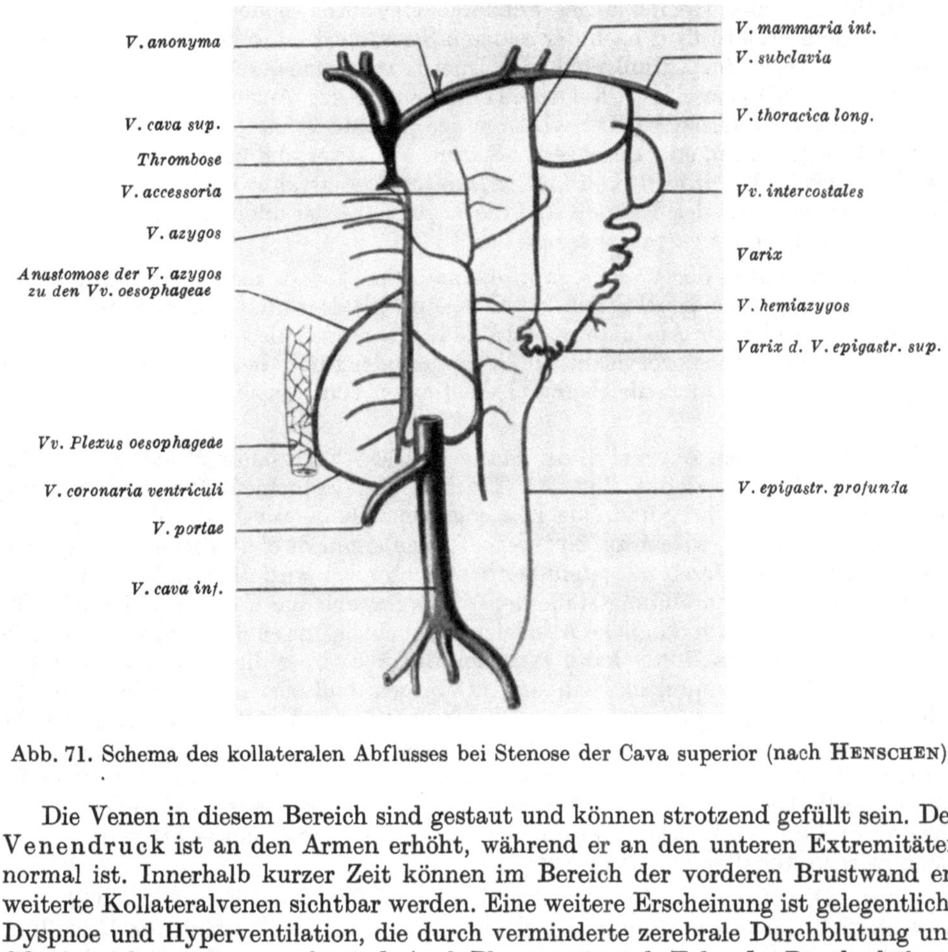

Abb. 71. Schema des kollateralen Abflusses bei Stenose der Cava superior (nach HENSCHEN)

Die Venen in diesem Bereich sind gestaut und können strotzend gefüllt sein. Der Venendruck ist an den Armen erhöht, während er an den unteren Extremitäten normal ist. Innerhalb kurzer Zeit können im Bereich der vorderen Brustwand erweiterte Kollateralvenen sichtbar werden. Eine weitere Erscheinung ist gelegentliche Dyspnoe und Hyperventilation, die durch verminderte zerebrale Durchblutung und CO_2-Anreicherung verursacht sind. Auch Pleuraergüsse als Folge der Druckerhöhung in den Azygosvenen können sich entwickeln. An zerebralen Symptomen finden sich häufig Kopfschmerzen, die bei horizontaler Lage stärker werden, Schwindel und Somnolenz. Ein gewisser Exophthalmus wird in der Mehrzahl der Fälle beobachtet. Daneben wird oft über Symptome von Seiten der Ohren, wie Taubheit und Ohrensausen geklagt. Derartige Veränderungen hängen in ihrer graduellen Ausprägung weitgehend von der Schnelligkeit ab, mit der sich die Thrombose entwickelt und die Grundkrankheit fortschreitet, auf der anderen Seite davon, inwieweit die Ausbildung eines Kollateralkreislaufes Schritt hält.

Ist die Blutabfuhr an bestimmten, definierten Stellen unterbrochen, so können wir im einzelnen noch unterscheiden: „Die Kompression der V. anonyma einer Seite macht Stauungserscheiunngen einer oberen Körperhälfte (Kopf, Hals und Arm). Sitzt die Blockade links im Bereich des Angulus venosus, das ist der Zusammenfluß der V. subclavia und V. jugularis mit der Einmündungsstelle des Ductus thoracicus, dann entsteht eine besondere Form der Stauung, welche ich kurz als Duktustyp bezeichnen möchte. Es zeigt sich der Ménétriersche Symptomenkomplex, welcher durch Halbseitenstauung im Hals-Kopfbereich links, im linken Arm bei gleichzeitigem Verschluß des Hauptlymphganges entsteht. Hierdurch bildet sich nicht nur ein venöser Kollateralkreislauf nach der anderen Seite, sondern es kommt auch zu Stauungserscheinungen im Zuflußgebiet des Ductus thoracicus, zu Erweiterungen oder Perforationen (Chyloaszites, Chylothorax) oder aber zur Ausbildung eines lymphatischen Kollateralkreislaufes. Der Abstrom der Lymphe erfolgt dann meist nach dem rechten Duktusstumpf oder durch eine abnorme Venenverbindung, und zwar meistens die V. azygos in den großen Kreislauf. Middeldorpf erwähnt auch den Umweg des Blutes über die Sinus des Schädels und die V. jugularis der anderen Seite, vermutlich auch über den Plexus vertebralis.

Die Kompression der V. cava sup. oberhalb der Azygos macht erhebliche Stauungserscheinungen beider Hälften des Kopfes und Halses und in beiden oberen Extremitäten, welche zur Ausbildung eines Kollateralkreislaufes über die Interkostalvenen, den Truncus costocervicalis zur V. azygos oder zur V. hemiazygos sup. führen. Ferner sind sicherlich auch die oberen mediastinalen Venen, insbesondere die V. mammariae, beteiligt.

Nissen fand einen Azygostyp der Stauung. Diese Vene sammelt außer dem Blut der rechten Brustwand das Blut aus Trachea und Bronchien. Bei ihrer Stauung kommt es zur Schwellung und Ödem, ja sogar manchmal zur Varizenbildung in der Trachealschleimhaut, welche zu Blutungen führen kann. Zwei klinische Blutungsfälle sind von Nissen seinerzeit mitgeteilt worden. Schlimmer wird die Situation, wenn die Kompression die Einmündungsstelle der V. azygos und die Cava superior umfaßt; denn nunmehr ist die vorzügliche Ausgleichsmöglichkeit durch die Azygos nicht mehr gegeben. Ein Teil des Blutes kann eventuell den Weg über die Hemiazygos und V. accessoria unter Stromumkehr nehmen. Im übrigen muß aber eine Umsteuerung des Rückflusses aus der gesamten oberen Körperhälfte in die V. cava inf. zustandekommen. Dies führt zur Ausbildung von erheblichen Kollateralen im Gebiet der vorderen Brustwand, der Vv. epigastricae sup. et inf. unter Beteiligung der Vv. mammariae, sicherlich aber auch unter Beteiligung einer Reihe abdomineller Venen. Soweit der Kollateralkreislauf in Nähe der Haut liegt, wird er uns sichtbar und ergibt diagnostische Anhaltspunkte" (Killian).

Für die Diagnose, die dann in vielen Fällen das Grundleiden noch offenläßt, sind die äußerlich sichtbaren Stauungserscheinungen im venösen Gebiet, die Verteilung von Ödemen und allfälligen Kollateralen und Varizen von entsprechender Bedeutung. Wie dargelegt, weisen uns Stauungserscheinungen einer Seite der oberen Körperhälfte auf Verschlüsse im Bereich der Subclavia und Anonyma hin. Sind der ganze Kopf-Halsbereich und auch die Arme gestaut, so dürfte der venöse Stop im Bereich der Cava superior sitzen, treten dazu auch Reizerscheinungen und eventuell Blutungen von Seiten der Trachea und des Ösophagus, so ist die Thrombose der oberen Hohlvene etwa in Höhe des 4. bis 6. Brustwirbels anzunehmen.

Lassen sich außerdem Stauungserscheinungen im Lymphgebiet, Chyloaszites oder Chylothorax feststellen, so muß die Thrombose die Einmündungsstelle des Ductus thoracicus verlegt, oder durch Rückstauung diesen selbst betroffen haben (MÉNÉTRIERsches Syndrom).

Die durch die venösen Stauungen und Stasen des Lymphgefäßsystems bewirkten Veränderungen, besonders des Gesichtes und des Halses, geben dem Kranken ein charakteristisches, gedunsenes Aussehen. Durch die Volumenvermehrung kommt es zum Verstreichen der Falten und der Grenzen. Die Auftreibung im unteren Abschnitt des Halses bezeichnet man als STOKESschen Kragen. Auffallend ist eine gewisse mimische Starre, mit der auch psychische Veränderungen im Sinne der Apathie, Trägheit und Schläfrigkeit häufig einhergehen. An neurologischen Ausfällen sind sogar Lähmungen beobachtet worden.

Eine weitgehende diagnostische Differenzierung ist heutzutage durch die Venographie und die Venendruckmessung möglich.

Technik der Phlebographie von Schulter, Hals und Mediastinum nach FISCHER: Perkutane Punktion einer Vene in der Ellenbeuge des auf dem Rücken liegenden Patienten mit einer Nadel von 1 mm Lichtung, wobei diese 1—2 cm in das Gefäß eingeführt werden muß. Nach Prüfung der richtigen Nadellage Injektion von 40—80 ccm 70-proz. Joduron innerhalb von 1—3 Sekunden, wozu sich die Benutzung eines Druckapparates empfiehlt (Modelle von JÖNSSON, FISCHER, PÄSSLER), nachdem vorher die Verträglichkeit des Mittels geprüft worden ist (subkonjunktivaler Test, subkutane und intravenöse Testinjektionen). Gelegentlich empfiehlt es sich, von beiden Armbeugen aus gleichzeitig je die Hälfte des Kontrastmittels zu injizieren. Gegen Ende der Injektion und kurz nach deren Abschluß wird eine Serie von Aufnahmen geschossen, wozu ein Kassettenwechsler benötigt wird, der mindestens 3 Aufnahmen im Abstand von 1—2 Sekunden zuläßt.

Technik der Venendruckmessung: Ohne hier auf die Problematik der Venendruckmessung überhaupt eingehen zu können (SAHLI), sei kurz die Methodik in Anlehnung an LENÈGRE beschrieben. Der Patient liegt auf dem Rücken mit leicht erhobenem Kopf und völlig entspannten Muskeln. Der rechte Arm wird so exakt wie möglich auf der Höhe des rechten Herzohres gelagert. Dann wird ohne Zuhilfenahme eines Stauschlauches die gewählte Vene punktiert und die Punktionsnadel mit Hilfe eines Gummischlauches, dessen lichte Weite 3 mm beträgt, entweder mit einem als Wassermanometer dienenden U-Rohr oder einem Spezialmanometer verbunden. Dieses Manometer wird genau auf Höhe des rechten Herzohres oder der Tricuspidalis (5 cm unterhalb des Angulus manubrii sterni) plaziert. Mehrmalige Wiederholung der Messung, indem man jedesmal einige Tropfen Blut abfließen läßt. Der unter diesen Bedingungen gemessene Normalwert beträgt 10 cm H_2O (5—13). Werte über 15 cm H_2O sind abnorm. Am höchsten liegen sie bei Kompression oder Thrombose der V. cava sup., wo sie 40 cm H_2O übersteigen können.

Die Prognose ist selbstverständlich weitgehend vom Grundleiden abhängig, und somit vielfach infaust. Der Tod tritt gewöhnlich innerhalb weniger Monate ein, doch beschreiben z. B. SCHERF und BOYD einen Fall, der lange Jahre nach Feststellung der Thrombose noch am Leben war, wenn er auch erhebliche Beschwerden, wie Schwindel usw., zu verzeichnen hatte. Als Grundleiden war hier eine tuberkulöse Endophlebitis der V. cava diagnostiziert worden.

Daß bei weniger ausgedehnten Verschlüssen eine Heilung sehr wohl möglich ist, besonders dann, wenn der Thrombose entzündliche Vorgänge zugrunde liegen, zeigt ein Fall von Thrombophlebitis der V. anonyma und V. subclavia, den REUFER kürzlich veröffentlicht hat. Bei diesem Fall, der in der ROSSIERschen Klinik in Zürich beobachtet wurde, handelte es sich um einen entzündlichen Prozeß, der von einer Divertikulitis des Ösophagus per contuinitatem ausgelöst worden war. Es kam zu einem mächtigen zyanotischen Ödem des ganzen linken Armes, Übergreifen auf die Klavikularregion unter Ausbildung eines Kollateralkreislaufes über den ganzen rechten Schulter- und Axillarbereich, sowie die linke Hals- und obere Thoraxpartie. Durch die Phlebographie konnte der Zusammenhang der thrombotischen Obstruktion mit dem Ösophagusdivertikel einwandfrei dargestellt werden. Unter Tromexan und Penicillinmedikation bildete sich der Zustand fast vollständig zur Norm zurück.

Man wird also in allen diesen Fällen einen therapeutischen Versuch durch energische Antikoagulantien- und Antibiotikaanwendung nicht unterlassen.

Kapitel XIII

Venenthrombosen im Bereich des Kopfes

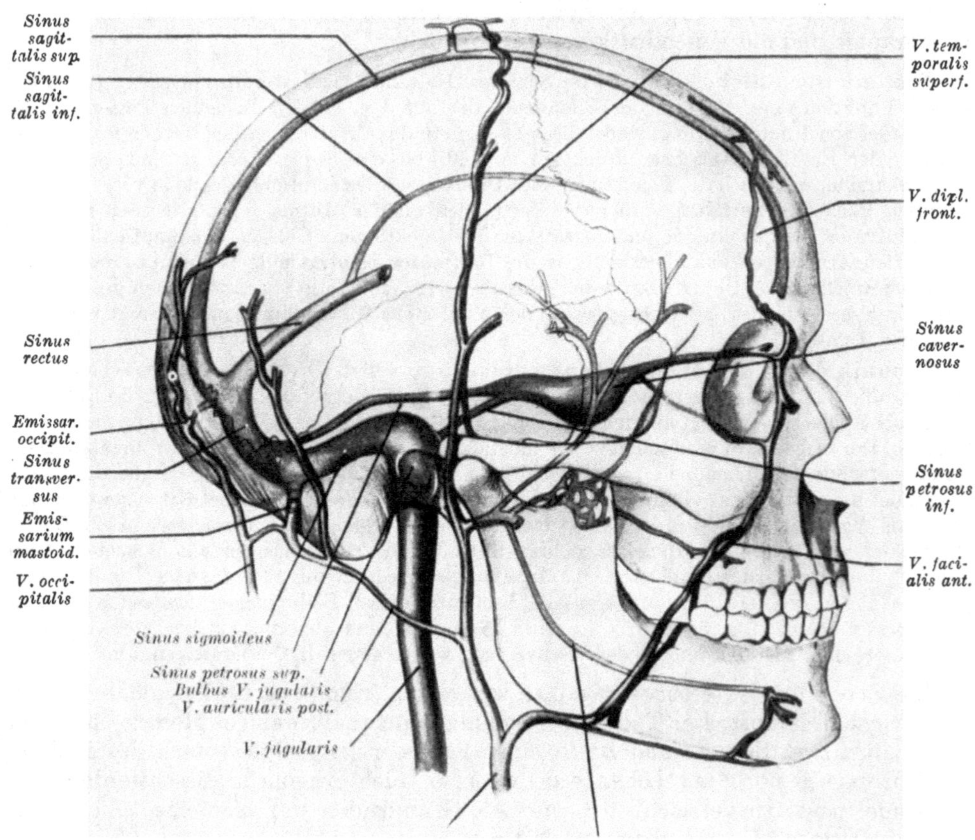

Abb. 72. Die venösen Räume und Abflußbahnen am Kopfe (nach TANDLER)

Auch im Bereich des Kopfes können wir blande Fernthrombosen und entzündliche Phlebitiden unterscheiden. Im Vordergrund des Interesses stehen die Thrombosen der Hirnvenen und Sinus, da sie eine äußerst bedrohliche Komplikation gewisser Erkrankungen bedeuten. Die Thrombosen der Hirnsinus auf infektiöser Basis sind die Domäne der Otologen und Ophthalmologen, verlangen aber oft auch allgemein-chirurgisches Eingreifen. Die besondere Bedeutung dieser septischen Thrombophlebitiden liegt einmal in der Tatsache, daß es sich immer um lebensbedrohliche Erkrankungen mit hoher Mortalität — so hat nach CHYSHOLM und WATKINS die Cavernosus-Thrombose eine solche von 90% — handelt, zum anderen darin, daß sie relativ leicht entstehen können. Die Gründe dafür sind in den anatomischen Verhältnissen gegeben, über die das vorstehende Schema (Abb. 72) orientiert.

a) Thrombophlebitis des Sinus sigmoideus und der Vena jugularis

Als Komplikation einer Otitis media via Mastoiditis kommt es nicht selten zur Thrombose des Sinus sigmoideus. Sie ist damit die häufigste Form der Sinusthrombose. Eine spezielle Gefahr neben der der Meningitis liegt im Übergreifen auf die V. jugularis interna. Auch nach Anginen fanden wir früher nicht selten diese Komplikation, die durch Infektion der peritonsillären Venen ohne Vermittlung einer Lymphdrüsenbeteiligung zustande kommt. Das klinische Bild ist nur im Zusammenhang mit der Grundkrankheit oder bei Kenntnis allfällig vorausgegangener Erkrankungen richtig zu deuten. Im Vordergrund stehen Schüttelfröste, hohe Temperaturen, ein schweres allgemeines Krankheitsgefühl, also die Zeichen der septischen Entzündung. Daneben können auch neurologische Symptome zur Beobachtung kommen. Die Therapie besteht in einer hoch dosierten antibiotischen Medikation in Verbindung mit Antikoagulantien, außerdem ist aber wohl in fast allen Fällen die Indikation zur chirurgischen Intervention gegeben. Sie besteht in der Ligatur der V. jugularis am Halse und in der Freilegung des Sinus sigmoideus.

Technik der Operation: Lokalanästhesie, gegebenenfalls unterstützt durch Allgemeinnarkose. Der Kopf ist über ein Kissen gebeugt und nach der gesunden Seite gedreht bei leicht erhöhtem Oberkörper.

Je nach vermuteter Ausdehnung des thrombotischen Prozesses kürzerer oder längerer Schnitt am Vorderrand des M. sternocleidomastoideus, unter Umständen vom Proc. mastoideus bis zum Sternoklavikulargelenk. Auch der Schnitt am hinteren Rand des Muskels kann mit gutem Erfolg angewendet werden, er ist oft vorteilhafter. Beiseiteziehen des Muskels mit Haken. Zuerst Isolierung der unteren Partie der Vene. Zur Orientierung wird der M. omohyoideus benutzt, dessen Inscriptio tendinea durchtrennt und die Vene damit freigelegt wird. Der N. vagus liegt unmittelbar hinter der Vene; A. carotis und Ramus descendens des N. hypoglossus befinden sich vor ihr. Sorgfältige Isolierung und Präparation der Vene von diesen Gebilden. Bei entzündlicher Infiltration des umgebenden Bindegewebes ist das oft nicht leicht, in solchen Fällen unterbindet man den venösen Gefäßstrang unterhalb der Einmündung der V. facialis und ligiert auch diese und sonstige, in die Hauptvenen einmündende kleine Gefäße. Ist das Gefäß kollabiert, so läßt man den Patienten pressen, wodurch sich die Blutader bläht und gut kenntlich wird. Umlegen eines Katgutfadens, der noch nicht geknotet, sondern nur leicht angezogen wird, um durch Knickung des Gefäßrohres Verschleppung der Thrombusreste zu verhindern. Bei rein prophylaktischer Unterbindung kann jedoch sogleich ligiert werden. Zeigen sich aber Zeichen der fortschreitenden Entzündung und Thrombose der V. jugularis, dann wird das ganze Gefäßrohr von unten nach oben so weit dargestellt, als die Wandung entzündlich thrombotisch verändert, d. h. verdickt, starr und weißlich verfärbt ist. Ist das Vorhandensein eines Thrombus sichergestellt, so wird der provisorisch angelegte Katgutfaden im unteren freien Venenbezirk geknüpft, dann zwischen der Ligatur und einer weiter oben angelegten Klemme die Vene durchtrennt und deren Wand hernach soweit aufgeschlitzt, bis das obere Ende des Thrombus erreicht ist. Dieses ist am Hervorbrechen eines kräftigen Blutschwalles erkennbar. Aufschlitzen der V. facialis communis, ebenfalls soweit bis es aus ihr zu bluten anfängt, dann gleichfalls Ligatur. Erreicht man vom Hals aus das obere Ende des Jugularisthrombus nicht, so verlängert man den Schnitt unter Schonung des N. accessorius über den Warzenfortsatz hinaus — vorsichtiges, stumpfes Abpräparieren des Gewebes an der Grenze des oberen und mittleren Drittels der Unterfläche des Sternocleidomastoideus — legt durch Abtragung des Knochens den Sinus sigmoideus frei, schlitzt die Sinuswände auf und räumt die Thromben aus. Die aus dem gesunden Teil des Sinus hervorbrechende Blutung wird durch Tamponade gestillt. Ein Thrombus, der bis in die Brusthöhle zur V. anonyma reicht, kann

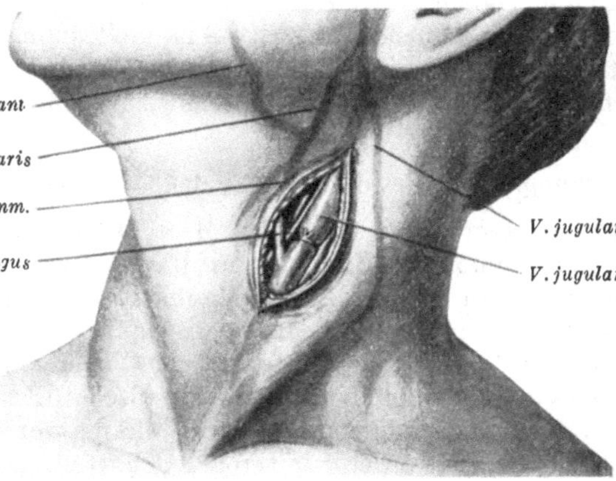

Abb. 73. Unterbindung der V. jugularis oberhalb der Einmündungsstelle der V. facialis comm. (nach DENEKE)

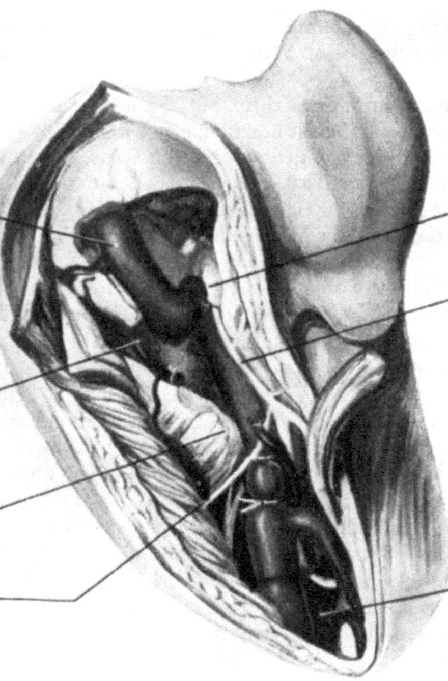

Abb. 74. Bulbusoperation nach GRUNERT. Das Foramen jugulare ist eröffnet, die A. occipitalis durchtrennt. Der Proc. transversus des ersten Halswirbels ragt in das Operationsgebiet hinein und kann, wenn er stört, abgetragen werden. Der N. facialis ist auf dem Bild freigelegt gezeichnet, um seine engen topographischen Beziehungen zum Operationsgebiet wegen der Verletzungsgefahr zu demonstrieren. Bei dem Eingriff wird er nicht freigelegt (nach LAUTENSCHLÄGER)

manchmal durch Pressenlassen oder durch Absaugen mit Gummirohr herausbefördert werden. Zur Vermeidung von Luftaspiration darf der Patient dabei nicht atmen, oder es muß Überdruck angewendet werden, jedenfalls Horizontallagerung des Kranken. Auslegen der Wunde mit Jodoformgaze, Einlegen von Drains, besonders wenn bereits eine Abszeßhöhle vorlag (Abb. 73 u. 74).

Es sei in diesem Zusammenhang die latente Phlebitis der V. jugularis erwähnt, auf die MEYER seit 1937 mehrfach hingewiesen hat und für deren Entstehung und Unterhaltung er dentogene, orale und tonsillogene Foci verantwortlich macht. Dieser Erkrankung wird im Rahmen der Lehre von der Fokalinfektion eine besondere Stellung beigemessen und eine große Anzahl von Krankheiten, wie Glaukom, Trigeminusneuralgie, Apoplexien, Migräne, Hautkrankheiten u. a. darauf zurückgeführt. Diese Auffassung und die Behandlung mit Blutegeln und gründlicher Fokalsanierung sei des Interesses halber angeführt, da der Autor über verblüffende Erfolge damit berichten konnte.

b) Thrombophlebitis der Sinus cavernosus und sagittalis

Neben dieser Lokalisation ist noch von besonderem Interesse die eitrige Thrombose des Sinus cavernosus und Sinus sagittalis. Ihre Entstehung, auf deren anatomische Grundlagen wir schon hingewiesen haben (Abb. 72, S. 146), verdankt sie in der Mehrzahl der Fälle Entzündungen in der Umgebung der Blutleiter, wie Erysipel, Furunkel, Phlegmonen des Schädels und Gesichtes.

Die besondere Gefährlichkeit des Oberlippenfurunkels ist hinlänglich bekannt und erst seit der Einführung der Antibiotika geringer geworden. Die dabei beobachtete Thrombophlebitis nimmt ihren Weg über die V. angularis nasi und V. ophthalmica zum Sinus cavernosus.

Weiterhin können alle denkbaren Entzündungen im Bereich der Augenhöhlen, der Lider und vor allem auch der Nebenhöhlen die ursprünglichen Quellen sein, von denen aus die eitrige Thrombophlebitis fortgeleitet wird. Aber auch metastatische Prozesse bei irgendwelchen Entzündungen an anderen Körperstellen kommen in Betracht. Selbstverständlich ist die Möglichkeit ihres Vorkommens bei intrakraniellen Entzündungen, wie Hirnabszeß, Enzephalitis, subduralem Empyem besonders leicht gegeben, wie andererseits wieder diese Prozesse die Folgen einer Sinusthrombose sein können. Von der Lokalisation des ursprünglichen Entzündungsherdes und seinem Venenabflußgebiet ist es im einzelnen Falle abhängig, welcher Sinus befallen wird. Recht häufig ist es eben der Sinus cavernosus infolge seiner Verbindung zum Gesicht, Nasen- und Augengebiet. Bei Thrombosen in seinem Bereich finden wir als Lokalbefund neben entzündlichem Ödem im Raum des Ursprungsortes gelegentlich eine stärkere Stauung der Gesichtsvenen, Lidödem, Chemosis, Protrusio bulbi mit Bewegungseinschränkungen der Augen, mitunter auch ein Ödem der Papille oder eine Stauungspapille, daneben eine allgemeine Schwellung der betroffenen Gesichtshälfte. Bei Sinus-sagittalis-Thrombose kommt es häufig zum Ödem der Kopfschwarte.

Die Ansichten über Zweckmäßigkeit der chirurgischen Intervention gehen auseinander; während die einen (z. B. GULEKE) einem operativen Angehen des Sinus das Wort reden, hält LAUTENSCHLÄGER die Drainage des Sinus cavernosus für aussichtslos, da der Phlebitis des buchtigen und weitmaschigen kavernösen Geflechtes um den Türkensattel die tödliche Leptomeningitis meist unmittelbar folge. Heutzutage wird man sich zunächst für eine intensive konservative Behandlung mit Antibiotika und Antikoagulantien entscheiden (HOLUB, PESTEL). Auf jeden Fall aber dürfte sich die chirurgische Behandlung eines leichter zugänglichen Entzündungsgebietes, wie z. B. die Nasen-Nebenhöhlen und Orbita durch ausgedehnte

Freilegung empfehlen (HAGER), daneben die Ligatur der V. jugularis in entsprechenden Fällen. Bei Oberlippenfurunkel mit Tendenz zur Thrombophlebitis dieser Vene kommt deren prophylaktische Unterbindung in Frage; auch die Röntgenbestrahlung hat sich uns hier als nützlich erwiesen. Die Dosis beträgt 40—60 r mehrere Tage lang.

Eingriffe zur Freilegung des Sinus cavernosus: „Der Zugangswege zum Sinus cavernosus gibt es zwei: durch die Keilbeinhöhle und durch die mittlere Schädelgrube. Der erste entspricht dem transsphenoidalen Vorgehen zur Freilegung der Hypophyse von der Nase, dem Oberkiefer oder der Augenhöhle aus.

Statt aber, wie bei der Freilegung der Hypophyse, genau auf die Mittellinie vorzudringen, sucht man die seitliche Wand der Keilbeinhöhle zu erreichen, da der Sinus ihr auf ihrer Außenseite anliegt. Man braucht also die dünne, knöcherne Seitenwand nur zu durchbrechen, um den Sinus zu erreichen. Der Weg durch das Keilbein hat den Vorzug, daß man eine Verletzung der harten Hirnhaut sicher vermeiden kann. Dafür ist aber die Übersichtlichkeit wenig befriedigend und die Orientierung für den weniger Geübten außerordentlich schwierig. Zur Verbesserung der Zugänglichkeit des Sinus schlägt LUC einen schrägen Weg zur Keilbeinhöhle durch den Oberkiefer der gesunden Seite vor und eröffnet dann die gegenüberliegende, seitliche Keilbeinhöhlenwand. Um den Thrombus in die V. orbitalis superior verfolgen und gegebenenfalls aus ihr entfernen zu können, fügt er die seitliche Aufklappung der äußeren Augenhöhlenwand nach KRÖNLEIN hinzu. LEXINGER räumt neben der Freilegung der Hypophysengrube (von der Nase aus) bei bereits erblindetem Auge die Augenhöhle aus und reseziert den hinteren Teil ihrer Innenwand, wodurch ein verhältnismäßig guter Zugang zum Sinus geschaffen wird. Der beste Zugangsweg ist meines Erachtens der von der Augenhöhleninnenwand durch die Siebbeinzellen und die Keilbeinhöhle nach UFFENORDE.

Bei dem Vorgehen durch die mittlere Schädelgrube, das im wesentlichen der Freilegung des Ganglion Gasseri entspricht, läßt sich der Blutleiter besser und übersichtlicher freilegen. Dafür ist aber die Gefahr einer Verletzung der harten Hirnhaut und einer nachfolgenden Hirnhautentzündung auch bei vorsichtigem Operieren viel größer.

Der Eingriff stimmt mit dem Vorgehen bei der Freilegung des Ganglion Gasseri völlig überein, bis dieses erreicht ist. Dann wird der zweite und dritte Ast aufgesucht und am Foramen ovale bzw. rotundum durchschnitten. Die obere Kante des Ganglion und der erste Ast wird nicht freigelegt, sondern das Ganglion vorsichtig um seine obere Kante emporgekippt, so daß unter und hinter ihm das Cavum Meckeli zutage tritt. Medial von diesem und durch die Dura gedeckt, liegt der Sinus cavernosus, der nunmehr ohne Schwierigkeit angeschnitten werden kann. Verletzungen der Augennerven (Occulomotorius, Trochlearis und Abducens), die etwas weiter oben, dem oberen Rand des Ganglion entsprechend, verlaufen, sind bei vorsichtigem Vorgehen kaum zu befürchten“ (GULEKE).

c) Blande Phlebothrombosen im Bereich der Sinus

Außer diesen, primär entzündlichen Thrombusbildungen, bei denen dann auch vielfach die entzündliche Komponente den Ausschlag für den Verlauf gibt, finden wir, wie bereits erwähnt, intrakranielle Venenthrombosen, die man der üblichen Nomenklatur folgend ihrer Ätiologie nach als Phlebothrombosen oder blande Fernthrombosen bezeichnen muß. Sie entsprechen pathogenetisch durchaus denen der Extremitäten und kommen unter denselben Umständen vor. So finden wir sie nach allgemeinen Infektionen, wie Typhus, Scharlach, Grippe, Masern, besonders bei Kindern, nach Gastro-Enteritiden bei Säuglingen; dann bei Kachektischen und als „marantische Thrombose“ (PESTEL). Eine gewisse Rolle spielt diese Thromboseform ferner im Wochenbett, worauf 1828 schon MÉNIÈRE hingewiesen hat, während sie nach Operationen selten beobachtet wurde. Es ist interessant, daß von MARTIN und SHEEHAN die sogenannte Spätеklampsie im Wochenbett als zerebrale Venenthrombose gedeutet wurde. KLINGLER und VOELLMY, HOLUB, KRAYENBÜHL,

WORMS und Mitarbeiter haben das Krankheitsbild an Hand von eigenen Beobachtungen kürzlich wieder besprochen, deren Ausführungen wir zum Teil folgen.

Die pathologisch-anatomischen Veränderungen und die Lokalisationen sind recht verschieden und bestimmen weitgehend die klinische Erscheinungsform. So führen thrombotische Verschlüsse von Hirnvenen zum Funktionsausfall des durch sie drainierten Hirnbezirkes. Wenn nicht ein gewisser Kollateralkreislauf den Abfluß übernimmt, was jedoch in der Regel nicht der Fall ist, so folgt eine Erweichung des betreffenden Rindenbezirkes mit mehr oder weniger blutiger Infarzierung. Daraus resultieren einerseits entweder Lähmungen oder epileptische Anfälle vom JACKSON-Typ, andererseits das Symptom des blutigen Liquors. Klinisch kann wieder

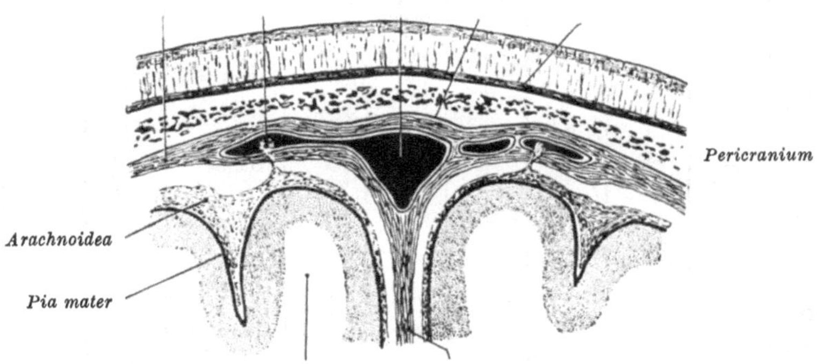

Abb. 75. Frontalschnitt durch die Schädeldecken. Sinus sagittalis sup. und Granulationes arachnoideales (PACCHIONI) (nach CORNING)

völlige Heilung eintreten, in anderen Fällen bleiben Narbensymptome bestehen. Betrifft die Thrombose einen Sinus ohne Mitbeteiligung der Venen, so finden wir Symptome von erhöhtem Hirndruck, der dadurch zustande kommt, daß die Rückresorption des Liquors durch die PACCHIONIschen Granulationen nicht mehr möglich ist, da die Seitentaschen der Sinus verlegt sind. Selbstverständlich können beide Lokalisationen kombiniert bzw. nacheinander entstehen, womit dann die Symptomatologie sich entsprechend gestaltet.

Am häufigsten finden sich die Thrombosen des Sinus sagittalis sup. Bei Lokalisation der Thrombose im Sinus longitudinalis sup. mit Beteiligung der subarachnoidalen Venen wurde von WILSON die Paraplegie beider Beine mit Inkontinenz beschrieben; die Häufigkeit epileptiformer Anfälle wird betont (BIEMONT). Die Symptomatologie bei Kavernosusthrombose, die an sich als blande Thrombose selten vorkommt, ist ähnlich, wie bei der septischen Thrombose: Exophthalmus, Chemosis, die blutig sein kann, Ödem von Orbita und Lidern, Stauungserscheinungen am Fundus und allmählich zunehmende Lähmung von Occulomotorius, Trochlearis, Abducens und Trigeminus. Das Fehlen von Augensymptomen spricht jedoch nicht gegen Kavernosusthrombose. Bei Thrombose des Sinus sigmoideus und transversus findet sich gelegentlich eine sukkulente Schwellung über dem Mastoid. Unter den Allgemeinsymptomen ist Fieber praktisch immer vorhanden, Tachykardie häufig. Subjektiv sind Kopfschmerzen zu verzeichnen, regelmäßig bei den Fällen, die blutigen Liquor aufweisen. Weiterhin beobachtet man epileptiforme Krämpfe, an die sich Lähmungen anschließen können, Bewußtseinstrübungen, Erhöhung des Liquordruckes, Nackensteifigkeit, gelegentlich Stauungspapillen. Im ganzen also ein schweres, zerebrales Krankheitsbild, das mehr oder weniger schnell — in Stunden bis Tagen — sich voll entwickelt. KLINGLER und VOELLMY haben die Symptome ihrer neun Fälle synoptisch zusammengefaßt; wir lassen diese Tabelle folgen.

Übersicht über die Symptomatologie

Fall Nr.	Zeitliches Auftreten	Epilept. Anfälle	Lähmungen	Bewußtseinstrübung	Nackensteifigkeit	Liquor	Papillenödem	Akzessorische Zeichen	Andere Thrombosen	Therapie mit Antikoagulantien	*Defekt*	
											Epilept. Anf.	Lähmungen
1	9 Tage post part	+	+	+	–	Eiweißvermehr.	+	–	–	–	–	–
2	15 Tage post part.	+	+	+	+	sang.	–	—	+	+	–	–
3	15 Tage post part.	+	+	+	+	sang.	–	–	+	–	+	–
4	3½ Wochen post part.	+	+	–	—	o. B.	–	–	–	–	+	±
5	5 Tage post part.	–	+	–	+	sang.	–	Venenstauung im Gesicht	?	–	–	+
6	12 Tage post part.	+	+	–	+	sang.	+	Venenstauung im Gesicht, Lidödem	–	–	–	–
7	10 Tage post part.	–	–	++	–	sang.	+	–	–	+	–	–
8	b. Erysipel	–	+	+	–	o. B.	–	–	?	+	–	–
9	nach Angina	+	–	+	+	sang.	–	Schmerzen in der Nasenwurzel	–	–	–	–

Die Diagnose ist im einzelnen jedoch nicht leicht zu stellen und verlangt eine genaue differenzierte Abgrenzung schon wegen der sich daraus ergebenden therapeutischen Konsequenzen. Die genannten Autoren schreiben: „Gegen Tumoren (inkl. subdurales Hämatom) sind besonders diejenigen Formen abzugrenzen, welche mit Stauungspapillen einhergehen. Diese raumverdrängenden Prozesse treten langsamer auf als die hier besprochenen vaskulären Krankheiten und lassen die Allgemeinerscheinungen vermissen. Luftbilder des Ventrikelsystems oder Arteriographie vermögen das Bild zu klären; wenn rechtzeitig an die Möglichkeit einer Venen- und Sinusthrombose gedacht wird, können diese eingreifenderen Untersuchungen dem Patienten wohl gelegentlich erspart werden, vor allem, wenn die Remission rasch einsetzt, wie es bei diesen vaskulären Erkrankungen üblich ist. Hämorrhagischer Liquor ist ein Hinweis auf die vaskuläre Pathogenese der Erkrankung.

Von den entzündlichen Erkrankungen kommt differential-diagnostisch der Hirnabszeß in erster Linie in Betracht. Ein solcher kann, wie eine Phlebothrombose, zu Anfällen, Lähmungen und Stauungspapillen führen und ihr auch in den entzündlichen Allgemeinsymptomen ähnlich sein. Der Abszeß entwickelt sich im allgemeinen langsamer und zeigt ein den zentralen Symptomen vorangehendes septisches Bild; außerdem kann nicht selten ein Streuherd (z. B. Bronchiektasen) nachgewiesen werden. Blutiger Liquor schließt den Prozeß praktisch aus. Fehlt dieses Symptom bei einer Phlebothrombose, so kann die Luftfüllung der Ventrikel oder die Arteriographie notwendig werden, um einen Abszeß auszuschließen. Dies ist gerade bei otitischen Sinusthrombosen nicht selten der Fall. Das septische Bild, der Liquorbefund (Pleozytose) und gelegentlich das Luftbild des Ventrikelsystems werden die seltenen Fälle von subduralem Empyem, über welche vor kurzem WEBER berichtet hat, von den Phlebothrombosen abgrenzen lassen. Unter den nicht eitrigen Entzündungen wird gelegentlich der erste Schub einer multiplen Sklerose differential-diagnostisch in Betracht kommen. Meist wird sich ein solcher allerdings durch eines oder mehrere Charakteristika der Phlebothrombose ausschließen lassen. Die Diagnose einer nicht näher charakterisierten Enzephalitis erweist sich meist als irrige Verlegenheitslösung, obschon sie bei den Phlebothrombosen immer wieder gestellt wird (GLASER und SMITH).

Eine tuberkulöse Meningitis kann in Ausnahmefällen schon sehr früh fokale Hirnsymptome produzieren; der Verlauf ist aber langsamer als bei den Phlebothrombosen; Allgemein- und Liquorbefund geben genügend diagnostische Hinweise, um eine Verwechslung zu vermeiden.

Von den Abgrenzungen gegenüber anderen vaskulären Erkrankungen ist vor allem diejenige gegen das Aneurysma der Hirnbasis mit subarachnoidaler Blutung von praktischer Bedeutung. Bei diesen ist die Blutung massiver und der Beginn noch akuter als bei den Phlebothrombosen. Die Kopfschmerzen setzen schlagartig ein und erreichen sofort maximale Intensität; bei der Untersuchung findet sich eine ausgeprägte, nicht nur eine diskrete, Nackensteifigkeit; Krämpfe und Lähmungen kommen dagegen meist erst später. Die arterielle Enzephalorrhagie kann den Phlebothrombosen weitgehend gleichen. Sie setzt im Unterschied zu diesen plötzlich und mit initialem Koma ein und hat im allgemeinen eine Hypertonie zur Voraussetzung.

Arterielle Gefäßverschlüsse oder ischämische Erweichung kommen, wenn auch selten im gleichen Alter vor wie die Phlebothrombosen; meist ist dann ein klarer anderer Befund vorhanden (z. B. Hypertonie, Mistralstenose, Morbus BUERGER); vorausgegangene Geburt oder Infektion in den oberen Luftwegen, oder Allgemeininfektion sprechen für Phlebothrombose. Gelegentlich werden sich die Phlebothrombosen in vivo nicht mit Sicherheit von den arteriellen Durchblutungsstörungen unterscheiden lassen. Bereits mehrfach wurde hervorgehoben, daß Hirndrucksymptome die vaskuläre Störung auf die venöse Seite des Kreislaufes lokalisieren" (KLINGLER und VOELLMY).

Einen wichtigen Beitrag zum Krankheitsbild der zerebralen Thrombophlebitiden und Thrombosen leistete kürzlich HAHN durch elektroenzephalographische Studien. Auf Grund seiner Untersuchungen stellte er fest, „daß aus dem EEG allein keine Diagnose gestellt werden kann. Im Zusammenhang mit der Anamnese und den übrigen klinischen Befunden ergibt sich aber ein hinreichend klares Bild". Weiterhin besteht die Möglichkeit, mit Hilfe dieser Untersuchungsmethode den Krankheitsverlauf zu überwachen und auf solche Weise einen sich entwickelnden Hirnabszeß zu erkennen. Das Auftreten und Bestehenbleiben epileptischer Phänomene läßt prognostische Schlüsse bezüglich einer Residual-Epilepsie zu, wodurch sich entsprechende therapeutische Konsequenzen ergeben.

Die Ursache, warum eine gewisse Häufung des Krankheitsbildes in der nachgeburtlichen Periode eintritt, ist bisher nicht geklärt. Nach Operationen wurde diese Form, wie erwähnt, seltener beobachtet.

Die Therapie ist konservativ, wenn auch einige Autoren (DUNBAR und RAY, SPECHT, SCHMIDT) operative Ausräumung des Sinus sagittalis sup., oder Sinus longitudinalis vorgenommen haben. Neben symptomatischer Behandlung durch Antibiotika, Antiepileptika, deren Indikation sich aus dem Allgemeinzustand ergibt, ist die Anwendung von Antikoagulantien umstritten. In Frage kämen praktisch nur Medikamente vom Heparintyp. Es werden aber von manchen Autoren, z. B. AMELI und ASHBY Hämorrhagien befürchtet, die im Gehirn bekanntermaßen besonders schwere Folgen haben müßten. Andere Autoren, wie STANSFIELD, HOLUB, HAGER, KLINGLER und VOELLMY sahen keine Nachteile bei der Anwendung von Heparin. Auf jeden Fall dürfte jedoch entsprechende Vorsicht am Platze sein. Als weitere Behandlungsmöglichkeit werden auch Stellatumanästhesien empfohlen (LERICHE, SUSSMANN u. a.).

d) Thrombose der Vena centralis retinae

Ein bedrohliches Ereignis, das seine Grundlagen in mannigfachen Erkrankungen haben kann, ist die Thrombose der Zentralvene. Wir finden sie als echte autochthone Thrombenbildung bei Stase des Blutstromes infolge Herzinsuffizienz oder hochgradiger Verengerung der Zentralarterie. So sind in der Mehrzahl der Fälle bei Venenthrombose auch Veränderungen an den Netzhautarterien nachzuweisen (von SZILY). Weiterhin können Gefäßerkrankungen, wie z. B. die Endophlebitis obliterans bei Lues, durch Druck an den Überkreuzungsstellen von Retinaarterien und -venen hervorgerufene sklerotische Vorgänge, Thrombophlebitiden bei Orbitalphlegmonen, Abflußbehinderungen als ursächliche Momente angeschuldigt werden. Die Folgen sind Netzhautveränderungen in Form von starker Hyperämie und Blutungen. In der Nervenfaserschicht sind sie radiär und streifig, in der Körnerschicht fleck- und punktförmig; lachenförmig hellrot, wenn sie auf der Netzhaut, dunkelrot, falls sie subretinal liegen. Die Thrombose der Zentralvene zeigt im klinischen Bild gegenüber dem embolischen Verschluß der Zentralarterie keine wesentlichen Unterschiede (s. Kap. XXII, S. 184). Sie tritt jedoch etwas weniger plötzlich und schlagartig ein und die Sehstörung pflegt zwar ebenfalls hochgradig, aber nicht so absolut zu sein, so daß ein gewisser Sehrest noch bleibt. Bei Thrombose des Stammes betreffen die Blutungen die gesamte Netzhaut, ist nur ein Ast verschlossen, den zugehörigen Sektor. Als Komplikation folgt der Venenthrombose verhältnismäßig häufig ein Glaukom, das sich in sehr unterschiedlicher Zeit ausbilden kann. Die Behandlung versucht die Resorption der Blutungen durch subkonjunktivale Einspritzungen von 1—3% NACl-Lösung oder 5% Dionin-Lösung zu beschleunigen und das Auftreten erneuter Hämorrhagien durch Abdichtung der Gefäßwände zu verhindern, wozu intravenöse Gaben von Kalzium, Vitamin C, Traubenzuckerlösung dienen. Durch Erweiterung der Gefäße soll eine Beschleunigung der Blutströmung bewirkt werden, weshalb retrobulbäre Priscolininjektionen versucht werden können.

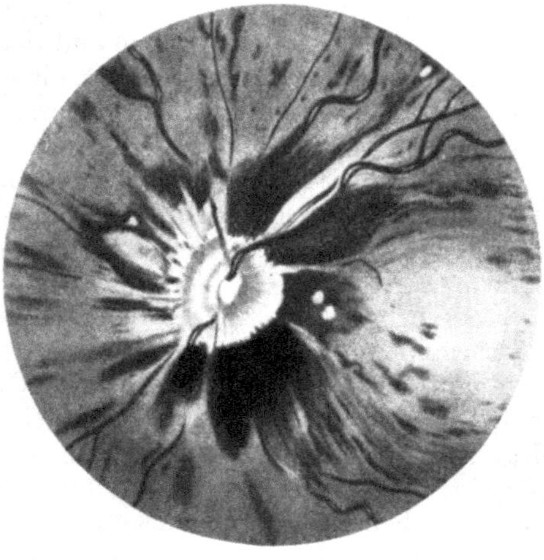

Abb. 76. Thrombose der V. centralis retinae (nach THIEL)

Die Anwendung von Antikoagulantien dagegen wird neuerdings wieder sehr kritisch beurteilt, insbesondere wegen der lokalen Blutungsgefahr, die selbstverständlich an der Retina besonders sorgfältig in Rechnung gesetzt werden muß. Eindeutige Therapieerfolge wurden bisher nicht beobachtet (SAUBERMANN).

Kapitel XIV

Venenthrombosen generalisierter Lokalisation

a) Thrombophlebitis migrans sive saltans

Unter dieser Erkrankung verstehen wir eine in Schüben auftretende, jeweils auf kürzere Gefäßstrecken begrenzte Panphlebitis mit Thrombosierung des erkrankten Venenabschnittes, für die HENSCHEN seinerzeit die Bezeichnung Venopathia saltans vorgeschlagen hat. Das Krankheitsbild wurde häufig beschrieben (ERLENMAYER, FÖRSTERLING, KRIEG, STERN u. a.). Dabei stellte sich durch verschiedene Untersuchungen heraus, daß es sich um keine nosologische Einheit handelt, sondern daß die Affektion gewissermaßen als zweite Krankheit oder auch als Vorkrankheit bei ganz verschiedenen Grundleiden auftreten kann. So wurde die Thrombophlebitis migrans bei Karzinomen des Magens, der Mamma, des Pankreaskopfes, des Ovariums und bei Struma maligna (FÖRSTERLING, STERN, HENSCHEN, KRIEG, DOERKEN, TÖNES, WOMACK und CASTELLANO), häufiger jedoch als Folge einer Infektionskrankheit, wie Scharlach, Typhus, Grippe, Dysenterie, Gonorrhoe beobachtet (WALKER, EDISON, FISCHER, KLETZ, COOK). Weitere entzündliche Erkrankungen, wie Cholezystitis, Angina fanden sich ebenfalls in der Vorgeschichte. In wieder anderen Fällen waren auch allergische Erscheinungen, z. B. Dermatomykosen und Nahrungsmittelallergie, in Betracht zu ziehen. Eine Reihe von Autoren fand die Thrombophlebitis migrans als Frühstadium bzw. Vorkrankheit der WINIWARTER-BUERGERschen Erkrankung (BUERGER, JOHNSON, SJURIKOW, PÄSSLER). KRIEG beobachtete ihre Exazerbation bei psychischer Alteration.

Abgesehen von den Tumorfällen, in denen sich ein metastatischer Befall der Venenwand fand, wobei man die Ursachen dieser eigenartigen Lokalisation nicht kennt, dürfte aber nicht die Art der Infektion das wesentliche bei dieser Erkrankung sein, sondern die Reaktion des Venenendothels auf die jeweils verschiedene Noxe. Z.T. handelt es sich dabei wohl um anaphylaktische, z.T. um Immunisierungsvorgänge.

Das klinische Bild ist bestimmt durch das Auftreten in einer oberflächlichen, tiefen, peripheren und viszeralen Form (HENSCHEN).

Die oberflächliche Thrombophlebitis migrans betrifft vor allem die Venen der Extremitäten und des Halses. Bevorzugt sind subkutane Blutadern der Streck- und Außenseite des Oberschenkels, der seitlichen Hüftgegend, der Streck- und Außenseite des Armes, der Unterschenkelknöchelgegend und der Gesäßregion.

Bei der tiefen peripheren Form sind vor allem kleine und mittlere Venen des Armes und Beines getroffen.

Die viszerale Erscheinungsart befällt isoliert die Venen innerer Organe in der gleichen springenden Art und Weise wie an den Extremitäten oder auch mit den anderen Formen kombiniert. Auch eine zerebrale Lokalisation zugleich mit einer solchen in den Sinus der Dura oder den Hirnvenen findet sich. Diese Lokalisation macht dann meningeale oder zerebrale Reizsymptome, kombiniert mit heftigen, langanhaltenden Kopfschmerzen.

Sind die Venen der Lungen beteiligt, so sehen wir Hämoptoe und krampfartige, pleuritische Schmerzattacken, die einseitig, doppelseitig oder abwechselnd auftreten. Auch eine kardiale Form mit stenokardischen Zuständen, die auf Phlebitiden der Koronarvenen zurückgeführt werden müssen, ist bekannt. Bei Lokalisation im Bereich des Darmes haben wir vor allen Dingen Leibschmerzen, Bauchdeckenspannung, Durchfälle, die blutig sein können, zu erwarten, so daß das Bild demjenigen einer Mesenterialvenenthrombose ähnlich sein kann. Ein wichtiges differentialdiagnostisches Unterscheidungsmal ist der Verlauf und die Anamnese. Bei Befallensein der Beckenvenen finden wir vermehrten Drang zum Wasserlösen und gegebenenfalls Tenesmen.

Die Therapie des Zustandes ist schwierig. Sie hat vor allen Dingen auf die Ursache Rücksicht zu nehmen und in Rechnung zu setzen, daß es sich in der Mehrzahl der Fälle um allergische Erscheinungen handelt. Es kommen daher Fokalsanierungen in Frage, bei neoplastischen Erkrankungen selbstverständlich die chirurgische Therapie dieser Grundkrankheit, so lange sie möglich ist, auch Reparation von Ernährungsschäden ist angebracht. Bei besonders hartnäckigen Fällen unbekannter Ursache kann eine allgemeine Desensibilisierung versucht werden. Auch die Röntgenbestrahlung der Milz ist erprobt worden, wobei SGALITZER über Besserung in 10 Fällen berichtet. KONRADS hat neuerdings auf die Behandlung mit Dicumarol-Präparaten hingewiesen, die unter den üblichen Vorsichtsmaßnahmen, wie laufender Prothrombinkontrolle, zu geschehen hat, während es SELECMAN und MILLER gelang, durch Antihistaminika einen Fall zu heilen. Handelt es sich um das Frühstadium einer BUERGERschen Erkrankung, so muß sich selbstverständlich die Therapie mit allen Mitteln auf diese richten.

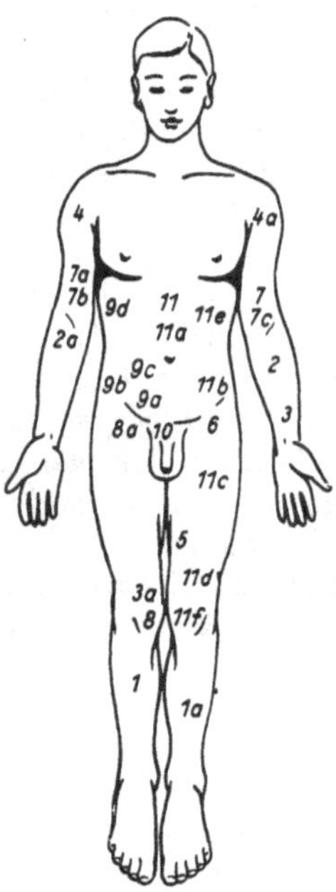

Abb. 77. Klassischer Migransfall von FÖRSTERLING. Die Ziffern zeigen die Reihenfolge des Auftretens der Thrombosen (nach KRIEG)

KRIEG weist besonders darauf hin, daß jede Art von Reiztherapie, wie natürliche oder künstliche Sonnenbestrahlung, Badekuren u. dgl. nicht zu empfehlen sind. Auch Bettruhe und Ruhigstellung sind bei den oberflächlichen Formen nicht erforderlich. Eine Kontraindikation bietet diese Erkrankung für die Varizenverödung, wie auch mit komprimierenden Verbänden kein Erfolg zu erzielen ist.

b) Thrombose bei essentieller Thrombozythämie

In diesem Zusammenhang ist noch auf ein Krankheitsbild hinzuweisen, über das kürzlich SCHÜPBACH und HERRMANN berichtet haben. Unter dem Titel „Thrombosekrankheit bei essentieller (?) Thrombozytämie" beschreiben sie zwei Erkrankungsfälle, nachdem über ähnliche Beobachtungen auch von anderen Autoren berichtet worden war (EPSTEIN und KRETZ, EPSTEIN und JOEDEL). Es handelt sich dabei um ein Leiden, bei dem rezidivierende Thrombosen über Jahre in ganz verschiedenen Organen, sowohl im arteriellen, wie auch im venösen System zur Beobachtung kommen. Die Thrombosen sind dadurch charakterisiert, daß sie sich langsam, fast unbemerkt und ohne entzündliche Lokal- und Allgemeinsymptome entwickeln. So begann in dem einen Fall das Leiden mit einer Milzvenenthrombose, die die Ausbildung von Ösophagusvarizen auslöste. Weiterhin stellten sich langsam Hemiplegien ein, für die arterielle zerebrale Thrombosen verantwortlich gemacht wurden. Außerdem kam es zur Ausbildung von Varikozelen, Pleuraergüssen und passageren kardialen Dekompensationen. Im späteren Verlauf entwickelte sich eine progrediente Lebervergrößerung, die einen mächtigen Aszites verursachte. Sie wurde auf eine Endophlebitis obliterans hepatica zurückgeführt (Budd-Chiari-Syndrom), auf das wir bereits hingewiesen haben (s. S. 132). Auch periphere Zirkulationsstörungen wurden beobachtet. Auffällig an diesem Krankheitsbild ist eine erhöhte Zahl der Blutplättchen, ohne daß die Erythrozyten wesentlich vermehrt sind. Jedoch ist dann, wenn eine Milzbeteiligung vorliegt, die ihrerseits wieder Blutbildveränderungen macht, eine Abgrenzung gegenüber anderen Blutkrankheiten oft nicht mehr möglich. Vermutlich bestehen Beziehungen dieser Erscheinungsform zur Polyzythämie, bei der ja das häufige Auftreten von Thrombosen bekannt ist. Therapeutische Erfahrungen sind bisher kaum gesammelt worden und wenig ermutigend: Die Splenektomie hat sich nicht bewährt (Fleischhacker, Spangberg und Zettergreen). Nach Urethan und Arsylen sah Hemmeler nur ein vorübergehendes Absinken der Thrombozytenzahl. Auf die Dauer ist somit die Prognose mehr oder weniger ungünstig zu stellen.

Kapitel XV

Arterielle Thrombosen

Das arterielle Stromgebiet tritt als Entstehungsort einer Thrombose gegenüber dem Venensystem wesentlich zurück. Nach Lubarsch finden sich in 13% die Arterien, in 87% die Venen betroffen; arterielle Thrombosen sind also im allgemeinen seltene Ereignisse. Diese Tatsache unterstreicht einmal die Bedeutung der Strömungsgeschwindigkeit, auf der anderen Seite die Rolle der Gefäßwand bei der Thromboseentstehung. Wenn auch Thrombosen im arteriellen System vorkommen, ohne daß eine Änderung der Gefäßinnenwand zu konstatieren ist (Lauche) — über eine Alteration ihrer Funktion ist damit sowieso nichts gesagt —, so finden sie im allgemeinen ihre ursächliche Grundlage in Erkrankungen und Veränderungen der Gefäßwand. So lag z. B. bei den sechs Fällen von Aortenthrombose, die Gottlob beschreibt, jedesmal eine Arteriosklerose vor. Als weitere ätiologische Faktoren kommen in Frage: Thrombangitis obliterans, Endarteritis, auch traumatische Gefäßschädigungen. So fand Fellmann im Unfallgut der Suval 70 Fälle von arterieller Thrombose, wobei vorzugsweise die A. femoralis und A. iliaca betroffen waren. Caldwell und Mitarbeiter beobachteten acht Fälle von Karotisthrombose nach Traumen im Bereich des Halses (Boyd und Jepson, Lindbom). Gelegentlich sind auch Lues, Periarteriitis nodosa, in seltenen Fällen das Übergreifen eines entzündlichen oder neoplastischen Prozesses der Nachbarschaft verantwortlich zu machen. Diese Thrombosen sind damit im wesentlichen als lokale Komplikationen einer anderen Krankheit aufzufassen.

Nach Hector ist als Ursache der sehr viel selteneren primären akuten Thrombosen der Schlagadern vor allem eine allgemeine oder lokale Prädisposition anzunehmen, für die postphlebitische Zustände, Infektionen, ausgehend von Ulcera cruris oder verödeten Venen, verantwortlich zu machen sind. Unter den Allgemeinerkrankungen prädisponieren vor allem Fettsucht, Gallensteindiathese und Hypercholesterinämie. Inwieweit letztere über atheromatöse Auflagerungen zur Thrombose führt, ist ungeklärt: „Thannhauser hat kürzlich auf viel feinere Veränderungen der Gefäßwand hingewiesen: Intrazelluläre Speicherungen und extrazelluläre Ablagerungen von Cholesterin innerhalb der Gefäßwand. Ob solche minimalen Veränderungen der Arterienwand eine akute arterielle Thrombose bedingen können, ob dieselbe durch hormonale Störungen hervorgerufen werden kann, welche die erhöhte Speicherung des Cholesterins in der Nebenniere zur Folge haben dürfte, oder ob die Cholysterinämie als solche mit einer

Labilität des kolloidalen Blutstatus verbunden ist: Das alles sind noch ungelöste Fragen. Fest steht, daß ein tatsächlicher Zusammenhang besteht zwischen Hypercholesterinämie und gewissen akuten arteriellen Thrombosen" (HECTOR). Weiterhin fanden HECTOR und RIVEAUX bei einigen von 17 Fällen Erhöhung der Leukozytenzahl, in anderen eine Erhöhung des Prothrombinspiegels, glauben jedoch nicht, daß diese humoralen Veränderungen direkt und in gleicher Weise für die Thrombogenese verantwortlich zu machen sind. Auch LERICHE hält die Hyperkoagulabilität des Blutes nicht für eine Notwendigkeit bei der Entstehung dieser Thrombosen.

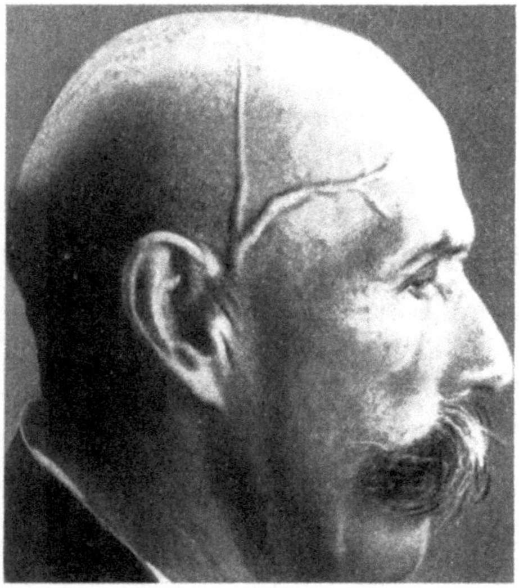

Abb. 78. Arteriitis temporalis bei einem 74jährigen Patienten. Die A. temporalis superficialis rechts tritt deutlich in Erscheinung (nach HILLENBRAND und TIWISINA)

Eine Sonderform stellt die sogenannte Arteriitis temporalis (HORTON) oder Riesenzellarteriitis dar, bei der es auf Grund einer lokalen Erkrankung der Temporalarterie mit typischem histologischem Befund („Riesenzellen") zu einer Thrombosierung dieses Gefäßes kommt. Das klinische Bild ist durch die geschwollene A. temporalis gekennzeichnet, außerdem bestehen subfebrile Temperaturen, Kopfschmerzen, Anorexie, depressive Zustände. Die besonders bei älteren Leuten auftretende Krankheit ist durch Rückbildungstendenz bei monatelangem Verlauf bestimmt. Antibiotika sind ohne Erfolg, dagegen wird ein therapeutischer Versuch mit Antikoagulantien empfohlen (ROBERTSON). Angezeigt ist auch die Resektion der Arterie, da von ihr vasokonstriktorische Reflexe ausgehen.

Die Auswirkungen eines arteriellen Verschlusses gleich welcher Art — Thrombose, Embolus, Kompression — sind mehr noch als diejenigen der Venen von der Möglichkeit zur Ausbildung eines Kollateralkreislaufes abhängig.

Besteht die Möglichkeit nicht, dadurch dem betroffenen Organ oder Organteil Blut zuzuführen, so kommt es zum anämischen Infarkt bei den inneren Organen, zur Ischämie an den Extremitäten, wenn das zuführende Gefäß keine Anastomosen besitzt. Die Wichtigkeit der als Endarterien (COHNHEIM) bezeichneten Gefäße wird damit evident. Sie finden sich in fast allen inneren Organen, ihr Verschluß hat aber nicht überall die gleiche Bedeutung für die Lebensfähigkeit des betreffenden Organs; wir werden im einzelnen noch darauf zurückkommen. Prinzipiell verursacht eine Unterbrechung der Blutzufuhr und die daraus resultierende Blutleere folgende Erscheinungen: Der betroffene Organbezirk wird blaß, die Zellen sterben langsam ab, da die gesamten Stoffwechselvorgänge infolge Sauerstoffmangels zum Erliegen kommen. Der Vorgang bzw. das Resultat ist die Nekrose. Geht dieses Ereignis nicht aseptisch vor sich, infiziert sich das tote Gewebe mit Fäulniserregern, so entsteht die Gangrän oder der „feuchte Brand". Im anderen Falle erfolgt das Absterben als Mumifikation oder „trockener Brand". An den inneren Organen ist natürlich dieses Geschehen durch Austrocknung nicht möglich, da die Gewebe, auch wenn sie nicht mehr regelrecht durchblutet sind, weiter von den Körperflüssigkeiten um- und durchspült werden. Mit diesen können Fermente eindringen bzw. die in den Zellen vorhandenen Enzyme aktiviert werden. Auf dem Weg über Koagulation, Kernzerfall und Protoplasmaauflösung vollzieht sich die allmähliche Resorption derartiger Bezirke. Die einzelnen Organe zeigen je nach ihrem Aufbau gewisse spezielle Unterschiede, auf die wir, da es sich um rein anatomisch-pathologische Fragestellungen handelt, im einzelnen nicht näher eingehen.

In anderen Fällen sind die anatomischen Voraussetzungen zur Ausbildung eines arteriellen Kollateralkreislaufes auf Grund von Anastomosen zwischen den einzelnen Arterien gegeben — Verhältnisse, wie sie in analoger Weise auch bei den Venen bestehen und dort besprochen wurden. Die Anastomosen können von vornherein zum Ersatz ausreichen, so daß eine Gefahr für das Gewebe nicht besteht. In anderen Fällen müssen sie sich den vermehrten Anforderungen erst anpassen, so daß eine gewisse Zeit vergeht, bis die Blutversorgung wieder suffizient wird. Es ist in diesem Falle von der Empfindlichkeit des entsprechenden Gewebes abhängig, ob dauernde Schäden zurückbleiben. Es bestehen diesbezüglich große Unterschiede zwischen den einzelnen Organen und auch Geweben, auf die wir bei Besprechung der einzelnen Krankheitsbilder noch eingehen werden.

Die Bedingungen, die gegeben sein müssen, damit enge Seitenbahnen sich den geänderten Stromverhältnissen anpassen und durch Erweiterung einen Ersatzkreislauf herstellen, sind noch nicht völlig klargestellt. Vermutlich spielt der erhöhte Blutdruck, der herzwärts vom Verschluß in der Arterie herrscht, eine Rolle, denn bei Herzinsuffizienz, also ungenügender vis a tergo, kommt es nicht zur Ausbildung eines ausreichenden Nebenkreislaufes. Es hat aber LEWIS darauf hingewiesen, daß sich lediglich die Arterienäste, die Blut zu anämischen Bezirken leiten, erweitern; andere Äste, die dem Hindernis möglicherweise sogar näher liegen können, erweitern sich nicht, wenn sie zu Gewebsteilen mit unversehrt gebliebener Blutversorgung führen. Der Autor hält daher die anfangs erwähnte Druckerhöhung für die Entstehung eines Kollateralkreislaufes für bedeutungslos. Man wird somit auch den Versuch einer teleologischen Erklärung dieses Phänomens gelten lassen müssen, etwa im Sinne des „Blutgefühls" BIERS.

Kapitel XVI

Arterielle Thrombosen der Extremitäten

Im Bereich der Extremitäten haben wir prinzipiell die gleichen anatomisch-pathologischen Veränderungen an den Arterien als Ursache von Thrombosen, die wir im vorigen Kapitel beschrieben haben. Gelegentlich finden sich aber auch arterielle Thrombosierungen bei Typhus, Pneumonie, Grippe, vor allem aber bei Marasmus. Man geht nicht fehl, wenn man auch hier den Gefäßfaktor ätiologisch besonders in den Vordergrund stellt. Die peripheren Durchblutungsstörungen, die aus derartigen Gefäßverschlüssen resultieren, gewinnen in der Praxis eine immer größere Bedeutung, da offenbar die Gefäßkrankheiten im Zunehmen begriffen sind. Sie werden im Rahmen der vorliegenden Monographien gesondert dargestellt (BLOCK), so daß wir uns in dieser Übersicht auf das Nötigste beschränken können.

Die Unterscheidung, ob es sich bei peripheren Durchblutungsstörungen um eine Thrombose oder eine Embolie handelt, ist selbst bei akutem Verlauf gelegentlich sehr schwierig, da einmal auch ein thrombotischer Verschluß plötzlich einsetzende, klinische Erscheinungen machen kann, wie andererseits einer embolischen Obturation gewisse Prodromalsymptome vorausgehen können, die möglicherweise in kleineren embolischen Schüben ihre Ursache haben. Im allgemeinen spricht aber ein plötzliches Eintreten des Verschlusses, zumal dann, wenn eine Herzkrankheit vorliegt, für eine Embolie, während gewisse, schon längere Zeit vorhandene Anzeichen, wie Kribbeln, Kälteempfindlichkeit oder gar intermittierendes Hinken auf eine Thrombose bei bestehender Gefäßkrankheit hinweisen. In diesem Zusammenhang seien noch einige Worte der Claudicatio intermittens gewidmet. Das früher als Krankheit sui generis aufgefaßte intermittierende Hinken ist anamnestisch das Achsensymptom der meisten Gefäßerkrankungen der unteren Extremität. Wir wissen heute, daß es sich dabei nur um ein Symptom, allerdings ein sehr wichtiges handelt, dessen Grundlage das Mißverhältnis zwischen Sauerstoffbedarf des arbeitenden Muskels und effektivem Sauerstoffangebot ist. RATSCHOW hat deshalb die Claudicatio intermittens als „Sauerstoffschrei des Gewebes" bezeichnet. Die dabei auftretenden Schmerzen werden weniger durch spastische Kontraktionen — Gefäßkrämpfe — hervorgerufen, wie man früher meinte, sondern durch die verminderte Sauerstoffzufuhr leidet der Muskelstoffwechsel und es kommt zur Entstehung saurer Stoffwechselprodukte, vor allem Milchsäure und Brenztraubensäure, wodurch die Wasserstoffionenkonzentration des Gewebes sich verschiebt, (P = pain = Faktoren nach LEWIS). Es ist also so, daß das Sauerstoffangebot für den ruhenden Muskel noch genügt, während erst bei Muskelarbeit ein Defizit auftritt. Ähnliche Zustände wie an den Beinen finden sich gelegentlich auch an den Armen, allerdings ungleich seltener. Eine Analogie zu diesem Zustand besteht in der gefürchteten Angina pectoris, die ja auch vor allem durch anfallsweise Schmerzen bei Belastung gekennzeichnet ist.

Die Auswirkungen und damit das klinische Bild eines Verschlusses einer Extremitätenarterie wird bestimmt durch seinen Sitz. Und zwar sind die Schäden um so geringer, je weiter distal die Okklusion lokalisiert ist. Ob dabei eine Thrombose oder ein embolischer Verschluß besteht, ist in den Auswirkungen gleich, so daß im allgemeinen kein Unterschied in der Symptomatologie besteht. Die objektiven Erscheinungen und die subjektiven Empfindungen sind im wesentlichen Ausdruck der direkten und indirekten Folgen der Ischämie. Deren Grad hängt wiederum völlig davon ab, wie genügend die Versorgung des distalen Gliedabschnittes durch Kollateralen aufrecht erhalten werden kann.

So ist das klinische Bild sehr unterschiedlich, es spannt sich aus zwischen subjektiver Symptomlosigkeit und schwerer Gangrän. Die ersten und häufigsten Klagen der Patienten sind Schmerzen, die fast immer nicht an die Stelle des Verschlusses selbst, sondern mehr distalwärts lokalisiert werden, wie ja auch der arterielle Verschluß meistens höher zu suchen ist, als man nach den örtlichen Befunden anzunehmen geneigt ist. Auch wenn die Schmerzen plötzlich einsetzen, so sind sie nicht durch den Vorgang im Gefäß selbst hervorgerufen, sondern durch den Sauerstoffmangel des Gewebes (LEWIS). Dieser Sachverhalt erklärt ferner, daß beim Verschluß kleiner Arterien keine Schmerzen auftreten, da sie keine Ischämie zur Folge haben. So sind die Schmerzen auch in ihrer Qualität gleich, ob es sich nun um eine Embolie oder eine ortsständige Thrombose handelt, da sie ja erst durch deren Auswirkungen hervorgerufen werden. So wird erklärlich, daß sie bei Arbeit, die gleichbedeutend mit erhöhtem Sauerstoffbedarf ist, zunehmen, bei Ruhe dagegen geringer werden. In den Rahmen dieser Beobachtung fügt sich auch die Tatsache, daß Verschlüsse in Gliedmaßen und Darm Schmerzen auslösen, da diese Organe reichlich Muskulatur besitzen, während sie z. B. in Gehirn und Milz praktisch schmerzlos verlaufen.

Von sensiblen Störungen finden wir am häufigsten Parästhesien, das Gefühl der Taubheit, des Eingeschlafenseins, auch grobes Kribbeln, Ameisenlaufen und Hyperalgesie sind nicht selten. Später kommt es zu Anästhesie und noch später zur Analgesie des betroffenen Gliedabschnittes.

Das auffälligste Zeichen bei der Inspektion ist die anfängliche Blässe der Haut, die in kürzerer Zeit in Zyanose und „Marmorierung" überzugehen pflegt. Kommt keine Zirkulation mehr zustande, so wird die Haut langsam braun-schwarz, nekrotisch. Von besonderer Wichtigkeit ist die Tatsache, daß die Hautveränderungen nicht in Höhe des Verschlusses, sondern wesentlich weiter peripher beginnen, worauf schon hingewiesen wurde.

Die Temperatur der betroffenen Extremität sinkt deutlich ab, und zwar an den Akren am ehesten, wie auch dort die Hautveränderungen zuerst eintreten.

Neben den schon erwähnten sensiblen Störungen kommen motorische Ausfälle in Form von muskulärer Schwäche zur Beobachtung, wobei wiederum eine Tendenz zur Zunahme in zentrifugaler Richtung zu konstatieren ist. Das Leitsymptom aber ist die periphere Pulslosigkeit.

Auf die Bedeutung der beim Palpieren angewandten Technik hat erst kürzlich wieder Singer hingewiesen. Da für die Praxis von besonderem Interesse, wo ja in den meisten Fällen keine oszillographischen oder gar angiographischen Untersuchungsmethoden zur Verfügung stehen, sei hier etwas näher darauf eingegangen. Auch beim Gesunden kommen gelegentlich Variationen im Verlauf der Arterien vor, besonders der A. dorsalis pedis, so daß man immer nach dem Punkt der stärksten Pulsation suchen muß. Man findet normalerweise im einzelnen die Arterien an folgenden Stellen: „Im Bereich der Leistenbeuge, knapp unterhalb der Mitte des Leistenbandes ist die normale A. femoralis gut zu fühlen. Schwieriger kann die Feststellung des Popliteapulses im Gebiet der Kniebeuge auch bei nicht pathologisch verändertem Gefäß sein. Die A. tibialis post. tastet man hinter dem inneren Knöchel und die A. dorsalis pedis am Fußrücken, innerhalb des ersten Intertarsalraumes oder oberhalb desselben. — Die normale A. subclavia fühlt man im vorderen mittleren Anteil der Schlüsselbeingrube ohne Schwierigkeiten. Die Pulsation der A. axillaris kann man bei entspannter Muskulatur innerhalb des lateralen Teiles der Achselgrube oder nahe der unteren Begrenzung derselben nachweisen. Den Puls der A. brachialis tastet man im untersten Abschnitt der medialen Bizepsfurche oder am medialen Teil der Ellenbogenbeuge am besten. Das Aufsuchen des Radialispulses ist jedem Arzt geläufig. Nach den Erfahrungen, die Singer, Eckeberg und Titze bei einer sehr großen Zahl von Patienten, die im Ambulatorium für Gefäßkranke untersucht wurden, sammeln konnten, ist die Art wie untersucht wird, von grundlegender Bedeutung. In erster Linie muß man wohl darauf hinweisen, daß einwandfreie Ergebnisse nur dann erzielt werden, wenn bei richtiger Lagerung des Patienten in einem normal temperierten Raum untersucht wird. Man tastet den Arterienpuls beim liegenden Patienten deshalb am besten, weil dadurch die notwendige Entspannung der Muskulatur an den Gliedmaßen erzielt wird. Dieses Vorgehen erweist sich besonders bei der Palpation der A. poplitea und axillaris als zweckmäßig. Selbstverständlich muß man sich hüten, den eigenen Fingerpuls mit dem vermeintlich tastbaren Puls des Kranken zu verwechseln. Dies läßt sich leicht durch die gleichzeitige Kontrolle einer anderen Palpationsstelle mit gut fühlbaren Pulsationen beim selben Patienten feststellen (von Hasselbach, Scherf und Boyd). Es empfiehlt sich, immer mit mehreren Fingern gleichzeitig den Puls zu untersuchen, weil so der Untersuchungsbereich größer und die am besten pulsierende Stelle leichter zu finden ist. Die Pulsation der A. poplitea wird häufig nicht nur wegen der störenden, die Arterie überlagernden Gewebsschichten vermißt (Kisch), sondern weil die obige Regel unbeachtet bleibt. Man kann sogar bei korpulenten Personen den Puls in der Kniehöhle recht gut feststellen, indem man das leicht gebeugte Kniegelenk mit beiden Händen seitlich umfaßt, so daß die Daumen beiderseits neben der Kniescheibe zu liegen kommen; mit den übrigen Fingern kann dann die ganze Kniehöhlenfläche abgetastet werden. Natürlich darf die Palpation der Arterien immer nur mit mäßigem Druck ausgeführt werden (Kahler). Bei zu starkem Fingerdruck würden schwach pulsierende Gefäße der Aufmerksamkeit des Untersuchers entgehen. So wird man im Tastbereich einer großen Arterie, etwa bei einer aortographisch nachgewiesenen Obliteration der Hauptbahn, dennoch recht oft eine qualifizierbare Pulsation nachweisen können. Es handelt sich meist um oberflächlich gelegene kleinere Arterien, welchen nach Verschluß des Hauptgefäßes eine überbrückende Funktion zukommt, wodurch sie offenbar deutlicher hervortreten und eben noch fühlbar sind. Das Suchen nach solchen geringfügigen Pulsationen mag im ersten Augenblick als nutzlose Spielerei betrachtet werden, ist aber dennoch für die Behandlung bedeutsam" (SINGER).

Für eine schwergradige Erkrankung an beiden Beinen spricht folgender Befund: Im Tastbereich der A. femoralis keine oder nur undeutliche Pulsation, die A. poplitea, tibialis post. und dorsalis pedis nicht fühlbar. Auch dann, wenn an einer proximalen Palpationsstelle der Puls fehlt, kann derselbe an einer distal gelegenen desselben Beines undeutlich nachweisbar sein. Ein derartiger Befund weist darauf hin, daß die tiefer gelegenen größeren Gefäße noch relativ gut durchblutet werden.

Für die Auswertung des Tastbefundes ist außerdem wichtig zu wissen, daß unter Tausend gefäßgesunden Personen der Puls der A. dorsalis pedis oder der A. tibialis post. in 9,7% als fehlend festgestellt wurde (SEIDMANN). Nach REICH fehlt sogar bei 14,2% aller Menschen der Puls der A. dorsalis pedis und LÄWEN fand bei fehlendem Dorsalispuls einen stärkeren Tibialispuls.

Um vor Fehlschlüssen sicher zu sein, ist auch daran zu denken, daß bei hochgradigen Muskelatrophien, wie z. B. bei Poliomyelitis-Defektzuständen oder nach Versteifungen, die Pulsationen geringer sind. Dies findet man ebenso bei Aortenisthmusstenose, ohne daß periphere Gefäßalterationen oder Verschlüsse vorliegen. Gelegentlich trifft man derartige Verhältnisse auch bei schweren kardialen Dekompensationen, wie z. B. Vorhof-Flimmern. Da gelegentlich spastische Zustände vorkommen, die einen Verschluß vortäuschen, so ist mehrmalige Untersuchung in völliger Ruhelage und Wärme angezeigt.

Mit Hilfe der klinischen Befundaufnahme und Untersuchung wird es so fast immer möglich sein, die Diagnose auf einen arteriellen Gefäßverschluß zu stellen und in typischen Fällen sogar Thrombose und Embolie voneinander abzugrenzen, wobei den oszillographischen Untersuchungen eine ganz besondere Bedeutung zukommt. Uns hat sich hierbei der Apparat von GESENIUS und KELLER bewährt, der es erlaubt, gleichzeitig zwei Registrierungen durchzuführen, die als Kurve fixiert werden.

Mitunter gelingt es, den Blutpropf an der Verschlußstelle als zylindrischen, mehr oder weniger scharf umschriebenen Tumor zu tasten. Eine örtliche Druckempfindlichkeit tritt jedoch im allgemeinen erst nach einer gewissen Zeit auf als Folge der sich an dieser Stelle entwickelnden Arteritis.

Verständlicherweise sind solche örtlichen Erscheinungen ausgeprägter, wenn es sich um einen embolischen Verschluß handelt; da häufig eine bakterielle Endokarditis zugrunde liegt, ist der Pfropf dann vielfach infiziert.

Die genaue Lokalisation des Verschlusses ist jedoch in den meisten Fällen nur mit Hilfe der Arteriographie möglich, auch die Unterscheidung, ob es sich um einen Thrombus oder um einen Embolus handelt, kann dadurch gelegentlich getroffen werden: nach LINDBOM hat ein frischer Thrombus eine konvexe, ein organisierter dagegen eine konkave Begrenzung.

Technik der Arteriographie: Der Kranke liegt flach auf dem Rücken auf dem Röntgentisch bzw. auf einem Spezialapparat zur Serienarteriographie, dessen Gebrauch sehr zu empfehlen ist. Grundsätzlich wird zunächst versucht, unter aseptischen Verhältnissen die darzustellende Arterie perkutan zu punktieren. Nur wenn das nicht gelingt, was bei einiger Übung nur selten der Fall sein wird, ist die operative Freilegung des Gefäßes nötig. Zur Punktion benutzt man eine kräftige, 8—9 cm lange Nadel, am besten eine Doppelkanüle, wobei die Außenkanüle keine Spitze trägt. Es empfiehlt sich die Punktion in der Stromrichtung, bei der A. femoralis z. B. direkt unter dem Leistenband. Liegt die Kanüle richtig in der Gefäßlichtung, so tritt ein kräftiger, pulsierender Blutstrahl heraus. Ist das nicht der Fall, muß man durch Verschieben der Nadelspitze prüfen, ob die gegenüberliegende Wand des Gefäßes durchstochen ist, oder ob das Gefäß möglicherweise verschlossen ist. Als Kontrastmittel dient Joduron oder Perabrodil M 70- oder

60-proz. in einer Menge von etwa 30 ccm. Die gute Füllung des Gefäßes wird durch Verwendung eines Druckapparates, z. B. nach PÄSSLER, wesentlich erleichtert. Es ist zu empfehlen, die erste Röntgenaufnahme kurz vor Beendigung der Kontrastmittelinjektion vorzunehmen, die übrigen Bilder in Abständen von 2—3 Sekunden.

Die genaue Lokalisation des arteriellen Verschlusses ist Voraussetzung für die operative Therapie, deren Ziel es ist, das Hindernis zu entfernen und die Blutzufuhr freizugeben (Technik der Embolektomie s. S. 178).

Der Verschluß der A. femoralis communis ist dadurch gekennzeichnet, daß sich außer den beschriebenen Allgemeinsymptomen die Schmerzen bis zum Fuß hin erstrecken können. In seltenen Fällen reichen sie bis zum Oberschenkel hinauf, in anderen wieder bis zur Gegend des Knies. Die Bewegungsfähigkeit der Zehen und gewöhnlich des Fußes ist aufgehoben. Es besteht Taubheitsgefühl, Kälteempfindung und Hautverfärbung in der Regel bis zum Knie. Eine Gangrän der Zehen, des Fußes oder sogar des ganzen Beines kann sich anschließen. Bevorzugt für Embolien und auch Thrombosen ist die Stelle des Eintritts der Arterie in den HUNTERschen Kanal, wobei besondere Strömungsverhältnisse eine Rolle spielen mögen.

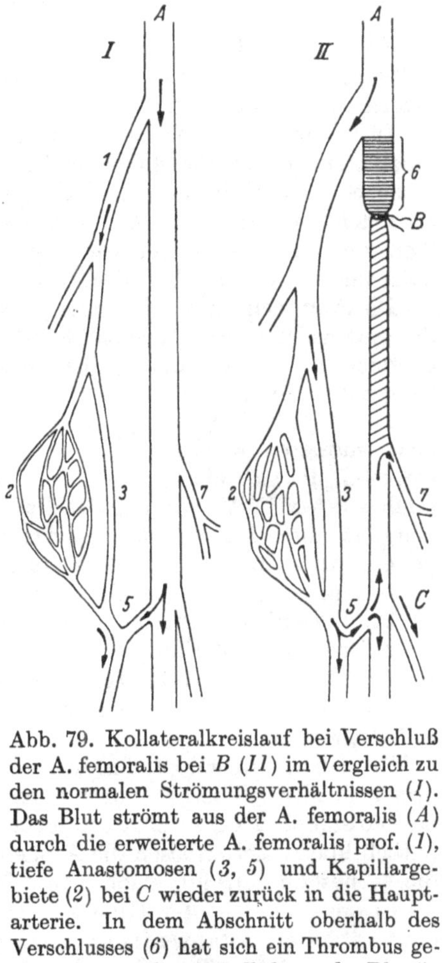

Abb. 79. Kollateralkreislauf bei Verschluß der A. femoralis bei *B* (*II*) im Vergleich zu den normalen Strömungsverhältnissen (*I*). Das Blut strömt aus der A. femoralis (*A*) durch die erweiterte A. femoralis prof. (*1*), tiefe Anastomosen (*3*, *5*) und Kapillargebiete (*2*) bei *C* wieder zurück in die Hauptarterie. In dem Abschnitt oberhalb des Verschlusses (*6*) hat sich ein Thrombus gebildet, während unterhalb davon das Blut (in dem schräg gestreiften Gefäßstück) stillsteht (nach HAMPERL)

Eine in den meisten Fällen recht verhängnisvolle Lokalisation, die gar nicht so selten ist, ist die Thrombose der A. poplitea. Verhängnisvoll deshalb, weil hier schlechte Möglichkeiten für die Ausbildung eines Kollateralkreislaufes bestehen, so daß es oft zu irreversiblen Störungen in der Ernährung des Unterschenkels kommt.

Isolierte, tiefere Verschlüsse sind dagegen seltener und hinterlassen meistens keine Folgen, da der Kollateralkreislauf ausreichend ist; häufig verlaufen sie völlig symptomlos.

Ein Verschluß der A. axillaris ist dadurch gekennzeichnet, daß Schmerzen in irgend einem Teil des Armes von der Schulter bis zur Hand auftreten. Sie zeichnen sich meistens durch besondere Heftigkeit aus. Die Bewegungsfähigkeit der Finger und des Handgelenkes ist aufgehoben, die des Ellbogengelenkes häufig vermindert. Verfärbung, Kälte und Taubheitsgefühl der Haut können sich bis zum Unterarm erstrecken, gelegentlich sind sie von der Nekrose der Finger und sogar des ganzen Armes gefolgt. Ein Verschluß der A. ulnaris oder radialis kann störungsfrei verlaufen, derjenige der Radialis aber auch zu sehr ausgedehnten Veränderungen führen. Die Therapie dieser Zustände ist die gleiche wie die der embolischen Gefäßverschlüsse, die in Kap. XXI, S. 178 eingehend dargelegt wird.

Kapitel XVII

Arterielle Thrombosen im Bereich des Abdomens

a) Thrombose der Mesenterialarterien

Trotz ausgedehnter Anastomosenbildung (Arkaden) ist bei Unterbrechung größerer Äste die Ernährung des Darmes nicht gewährleistet, da die Mesenterialarterien sogenannte funktionelle Endarterien darstellen (LITTEN).

Die A. mesenterialis sup. versorgt durch die A. pancreaticoduodenalis inf. das Duodenum, durch die Aa. jejunalis und ilica das Jejunum und Ileum. Durch die A. ileocolica wird das unterste Ileum und Zökum, durch die A. colica dextr. das Colon ascendens und durch die A. colica media die Hälfte des Colon transversum ernährt. Anastomosen mit anderen Gefäßsystemen bestehen über die A. pancreaticoduodenalis zur A. coeliaca, über die Colica dextr. zur Mesenterica inf.

Die A. mesenterica inf. versorgt über die Colica sin. das Transversum und Colon descendens, über die A. sigmoidea das Sigma und die A. haemorrhoidalis sup. den obersten Rektumabschnitt. Über dieses Gefäß besteht eine wichtige Anastomosierung zur A. hypogastrica.

Durch Aufteilung der größeren Stämme in je zwei Äste, die mit ihren Nachbarn anastomosieren, werden Gefäßbogen gebildet, aus denen wiederum Schlagadern entspringen, die sich ebenso verhalten. Durch diese Gefäßanordnung wird eine gleichmäßige arterielle Versorgung des Darmes sichergestellt. Sie macht es auch verständlich, daß nur bei hoch- oder tiefsitzendem Verschluß einer Arterie eine Darmschädigung eintritt, und daß andererseits der geschädigte Darmsektor immer kleiner ist, als es dem entsprechenden Gefäßabschnitt entsprechen würde.

Die Verschlüsse der Eingeweidegefäße sind an sich relativ selten. REICH berichtet über drei solche Vorkommnisse bei 22738 Gesamtaufnahmen einer chirurgischen Klinik. Unter 214 aus der Literatur zusammengestellten Fällen fand er 100mal die Arterie, 114mal die Venen betroffen. In acht Fällen fand sich der Verschluß in beiden Gefäßschenkeln.

Bei den arteriellen Okklusionen überwiegen die Embolien. Das Verhältnis zu den primären Thrombosen war in der erwähnten Zusammenstellung 68 : 28. Ebenso, wie bei den embolischen Blutstromunterbrechungen (s. Kap. XXII, S. 182) ist auch bei den autochthonen Thrombosen die A. mesenterialis sup. wesentlich häufiger befallen als die A. mesenterialis inf., nach REICH ist das Verhältnis 23 : 2.

In der Mehrzahl der Fälle beruht die Thrombose auf arteriosklerotischen oder endangitischen Gefäßveränderungen, gelegentlich handelt es sich auch einmal um einen fortgeleiteten Prozeß bei luischem Aortenaneurysma (FITTS und WELLS).

Diese Tatsache macht die Prognose besonders ungünstig, da der thrombotische Verschluß in diesem Falle nur der letzte Akt im Verlauf der Gefäßerkrankung ist und schon längere Zeit eine verminderte Durchblutung bestanden hat. Dadurch ist es zu einer gewissen latenten Darmschädigung gekommen, außerdem können sich die sklerotischen oder angitisch veränderten Gefäße den erhöhten Anforderungen eines Kollateralkreislaufes bedeutend weniger anpassen als gesunde Arterien.

Daß die Folgen eines Darmgefäßverschlusses je nach Ausbreitung, Schnelligkeit der Entwicklung, allgemeiner Widerstandskraft des Organismus verschieden sind, haben wir bereits bei Besprechung der Venenthrombosen ausführlich erörtert (Kap. XI S. 125).

Beim V e r s c h l u ß d e s H a u p t s t a m m e s d e r A. m e s e n t e r i a l i s s u p. kommt es — vermutlich auf dem Weg über einen anämischen — zu einem hämorrhagischen

Infarkt des gesamten versorgten Darmabschnittes, indem sowohl venöses Blut zurückströmt, wie auch über die geschilderten Anastomosen arterielles Blut in den anämischen Bezirk vom Rand herfließt. Der Chirurg sieht in der Mehrzahl der Fälle erst dieses Bild. Auf vorhergehende Stadien muß man im wesentlichen aus Tierversuchen mit Ligaturen der Arterien schließen (LITTEN):

Dabei waren schon 2½ Stunden nach Anlegen der Unterbindungen Darmnekrosen nachweisbar. Innerhalb 12—48 Stunden entwickelte sich dann das Bild des hämorrhagischen Infarktes, wie wir es aus der menschlichen Pathologie kennen und das sich von dem durch Venenthrombosen hervorgerufenen nicht unterscheidet. Typischerweise zeigt der infarzierte Bezirk wie ein Keil in Richtung auf das Mesenterium. Infolge Durchwanderns von Darmbakterien entsteht relativ früh eine Peritonitis. Eine scharfe Demarkationslinie zwischen gesundem und krankem Gebiet indet sich meistens nicht.

Relativ günstig ist die Lokalisation des Verschlusses im Gebiet der Arkaden, da dann durch genügende Anastomosenbildung zentral und peripher von der Verschlußstelle die Ernährung des Darmes gesichert ist, wie aus den anatomischen Verhältnissen leicht verständlich wird.

Besonders gefährlich für die Versorgung des Darmes ist dagegen die Unterbrechung der Zirkulation dicht am Darmansatz. Eine Verstopfung der Gefäße peripher von den Gefäßarkaden nahe dem Darm auf eine Länge von zwei und mehr Zentimetern führt beim Menschen mit größter Wahrscheinlichkeit zum Untergang des zugehörigen Darmabschnittes (BRAUN und WORTMANN).

Die Unwegsamkeit der A. mesenterialis inf. ist wesentlich seltener und führt bei Verlegung im Hauptstamm und im Arkadengebiet seltener zur Darmgangrän, da hier die Versorgung des Eingeweideabschnittes über Anastomosen meistens genügt. Bei Thrombosen am Darmansatz sind die Verhältnisse selbstverständlich analog den oben beschriebenen.

Das klinische Bild und der Verlauf der Erkrankung unterscheidet sich nicht von dem der Mesenterialvenenthrombose, so daß wir auf die dort beschriebenen Verhältnisse verweisen können (Kap. XI, S. 125). Klinisch läßt sich die Differentialdiagnose meistens nicht aus dem Befund, sondern höchstens vermutungsweise aus begleitenden Erscheinungen, wie allgemeiner Arteriosklerose, Endangitis, Polyzythämie, Endokarditis und gegebenenfalls aus der Anamnese stellen, wenn es z. B. schon zu Extremitätenembolien gekommen ist oder Venenthrombosen vorliegen. Auch die ORTNERsche Krankheit ist in Erwägung zu ziehen, die in intermittierenden Gefäßkrämpfen auf dem Boden einer Arteriosklerose oder andersartigen Gefäßkrankheit im Splanchnikusgebiet besteht („Angina abdominalis“, Dyspragia intestinalis intermittens angiosclerotica (ORTNER). Charakteristisch ist dabei der Befund geblähter Darmschlingen ohne auskultatorisch nachweisbare Peristaltik („toter Meteorismus“).

Die Therapie unterscheidet sich ebenfalls in nichts von der bei der Venenthrombose und wurde dort ausführlich besprochen.

b) Thrombose der Nierenarterien

Die langsam auftretende Verödung der Nierenarterie auf dem Boden thrombotischer Vorgänge, wie z. B. bei Arteriosklerose, Geschwülsten und spezifischen Erkrankungen hat bei fast fehlenden Abdominalsymptomen als Hauptsymptom eine initiale, stärkere Hämaturie zur Folge. Die Sekretion der betroffenen Niere sistiert. Durch die fehlenden stürmischen Zeichen unterscheidet sich der Vorgang deutlich von einem Infarkt auf embolischer Basis, andererseits ist durch den fast symptomlosen Verlauf die Diagnose außerordentlich schwierig zu stellen und das Krankheitsbild wird häufig verkannt, gelegentlich unter der Diagnose Tumor operiert. STAEHLER gibt als pyelographisches Kennzeichen die Schwellung der ganzen Niere, besonders des Markteiles mit Verschwinden der Kelchzeichnung und scheinbarer Ausfüllung des Nierenbeckens an. Bei längerem Bestehen kann es zur Hypertonie kommen (GOODMAN). Die Therapie besteht in der Anwendung von Antikoagulantien und symptomatischen Maßnahmen, bei ausgedehnten Prozessen muß auch die Nephrektomie in Erwägung gezogen werden.

c) Thrombose der Leberarterien

Die Leber hat, bedingt durch ihre Funktion, einen sehr hohen Sauerstoffbedarf, der im wesentlichen durch Blutzufuhr über die A. hepatica gedeckt wird. Eine Störung dieser Sauerstoffversorgung durch Thrombose der Arterie führt frühzeitig zu erheblichen und ausgedehnten Nekrosen, anämischen und hämorrhagischen Infarkten. Der Verschluß der Leberarterie auf thrombotischer Basis ist sicher eine ausgesprochene Rarität, während embolische Obstruktionen nicht so selten sein sollen (KALK). Bezüglich Symptomatologie und Therapie dieses Zustandes verweisen wir auf S. 181.

d) Thrombose der Nebennierengefäße

Gelegentlich werden auch thrombotische Verschlüsse im Bereich der Nebennieren beschrieben, die zu typischen hormonalen Ausfallserscheinungen führen. Das klinische Bild, das schleichend und akut verlaufen kann, wird in Kap. XXII, S. 180 näher beschrieben.

Kapitel XVIII

Thrombosen der Aorta und Aa. iliacae

Die autochthonen Thrombosen im Bereich der Aorta und der Aa. iliacae communes basieren in fast allen Fällen auf einer Erkrankung der Gefäßwand. In jüngeren Jahren ist es meistens eine Arteriitis (nach LERICHE eine Form der WINIWARTER-BUERGERschen Erkrankung), in älteren Lebensabschnitten steht die Arteriosklerose weitaus im Vordergrund (GOTTLOB). Aortenthrombosen sind von GRAHAM bereits 1814 beschrieben worden, vermehrtes Interesse bekam diese Erkrankung jedoch erst, nachdem es möglich wurde, durch die Aortographie (DOS SANTOS) auch intra vitam einen Verschluß der großen Schlagader im Körperinnern darzustellen, damit einwandfrei zu diagnostizieren und zu lokalisieren. Diese hohen arteriellen Gefäßverschlüsse im Bereich der großen Körperschlagader bieten eine unterschiedliche Symptomatik und auch der Verlauf kann je nach dem Alter und dem Zustand des Patienten, nach Sitz und Ausdehnung des Verschlusses recht verschieden sein. Von wesentlicher Bedeutung ist die Beschaffenheit der Gefäße, über die sich ein Kollateralkreislauf ausbildet. Das Krankheitsbild wurde als „Aortengabelsyndrom" 1923 von LERICHE enger umrissen.

Die Thrombosierung der Aorta oder der großen Beckengefäße ist ein gar nicht so seltenes Ereignis: So beträgt der Anteil, den diese Lokalisation im Krankenmaterial GOTTLOBS hat, 17,6% aller nicht embolischen Durchblutungsstörungen der unteren Extremitäten; MILANÈS beschrieb 30 Fälle, darunter 25 Männer, THEIS 29 Fälle in 17 Jahren, wobei als Ursache verschiedenartige Erkrankungen der Aortenwand verantwortlich gemacht werden mußten.

Die *diagnostische Unterscheidung*, welche Grundkrankheit dem Geschehen zugrunde liegt und ob es sich um einen ortsständigen thrombotischen oder einen embolischen Prozeß handelt, ist gegebenenfalls sehr schwierig oder unmöglich. Für eine Thrombose sprechen schon längere Zeit bestehende Beschwerden, die auf Durchblutungsstörungen hinweisen, wie intermittierendes Hinken (CRAFOORD und HIERTOM), Parästhesien und Kältegefühl, außerdem Gefäßerkrankungen an anderen Körperstellen. Dagegen weisen Herzkrankheiten, allfällig venöse Thrombosen und vor allem das plötzliche Einsetzen des Gefäßverschlusses eher auf eine Embolie hin. Alle diese Zeichen lassen aber nur eine Vermutungsdiagnose zu, da Thrombosen in ihren klinischen Auswirkungen ebenfalls häufig ganz akut einsetzen können, so daß eine Embolie vorgetäuscht wird. Man muß annehmen, daß dieser Verlauf dann eintritt, wenn der Kollateralkreislauf plötzlich abgedrosselt wird, möglicherweise dadurch, daß der Thrombus durch Apposition die Abgangsstelle eines wichtigen Kollateralgefäßes erreicht und dieses verlegt.

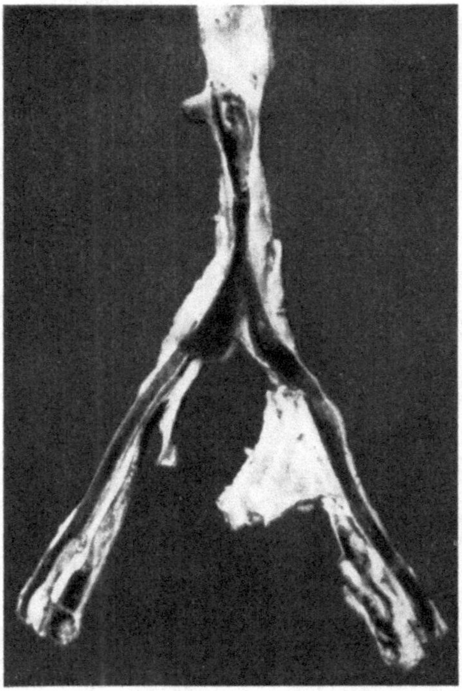

Abb. 80. Thrombose der Aorta und beider Beckenarterien (nach ALLEN, BARKER, HINES)

Die *Diagnose* der Grundkrankheit, die für den thrombotischen Prozeß verantwortlich ist, hat einmal das Alter zu berücksichtigen. Für die zwei praktisch wichtigsten Erkrankungen, Arteriosklerose und Thrombangiitis, ergeben sich dadurch gewisse Anhaltspunkte. BOYD setzt als oberste Altersgrenze für die *BUERGERsche Erkrankung 35 Jahre* an, nach RATSCHOW bevorzugt sie die Zeit von 18—45 Jahren. Männer werden weitaus häufiger befallen als Frauen, weiterhin kennzeichnend ist der jahrelange Verlauf. In manchen Fällen ist jedoch eine Differenzierung nur histologisch und auch dann nicht immer mit letzter Sicherheit möglich.

Für *Arteriosklerose* spricht das Auftreten in höherem Alter und sonstige arteriosklerotische Veränderungen. Die MÖNCKEBERGsche Sklerose (Mediaverkalkung) läßt sich klinisch nicht davon abgrenzen.

Bei traumatischen Gefäßschädigungen, auf deren Boden eine Aortenthrombose sich entwickelt, bietet das Unfallereignis genügend Hinweise für die Diagnose. Im übrigen kommen auch gemischte anatomische Befunde vor, in dem sich auf einen Embolus eine Thrombose aufpfropft.

Die anatomischen Grundlagen für die *Ausbildung eines Kollateralkreislaufes* bei hohem Sitz des Strömungshindernisses in der Aorta gibt die umstehende Abbildung 81 wieder.

Ein wichtiger Umweg bei tieferem Sitz geht über die A. mesenterialis inf. Von hier kommt es über die Hämorrhoidalarterie zu einer Füllung der beiden Aa. pudendae und dadurch des Hypogastrika-Stromgebietes, aus dem der A. iliaca ext. Blut zugeführt wird. Auch durch Anastomosen der Lumbalarterien mit der A. ileolumbalis kann ein Kollateralkreislauf in gleichem Sinne zustande kommen. Wenn die Thrombose höher hinaufreicht und die Abgänge der A. mesenterialis inf. und der Lumbalarterien verschlossen sind, so werden Anastomosen der A. mesenterialis sup. mit der A. mesenterialis inf. bedeutungsvoll. Wie aus der Abb. 81 hervorgeht, besteht eine wichtige Verbindung über die Aa. mammaria interna, epigastrica superior-inferior zur A. iliaca externa, also der umgekehrte Weg, wie wir ihn im venösen Bereich bei Kavathrombosen kennen gelernt haben. Diese Anastomose soll bereits 1732 von WINSLOW beschrieben worden sein (zitiert nach OLOVSON) und trägt dessen Namen. Möglicherweise bildet sich ein ähnlicher Umgehungskreislauf in den dorsalen Rumpfpartien aus (LERICHE).

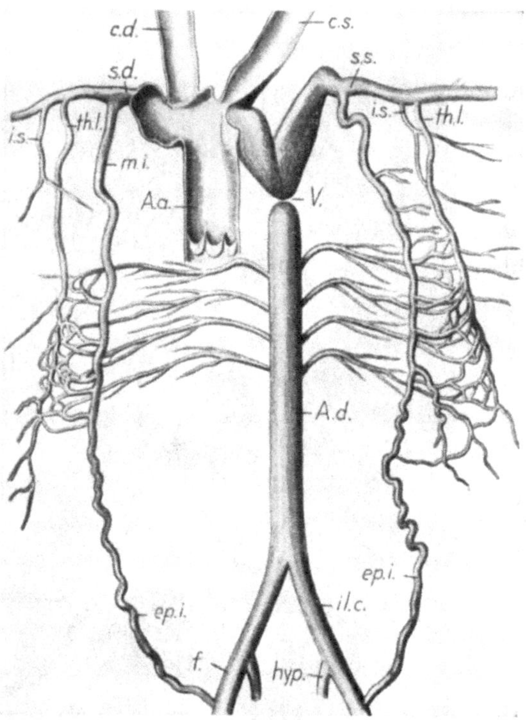

Abb. 81. Kollateralkreislauf bei Verschluß der Aorta bei *V* (teilweise schematisch). *A. a.* Aorta ascendens; *A. d.* Aorta descendens; *c. d.* Carotis dextra; *c. s.* Carotis sinistra; *s. d.* Subclavia dextra *s. s.* Subclavia sinistra; *th. l.* Thoracalis lateralis; *i. s.* Intercostalis suprema; *m. i.* Mammaria int.; *ep. i.* Epigastrica inf.; *il. c.* Iliaca comm.; *hyp.* Hypogastrica; *f.* femoralis (nach HAMPERL)

Das klinische Bild ausgedehnter Thrombose („Aortengabelsyndrom" nach LERICHE) ist gekennzeichnet durch rasche Ermüdbarkeit beim Laufen, Schmerzen in den Beinen auch bei Ruhe, Fehlen der Femoralispulse, livide, fleckige Verfärbung der blassen Fußsohlen (MARBURGsches Zeichen). Weiterhin bestehen Muskelatrophien und Impotenz. SCHRADER und GADERMANN fanden an fünf eigenen Fällen folgende Symptome, die mit Ausnahme der Hautveränderungen im wesentlichen die bereits von LERICHE beschriebenen Zeichen bestätigen:

1. Verlust der Erektionsfähigkeit bzw. Erektionsschwäche.
2. Extreme Schwäche und Ermüdbarkeit beider Beine.
3. Atrophie der Beinmuskulatur.
4. Elfenbeinähnliche Verfärbung der Haut.
5. Keine wesentlichen trophischen Störungen der Haut.

Von LERICHE und MOREL wurde außerdem noch eine mäßige Hypertension der Armarterien beschrieben. Auch Ulzerationen und Nekrosen sollen ziemlich regelmäßig vorhanden sein, und zwar nicht nur an den typischen Stellen, wie Zehen, Fußrand und Auflagestellen des Körpers, sondern ganz unregelmäßig verteilt. Von den 31 Patienten GOTTLOBS konnte keiner auf ebener Strecke mehr als 100 Meter zurücklegen ohne Anfälle von Claudicatio intermittens zu bekommen oder durch ein starkes Ermüdungsgefühl zum Stehenbleiben gezwungen zu werden. Sitzt der arterielle Verschluß mehr peripherwärts, so sind die Gehbeschwerden nicht derartig ausgeprägt.

Während eine Verlegung der Aorta oder beider Iliacae communes in klinischer Hinsicht praktisch gleichbedeutend ist, bestehen bei nur einseitiger Thrombose der Iliaca noch Kollateralkreislaufmöglichkeiten von der gesunden anderen Seite her, wodurch die Durchblutung der betreffenden Extremität ausgiebiger sein kann.

Anders ist das Bild bei der isolierten Thrombose der A. iliaca externa. Da der Abgang der Hypogastrika oberhalb des Stoppes liegt, bestehen zahlreiche neue Möglichkeiten für eine kollaterale Blutversorgung der unteren Extremität. Die Möglichkeit eines Umgehungskreislaufes bei Bestehen einer sogenannten „Corona mortis", d. h. dem atypischen Ursprung der A. obturatoria aus der Epigastrica inf. sei in diesem Zusammenhang besonders erwähnt.

Eine exakte Diagnostik ist erst durch die Aortographie möglich geworden, die einerseits genauen Aufschluß über den Sitz des Thrombus gibt, zugleich aber noch eine Beurteilung des so wichtigen Kollateralkreislaufes ermöglicht. In gewissen Fällen kann man sich auch der retrograden arteriographischen Darstellung von der kontralateralen A. femoralis aus bedienen.

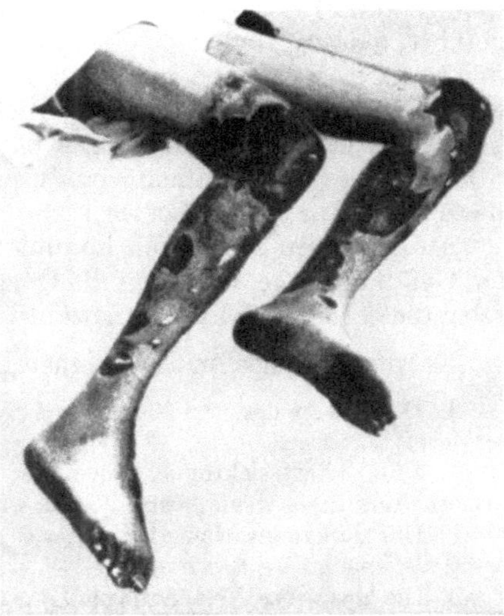

Abb. 82. Gangrän beider Beine bei Thrombose der Aorta und beider Beckenvenen infolge chronischer Colitis ulcerosa (nach ALLEN, BARKER, HINES)

Technik der Aortographie: Je nach Punktionsstelle unterscheidet man eine hohe („subdiaphragmale": Zielpunkt 12. Brustwirbel) und eine tiefe („lumbale": Zielpunkt 2./3. Lendenwirbel) Aortographie.

Die Patienten werden wie für eine Nierenaufnahme vorbereitet, d. h. abgeführt und möglichst gasfrei gemacht.

Lokalanästhesie, i. v. Narkose, oder Periduralanästhesie. Zur Punktion werden 15—20 cm lange Kanülen, am besten Doppelkanülen mit stumpfer Außenkanüle, verwendet.

Für die hohe Aortographie führt man die Kanüle handbreit links neben der Wirbelsäule des auf dem Bauche liegenden Patienten dicht unterhalb der 12. Rippe schräg kopfwärts bis man auf den 12. Brustwirbel trifft. Es ist ratsam, das Instrument hierbei ziemlich steil aufwärts zu richten, um die Aorta möglichst am oberen Rand des Wirbels, d. h. oberhalb des Abganges der Bauchgefäße, insbesondere der A. mesenterialis sup. und der A. renalis dextr. zu treffen.

Zur tiefen Aortographie wird die Nadel in Höhe des Darmbeinkammes handbreit neben der Dornfortsatzreihe und rechtwinklig zur Wirbelsäule schräg nach vorn auf den 3. Lendenwirbelkörper zu geführt. Sowohl bei der hohen, wie bei der tiefen Aortographie muß man nach Erreichen der Wirbelkörper die Kanüle einige cm zurückziehen und wieder weiter nach vorn einführen. Dies wiederholt man, bis die Seitenfläche des Wirbelkörpers umgangen ist und die Nadel nun unter einem leichten Ruck, ähnlich wie beim Durchstoßen der Dura zur Lumbalpunktion, in die Aorta eintritt. Das pulsierend ausströmende Blut zeigt die vollzogene Punktion an. Nachdem man durch millimeterbreites Verschieben geprüft hat, daß die Nadel richtig im Lumen liegt, folgt die Injektion von 20—30 ccm 80-proz. Per-Abrodil „M" oder Joduron, das körperwarm in 3—4 Sekunden unter Druck injiziert wird, wobei man sich am besten eines Druckapparates bedient. Kurz vor der Entleerung der Spritze wird die erste Aufnahme einer Serie angefertigt.

In der Therapie dieser Erkrankungen sind in den letzten Jahren neue Ausblicke gewonnen und z. T. schon mit gutem Erfolg praktische Anwendung daraus gezogen worden. Neben gefäßerweiternden Medikamenten, die vor allem den Kollateralkreislauf öffnen und verbessern sollen, treten chirurgische Eingriffe immer mehr in den Vordergrund. Für die operative Therapie lassen sich prinzipiell zwei verschiedene Angriffspunkte herausstellen: Einmal das autonome Nervensystem, zum anderen die Gefäße selbst.

Die Operationen am Nervensystem bestehen für unser Gebiet in Resektion der Grenzstrangganglien unter Schonung des ersten Lumbalganglions (LERICHE, BALAS und RHORER). Früher wurde auch häufig die periarterielle Sympathektomie ausgeführt, die aber den in sie gesetzten Erwartungen nicht entsprochen hat. Der Grund dürfte darin zu suchen sein, daß ein Teil der vasomotorischen Nerven und wahrscheinlich der hauptsächlichste, nicht in der Adventitia der Gefäße, sondern in peripheren Nerven verläuft. Aus plethysmographischen und elektrophysiologischen Studien, wie sie vor allem von JUNG und Mitarbeitern durchgeführt wurden, gehen diese Verhältnisse klar hervor.

Außer diesen Eingriffen kommt für die Behandlung auch die Operation direkt am Gefäß in Frage. Ohne auf die Operationstechnik im einzelnen eingehen zu können, seien diese Eingriffe kurz aufgezählt.

Es werden heute im allgemeinen folgende Verfahren geübt (CAHEN):

1. Der Ersatz des verschlossenen Gefäßstückes durch ein Venentransplantat oder ein konserviertes Arterienstück.

2. Die Endarteriektomie, wobei der Thrombus samt Intima aus der eröffneten Arterie entfernt und diese wieder verschlossen wird (BAZY und REBOUL).

3. Die Rekanalisation der Arterie durch instrumentelle Maßnahmen („Desobstruction arterielle“ nach DOS SANTOS).

4. Die operative Verbindung einer Arterie mit einer Vene, der sogenannte arteriovenöse Shunt.

5. Die Arteriektomie ohne Gefäßersatz. Dieser von LERICHE angegebene Eingriff beruht auf der Vorstellung, daß vom obliterierten Gefäßstück vasokonstriktorische Reflexe, die zur Verengerung des Kollateralsystems führen, ausgehen. Durch Ausschaltung des betreffenden Gefäßstückes werden diese Reflexe unterbrochen, so daß es zu einer Weiterstellung des Umgehungskreislaufes kommt.

Diese Vorstellungen, die durch Tierexperimente gestützt wurden (FONTAINE, LUCINESCO, SCHATTNER), werden jedoch durch neuere Untersuchungen in Frage gestellt (STRÖMBECK, WILLE-BAUMKAUFF und BÜTTNER). So fanden HERGET und ALNOR bei Tierversuchen, bei denen sie durch Unterbindung und Quetschung des Gefäßes eine arterielle Thrombose herbeiführten, bei hautthermometrischen, arteriographischen und histologischen Prüfungen keinen Einfluß der Resektion des betreffenden Gefäßabschnittes auf den Kollateralkreislauf. Die Autoren schließen daraus, daß von dem thrombosierten Arterienstück keine sympathischen, vasokonstriktorischen Reflexe ausgehen und erklären mit den erhobenen Befunden Mißerfolge dieser Therapie beim Menschen. Jedenfalls scheint der Wirkungsmechanismus dieses Eingriffes noch nicht sicher geklärt.

Die Gefäßtransplantationen haben eine relativ lange Geschichte, die eng mit den Namen ENDERLEN, LEXER, REHN und wieder LERICHE, FONTAINE u. a. verknüpft ist. Während man früher versucht hat, Venenstücke zu implantieren, gelingt es heute, konservierte Arterienabschnitte zu übertragen. Eine Beschreibung des operativen Vorgehens ginge über den Rahmen dieses Buches hinaus, zumal die technisch operativen Möglichkeiten heute noch keine Standard-Therapie sind. Es muß aber anerkannt werden, daß die angegebenen Methoden in der Hand erfahrener Operateure z. T. ausgezeichnete Erfolge gezeitigt haben.

Es seien deshalb noch einige Bemerkungen zur Operationsindikation und zur Anwendbarkeit dieser Methoden gemacht:

Bei der Prüfung der Frage, ob ein operatives Vorgehen Aussicht auf Erfolg haben wird, muß berücksichtigt werden, daß die arteriellen Thrombosen nur in den seltensten Fällen autochthone Erkrankungen darstellen, sondern fast immer auf dem Boden einer Gefäßkrankheit entstanden sind. Sie sind auch häufig nicht nur an einer einzigen Stelle im Gefäßsystem lokalisiert und bilden somit nur eine Teilerscheinung einer allgemeinen Systemerkrankung. In diesem Rahmen ist auch die Indikation zu diesen relativ großen operativen Eingriffen zu betrachten. Die Prognose ist praktisch immer abhängig vom Zustand der Gefäße. So bieten Thrombosen nach Unfällen, gegebenenfalls auch mit Verletzungen, im Gegensatz zu den oben erwähnten Fällen besonders günstige Aussichten auf einen Dauererfolg. Es ist dann jedoch der Zeitpunkt der Operation möglichst früh zu wählen, da bei länger bestehenden Thrombosierungen der Bezirk der Intimaveränderung immer größer und damit der nötige Eingriff ausgedehnter und schwieriger wird. Endarteriektomien sind hierbei nach DIMTZA nicht zu empfehlen, weil nach Traumen die deutliche Wandschichtung des Gefäßes verloren geht. LERICHE, FONTAINE und viele andere berichten über ausgezeichnete Resultate bei der Wiederherstellung der Wegsamkeit nach Implantaten. Auch bei der Wiederherstellung des Gefäßvolumens nach Aneurysmaresektion hat man gute Erfolge gesehen. Diese Eingriffe liegen zum Teil so weit zurück, daß man Erfolge und Mißerfolge einigermaßen beurteilen kann. Als Ursache der letzteren kommt vor allem die neuerliche Entstehung von Früh- oder Spätthrombosen im rekanalisierten oder transplantierten Gefäßstück in Betracht, die noch nach Monaten einsetzen kann. In einem großen Teil stellt sich die periphere Zirkulationsstörung wieder ein, und zwar in verstärktem Maße, da die Arterienresektion oft sehr ausgedehnt sein muß und Kollateralen dabei zu opfern sind. So schreibt DIMTZA:

„Es erhebt sich daher die Frage, ob die Rekanalisierungsoperationen, aber auch die Gefäßimplantationen allein, trotz bester lokaler Erfolge, genügen können oder ob sie nicht immer mit der Grenzstrangresektion, eventuell auch mit einer vorgängigen Nebennierenexstirpation zu kombinieren sind. LERICHE hat daran erinnert, daß die Erfahrungen der Sympathikus- und auch der Nebennierenchirurgie selbst nach Vornahme der lokalen Gefäßoperation ihre Geltung behalten, weil dadurch die Entspannung des Gefäßsystems einer größeren Körperregion und die Möglichkeit einer Verminderung oder Aufhebung von Gefäßkontraktionen für die weitere Zukunft erreicht werden. Dazu kommt, daß nach einer Rekanalisation allein deren Erfolg beim Auftreten neuer Arterienthrombosen in anderen Arterien der gleichen Extremität in Frage gestellt wird. Daher betrachte ich den Eingriff am Grenzstrang bei Endangiitis obliterans und der Arteriosklerose als das einer Gefäßoperation übergeordnete Verfahren.

Nach unseren heutigen Erfahrungen ist die Arterienoperation zur Wiederherstellung des Blutstromes dann als Operation der Wahl anzusehen, wenn die lokalen Arterienverhältnisse technisch günstig liegen und wenn diese Eingriffe mit einer Grenzstrangresektion kombiniert werden. Bei jungen Kranken mit Endangiitis obliterans ist die vorgängige Nebennierenexstirpation zu überlegen. Unter diesen Voraussetzungen wird eine neuerliche Thrombose im implantierten Stück oder in einem anderen Teil der Arterie eine günstigere Prognose haben. Die Indikation zum Eingriff am Sympathikus ist immer dann gegeben, wenn die konservative Behandlung innerhalb begrenzter und gegebener Zeit zu keiner Besserung führt oder wenn sie von vornherein nicht in Frage kommt".

Kapitel XIX

Arterielle Thrombosen im Bereich des Gehirns

Die spezielle Diagnostik von Gefäßverschlüssen im Bereich des Gehirnes ist der Kompetenz der allgemeinen Chirurgie entwachsen und verlangt spezielle neurologische und hirnanatomische Kenntnisse. Das Gebiet ist daher heute eine Domäne der

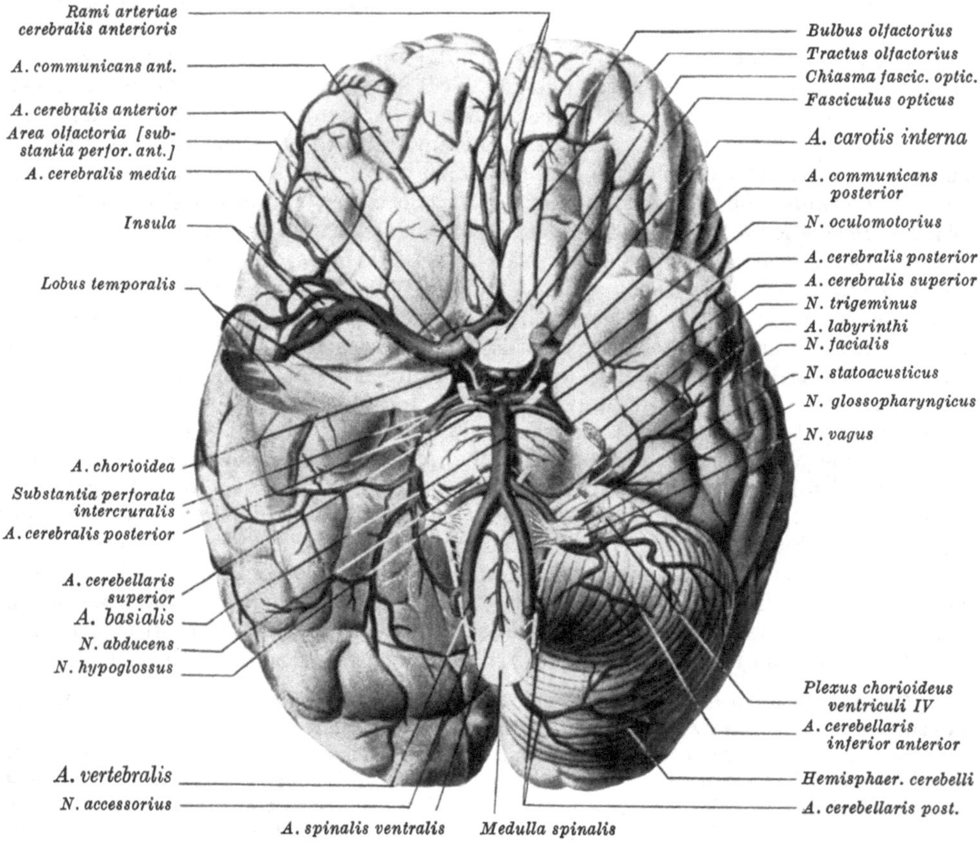

Abb. 83. Arterielle Gefäßversorgung des Gehirnes (nach Brobeil)

Nervenärzte und Neurochirurgen geworden. Wir müssen uns deshalb bei der Besprechung dieses Abschnittes auf Grundsätzliches beschränken, wobei wir in wesentlichen Punkten Brobeil folgen, der eine umfassende Darstellung darüber gegeben hat.

Es ist verständlich, daß im hochdifferenzierten Nervengewebe des Gehirns, dessen exzessives Sauerstoffbedürfnis bekannt ist und in dem sich wichtige Zentren auf engstem Raum zusammendrängen, eine Blockierung der Blutzufuhr, sei es durch Thrombose oder Embolie, hochgradige Folgen haben muß, die sich in neurologischen Ausfällen und psychiatrischen Abwegigkeiten äußern. Wenn auch die klinisch-neurologische Diagnostik eine weitgehende Lokalisation von Hirnerkrankungen zuläßt, so ist doch erst durch das zerebrale Arteriogramm eine einwandfreie Deutung pathologischer Gefäßverhältnisse und zugleich eine Beurteilung des Kollateralkreislaufes möglich geworden (MONIZ, LÖHR, RIECHERT u. a.).

Während das arterielle Gefäßnetz des Gehirns lange Zeit als Endarteriensystem angesehen wurde, ist es heute sicher, daß zahlreiche Anastomosierungen bestehen

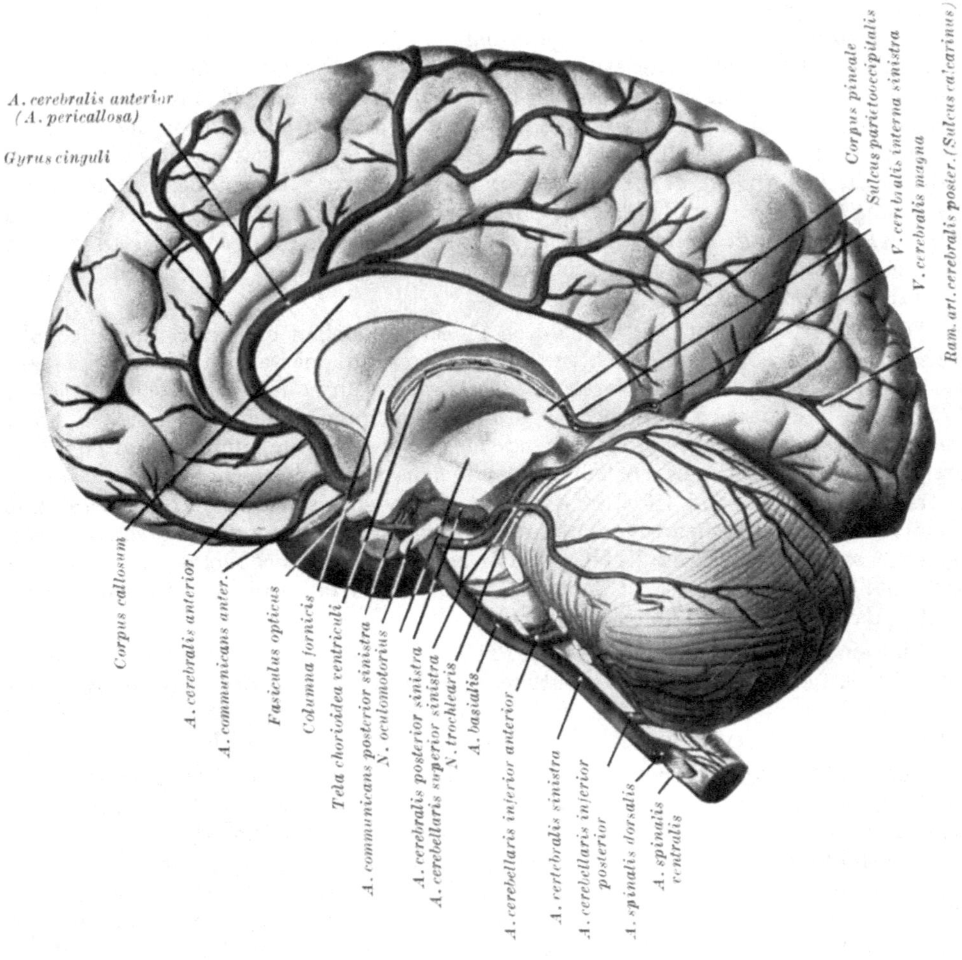

Abb. 84. Arterielle Gefäßversorgung des Gehirnes (nach BROBEIL)

(PFEIFER). Nur das Gebiet der Stammganglien scheint eine Ausnahme darzustellen.

Die arterielle Blutversorgung des Gehirns erfolgt durch die A. carotis interna und durch die A. vertebralis aus der A. subclavia. Die anatomischen Verhältnisse geben die Abbildungen 83 u. 84 wieder.

Im Gegensatz zu anderen Organen ist die Folge eines Gefäßverschlusses im Gehirn nicht die Bildung eines festen Infarktes, sondern das anämische Hirngewebe zerfällt breiig, so daß sogenannte Erweichungsherde entstehen.

Verschluß der A. carotis interna

Der Verschluß der A. carotis interna hat eine fast vollständige Unterbrechung der Blutzufuhr der gleichseitigen Großhirnhemisphäre zur Folge. Nur der basale Teil des Temporal- und Okzipitalgebietes ist nicht betroffen, da er von der A. cerebri post. aus der A. basilaris versorgt wird.

Dieses Ereignis finden wir gelegentlich bei noch jüngeren Patienten, wobei es sich dann meistens um eine Thrombangiitis handelt, während im höheren Alter in der Mehrzahl der Fälle eine Arteriosklerose zugrunde liegt. Von GURDJIAN und WEBSTER wurden in den letzten vier Jahren 30 Fälle, unter denen sich 26 Männer befanden, beobachtet, so daß also dieses Leiden gar nicht so selten ist. Es wurde dabei ein gehäuftes Befallensein der linken Halsschlagader konstatiert, was damit erklärt wird, daß der direkte Abgang der A. carotis communis sin. vom Aortenbogen zu stärkerer Belastung („Stress") der Bifurcatio führt. Auch nach Traumen im Bereich des Halses (CALDWELL und Mitarbeiter) und nach Enzephaloarteriographie, wobei DIETHELM und DONTENWILL sogar einen tödlichen Ausgang beobachteten, tritt gelegentlich eine Karotisthrombose auf.

Die Erkrankung zeichnet sich durch einen plötzlichen oder auch mehr schubweisen Beginn aus. Es finden sich Ausfallssymptome, die passagerer Art sein können. Im ganzen verläuft der akute Verschluß der A. carotis unter dem Bild einer Apoplexie. Wir finden kurz dauerndes Schwächegefühl der entsprechenden Extremitäten, auch Mono- und Hemiparesen, vorübergehende Gesichtsfeldverdunkelungen und migräneartige Kopfschmerzen, gelegentlich ausgesprochene Schwindelerscheinungen. Das ausgeprägte Krankheitsbild ist charakterisiert durch eine spastische Hemiparese mit Hemihypästhesie, die jedoch nicht konstant ist. Auch Hirnnervenstörungen, von denen besonders solche des N. facialis und N. hypoglossus beobachtet werden, sind nicht obligat. Die Diagnose ist durch Palpation des Gefäßes nicht mit Sicherheit zu stellen, da der Thrombus höher sitzen kann.

Eine einfache klinische diagnostische Probe besteht in der Kompression der kontralateralen A. carotis: Bleiben die Patienten beim Abdrücken des gegenseitigen Gefäßes bei Bewußtsein, so liegt kein Verschluß vor (LENGGENHAGER). Eine sichere Diagnostik ist selbstverständlich durch das Arteriogramm möglich.

Von HUBER wurde neuerlich wieder auf die diagnostische und prognostische Bedeutung der Messung des Netzhautarteriendruckes hingewiesen. Bei Senkung des Blutdruckes in der Zentralarterie unter die Hälfte des Ausgangsdruckes auf einer Seite besteht ein ungenügendes Kompensationsvermögen durch die Kollateralen, das sich in Hemiparesen, Aphasien und den übrigen, bereits erwähnten neurologischen Ausfällen manifestieren kann. Bei langsam entstehenden Thrombosen findet sich diese Blutdrucksenkung selten, während sie bei Karotisligaturen fast immer auftritt, da in diesem Falle die Zeit zur Anpassung des Kollateralkreislaufes nicht ausreicht.

Eine gewisse Kompensation der Blutversorgung ist bei Verlegung der A. carotis interna über die A. cerebri post., die A. pericallosa und die A. communicans ant. möglich.

Bezüglich der Therapie verweisen wir auf Kap. XXII, S. 183.

Kapitel XX

Arterielle Embolien

Unter einer Embolie im Rahmen unseres Themas verstehen wir die Beförderung eines Blutpfropfes mit dem Blutstrom und sein Festkeilen oder Hängenbleiben in einem peripheren Gefäßabschnitt. Die Quellen eines solchen Embolus sind einmal venöse Thrombosen, bei denen der Embolus normalerweise in die Lungenarterien gelangt. Wir haben dieses gefürchtete Ereignis bereits eingehend erörtert. Es besteht aber auch die Möglichkeit, daß der Embolus durch ein offenes Foramen ovale direkt in den großen Kreislauf befördert wird, ein Vorgang, den wir als paradoxe Embolie bezeichnen (s. dazu auch Abb. 54, S. 109).

Da sich bei etwa 20% aller Menschen ein offenes Foramen ovale vorfindet, so ist die Seltenheit dieses Ereignisses nur so zu erklären, daß durch die Blutströmungsverhältnisse trotzdem eine funktionelle Trennung beider Vorhöfe und Herzkammern gewährleistet ist, wenn sie auch anatomisch fehlt. Kommt es dennoch zu einer Wanderung eines aus einer Venenthrombose oder dem rechten Herzen stammenden Embolus durch das offene Foramen und zu seinem Übertritt in das arterielle Stromgebiet, so besteht damit die Möglichkeit der Verschleppung in die Peripherie. Bei Sektionen werden gelegentlich Emboli beobachtet, die im offenen Foramen ovale stecken geblieben sind, so daß ein Schenkel noch in den rechten, der andere bereits in den linken Vorhof hineinragt. Man spricht in diesem Falle von „reitendem Embolus", wie auch dann, wenn sich dieses Ereignis an der Gabelung der A. pulmonalis oder der Aorta in die beiden Aa. iliacae vorfindet.

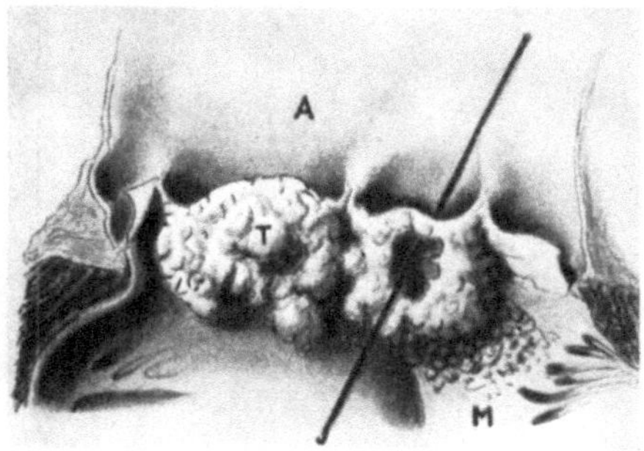

Abb. 85. Ulzeröse Endokarditis der Aortenklappen. A Aorta; M Mitralis; T Thrombus auf einer Klappe. — Die Sonde steckt in einer perforierten, thrombenbedeckten Klappe (nach HAMPERL)

Große zahlenmäßige Bedeutung haben diese paradoxen Embolien im Rahmen der arteriellen Embolien nicht. Deren Hauptquelle sind vielmehr thrombotische Auflagerungen im linken Ventrikel und Vorhof, besonders aber im linken Herzohr. Gelegentlich stammt ein Embolus auch aus zentralwärts gelegenen Gefäßabschnitten, wie z. B. bei Aortensklerose oder Aortenaneurysma. Auch ein thrombosierter offener Ductus Botalli mag in seltenen Fällen einmal als Ursprungsort in Frage kommen. Zu Embolien neigen besonders die Mistralstenose, Herzleiden mit Vorhofflimmern und Insuffizienzen mit Stauungszuständen. Eine weitere häufige Quelle sind die thrombotischen Auflagerungen an den Herzklappen bei Endokarditis, vor allen Dingen der ulzerösen Form (Abb. 85 u. 86).

Unter den Organen, die bei der ulzeropolypösen Endokarditis am häufigsten von Embolien betroffen werden, stehen Milz, Nieren, Gehirn und Mesenterium an erster Stelle. BÖHMIG und KLEIN gaben darüber folgende Aufstellung:

„CLAWSON fand embolische Prozesse in 67%, Milzinfarkte in 47%, Niereninfarkte in 42%, Gehirnembolie in 17%; CLAWSON und BELL bei 80 Fällen solche in 80%, in der Milz in 49%, in der Niere in 40%, im Gehirn in 16%; BELL bei 108 Fällen in 52%, Infarkte in Milz und Nieren in 69,4%. ISTAMANOWA beobachtete solche Embolien nur bei Fällen mit kurzer Krankheitsdauer

(3—7 Monate), nicht bei längerer Krankheit (8—15 Monate). BUDAY errechnet 76% Embolien und Infarkte."

Der Weg, den ein solcher Embolus nimmt, ist einmal abhängig von anatomischen Gegebenheiten des Arteriensystems und den darin herrschenden Strömungsverhältnissen, zum anderen von seiner Größe bzw. vom Verhältnis zwischen Gefäßlumen und Emboluskaliber. Diese Größe ist sehr verschieden. Kleinere Emboli werden weiter in die Peripherie gelangen, bevor sie stecken bleiben, als größere. Bevorzugt sind Stellen des Gefäßrohres, die eine plötzliche Lumenverengerung aufweisen, so z. B. Abgangsstellen kleinerer Arterien aus Hauptarterien und Verzweigungsstellen.

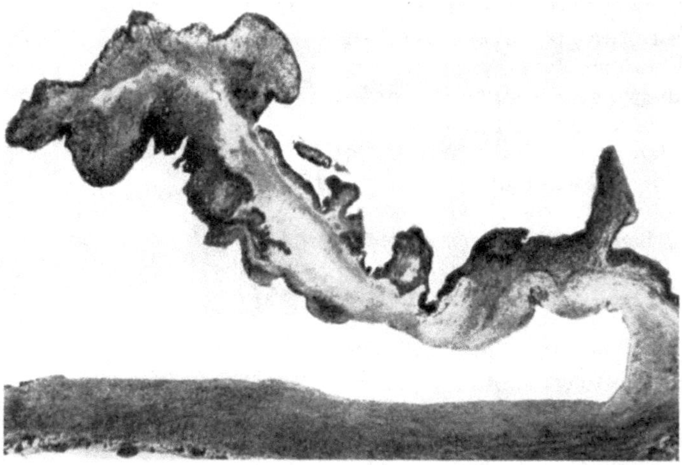

Abb. 86. Ulzeröse Endokarditis einer Aortenklappe. Ihre Oberfläche von reichlichen Thromben und Bakterienrasen bedeckt (nach HAMPERL)

Prädilektionsorte sind die Gabelung der A. brachialis, die A. femoralis beim Eintritt in den HUNTERschen Kanal und die A. poplitea. Gelegentlich trifft man an diesen Verzweigungsstellen das bereits erwähnte Phänomen des reitenden Embolus, besonders an der Aortengabel.

Auf einen festgefahrenen Embolus pfropft sich im allgemeinen in kurzer Zeit weiteres thrombotisches Material an Ort und Stelle auf. Es kann daher sehr schwierig sein, rein nach dem Aussehen einen Embolus von einem Thrombus zu unterscheiden, es sei denn, daß ersterer sehr frisch ist. Stellt man z. B. bei der operativen Freilegung fest, daß der Blutpfropf glatt ist und keine Verbindungen zur Gefäßwand bestehen, so handelt es sich um einen Embolus. Auf der anderen Seite lassen Wandläsion, Adhäsion sowie rauhe Oberfläche des Pfropfes nicht mit Sicherheit auf eine autochthone Thrombose schließen, da auch der Embolus in kurzer Zeit mit der Gefäßwand in gegenseitige Reaktion tritt. Wie wir schon erwähnt haben, sind Anamnese und Grundkrankheit für die Diagnose meist ausschlaggebender als Symptomatologie und lokaler Befund.

Ebenso wie bei thrombotischen ist auch bei embolischen Gefäßverschlüssen eine Rekanalisation möglich, in der Regel aber wird das betroffene Gefäß nicht wieder durchgängig. LEWIS macht dafür die Größe des Blutpfropfes, bestehend aus Embolus plus thrombotische Apposition, verantwortlich.

Betrifft die Embolie Extremitätenarterien, so bekommen wir Krankheitsbilder, die sich in ihrer Symptomatologie und im Verlauf nicht wesentlich von denen bei thrombotischen Verschlüssen unterscheiden, wie wir das bereits erwähnt haben. Ist ein Organ Sitz einer Embolie, so bietet sich klinisch und pathologisch das Bild des Infarktes mit seinen mehr oder weniger desolaten Folgen für das betroffene Organ, gegebenenfalls für den gesamten Organismus.

Kapitel XXI

Extremitätenembolien

Setzt die Ischämie eines Gliedes mit akuten Erscheinungen ein, so ist man im allgemeinen geneigt, einen embolischen Verschluß anzunehmen. In der Mehrzahl der Fälle handelt es sich jedoch um Okklusionen auf thrombotischer bzw. arteriosklerotischer Grundlage oder um andere Gefäßleiden. Die klinischen Erscheinungen lassen in vielen Fällen eine Differentialdiagnose nicht zu, so daß die Frage gelegentlich offen bleiben muß. Handelt es sich um embolische Verschlüsse, so dominiert als Quelle der Emboli das linke Herz, vor allem bei Mitralstenose.

Die Lokalisation, von der neben der Ausdehnung des Embolus die Folgen weitgehend abhängig sind, entspricht meistens den Verzweigungsstellen der Hauptschlagader. Von 296 Fällen mit Embolien der unteren Extremitäten, die PEARSE beobachtete, war 131 mal die A. fem. communis, 50 mal die Aorta und 33 mal die A. poplitea beteiligt. SCHERF und BOYD betonen das häufige Betroffensein der A. tibialis post. Die Armarterien sind wesentlich seltener in Mitleidenschaft gezogen, das Verhältnis zu den Schlagadern der Beine beträgt etwa 2 : 3. Auch in unserem eigenen Krankengut überwiegen die Embolien der A. femoralis. WILKINSON fand folgende Frequenz: A. femoralis 55%, A. iliaca 17%, A. brachialis 12%, A. poplitea 11%, Bifurcatio aortae 4,5%.

Von Bedeutung ist die Tatsache, daß sich an den festgefahrenen Embolus bald thrombotisches Material anlagert, was zur Verlegung der Abgänge wichtiger Kollateralen führen kann. Für das Schicksal des erfaßten Gliedes kann der Umstand entscheidend sein, daß der plötzliche Verschluß einer Arterie eine vasokonstriktorische Gefäßreaktion auslöst, die nicht nur das betreffende Gefäß selbst, sondern auch den in diesem Augenblick so entscheidend wichtigen Kollateralkreislauf drosselt. Ein bedeutender Teil unserer therapeutischen Maßnahmen richtet sich somit auf die Durchbrechung dieses gefährlichen Mechanismus, worauf wir noch zurückkommen. Die allgemeine Symptomatik unterscheidet sich nicht wesentlich von der thrombotischer Verschlüsse, die wir bereits eingehend besprochen haben. Es ist wichtig, daran festzuhalten, daß das plötzliche Auftreten der Schmerzen nicht dem Zeitpunkt des embolischen Vorganges selbst entsprechen muß, worauf LEWIS aufmerksam gemacht hat. Die Stromunterbrechung als solche ist im allgemeinen nicht schmerzhaft, sondern es ist die Ischämie des Gliedes, die den Schmerz auslöst. Er bleibt auch bei ausgiebiger Novoçainisierung der Arterie bestehen, auf der anderen Seite können Gefäßverschlüsse schmerzlos verlaufen, sobald es nicht zu Ischämie kommt.

In manchen Fällen genügt der Kollateralkreislauf für die Versorgung des Gliedes. Die Schmerzen lassen nach und die Extremität bekommt wieder normale Farbe und Temperatur. Dagegen bleibt häufig eine Verminderung der Pulsqualität auch vorher gesunder Gefäße zurück. Diese Mangeldurchblutung äußert sich dann vielfach in intermittierendem Hinken als Zeichen dafür, daß die Blutversorgung funktionellen Belastungen nicht gewachsen ist.

Bei anderen Kranken verfallen das Glied oder Abschnitte desselben der Nekrose oder der Gangrän, wenn sich das absterbende Gewebe infiziert.

Ein embolischer Gefäßverschluß an den Extremitäten erfordert also intensives therapeutisches Eingreifen, für das folgende Prinzipien gelten:

1. Schmerzbekämpfung, da der Schmerz auf die Gefäße konstriktorisch wirkt.
2. Eröffnen und Erweitern der kontrahierten Kollateralbahnen durch medikamentöse oder chirurgische Maßnahmen.
3. Heparinisierung, um weitere Thrombosierung zu verhindern. Ob es dadurch möglich ist, den Embolus selbst zu beeinflussen, ist noch zweifelhaft.
4. Entfernung des Verschlußpfropfes, falls die erwähnten Maßnahmen innerhalb nützlicher Frist nicht zum Ziele führen und der Verlust des Gliedes droht.

Die Schmerzbekämpfung geschieht in üblicher Weise, meistens wird man nicht ohne Opiate auskommen, die gegebenenfalls auch intravenös verabreicht werden müssen.

Die Gefäßerweiterung wird am besten mit Eupaverin erzielt, das in halbstündlichen Abständen repetiert werden kann. Auch andere gefäßerweiternde Mittel, wie Priscol, Ronicol und a. m. können versucht werden. In allen geeigneten Fällen empfiehlt sich die intraarterielle Anwendung, sonst die intravenöse.

Den gleichen Effekt bezweckt die Grenzstrangblockade oder die Stellatumanästhesie, deren Erfolge neuerlich wieder experimentell durch Martin, Laufman und Tull gut begründet wurden, wobei die Beseitigung von Gefäßspasmen im Arteriolengebiet eine wesentliche Ursache der guten therapeutischen Wirkung sein dürfte.

In letzter Zeit wurde über günstige Ergebnisse mit intrathrombalen bzw. intraarteriellen Injektionen von Heparin bei peripheren Embolien berichtet, wozu selbstverständlich die genaue Lokalisation des Verschlußpfropfes erforderlich ist (Honkanen, De Takats, Tagariello). Über gute Erfolge mit einer kombinierten Therapie konnte Caithaml berichten, wobei sich das Vorgehen folgendermaßen gestaltete: Intravenöse Dauertropfinfusion mit Panthesin 60—100 ccm 0,3-proz., 2mal in 24 Stunden, während 4 Tagen. Außerdem täglich 1—2mal eine paravertebrale Sympathikusblockade. Dazu erhielt der Patient 2mal 0,6 mg Hydergin subkutan und, wenn möglich, dieselbe Menge intraarteriell. Die Kombination mit Antikoagulantien soll bei dieser Behandlung nicht angewandt werden.

Führen diese Maßnahmen nicht zum Erfolg, so darf nicht lange Zeit verloren und muß die Entfernung des Embolus auf operativem Wege vorgenommen werden. Das von Lauda empfohlene 24stündige Zuwarten halten wir für zu lange, nach 10 Stunden sinken die Aussichten für einen erfolgreichen Eingriff schnell ab (Rehn u. a.). So entfernten Lord und Burke mit gutem Erfolg 3mal Emboli der Aortenbifurkation innerhalb der ersten acht Stunden. Voraussetzung für die Embolektomie ist die genaue Lokalisation des Pfropfes, die durch die Arteriographie möglich ist. Im allgemeinen sitzt der Embolus höher als nach dem klinischen Bilde zu vermuten ist.

Technik der Embolektomie: Nach Freilegung der Arterie in L. A. versucht man durch vorsichtige Palpation sich über Lage und Ausdehnung des Embolus zu orientieren. Darauf folgt die Freipräparation des distalen Gefäßanteiles und das Anlegen von weichen Arterienklemmen zentralwärts vom Embolus. Es empfiehlt sich auch, abgehende Seitenäste soweit zu isolieren, daß man Gefäßklemmen ansetzen kann. Danach folgt die Arteriotomie in der Längsrichtung. Dabei ist zu beachten, daß sich die Arteriotomieöffnung nicht so weit nach peripher erstreckt, daß sie die Verzweigungsstelle des Gefäßes oder die Abzweigung selber, in der der Embolus sitzt, trifft, da die spätere Gefäßnaht eine um so geringere Verengerung bewirkt, je stärker das Kaliber des Gefäßes ist, an dem sie vorgenommen wird.

Emboli von zäher und fester Konsistenz lassen sich gewöhnlich in einem Stück fassen und entfernen. Reißt ein Embolus bei der Ausräumung ab, so muß er stückweise entfernt oder abgesaugt werden. Dies hat mit allergrößter Vorsicht zu geschehen, um Schädigungen der Intima zu vermeiden. Auf jeden Fall ist es wichtig, die Arterie so vollständig wie möglich zu säubern, da der Blutstrom sonst nach Vernähung der Arteriotomiewunde zurückgebliebene Reste gegen die Peripherie zu weiter befördern kann, was dort zu neuen Zirkulationsstörungen Anlaß zu geben vermag.

Als Zeichen einer ausreichenden Freimachung des Gefäßes tritt im allgemeinen eine stärkere Blutung aus dem peripheren Gefäßlumen auf. Fehlt sie, so ist anzunehmen, daß die Ausräumung noch nicht vollständig gelungen ist. Auch aus dem zentralen Gefäßlumen soll bei Abnehmen der Klemme ein kräftiger Blutstrahl synchron mit dem Puls herausspritzen.

Bei ungünstigen anatomischen Verhältnissen, die den Eingriff sehr groß machen würden, ist es im allgemeinen nicht ratsam, die Stelle selbst anzugehen, wo der Embolus liegt, sondern es empfiehlt sich die Arteriotomie unterhalb seines Sitzes vorzunehmen und zu versuchen, den Blutpfropfen durch Einführen eines geeigneten Instrumentes, Sonde, Löffel, Katheter oder sogenannten Embolusfänger zu lockern und vom Blutstrom herausspülen lassen. Es ist auch möglich, ihn durch Massieren mit den Fingern herauszubekommen. Als Notbehelf kommt die manuelle Zerquetschung des Thrombus in Betracht. Die retrograde Entfernung eines Gerinnsels kommt vor allem in Frage bei Lokalisation in der A. subclavia und A. axillaris, ferner an der Aortenbifurkation und der A. iliaca communis.

Nach Absaugen sämtlicher Reste folgt die Naht der Arterie in typischer Weise. Es empfiehlt sich heute, sofort nach dem Eingriff mit einer ausreichenden Heparinmedikation zu beginnen, um die immer drohende Thrombosierung der Gefäßnahtstelle nach Möglichkeit zu vermeiden.

Außer der Embolektomie, die besonders bei kleinem Gefäß die eben erwähnte erneute Thrombosierungsgefahr in sich birgt, kommt noch der sogenannten gezielten Thrombusverschiebung eine gewisse Bedeutung zu, worüber in letzter Zeit Gärtner und Hienert, Bsteh berichtet haben. Dabei wird der Embolus, der ja meistens an einer Gefäßverzweigungsstelle sitzt, ohne operative Eröffnung des Gefäßes allfällig nach Zerdrücken in die Peripherie wegmassiert. Das Wesentliche bei diesem Vorgehen ist, das Hauptgefäß — am Arm die A. radialis, am Bein die A. tibialis post., im Becken die A. iliaca externa — durch Druck zu blockieren, so daß der Embolus bzw. seine zerdrückte Masse vom Blutstrom gewissermaßen auf ein Nebengeleise abgeschwemmt wird. An den Extremitäten ist dieses Verfahren gelegentlich sogar ohne Freilegung der Arterie gelungen. Besonders bei Verschlüssen kleinerer Schlagadern an Arm und Unterschenkel wird man sich der Methode manchmal bedienen können.

Für veraltete Fälle ist die Embolektomie nicht mehr zu empfehlen, da dann bereits eine innige Verbindung der Gefäßwand mit dem Blutpfropf eingetreten ist. Es treten dafür die bereits erwähnten gefäßerweiternden und rekanalisierenden Operationen in ihr Recht, wie lumbale Sympathektomie, Arterektomie, eventuell auch Endarteriektomie.

Kapitel XXII

Organembolien

Die embolischen Verschlüsse von Arterien, die innere Organe versorgen, pflegen sich symptomatologisch nicht von denen zu unterscheiden, die auf thrombotischen Obturationen beruhen. In bestimmten Organen bieten sie jedoch charakteristische Krankheitsbilder, die eine Abgrenzung zulassen.

Die Lungenembolie wurde bereits, da sie zum Komplex der blanden Fernthrombose gehört, dort eingehend besprochen, weshalb wir auf diese Kapitel verweisen können (S. 108).

a) Niereninfarkt

Embolische Verschlüsse kleiner Äste der Nierenarterien können völlig unbemerkt vorübergehen, es braucht dieses Ereignis auch keine größeren Schmerzen zu verursachen. In anderen Fällen, vor allen Dingen beim Verschluß größerer Äste kommt es zur Hämaturie, die von der Mikrohämaturie bis zur schwersten Blutung alle Grade aufweisen kann. Der vollständige Verschluß der A. renalis hat eine schlagartig einsetzende Anurie ohne Hämaturie, bei doppelseitigem Auftreten den baldigen Exitus an Urämie zur Folge. Größere Infarkte können sehr qualvolle Schmerzen bereiten, gelegentlich führen sie zu einem lokalen Ödem der Lumbalgegend.

Bei der reichlichen Versorgung dieser Organe mit Arterien sind Niereninfarkte im Verlaufe von Herzerkrankungen gar nicht so selten, in 50% treten sie doppelseitig auf. Das pathologisch-anatomische Ausheilungsprodukt sind bindegewebige Narben, die sich auf der Oberfläche als Einziehungen manifestieren, wenn es nicht zu einer Infektion des nekrotischen Bezirkes gekommen ist, die zum Abszeß führen kann.

Auf die LÖHLEINsche embolische Herdnephritis im Verlauf einer Endokarditis, bei der von einer Reihe von Autoren (nach BÖHMIG und KLEIN) der embolische Charakter bezweifelt und thrombotische Vorgänge angenommen werden, sei hingewiesen.

Die Behandlung des Niereninfarktes ist in der Mehrzahl rein symptomatisch, in Frage kommen vor allen Dingen Ruhigstellung des Patienten und Antikoagulantien zur Verhütung weiterer embolischer Schübe. Wegen der Gefahr der Sekundärinfektion empfiehlt sich die Anwendung von Antibiotika. Zur Bekämpfung der Nierenischämie dienen paravertebrale Anästhesien. Gelegentlich kann eine bedrohliche Hämaturie zur Nephrektomie zwingen. Im übrigen darf die Behandlung des Grundleidens, die allerdings vielfach auch nur symptomatisch sein kann, nicht vernachlässigt werden.

b) Hodeninfarkt

Erwähnung verdient in diesem Zusammenhang auch die Infarzierung des Hodens, deren eindrücklichem klinischen Bild außer einer Torsion gelegentlich auch eine Thrombose oder Embolie der Hodengefäße zugrunde liegen kann.

c) Nebenniereninfarkt

Ein sehr dramatischer Ereignis ist die sogenannte Nebennierenapoplexie, die im Grunde genommen nichts anderes ist als eine perakute Verlaufsform der ADDISONschen Krankheit. Besonders häufig finden wir dieses Ereignis im Säuglings- und Kleinkindesalter, wobei meistens Kinder unter zwei Jahre betroffen werden, bekannt als MARCHAND-WATERHOUSE-FRIDERICHSENsches Syndrom. Zugrunde liegt dem

Krankheitsbild ein völliger Ausfall der Nebennierenfunktion auf dem Boden von Blutungen oder Thrombosierungen, oder auch kapillären Mikroembolien, besonders bei Neugeborenen, insbesondere Frühgeburten. Pathologisch-anatomisch unterscheiden Dietrich und Siegmund: Thromben in den Kapillaren der Rindenschichten und des Marks; fortgesetzte Thromben in Markvenen und der V. centralis mit besonderer Betonung der infektiösen Genese; embolische Prozesse in den Kapillaren und extrem selten in den größeren Arterien. Infolge des schnellen Verlaufes der Krankheit, die innerhalb weniger Tage unter schwersten abdominellen und zerebralen Erscheinungen zum Tode führen kann, kommt es dabei nicht zur Ausbildung von Pigmentierungen. Das klinische Bild ähnelt dadurch am ehesten dem einer akuten Peritonitis, bei Erwachsenen auch dem einer Ulkusperforation, weshalb eine solche Fehldiagnose schon Anlaß zu operativen Eingriffen war.

Die Therapie dieses Zustandes ist erst einigermaßen aussichtsreich geworden, seitdem es möglich ist, die Hormone der Nebenniere zuzuführen. Es gelingt dadurch gelegentlich, ihren Ausfall zu kompensieren. Wichtig ist ferner die Zufuhr von Natrium-Chlorid und eine intensive antibiotische Therapie, die durch eine zielstrebige Schockbekämpfung unterstützt werden muß.

d) Milzinfarkt

Im Verlauf der bereits erwähnten Herzkrankheiten, wie z. B. Endokarditis, oder bei Thrombenbildung im Herzen bei Marasmus, ist der Milzinfarkt kein seltenes Ereignis, was nicht verwunderlich ist, wenn wir uns erinnern, daß die A. lienalis der größte Ast des Tripus Halleri ist und somit Emboli leicht diesen Weg finden. Infarkte als Folge thrombotischer Prozesse bei Wanderkrankungen sind seltener (Heilmeyer). Kleinere Infarkte verlaufen unbemerkt, bei größeren sind Schmerzen in der Milzgegend vorhanden, in manchen Fällen ist auch ein Reibegeräusch auskultierbar, das auf fibrinösen Ausschwitzungen des Peritonealüberzuges an der Infarktstelle beruht. Diese Infarktperiplenitis hat ihr Analogon in der Begleitpleuritis nach einem Lungeninfarkt. Sehr ausgedehnte Prozesse können einen Milztumor vortäuschen, da das Organ an Größe und Konsistenz zunimmt. In der Mehrzahl der Fälle heilen Milzinfarkte komplikationslos ab, so daß sich eine Therapie erübrigt. Kommt es nach einer septischen Embolie zu einem Milzabszeß, so verlangen ausgedehnte Prozesse, die mit hohem Fieber und schmerzhaftem Milztumor einhergehen, chirurgisches Eingreifen, falls es der Allgemeinzustand des Patienten noch erlaubt.

e) Leberinfarkt

Infarkte der Leber, die auf einem thrombotischen oder embolischen Verschluß der Leberarterien oder ihrer Äste beruhen, sind äußerst seltene Ereignisse, die zahlenmäßig in der Klinik der Lebererkrankungen keine Rolle spielen. So stellte Bass 52 Fälle bis zum Jahre 1935 zusammen und Wooling, Boggenstoss und Weir berichten über 54 Fälle von Sektionsfunden der Mayo-Klinik in 28 Jahren. Als Ursachen kommen einmal die Periarteriitis und andere Gefäßleiden in Frage, häufiger sind jedoch Verschlüsse bei Endokarditiden. Die hohe Empfindlichkeit der Leber gegen Sauerstoffmangel, die neben anderen von Büchner und Altmann nachgewiesen wurde, macht es verständlich, daß Infarkte regelmäßig zur Nekrose des betroffenen Bezirkes, bei größerer Ausdehnung auch zum Tode des Patienten führen. Neuere tierexperimentelle Untersuchungen (Markowitz, Davis, Bucher und Duben u. a.) zeigten, daß etwa 30% der Hunde, mit denen man experimentierte, die

Ligatur der A. hepatica überstanden, wenn sie zugleich antibiotisch behandelt wurden, so daß anzunehmen ist, daß der Tod nicht nur eine Folge der Lebernekrose ist, sondern auch durch die Ausbreitung anaerober Bakterien in dem sauerstoffarmen Gewebe begünstigt wird. Bei der Beurteilung dieser Befunde, besonders bezüglich der Wirkung der Antibiotika, ist jedoch nicht zu vergessen, daß in einem relativ großen Prozentsatz ebenso wie beim Menschen Anastomosen der A. hepatica vorhanden sind, die bei deren Ligatur oder Obstruktion eine ausreichende Blutversorgung der Leber sicherzustellen vermögen. Die diesbezüglichen Beobachtungen und Untersuchungsergebnisse (NARATH, RITTER) haben somit besonders für die Prognose auch des Leberinfarktes klinische Bedeutung.

An ein derartiges Ereignis läßt sich beim Menschen denken, wenn bei einer entsprechenden Herzkrankheit plötzlich Schmerzen im rechten Oberbauch auftreten, begleitet von einer mehr oder weniger starken Bauchdeckenspannung, ohne daß es sich um eine akute Stauungsleber handelt. Daneben bestehen meistens Fieber, Leukozytose, gelegentlich auch Ikterus und Erbrechen. Der Prothrombinspiegel des Blutes soll herabgesetzt und eine vermehrte Blutungsneigung vorhanden sein (BECKMANN). Neben der antibiotischen Therapie empfiehlt KALK die Injektion von hochprozentiger Traubenzuckerlösung und Decholin, außerdem eine paravertebrale Anästhesie, um die Durchblutung der Leber zu fördern. Bei ausgedehnten Infarkten ist die Therapie machtlos.

f) Mesenterialembolie

Es ist naheliegend, daß bei dem relativ großen Kaliber der A. mesenterialis sup. Emboli häufig ihren Weg in dieses Gefäßgebiet nehmen. Das Resultat dieses Ereignisses, die arterielle Okklusion, bewirkt eine Infarzierung des Darmes, die sich nicht von der unterscheidet, wie wir sie bei den autochthonen Thrombosen bereits ausführlich besprochen haben. Auch das klinische Bild bietet keine charakteristischen Abweichungen, möglicherweise spricht der allfällige plötzliche Beginn die Erscheinungen eher für einen embolischen Vorgang. Pathophysiologie, Verlauf der Erkrankung und der Therapie sind dieselben wie bei der arteriellen und venösen Thrombose, weshalb wir auf jene Kapitel (S. 125ff. u. 164) verweisen können.

g) Hirnembolien

Embolische Verschlüsse von Hirnarterien stellen ätiologisch nur einen kleineren Teil der zerebralen Durchblutungsstörungen dar: Die statistische Auswertung von 59 Fällen durch HILLER ergab 28mal eine Massenblutung, 16mal Erweichungen auf arteriosklerotischer Basis, 15mal Embolien. POPPER fand bei 259 Fällen Blutungen, 217mal Erweichungen anderer Herkunft, 88 Embolien. Nun ist es bekannt, daß Massenblutungen häufiger tödlich enden als Apoplexien anderer Ursache, so daß diese an anatomisch-pathologischem Material gefundenen Zahlen kein klares Bild über die tatsächlichen klinischen Verhältnisse ergeben. Man kann nach ARING und MERRIT ungefähr folgendes Verhältnis annehmen: 81,8% Erweichungen bei Thrombose, 15% durch Blutungen und 3,2% infolge Embolien.

Nach BÖHNE ist am häufigsten die A. cerebri media betroffen, eine Bevorzugung der linken Seite wird nach neueren Untersuchungen nicht mehr bestätigt (HILLER, POPPER, SCHEIDT). Die Folge eines embolischen Verschlusses ist die Erweichung des versorgten Hirnbezirkes, je nach dem Sitz von beträchtlichem Ausmaß.

Auch für die Hirnembolien spielen die mehrfach erwähnten Herzkrankheiten die Hauptrolle; paradoxe Embolien, von peripheren Thrombosen stammend, sind dagegen viel seltener. So fand POPPER bei 88 Untersuchten 45mal einen Klappenfehler, davon 32mal eine Mitralstenose, 12mal wandständige Herzthromben; in nur 12 Fällen dagegen periphere Thrombosen. Von einer gewissen ätiologischen Bedeutung sind auch Aorta- und besonders Karotisthrombosen, wobei gerade letztere häufig in unglücklicher Weise durch Hirnembolien kompliziert werden.

Während sich die andersartigen Gefäßverschlüsse in Gewebe abspielen, das wie z. B. bei der Arteriosklerose bereits vorher schlechter durchblutet und somit einer langsamen Anpassung an einen Kollateralkreislauf unterworfen war, ist der embolische Verschluß eines Hirngefäßes ein Ereignis, das durch seine Plötzlichkeit gekennzeichnet ist. Der schlagartige Abschluß von der Sauerstoffversorgung hat vielfach bereits irreparable Schäden am Hirngewebe gesetzt, bevor ein gewisser Ausgleich durch Kollateralen möglich wurde. Dazu kommt als erschwerend die von anderen Gefäßgebieten her bekannte, reflektorische Verengerung der Arterien beim embolischen Geschehen, wodurch die Ischämie des Gewebes noch verstärkt wird. Die physiopathologischen Verhältnisse machen es somit verständlich, daß die Folgen einer Hirnembolie meistens so viel schwerer sind, als diejenigen von Verschlüssen anderer Ätiologie.

Das klinische Symptomenbild ist in der Regel durch seinen plötzlichen Beginn gekennzeichnet, während eine allmähliche Entwicklung, die recht selten ist, durch schubweises Streuen oder thrombotische Apposition an einen Embolus, wie wir das auch bei den Extremitäten kennengelernt haben, bedingt sein kann. Der Zusammenhang des Embolieereignisses mit körperlichen Belastungen ist überzufällig, so daß in diesen häufig die auslösende Ursache zu suchen ist.

Etwa in der Hälfte der Fälle findet sich eine Bewußtseinsstörung, die von leichter Benommenheit bis zu tiefer Bewußtlosigkeit alle Grade aufweisen kann. Gelegentlich beobachtet man auch epileptiforme Anfälle. Die neurologischen Ausfälle hängen vollständig vom Sitz des Verschlusses und der Ischämie des versorgten Gebietes ab. Die Kranken können dadurch ein recht buntes neurologisches Symptombild bieten. Allfällige Extremitätenlähmungen finden sich meistens auf der dem Herd konträren Seite, außerdem sieht man Sensibilitätsausfälle, motorische Aphasie, Deviation conjugée, woraus sich vielfach auf den Sitz der Durchblutungsstörung schließen läßt. Allgemeinsymptome vegetativer Art, wie Pulsarrhythmie, Atemunregelmäßigkeiten sind häufig.

Auf die Differentialdiagnose sind wir schon in Kap. XIX, S. 174 eingegangen. Bezüglich der Embolien kann der plötzliche Beginn nicht sicher verwertet werden, dagegen spricht ein normaler Blutdruck gegen eine Massenblutung. Endokarditiden, Herzfehler, gegebenenfalls frühere Embolien in andere Organe bieten einen Hinweis auf die embolische Ursache des apoplektischen Ereignisses.

Die Therapie wird zu einem Teil vom Grundleiden bestimmt, wobei wir besonders auf die Antikoagulantienbehandlung hinweisen wollen. Wegen der Gefahr der Propagierung neuer Emboli ist bei der Anwendung von Strophanthin und Analeptica Zurückhaltung geboten. Eine Verbesserung der kollateralen Versorgung und eine Durchbrechung des reflektorischen Spasmus bezwecken die Anwendung gefäßerweiternder Mittel, von denen Euphyllin und Ronicol erwähnt seien, und die Blockade des Ganglion stellatum (LERICHE, FONTAINE). Auch bei Hypertonie ist ein Aderlaß kontraindiziert. Die Allgemeinbehandlung richtet sich nach dem Schweregrad der Erkrankung. Sie besteht zu Beginn wesentlich auch in pflegerischen Maßnahmen, wie bei allen Apoplexiekranken, später in Schulung bei allfällig resultierenden Lähmungen.

h) Verschluß der A. ophthalmica

Die A. ophthalmica entspringt der A. carotis interna und zieht zur Orbita, wo sie als Hauptversorgungsbereich die Netzhaut hat. Thrombotische Verstopfungen sind hier selten, häufiger die embolischen Abriegelungen des Endstückes, der A. centralis retinae. Das Bild der Embolie der Zentralarterie, das zuerst von ALBRECHT VON GRAEFE beschrieben wurde, hat in der Symptomatologie eine große Ähnlichkeit mit dem der Zentralvenenthrombose, das wir bereits besprochen haben. Das Ereignis ist jedoch im allgemeinen noch schlagartiger, die Sehstörung ausgeprägter und alarmierender. Ist nur ein Ast der Zentralarterie getroffen, so tritt ein Ausfall des versorgten Netzhautsektors und damit ein entsprechender Gesichtsfelddefekt auf. Das Einfahren eines Embolus in ein Netzhautgefäß löst eine spastische Kontraktion der Gefäßstücke bis zur Peripherie hin aus (SCHNABEL). Die ungünstigen Folgen eines Verschlusses beruhen darauf, daß die A. centralis retinae von ihrem Eintritt in den Sehnerven an als Endarterie anzusehen ist, wobei der Übergang in das Kapillarsystem der Netzhaut ziemlich unvermittelt geschieht, d. h. es sind weniger Arteriolen dazwischengeschaltet als in anderen Organen. Die Sperre des Arterienstammes hat eine hochgradige Ernährungsstörung der gesamten Netzhaut zur Folge, die sich in einem Ödem der Nervenfaserschicht äußert, das sich in den ersten 24 Stunden bildet. Ausnahmsweise kann das zentrale Sehen erhalten bleiben, wenn die Macula über eine zilioretinale Arterie gesondert mit Blut versorgt wird. Das Fundusbild unterscheidet sich deutlich von dem bei einer Thrombose der zentralen Vene: Die Retina ist weißlich, mit Ausnahme der Peripherie und der Macula, die als kirschroter Fleck erscheint. Das Gefäß ist blutleer, oder die Blutsäule ist unterteilt, d. h. es wechseln kleine Säulchen von Erythrozyten mit Plasmastrecken ab, was als „körnige Strömung" bezeichnet wird. Innerhalb von vier Wochen erlangt die Netzhaut meistens ihr normales Aussehen wieder, in der Regel ist aber in der Zwischenzeit eine vaskuläre Optikusatrophie eingetreten.

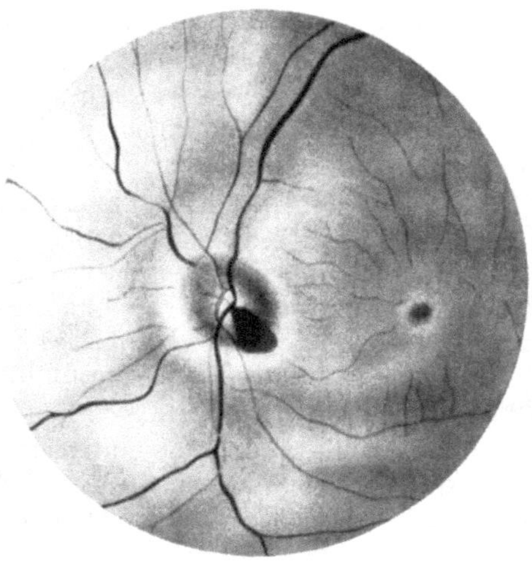

Abb. 87. Verschluß der A. centralis retinae (nach THIEL)

Die Ursache kann ein echter Embolus sein, etwa bei Endokarditis — so fand FISCHER unter 129 Fällen 91 Herzkranke —, bei Polyzythämie oder als paradoxe Embolie. Häufig bildet jedoch auch die lokale Manifestation einer Gefäßerkrankung die Grundlage, auf der sich ein thrombotischer Vorgang entwickelt. Vielfach gehen dann sogenannte Verdunkelungen, Obnubilationen, dem plötzlichen Verschluß voraus.

Die Therapie bezweckt, den Embolus aus dem Stamm der Arterie weiter in die Peripherie zu treiben, weswegen zur Erweiterung der Gefäße dilatierende Mittel angezeigt sind. Es kann auch der Versuch gemacht werden, den Thrombus durch Heparin- oder Thrombocidinjektionen zu beeinflussen. Augenärztliche Eingriffe zur Herabsetzung des intraokularen Druckes sind Punktion der Vorderkammer, Iridektomie mit Massage des Bulbus, unterstützt durch Gaben von Amylnitrit, Priscol, Ronicol und ähnlichen Mitteln. Sie werden jedoch oft zu spät kommen, da im allgemeinen die Behandlung nur in den ersten 30 Minuten Erfolg verspricht. Somit ist die Prognose meistens als ungünstig zu bezeichnen.

i) Embolie des Innenohres

Dieses sehr seltene Ereignis (SCHWARZ) ist charakterisiert durch einen völligen Ausfall des Gehörs und der Erregbarkeit des Vestibularapparates. Betroffen ist nur eine Seite. Von Bedeutung für die Prognose ist die Tatsache, daß die Blutversorgung des Innenohres ausschließlich auf einer Endarterie beruht (A. auditiva interna aus der A. cerebelli oder direkt aus der A. basilaris) und die völlige knöcherne Einbettung des Innenohres keinen Kollateralkreislauf zuläßt. Dabei gilt der Schneckenapparat, da er phylogenetisch jünger ist, als empfindlicher als das Vestibularorgan. Die Therapie besteht in der Anwendung von Antikoagulantien und gefäßerweiternden Mitteln, die Prognose ist aber in jedem Falle sehr zweifelhaft.

Kapitel XXIII

Thromboembolische Vorgänge im Bereich des Herzens und der Kranzgefäße

a) Thrombose des Herzens

Daß das Herz selbst der Entstehungsort von Thrombosen sein kann, ist an sich etwas erstaunlich, wenn man die Rolle der Strömungsgeschwindigkeit des Blutes für die Thromboseentstehung bedenkt. Bei näherem Zusehen ist aber gerade diese Lokalisation ein Beleg für die Ansicht, daß es nicht einen Hauptfaktor im Thromboseproblem gibt, sondern daß jeder der bekannten Faktoren bei bestimmter Konstellation den Ausschlag geben kann. Thrombotische Auflagerungen finden sich im Herzen praktisch nur bei Alteration der Innenhaut, in erster Linie bei Endokarditiden, wobei zu ihrem Zustandekommen möglicherweise Blutveränderungen unterstützend wirken. Es würde den Rahmen dieser Darstellung und unsere Kompetenz überschreiten, wenn wir den Versuch machen wollten, näher auf die Endokarditis einzugehen, wir verweisen deswegen auf eingehende Darstellungen, wie z. B. das Buch von BÖHMIG und KLEIN, die vom pathologisch-bakteriologischen Standpunkt aus dieses Gebiet nach allen Seiten hin kritisch besprochen haben. Wir möchten nur einige Hauptpunkte herausheben. Die thrombotischen Auflagerungen bei der Endokarditis bilden eine sehr wichtige Komplikationsmöglichkeit im Rahmen dieser Herzerkrankung insofern, als sie die Quelle der meisten embolischen Infarkte im Bereich des großen Kreislaufes sind[1]) und ihre bindegewebige Organisation für die Formgebung und damit die spätere Funktion der Herzklappen eine wesent-

[1]) Im Zusammenhang mit den embolischen arteriellen Verschlüssen bei Endokarditis sei es nicht verschwiegen, daß auch die Frage erörtert wird, ob nicht wenigstens ein Teil dieser sogenannten Embolien in Wirklichkeit sekundäre Thrombosen auf dem Boden gleichsinniger Gefäßerkrankungen darstellen. Besonders für die LÖHLEINsche, sogenannte embolische Herdnephritis wird diese Möglichkeit in Erwägung gezogen (BÖHMIG und KLEIN). Eine Stellungnahme zu diesem Problem ist uns nicht möglich, vermutlich läßt es sich noch nicht klar entscheiden.

liche Rolle spielen. Am häufigsten sind die Mitralklappen von der Endokarditis befallen (etwa $^2/_3$ aller Fälle), danach die Aortenklappen, Trikuspidalklappen, zuletzt die Pulmonalklappen. Die Klappen des rechten Herzens werden also wesentlich seltener betroffen als die des linken, woraus sich die Bevorzugung des großen Kreislaufes gegenüber dem kleinen für embolische Verschleppungen erklärt. Gelegentlich sind auch mehrere Klappen zugleich erkrankt. Auf die durch ulzeröse Vorgänge zerstörte Klappenoberfläche lagern sich Thrombusmassen ab, die im wesentlichen warzenförmiges Aussehen haben. Diese Ablagerung von Thromben ist also ein sekundärer

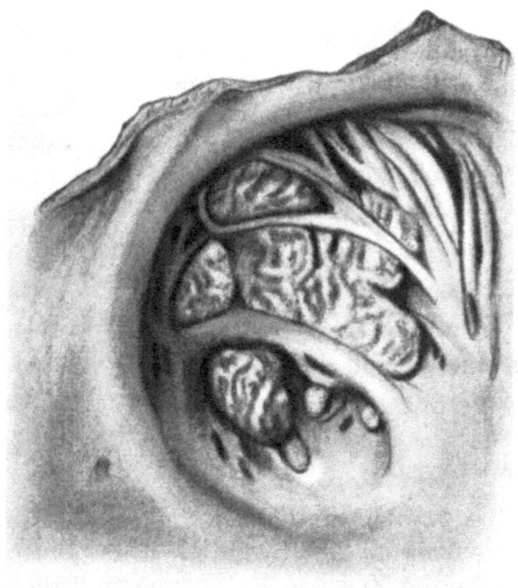

Abb. 88. Thromben im rechten Herzohr. Vom rechten Vorhof aus gesehen (nach HAMPERL)

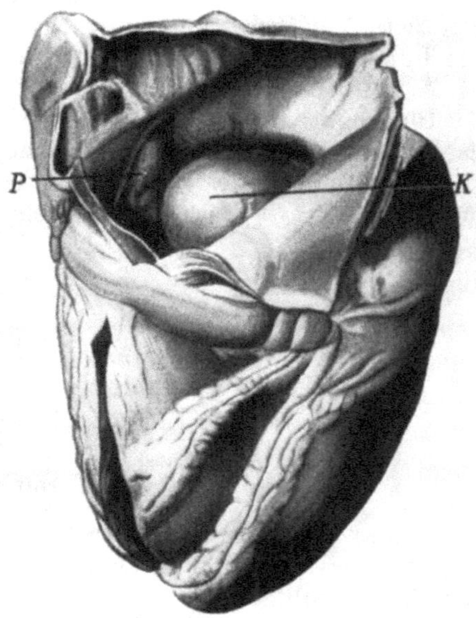

Abb. 89. Kugelthrombus (K) im lk. Vorhof und polypöser Thrombus (P) im lk. Herzohr (nach HAMPERL)

Vorgang, dem die Zerstörung der Herzinnenwand und der Klappenoberfläche vorausgeht (Abb. 85 u. 86).

Außer den thrombotischen Auflagerungen bei Endokarditiden finden wir auch sonst Thromben im Herzen nicht selten, und zwar immer dort, wo gewisse Strömungsänderungen im Sinne der Stase und Wirbelbildung bestehen. Prädilektionsstellen sind die Herzohren und die Taschen zwischen den Trabekeln, weiterhin Herzaneurysmen, in seltenen Fällen auch einmal ein offener Ductus Botalli. Die Thromben in den Trabekeltaschen können Walnußgröße annehmen und sind häufig in der Mehrzahl vorhanden. Ihre Oberfläche ist glatt, im Zentrum findet sich gelegentlich autolytische Erweichung. Autoptisch beobachtet man manchmal das Vorkommen von sogenannten Kugelthromben. Sie entstehen aus einer Thrombose im Herzohr, die bei Herzleiden ein an sich gewöhnliches Vorkommnis ist. Das Abreißen eines solchen thrombotischen Vorsprungs, aus dem diese eigentümlichen Gebilde entstehen, stellt man dagegen fast ausnahmslos bei der Mitralstenose fest. Die eigenartige Form bildet sich durch Anlagerung verschiedener Schichten und vermutlich durch eine ständige Bewegung im Blutstrom. Auch der Kugelthrombus pflegt im Zentrum autolytisch zu erweichen und bekommt dadurch eine charakteristische prall-elastische Beschaffenheit. Sobald er eine gewisse Größe erreicht hat, kann er nicht mehr durch das verengerte Mitralostium hindurchtreten, was zu einer weiteren Beeinträchtigung des Blutumlaufes führt (Abb. 88 u. 89).

Die Bedeutung der Herzthromben liegt einmal in der mechanischen Behinderung der Herzaktion und des Kreislaufes, zum anderen in der schon erwähnten Möglichkeit der Loslösung und embolischen Verschleppung. Häufig finden sich im finalen Stadium eines Herzleidens derartige Thromben, die sogar in Organisation begriffen sein und dann äußerlich Anlaß zur Verwechslung mit Tumoren geben können.

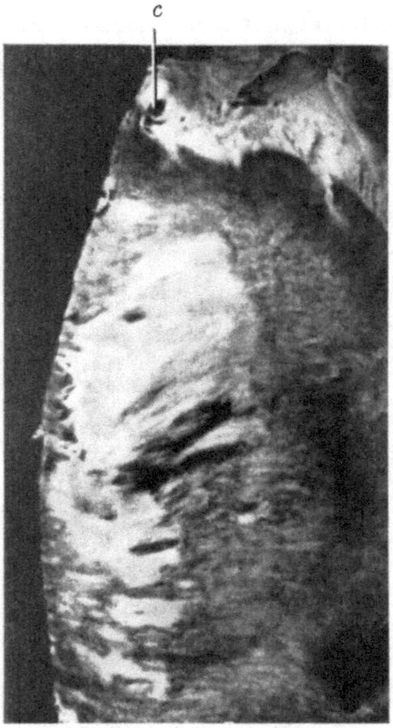

Abb. 90. Frischer Herzinfarkt. *c* das durch einen Thrombus verschlossene Kranzgefäß (nach HAMPERL)

b) Myokardinfarkt

Es kann nicht die Aufgabe dieses Buches sein, das Krankheitsbild des Koronarverschlusses eingehend darzustellen, wir verweisen dazu auf die ausgezeichneten Darstellungen von internistischer Seite (HOLZMANN, LÖFFLER, SCHERF und BOYD, KIENLE u. a.). Da aber der Chirurg nicht so selten in die Lage kommt, derartige Zustände ebenfalls diagnostizieren und behandeln zu müssen, sei auf einige praktisch wichtige Gesichtspunkte hingewiesen, zumal durch die Antikoagulantien einerseits der Therapie des Moykardinfarktes neue Möglichkeiten gewonnen wurden und auf der anderen Seite Versuche, durch chirurgische Maßnahmen die Durchblutung des Herzmuskels zu bessern, in letzter Zeit an Bedeutung zugenommen haben (BECK, HENSCHEN, LEZIUS, LUISADA, SCHLÄPFER u. a.).

Die pathologisch-anatomische Grundlage ist die umschriebene Nekrose des Herzmuskels auf Grund eines plötzlichen Verschlusses einer Kranzarterie bzw. einer ihrer Äste (Abb. 90). In der überwiegenden Mehrzahl der Fälle beruht dieser Vorgang auf einer Atherosklerose der Koronarien, indem sich einmal auf der in ihrer Ernährung geschädigten Intima thrombotische Auflagerungen bilden, die dann den vollständigen Verschluß des Gefäßes herbeiführen. In anderen Fällen — worauf besonders amerikanische Autoren hingewiesen haben (PATERSON, HORN und FINKELSTEIN, WORTMAN) — bewirkt eine Ruptur großer Kapillaren in der Wand der Koronararterien eine Blutung unter die Intima und durch deren Vorwölbung einen Verschluß des Gefäßlumens, oder aber, wiederum über eine Intimaschädigung, eine Thrombosierung des Gefäßes. Es liegen dabei ähnliche Verhältnisse vor, wie sie LINDBOM röntgenologisch an Extremitätenarterien zeigen konnte (Abb. 91).

Gegenüber dieser Ätiologie treten andere Ursachen sehr zurück. So kann es bei bakteriellen Endokarditiden gelegentlich zur embolischen Verstopfung einer Kranzarterie kommen, wenn sich Thromben von der Mitral- oder häufiger Aortenklappe ablösen. An diese Ätiologie muß besonders dann gedacht werden, wenn junge Leute von Herzinfarkten betroffen werden. Weitere Leiden wie paradoxe Embolien, primäre BUERGERsche Erkrankung, arteriosklerotische Plaques, Infekte sind wesentlich seltener, Periarteriitis nodosa, Infiltration eines malignen Tumors ausgesprochene Raritäten, desgleichen scheint dies für die Thrombosierung der Kranzvenen zu gelten. (ROUTIER). Der Koronarverschluß auf luischer Basis ist eigentlich das Übergreifen eines aortitischen Prozesses auf das Abgangsgebiet der Koronararterien. Gewisse Prädilektionsstellen für atherosklerotische Vorgänge sind das obere Drittel des Ramus descendens der linken Kranzarterie, Thrombosierung an dieser Stelle führt zum Vorderwandinfarkt. Das Auftreten eines sogenannten Hinterwandinfarktes ist durch Verschluß des Stammes der A. coronaria dextr. verursacht.

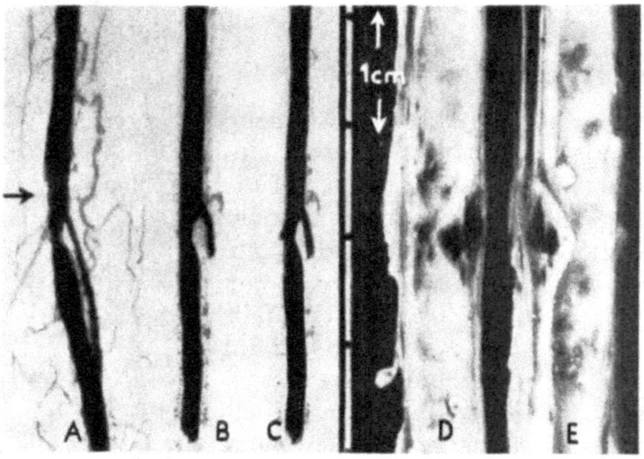

Abb. 91. Röntgenologische und photographische Darstellung einer Intimablutung (nach LINDBOM)

Die Diagnostik des akuten Verschlusses, der in der Mehrzahl Männer betrifft, stützt sich auf folgende Kardinalsymptome:

1. Plötzlicher Beginn, vielfach ohne vorangegangene Anstrengung, der in Arm, Schulter und Oberbauch ausstrahlenden Schmerzen.
2. Stärke der Erscheinung, sowohl betreffs Intensität wie Dauer des sogenannten „Vernichtungsschmerzes mit Todesangst". Die lange Dauer von Stunden bis Tagen ist ein sicheres Unterscheidungsmerkmal gegenüber der Angina pectoris ambulatoria, ebenso wie
3. das Nichtansprechen auf Nitroglyzerin.
4. Meistens besteht noch ein mehr oder weniger schwerer Schockzustand mit Hypotonie, frequentem Puls, daneben Magen-Darmerscheinungen, wie Stuhldrang, Erbrechen, Meteorismus, Durchfälle. Auch Glykosurie ist häufig, bedeutet aber keinen Diabetes, wenn auch echter Diabetes nicht selten ist. Im Urin findet sich oft Eiweiß.

Regelmäßig kommt es am zweiten Tag zum Temperaturanstieg, der als Resorptionsfieber gedeutet wird, zu relativ hoher Leukozytose und etwas später zur Erhöhung der Blutkörperchensenkungsgeschwindigkeit. Außerdem finden sich Veränderungen des WELTMANNschen Koagulationsbandes. Beim Vorderwandinfarkt ist gelegentlich ein perikarditisches Reiben zu hören (Pericarditis epistenocardica), wie wir das auch vom Lungen- und Milzinfarkt her kennen.

Von größter Bedeutung für die Diagnose ist das EKG. Ihm kommt für ihre objektive Sicherung das Hauptgewicht zu, wenn es auch einige Fälle gibt, die elektrokardiographisch „stumm" verlaufen. Bezüglich der Auswertung der EKG.-Befunde verweisen wir auf die einschlägige Literatur (HOLZMANN, KIENLE und viele andere).

Die Gefahren des Myokardinfarktes sind in erster Linie im Versagen des Herzens — allfällig unter den Erscheinungen des Lungenödems oder Asthma cardiale, — zu suchen, das einmal seine Ursache in Rhythmusstörungen hat, deren ausgeprägteste Form, das Kammerflimmern, in kurzer Zeit zum Tode führen kann. Ein weiterer Grund für das Versagen der Herzkraft ist der Ausfall eines mehr oder minder großen Muskelbezirkes, wodurch der restierende Anteil überlastet wird und nach Dilatation versagt. Ein fast immer unmittelbar tödliches Ereignis nach einem Herzinfarkt ist die Ruptur der Kammerwand. Sie erfolgt meistens an der Vorderwand des linken Ventrikels in der Nähe der Herzspitze (KRUMBHAR und CROWELL) und ist offenbar in einem gewissen Verhältnis von der Höhe des Blutdruckes abhängig. Sie führt zur Herzbeuteltamponade und tritt im allgemeinen in den ersten zwei Wochen nach einem Infarkt ein, wobei dieser selbst manchmal nicht bemerkt worden ist. Gefürchtet sind arterielle Embolien aus Thromben, die sich auf den Nekroseherd, der bis zum Endokard vorgedrungen ist, abgelagert haben. Von GRÖEDNER wird diesen thrombotischen Auflagerungen allerdings auch eine gewisse Schutzfunktion für das geschädigte Myokard zugemessen.

Eine häufige Komplikation, die wir schon eingehend besprochen haben, ist die Lungenembolie, und zwar stammt dabei der Embolus meistens nicht aus dem Herzen, sondern aus peripheren Thrombosen, deren Entstehung durch Blutdrucksenkung und lange Bettruhe begünstigt wurde.

Im unkomplizierten Verlauf können wir nach HESS von einer ergotropen, sympathikotonen Phase und daran anschließend von einer trophothropen, parasympathikotonen Phase sprechen. Letztere ist als Schonungsphase aufzufassen, die jedoch, wenn sie überschießend ist, Gefahren in sich bergen kann.

Für die Differentialdiagnose sind alle Zustände in Anschlag zu bringen, die mit Schmerzen im Bereich des Thorax einhergehen. Besonders schwierig wird die Diagnose in den Fällen, die atypisch (SCHIMERT) unter dem Bild des akuten Abdomens verlaufen. Der Schmerz kann beim Koronarverschluß auch in den rechten Oberbauch lokalisiert und von solcher Stärke sein, daß er zur reflektorischen Bauchdeckenspannung führt. Wenn dazu noch Erbrechen und ein Kollaps kommt, so liegt die Diagnose einer Geschwürsperforation, einer akuten Pankreasnekrose oder Cholecystitis nahe, da wir ja auch bei diesen Erkrankungen nicht in jedem Falle eine Luftsichel, Verkleinerung der Leberdämpfung oder eine bretthart Bauchdeckenspannung finden. Die Entscheidung ist in solchen Fällen sehr verantwortungsvoll und muß durch Hinzuziehung aller diagnostischen Möglichkeiten getroffen werden. Es sei auch darauf hingewiesen, daß auch das gemeinsame Vorkommen beider Ereignisse beobachtet wurde.

Die anderen differentialdiagnostisch in Betracht kommenden Möglichkeiten sind für den Chirurgen wie für den praktischen Arzt nicht von dieser Bedeutung, da sie kein sofortiges operatives Eingreifen verlangen. Wir nennen nur beginnende Pneumonien, Kavernenblutungen, Pleuritis und Perikarditis. Auch der Spontanpneumothorax ist unter Umständen in die differentialdiagnostischen Erwägungen einzubeziehen, da er beim Auftreten von Ventil- und Spannungszuständen, die zum Mediastinalflattern zu führen vermögen, gleichfalls aktiver Bekämpfungsmaßnahmen in Form von druckentlastenden Punktionen bedarf. Auf die Lungenembolie wurde bereits ausführlich eingegangen.

Die Therapie hat starke Parallelen zu der der Lungenembolie. Die starken Schmerzen verlangen ein kräftiges Analgetikum und man wird in diesen Fällen unbedenklich zu Morphium greifen, es selbst intravenös anwenden und gegebenenfalls repetieren. Die absolute Ruhigstellung des Patienten steht im Vordergrund. Bei

Wirkungslosigkeit auch mehrerer Dosen kann gelegentlich noch eine paravertebrale Anästhesie helfen. Barbiturate sind zur Beruhigung des Patienten oft sehr nützlich. Die Frage, ob gefäßerweiternde Mittel gegeben werden sollen, wird heute vielfach dahingehend beantwortet, zumindest mit der intravenösen Anwendung im akuten Anfall behutsam zu sein (Lauda, Scherf und Boyd). Der trophotrope Abfall der Herzleistung, der oft akut bedrohlich erscheint, veranlaßt zur Anwendung von Herzglykosiden. In neuerer Zeit ist man damit ebenfalls eher zurückhaltend in der Annahme, daß in diesem Augenblick die Anwendung mehr Schaden als Nutzen bringt (Wuhrmann). Von anderen Autoren wird dagegen die Meinung vertreten, daß der verbleibende Myokardrest, der vermehrt Arbeit leisten muß, medikamentöser Stützung bedarf. Jedenfalls scheinen über diesen Punkt die Akten noch nicht geschlossen zu sein.

Auch für eine ausgiebige Schockbekämpfung mittels intravenöser Flüssigkeitszufuhr ist Sorge zu tragen.

Von besonderem Interesse ist heute die Anwendung von Antikoagulantien, die bereits von einer Reihe von Klinikern empfohlen wird (Chevalier, Beaumont und Lenègre, Zapfe, Slapak und Partilla u. a.). Löffler empfiehlt, die Behandlung während der ersten beiden Tage mit Heparin einzuleiten, kombiniert mit einem Dicumarolderivat, z. B. nach folgendem Schema:

1. Tag 3mal 150 mg Standardheparin, zugleich 6—7 Tabl. Marcumar.
2. Tag 3mal 100 mg Standardheparin, zugleich 3—4 Tabl. Marcumar.
3. Tag halbe bis 2 Tabl. Marcumar als Erhaltungsdosis.

Das Heilverfahren wird bei strenger Bettruhe sechs Wochen lang durchgeführt, selbstverständlich unter ständiger Kontrolle des Prothrombinspiegels, der auf 25% gehalten wird. Die anschließende Ruheperiode soll nach Möglichkeit einige Monate dauern. Zu betonen ist die Beachtung der Kontraindikationen: Eine Antikoagulantientherapie kommt nicht in Frage, wenn dem Infarktgeschehen vermutlich eine Blutung zugrunde liegt, also bei traumatischen Infarkten, und bei sehr ausgedehnten Bezirken, da dann die Gefahr einer Hämorrhagie ins Perikard oder den Nekroseherd besteht.

Im ganzen wird die Frage nach der Zweckmäßigkeit der Antikoagulantienanwendung beim Myokardinfarkt noch nicht übereinstimmend beantwortet. Während z. B. Wright über jahrelange Behandlung berichtet und dabei gute Erfolge hatte, Gordin bei 126 mit Antikoagulantien versorgten Patienten bei 1,6%, unter der gleichen Zahl nicht behandelter dagegen 14,3% embolische Komplikationen beobachtete, haben andere Autoren, wie z. B. Russek und Zohmann nicht so gute Erfahrungen gemacht. Groedel warnt vor dem ausgedehnten Gebrauch. So erscheint ein abschließendes Urteil über die Antikoagulantientherapie der Herzkrankheiten, speziell des Herzinfarktes, noch nicht möglich; es kann wohl erst nach längerer Beobachtungszeit gefällt werden.

Kapitel XXIV

Thrombophlebitiserzeugung als Behandlungsmaßnahme

Bereits Rokitansky unterschied zwei Formen der Thrombose, deren erste „die Entzündung der Venenhäute, die primäre Erkrankung ist; jede innerhalb des entzündeten Venenrohres und noch mehr jede über dieses hinaus vorgefundene Anomalie der Blutmasse, namentlich die Gerinnung derselben in den ersteren, ist eine sekundäre, durch das Produkt der Entzündung gesetzte Erscheinung. Ein andermal ist die Gerinnung einer erkrankten Blutmasse in einem gegebenen Venenrohr das primäre und zugleich wesentliche Ereignis und hierauf entwickelt sich — gleichsam als eine Reaktion — eine Entzündung der Venenhaut (Phlebitis). Diese ist alsdann eine bedingte, sekundäre, ihrer Bedeutung nach untergeordnete Erkrankung" (zit. nach BENDA). Wenn auch diese Begriffsbestimmung nach unseren heutigen Kenntnissen nicht mehr in vollem Umfang gültig ist, so besteht doch bei den Thrombosen, die primär auf einer Phlebitis beruhen — nach der amerikanischen Nomenklatur den „Thrombophlebitiden" in Unterscheidung zu den „Phlebothrombosen" — von vornherein eine innige Verbindung zwischen Venenwand und Blutpfropf. Durch die starke entzündliche Beteiligung der Gefäßwand tritt offenbar fast in jedem Falle die Reparation in Form der bindegewebigen Organisation und Obliteration des Gefäßes ein. Diesen Umstand macht man sich therapeutisch zur Beseitigung variköser Venenerweiterungen zu Nutze, einmal bei der Hämorrhoidenbehandlung, zum anderen bei der Varizenverödung, indem künstlich eine Thrombophlebitis erzeugt wird.

a) Varizenverödung

Auf die wechselseitigen Beziehungen zwischen Varizen und Thrombosen in zweierlei Sinn wurde bereits hingewiesen. Einmal sind Varizen in vielen Fällen Folge einer früher durchgemachten Thrombose der tiefen Venen, dann wieder sind Varizenträger prädisponiert für die Entstehung einer Thrombose. Nach SIGG u. a. wird die Disposition zur Varizenbildung vererbt; in 85% seiner Patienten fanden sich Hinweise auf eine familiäre Komponente dieses Leidens. Begünstigt wird die Manifestation der Erkrankung durch Tätigkeiten, die ein langes, unbewegliches Stehen verlangen, durch Phlebitiden und insbesondere durch die Schwangerschaft. Vielfach treten Varizen zum ersten Mal während einer Gravidität auf, und zwar schon zu einem Zeitpunkt, an welchem dem Druck des vergrößerten Uterus auf die Beckengefäße und einer dadurch hervorgerufenen Blutstauung keine ursächliche Bedeutung zugemessen werden kann. Es scheinen also Zeiten veränderter Hormonproduktion einen gewissen Einfluß auf die Varizenentstehung zu haben. Infolgedessen sind Frauen wesentlich häufiger betroffen als Männer. Das Verhältnis beträgt in mittleren Lebensjahren etwa 4 : 1 (SIGG). Nach SICARD beginnt die Varizenbildung in den verschiedenen Altersstufen nach folgenden Prozentsätzen:

zwischen 10—20 Jahren	1%
zwischen 20—30 Jahren	18%
zwischen 30—40 Jahren	28%
zwischen 40—50 Jahren	25%
zwischen 50—60 Jahren	17%
zwischen 60—70 Jahren	11%

Weiterhin spielt die Zerstörung der Venenklappen (s. S. 100) eine große Rolle auch für die Varizenentstehung, da sie die mechanischen Momente zu besonderer Auswirkung kommen läßt, die dann bei gegebener Disposition zur varikösen Erweiterung der Gefäße führen.

Der variköse Symptomenkomplex ist gekennzeichnet durch Ödeme, die selten fehlen, Pigmentveränderungen der Haut, Ekzeme, die vielfach mit einer Fußmykose vergesellschaftet sind und vor allem durch Ulzera. Deren unmittelbare Ursache ist meistens eine örtliche Entzündung der Varizen, eine Varikophlebitis. Die entzündlich veränderte Krampfader abszediert oder öffnet sich durch Dünnerwerden des bedeckenden Gewebes und schließliche Perforation durch die betroffene Hautstelle. Gelegentlich ist die Ursache eines Ulkus auch das Fortschreiten des ekzematischen Prozesses in die Tiefe, so daß die Beinekzeme besonders in ihrer nässenden

Form gewissermaßen die Vorstufe des späteren Ulkus darstellen. Klinisch entsprechen die tiefen, lochartigen Geschwüre meistens einem zerstörten Varixknoten, während die flachen Defekte sich häufig aus Ekzemen entwickelt haben. Beim typischen varikösen Ulkus sind um das Geschwür herum größere oder kleinere

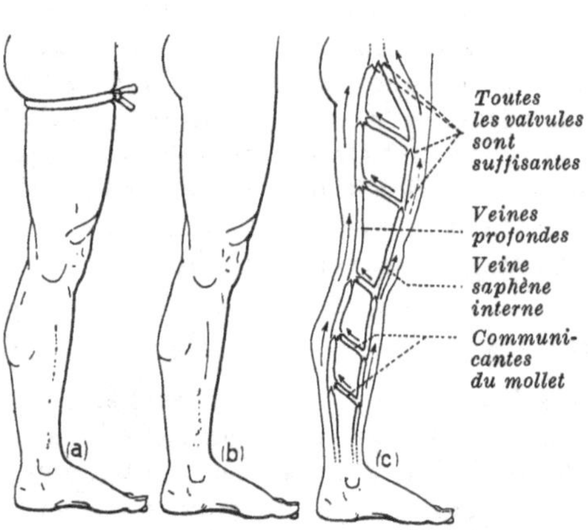

Abb. 92. Normale Verhältnisse

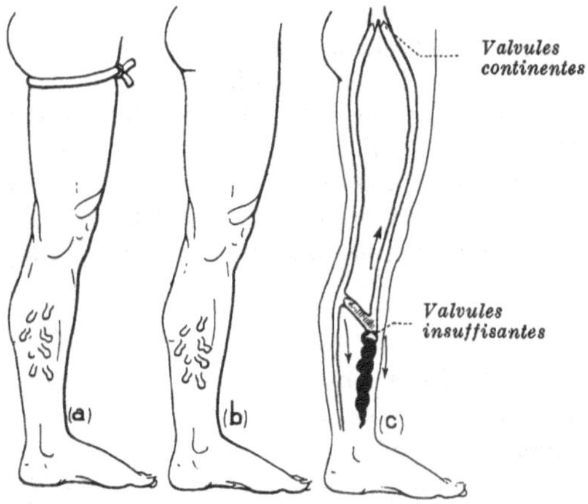

Abb. 93. Negativer Ausfall der Probe

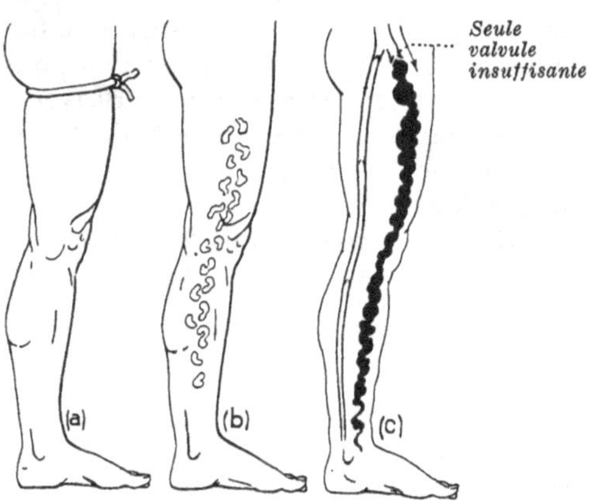

Abb. 94. Positiver Ausfall der Probe

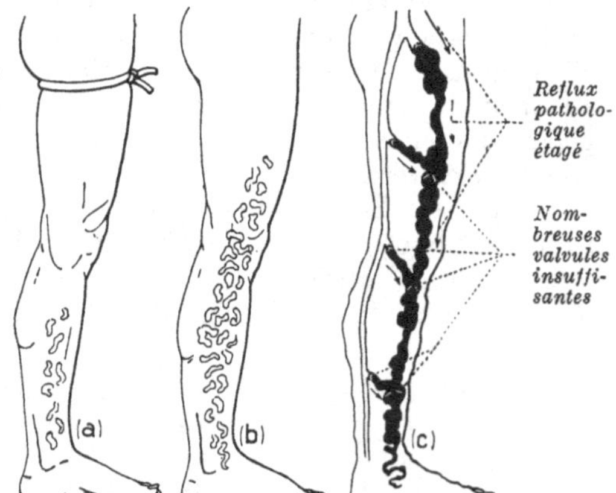

Abb. 95. Doppelt positiver Ausfall der Probe

Abb. 92, 93, 94 und 95. TRENDELENBURGscher Versuch (nach LEGER und FRILEUX)

Varizenstränge sichtbar, die meistens thrombosiert sind. Das Blut in den Varizen weist, wie es MAGNUS dargetan hat, vielfach eine umgekehrte Strömungsrichtung auf, so daß es zu einer Art „Privatkreislauf" in den Krampfadern kommt. Es nimmt daher nicht wunder, daß dieses Blut auch qualitativ deutliche Veränderungen gegenüber dem normalen aufweist. So fand SIGG bei einer Reihe von Untersuchungen regelmäßig eine erhöhte Blutsenkungsreaktion gegenüber dem Armvenenblut und WILDEGANS eine Erhöhung des Reststickstoffes, des Fibrinogens und der Milchsäure. Infolgedessen sind große Hautbezirke vielfach nur von derartig verändertem, noch dazu kaum arterialisiertem Blut versorgt, so daß Atrophie und ekzematöse Veränderung dieser Hautabschnitte die Folge sind. Es ist daher einleuchtend, daß bereits kleine Alterationen und Verletzungen dieser schlecht ernährten Epidermis nicht in üblicher Weise abheilen, sondern zur Entstehung eines Ulkus, einer „Wunde ohne Heilungstendenz", führen. Daß in diesem dystrophischen Bezirk Infektionen jeder Art einen besonders günstigen Nährboden finden, ist erklärlich. Diese Entzündungen bieten ihrerseits wieder Möglichkeiten zu Gefäßalterationen und Thrombophlebitiden, wodurch das Krankheitsgeschehen in schweren Fällen nicht zur Ruhe kommt.

Die Diagnose des varikösen Symptomenkomplexes ist im allgemeinen leicht zu stellen, für die Therapie ist aber noch die Frage von Wichtigkeit, wie die Strömungsverhältnisse im einzelnen liegen. Typische Varizen mit entgegengesetzter Zirkulation können niemals die Funktion der tiefen Abflußbahnen übernehmen. Es ist daher wichtig, über den Zustand letzterer ein Bild zu gewinnen. Dies ist einmal möglich durch phlebographische Untersuchungen, wie z. B. den Kippversuch nach Halse (s. S. 101). Für die Praxis genügen in der Regel die klinischen Untersuchungsmethoden, von denen uns zur Verfügung stehen:

1. Der Trendelenburgsche Versuch zeigt, ob in den oberflächlichen Varizen, vor allem der V. saphena magna ein rückläufiger Blutstrom besteht, was im positiven Falle gleichbedeutend mit einer Insuffizienz der Venenklappen ist. Seine Ausführung gestaltet sich folgendermaßen: Beim liegenden Patienten wird das Bein über die Horizontale erhoben und das Varizengebiet nötigenfalls durch Ausstreichen mit der Hand völlig entleert. Nun wird die V. saphena mit dem Finger oder einem Stauschlauch komprimiert und der Patient stellt sich auf das Bein. Beim positiven Trendelenburgschen Versuch füllen sich die Varizen plötzlich rückläufig von oben her, wenn die Kompression losgelassen wird, während bei negativem Ausfall der Probe kein Rückstrom des Blutes in der V. saphena erfolgt.

Füllt sich das Venengebiet auch bei Kompression, so liegt eine Klappeninsuffizienz auch der tiefen Venenverbindungen vor, wobei dieser Ausfall des Phänomens als doppelt positiv bezeichnet wird (s. Abb. 93–96).

2. Auch mit Hilfe des Perthesschen Testes ist eine Prüfung des Blutabflusses über die tiefen Venenbahnen möglich. Der variköse Unterschenkel wird bei gefüllten Varizen, also am stehenden Patienten, ober- oder unterhalb vom Knie abgeschnürt, so daß der oberflächliche Abfluß durch die V. saphena unterbunden ist. Der Patient läuft dann einige Sekunden lang angestrengt herum. Bei gut durchgängigem, tiefem Venensystem, wobei also der Blutrückstrom nicht behindert ist, entleeren sich die Varizen über die funktionierenden Anastomosen zu den tiefen Venen, indem sie durch die Muskeltätigkeit gewissermaßen ausmassiert werden. Sie füllen sich erst wieder, wenn der rückläufige Blutstrom nach Abnahme des Stauschlauches wieder freigegeben ist.

3. Von Linton wurde folgende Prüfung angegeben: Beim stehenden Patienten werden die oberflächlichen Varizen am Oberschenkel komprimiert. Entleeren sie sich, wenn der Patient sich hingelegt hat, so sind das tiefe Venensystem und die kommunzierenden Anastomosen zur Tiefe hin frei und für den Rückfluß des venösen Blutes ausreichend.

Einige Bemerkungen noch zur Anzeigestellung für die Varizenverödung: Die Sklerotherapie steht dabei in einer gewissen Konkurrenz zur konservativen, im wesentlichen in Kompressionsverbänden bestehenden Behandlung und zu operativen Maßnahmen. Konservative Methoden kommen bei geringen Beschwerden in Betracht und wenn keine kosmetische Rücksichtnahme besteht. Es ist dabei auch eine gewisse Mitarbeit der Patienten erforderlich, beziehungsweise muß die Möglichkeit vorhanden sein, solche Maßnahmen regelmäßig und auf lange Sicht durchführen zu können. Die operative Therapie hat ihren Indikationsbereich bei ausgedehnten Veränderungen, verlangt jedoch die Hospitalisation und ist mit einer größeren Embolierate belastet. So hat sich die Verödungstherapie, deren Einführung wir Linser verdanken, immer mehr Anhänger gewonnen: Geringe Emboliegefahr, gute kosmetische Resultate und eine relativ geringe Einschränkung der Bewegungsfreiheit und Arbeitsfähigkeit während der Behandlung haben zu ihrer Verbreitung beigetragen. Kontraindiziert sind sklerosierende Injektionen bei allgemeiner und örtlicher Infektion (Sepsis, Pyodermie, Furunkel, jauchenden Beingeschwüren, Erysipel und Lymphangitis), sowie bei Herz-, Nieren- und Kreislauferkrankungen. Weiterhin sollen sie nicht ausgeführt werden, solange die Patienten bettlägerig sind.

Ohne auf die operativen Möglichkeiten der Varizenbehandlung einzugehen, sei im folgenden die Technik der Krampfaderverödung in Anlehnung an SIGG, die sich auch bei uns bewährt hat, beschrieben. Als Verödungsmittel kommen verschiedene

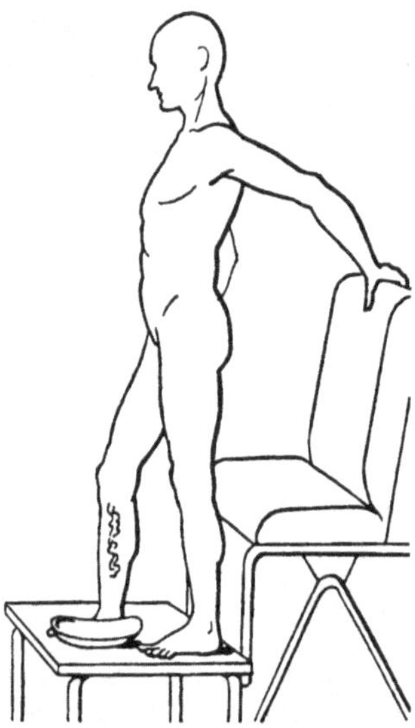

Abb. 96

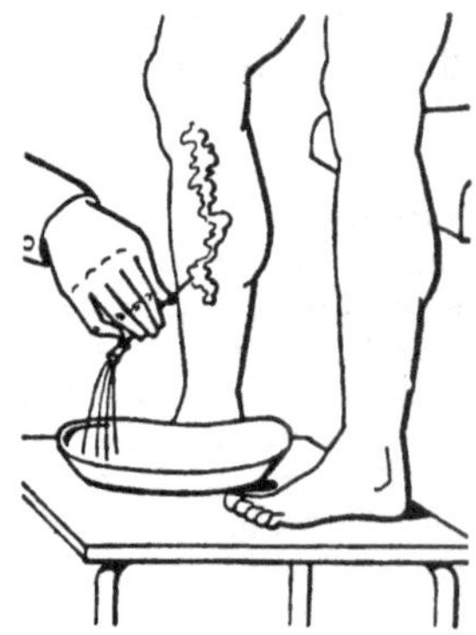

Abb. 97

Präparate, wie Varicocid, Sotradecol, Varsyl in Frage, von denen das letztere sich uns als besonders günstig erwiesen hat. Die jeweils einzuspritzende Menge richtet sich nach dem verwendeten Mittel und es ist in jedem Falle besser, zuerst mit einer kleinen Dosis zu beginnen, um die individuelle Reaktion des Patienten kennen zu lernen. Es empfiehlt sich, etwa folgende Mengen zu verwenden: Varicocid 5 bis 10-proz.: 1,0—5,0 ccm; Sotradecol 3-proz.: 0,5—2,0 ccm; bei kleinen und oberflächlichen Varizen 1-proz.: 0,1—0,5 ccm, im ganzen nicht mehr als 6,0 bzw. 10,0 ccm pro die; Varsyl: 0,5—1,0 ccm; bei guter Verträglichkeit 2,0 ccm. Im einzelnen geht man vorteilhafterweise folgendermaßen vor:

1. Der Patient steht auf einem Schemel vor dem Untersuchungsstuhl.

2. An einer gesunden, gut desinfizierten Hautstelle (bei einem Ulcus cruris am besten in den größten Varixknoten oberhalb des Ulkus) wird die 1,2 bis 1,4 mm dicke, kurz geschliffene Kanüle ohne Spritze am stehenden Patienten eingestochen.

3. Während die Nadel in der Vene stecken bleibt und das Blut in ein darunter gehaltenes Becken ausfließt, setzt sich der Patient auf den hinter ihm stehenden Stuhl und bringt sein Bein in horizontale Lage. In dieser Stellung wird das Verödungsmittel injiziert. Dabei hat sich die sogenannte Air-bloc-Technik, wie sie von ORBACH zuerst beschrieben wurde, sehr gut bewährt. Man injiziert vor der Einspritzung des Verödungsmittels $1/2$ bis 1 ccm Luft. Dadurch wird das

Gefäß vor dem Eintritt des Verödungsmittels von Blut entleert und die sklerosierende Flüssigkeit kommt unverdünnt in direkten Kontakt mit der Venenintima[1]).

4. Kompression der Einstichstelle durch einen sterilen Gazetupfer und Entfernung der Nadel.

5. Vom Fuße her wird anschließend der Unterschenkel mit 2—3,5 m langen elastischen Idealbinden straff eingewickelt und der Tupfer damit festgehalten. Um den Knöchel wird eine 6—8 cm breite, im Gebiet der Wade eine 10—12 cm breite Binde verwendet. Um eine noch kräftigere Kompression der injizierten Varizenpakete bzw. des Ulkus zu erreichen, kann mit Vorteil eine entsprechend große Schwammgummiunterlage verwendet werden. Neuerdings gibt es auch Binden aus diesem Material, die sich ebenfalls sehr gut eignen. Über Nacht kann der straffe Verband etwas gelockert oder abgelegt werden, wenn er im Liegen unangenehm empfunden wird. Bei Varikophlebitis wird er aber am besten auch nachts belassen. Der Patient muß angelernt werden, sein Bein jeweils am Morgen noch im Bett vor dem Aufstehen wieder entsprechend straff einzubinden.

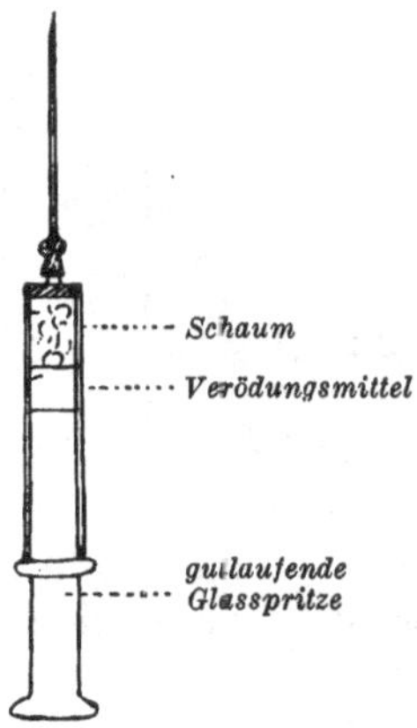

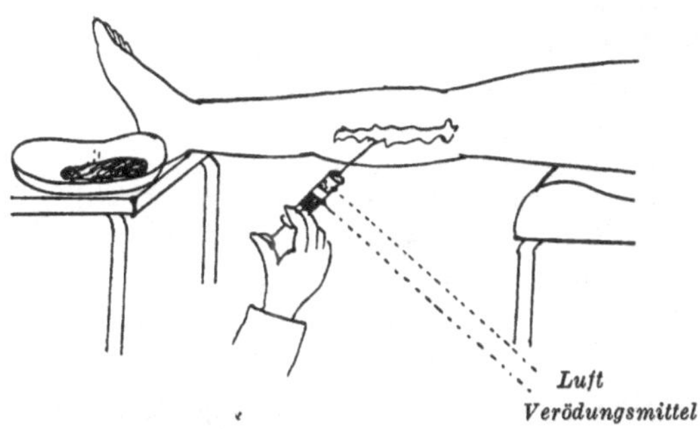

Abb. 98 (nach SIGG)

Die Fortsetzung der Injektionen in der unmittelbaren Nähe des Ulkus sollte nicht vor einer Woche erfolgen, und falls noch eine starke Reaktion besteht, wird vorteilhafterweise bis zu deren Abklingen gewartet. Am Anfang ist ein langsames Vorgehen angezeigt, um nicht durch zu starke Reaktion die Arbeitsfähigkeit und die so wichtige Beweglichkeit des Patienten zu gefährden. Zur Erhaltung der Funktionstüchtigkeit des Venensystems ist Bettruhe besonders ungünstig. Möglicherweise könnte dadurch auch eine gewisse Emboliegefahr eintreten. Zu häufige und zu starke Injektionen können Schmerzen und Infiltrate verursachen, die den Patienten zu behindern vermögen.

Der Einstich erfolgt am stehenden Patienten, weil dabei die Varizen am besten gefüllt und sichtbar sind. Bei großen, leicht zu punktierenden Knoten kann selbstverständlich auch in Horizontallage eingestochen werden, so daß für die Injektion die Umlagerung entfällt. Dagegen ist das Einspritzen beim stehenden Patienten nicht zu empfehlen, da dabei das Gewicht der Blutsäule überwunden werden muß, was die

[1]) Wie die vielfache Erfahrung zeigt, sind Luftembolien bei dieser Technik nicht zu befürchten. Nach experimentellen Untersuchungen an Hunden (RICHARDSON) müßten umgerechnet 480 ccm Luft in 20—30 Sekunden i. v. verabfolgt werden, um beim Erwachsenen eine tödliche Luftembolie zu verursachen. Auch LARSON, BARRY betonen, daß größere Mengen Luft nötig seien, um eine Luftembolie fatal verlaufen zu lassen.

Gefahr mit sich bringt, daß das unter Druck eingespritzte Verödungsmittel entlang der Nadel zurückfließt und in das perivenöse Gewebe eintritt. Die Anbringung einer Stauung oberhalb und unterhalb der Einstichstelle ist nicht vorteilhaft, da dadurch auch die normalen, nicht varikös veränderten Venen gestaut und damit unerwünschterweise ebenfalls verödet werden können. Auch vermag das Verödungsmittel durch die Anastomosen in die tiefen Beinvenen abzufließen und dort infolge der Stauung eine unerwünschte Thrombosierung hervorzurufen.

Absolut unerläßlich ist nach der Einsprizung die Kompression mit einem straff angelegten Verband. Je besser dieser sitzt, desto dünner werden die verödeten Stränge und desto seltener kommt es zu perivenösen Reizungen, vorausgesetzt, daß

	Ohne Vorbehandlung	Mit Vorbehandlung
Totale Varikosis	200	200
Thrombophlebitis	63 (31,5%)	10 (5%)
Art der Thrombophlebitis:		
1. Oberflächliche Thrombosen	31 (15,5%)	6 (3%)
2. Mittelschwere Thrombosen		
a) Wadenschmerzen einseitig	14	1
b) Wadenschmerzen beidseits	3 21 (10,5%)	— 1 (0,5%)
c) Waden- und Oberschenkelschmerzen	4	—
3. Tiefe Thrombosen	11 (5,5%)	3 (1,5%)
4. Embolien	2 (1%)	1 (0,5%)

die richtige Lage derNadel bei der Injektion ständig kontrolliert wurde, um eine paravenöse Einspritzung zu vermeiden.

Nach Injektionen am Oberschenkel empfiehlt es sich, den Verband mit Elastoplast oder ähnlichem Material anzulegen, da hier ein Bindenverband nicht gut hält. Gegebenenfalls kann man über den Klebeverband noch eine elastische Binde wickeln.

Einige Worte noch zur Varizenbehandlung während der Schwangerschaft. Hier ist sie ein wesentlicher Bestandteil der Thromboseprophylaxe. Wenn auch von einzelnen Autoren eine Ausbreitung des phlebitischen Prozesses befürchtet wird (Riehl, Wright) oder sogar eine Schädigung der Frucht, so zeigen die guten Ergebnisse, daß die Behandlung im Hinblick auf zu erwartende Komplikationen in Schwangerschaft und Wochenbett doch indiziert ist. Während nach Merz bei den Schwangeren der Basler Frauenklinik im Durchschnitt in 2,7% eine Phlebitis auftrat, betrug die Frequenz bei Frauen mit Varizen 20%. Hauser und Sigg verglichen je 200 vorbehandelte und nichtvorbehandelte Schwangere mit Varizen in bezug auf postpartale Thrombosen. Die sehr aufschlußreichen Ergebnisse demonstriert die vorstehende Tabelle.

Die Technik der Behandlung ist die gleiche, wie bereits angegeben, wobei die Dosen besonders klein zu halten sind. (Sotradecol 1-proz.; 3-proz.; in Ausnahmefällen 5-proz. je 0,3—0,8 ccm; Varsyl 0,5 ccm; Varicophtin 3—5 ccm.)

An Komplikationen besteht einmal die Gefahr der paravenösen Injektion, wodurch es zu einer Entzündung des umgebenden Gewebes kommt. Früher wurden dabei gelegentlich Nekrosen beschrieben, bei den neueren Präparaten ist diese Gefahr wesentlich geringer. Gelegentlich besteht einmal eine primäre Überempfindlichkeit gegen das Mittel, die dann zu einer Urtikaria oder auch zu einem Kollapszustand führen kann. Es empfiehlt sich daher auch aus diesem Grund, mit geringen Dosen zu beginnen, bis man die Reaktion des Patienten kennt. SIGG sah unter 12000 Injektionen 4mal derartige Zwischenfälle und konnte sie mit Hilfe der Läppchenprobe als Überempfindlichkeitsreaktion klarstellen. Eine auffallende Häufung bedrohlicher Unverträglichkeitsreaktionen beobachtete in letzter Zeit MAERZ bei verschiedenen Verödungsmitteln. Es kam dabei zu schwersten anaphylaktischen Schocks kurze Zeit nach Injektion der sklerosierenden Lösung, ähnlich dem Salvarsanschock. Als Therapeutika bewährten sich dabei Antihistaminica, Cardiazol intravenös angewandt, sowie Suprarenininjektionen.

Die meisten Komplikationen bestehen in unerwartet starken örtlichen Reaktionen, die dadurch zustande kommen, daß die Empfindlichkeit der Venenintima auf das Sklerosierungsmittel individuell verschieden ist. Wenn dann ein besonders großes Venenstück sklerosiert, bestehen, wie bei einer Phlebitis, selbstverständlich stärkere Schmerzen. Diesen Zustand findet man besonders bei Injektionen in der Nähe des Knies und am Oberschenkel, wenn das Glied sehr viel bewegt oder der Verband nicht straff genug angelegt war. Therapeutisch empfiehlt sich ein Kompressionsverband mit Schwammgummiunterlage, leichte Schonung, aber nach Möglichkeit keine ganztägige Bettruhe. Bei sehr heftigen Schmerzen und nachgewiesener Fluktuation in dem betreffenden Venenstück, die als Zeichen dafür gelten kann, daß in dem behandelten Varix noch flüssiges Blut vorhanden ist, bringt eine Stichinzision mit Entleerung des Blutes rasche Hilfe.

Von besonderem Interesse ist die Frage nach der Emboliegefahr. Diese ist relativ sehr selten. Schon die spontane oberflächliche Varikophlebitis macht außerordentlich selten Embolien, was darauf beruht, daß diesem Prozeß primär die Erkrankung der Venenwand zugrunde liegt, und es erst sekundär zur Thrombosierung des Blutes kommt. Es besteht aus diesem Grund eine feste Verbindung zwischen Gefäß und Thrombus, wobei dieser auf seiner ganzen Länge unmittelbar an der Gefäßwand haftet. Eine gewisse Thromboemboliegefahr besteht dann, wenn der Prozeß auf die tiefer gelegenen Venen übergreift und es dort zu mehr oder weniger frei flottierendem Thrombusschwanz kommt, also Verhältnisse bestehen, wie wir sie von der fortgesetzten Wundthrombose her kennen. Bei der Verödungstherapie liegen die Verhältnisse prinzipiell vollständig gleich. Wir erzielen normalerweise nur insoweit eine Thrombose, als die Gefäßwand geschädigt wird. Diese geht dann nicht vom Gefäßlumen, sondern von der stark aufquellenden Gefäßwand aus. Der Thrombus haftet daher der Venenwand überall sehr fest an, worauf sich eben der therapeutische Erfolg gründet. Dennoch sind in der Literatur einige Lungenembolien nach Varizenverödung beschrieben (KRAUSS, VAUGHAN und LEES), wobei aber z. T. Fehler in der Ausführung verantwortlich gemacht werden können, wie z. B. die Abschnürung des Gliedes, oder das Einbringen von großen Mengen schwach wirkenden Verödungsmittels, wie man das zu Beginn der Verödungstherapie häufig getan hat. SIGG hat bei 61800 Injektionen mit Varsyl, Varicocid und anderen Verödungsmitteln eine Embolie gesehen.

Es liegt in der Natur des thrombophlebitischen Prozesses, daß es zur Rekanalisation der thrombosierten Vene kommen kann. Bei der Verödungstherapie ist dieser Vorgang selbstverständlich nicht erwünscht und diese Fälle sind als Versager oder Rezidive zu bezeichnen. Außerdem wird durch die Behandlung die zugrundeliegende Disposition zu varikösen Erweiterungen in keiner Weise beeinflußt und der Mangel an genügend funktionstüchtigen Klappen nicht behoben. So kann es vorkommen, daß sich im Laufe der Zeit andere Venenstränge varikös umbilden, wobei es sich dann nicht um Rezidive im eigentlichen Sinne, sondern im Grunde genommen um Neuerkrankungen handelt. Auf der anderen Seite sind diese neuen Varizen, falls sie frühzeitig behandelt werden, leichter wieder zu beseitigen, als wenn sie z. B. nach einer Operation auftreten. Selbstverständlich können auch die Ulzera wieder aufbrechen oder an anderer Stelle neu entstehen, da ja die Haut eines größeren Bezirkes stark verändert zu sein pflegt und unter außerordentlich schlechten Ernährungsbedingungen steht. Durch die Varizenverödung wird dagegen nur ein Teil der zur Durchblutungsstörung führenden Momente, insbesondere die Stauung eines umschriebenen Gefäßbezirkes beseitigt, während sich naturgemäß eine bereits stark veränderte Haut nicht wieder vollständig erholt. Für solche Patienten mit ausgedehnten Hautalterationen ist es zu empfehlen, die Beine möglichst ständig eingebunden zu lassen, so daß vor allen Dingen die Ödembildung verhindert wird. Erfahrungsgemäß bleibt jedoch nach der Varizenverödung ein großer Teil der Ulzera definitiv geheilt.

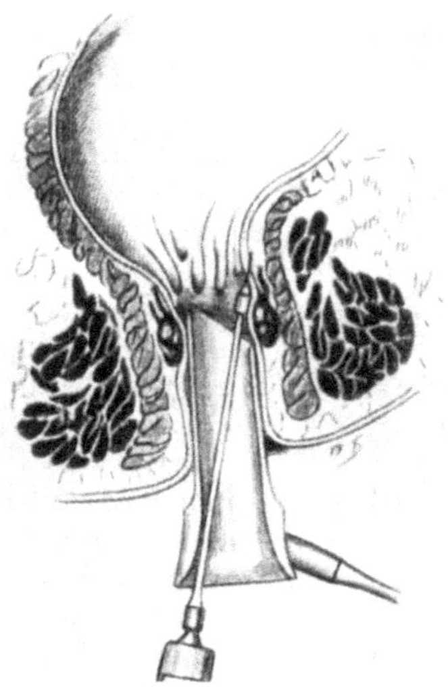

Abb. 99
Verödung innerer Hämorrhoiden nach der BLONDschen Methode (nach MAY)

b) Hämorrhoidenverödung

Ähnliche Verhältnisse, wie bei der Varizenbildung, haben wir auch bei Hämorrhoidenentstehung, so daß es nahe lag, zur Beseitigung dieser Erweiterung sich ebenfalls neben operativen Maßnahmen der sklerosierenden Behandlung zu bedienen. In Frage kommt diese nur bei den sogenannten inneren Hämorrhoiden; die Behandlung akut entzündlicher, thrombosierter äußerer Knoten haben wir bereits besprochen (s. S. 142).

Im wesentlichen stehen uns zwei Verfahren der Verödung zur Verfügung: Einmal die Injektion direkt in den Knoten bzw. an seine Basis, wobei nur geringe Mengen Injektionsflüssigkeit, von Varsyl z. B. 0,1—0,4 ccm, injiziert werden. Dieses Vorgehen wird sich in der Regel auf die Beseitigung einzelner Erweiterungen beschränken.

Von BLOND wurde eine Methode entwickelt, bei der mit Hilfe eines Proktoskopes nicht in den Hämorrhoidalknoten selbst, sondern in die proximal davon gelegene Submukosa injiziert wird (Abb. 99).

Die Technik gestaltet sich folgendermaßen: Unter Benutzung eines Proktoskopes stellt man sich die Schleimhautzone ein, in der die dunkelrote, die Hämorrhoiden bedeckende Mukosa, in die normale rosa Darmschleimhaut übergeht. Dort, also kranial vom Hämorrhoidalknoten, wird ein Depot des Injektionsmittels zwischen Mukosa und Muskularis gesetzt, z. B. 6—15 Tropfen Chinin-Urethan[1]) oder 0,5—1,0 ccm Varsyl. Am besten bedient man sich dazu eines 10 cm langen Metallansatzes, auf den eine 1 cm lange Nadel aufgesetzt wird. Schräg eingestochen, gewährleistet sie gerade die richtige Injektionstiefe. Ist diese erreicht, so ist die Einspritzung schmerzlos; dringt das Verödungsmittel zu tief in die Muskularis, so

[1]) Früher im Handel als „Antiproktan".

führt dies zu Schmerzen. Eine zu oberflächliche Injektion in die Schleimhaut kann Nekrosen verursachen, die jedoch an sich gefahrlos sind. Es empfiehlt sich, die Verödungsmitteldepots im Abstand von einer Woche diagonal in der gesamten Zirkumferenz der Schleimhaut anzulegen. Die dadurch entstehende Gewebsverdickung schnürt die Hämorrhoidalvenen ab und die Knoten trocknen ein. Auch bei Blutungen ist dieses Verfahren anwendbar, da diese meistens bei der ersten Injektion schon stehen. Durch eine gewisse Schrumpfung werden auch häufig begleitende leichte Analprolapse günstig beeinflußt.

Kapitel XXV

Zusammenfassende Bemerkungen zum Thromboembolieproblem

Es ist bis heute nicht gelungen, die Entstehung der Thrombose ganz allgemein auf eine einzelne Ursache zurückzuführen. Alle derartigen Versuche müssen wesentliche Tatsachen ignorieren, wirken gezwungen und können daher nicht überzeugen. So sind Blutgerinnung und Thrombose zwar keine prinzipiell verschiedenen, aber doch nicht identische Vorgänge: Während eine Thrombose die Gerinnbarkeit des Blutes zur Voraussetzung hat, ist eine erhöhte Gerinnungsneigung des Blutes noch keineswegs gleichbedeutend mit Thrombose. Die intravitale Blutpfropfbildung beruht vielmehr nach unseren heutigen Kenntnissen zweifellos meistens auf einer Mehrzahl von Faktoren, auf einem erhöhten „thrombogenen Potential“, was nicht ausschließt, daß in dem einen oder anderen Fall allerdings nur wenige, oder sogar nur eines der ätiologischen Momente maßgebenden Einfluß haben.

Während z. B. die mikroskopisch faßbare Formalgenese auch des pathologischen Thrombus im wesentlichen abgeklärt ist: Primäre, initiale Thrombozytenagglutination mit daran anschließenden Kettenreaktionen im Blut unter Ausbildung eines Gerinnungsthrombus, so liegen doch die tieferen Ursachen dieses Geschehens z. T. noch im Dunkeln. Wieso z. B. einmal der Vorgang der Thrombusbildung „physiologisch“ abläuft, d. h. örtlich beschränkt bleibt, das andere Mal aber „pathologisch“, d. h. in unserem Fall überschießend oder an falschem Ort, oder auch von der einen Kategorie in die andere gleitet, darin liegt das noch immer offene Grundproblem der Thrombogenese. Mit den Schlagworten „Dysregulation“, „Fehlsteuerung“, „vegetative Entgleisung“, ist wenig zum wirklichen Verständnis der Tatsachen gewonnen. Ein weiteres Vordringen zu den Grundlagen und ein der Lösung Näherkommen ist hier nur von einer kausal-analytischen Forschung zu erwarten, von teleologischen Spekulationen z. B. sind wohl gerade auf unserem Gebiet keine praktisch verwertbaren Ergebnisse zu erhoffen. Wir vertreten solche Meinung, ohne einem öden Materialismus oder unbegründeten Fortschrittsglauben zu huldigen. Gerade die Thromboembolie aber entbehrt nach unseren heutigen Einsichten und Kenntnissen jeglichen Sinnes und ist noch immer mit dem Makel eines „Keulenschlags des Schicksals“ behaftet.

Solche Überlegungen lassen auch immer wieder nach weiteren Therapiemöglichkeiten suchen. Grundlage dafür ist jedoch eingehende Kenntnis der ätiologischen Faktoren. Und hier bestehen, wie gesagt, noch Lücken. Während z. B. die Änderungen der Strömungsverhältnisse, auch qualitative und quantitative Verschiebungen der Blutzusammensetzung infolge relativ günstiger Voraussetzung für eingehende Untersuchungen weitgehend bekannt sind, ist der Gefäßfaktor, speziell der Zustand der Endothelien, seit den Arbeiten der zwanziger Jahre nur noch selten studiert worden. Auch das Verhältnis Endothel—Blut bzw. beider Austausch- und Grenzstoffwechsel wurde kaum mehr genauer beachtet. Gerade hier wären unseres Erachtens durch Zusammenarbeit spezialisierter Untersucher (Teamwork) unter Verwendung neuer Forschungsmethoden, wie Phasenkontrastverfahren, elektronenmikroskopischen Untersuchungen und radioaktiven Isotopen neue Kenntnisse zu gewinnen, die auch zu praktisch brauchbaren therapeutischen und prophylaktischen Maßnahmen führen könnten. Erinnern wir uns z. B. an die Rolle der in der Intima der Gefäße vorhandenen Mastzellen für den Gerinnungsvorgang, so eröffnen sich interessante Ausblicke auf mögliche Querverbindungen zwischen einzelnen thrombogenen Faktoren, die zu einer zusammenfassenden Schau des Thromboembolieproblems führen könnten. Die alte Theorie BRÜCKEs von der Sekretion eines spezifischen gerinnungsfördernden Stoffes der Endothelien findet übrigens durch die eben erwähnten Verhältnisse eine gewisse Bestätigung, indem zwar kein gerinnungsfördernder, aber ein gerinnungshemmender Stoff in die Blutbahn abgegeben wird. In Anbetracht dessen, daß die Wirkung der in den Gerinnungsvorgang eingreifenden Stoffe vielfach eine Bilanzfrage ist, könnte eine Hemmung oder Verhinderung ihrer Abgabe durch Endothelveränderungen im Effekt dieselbe Auswirkung wie ein von BRÜCKE vermutetes Sekret haben.

Ein noch immer ungelöstes, dabei dringliches Problem bildet weiterhin die Erkennung einer drohenden Thromboemboliegefahr. Alle diesbezüglichen Testmethoden haben bisher im Grunde genommen völlig versagt. Wenn z. B. RUNGE und HARTERT schreiben, daß thrombelastographische Untersuchungen bei 32 Thrombosekranken 11mal normale, sogar verlängerte Reaktionszeiten ergaben — unter den Fällen befanden sich zwei tödliche Embolien! — so ist damit das Urteil über die Brauchbarkeit der Methode für diese Indikation gesprochen. Einen praktischen Wert hätte für die Erkennung der Gefährdungslage überhaupt nur eine Methode, die keinen untragbaren Aufwand verlangt, sondern einfach durchzuführen wäre, wie etwa eine Blutkörperchensenkung oder Leukozytenzählung, und auch deren Treffsicherheit hätte. Nach der derzeitigen Vorstellung von der Pathogenese der Thromboembolie erscheint es uns aber sehr fraglich, ob es überhaupt gelingen kann, durch blutanalytische Methoden dieser Seite des doch im wesentlichen lokalen Thromboseproblems wirksam beizukommen.

Auch die Frage nach neuen Antithrombotika und Thrombolytika zu stellen, ist nicht müßig: Sowohl Heparin, wie besonders aber die Cumarinabkömmlinge sind sehr differente Medikamente, deren Gebrauch keineswegs risikolos ist, wie wir das eingehend dargestellt haben. Das Erreichen des therapeutischen Zieles bei ihrem Gebrauch kommt dem Herbeiführen eines pathologischen Zustandes, einer hämorrhagischen Diathese gleich. Ein ideales Therapieverfahren kann man die Anwendung dieser Stoffe also keineswegs nennen und ihre Benützung ist nur so lange indiziert und begründet, solange keine einfacheren, besseren und gefahrloseren Mittel zur Verfügung stehen. Ohne auf die Nebenwirkungen nochmals eingehen zu wollen, sei dazu noch folgender Hinweis gestattet: Die Beziehungen zwischen antithrombotischer und antibiotischer Therapie sind bisher unseres Wissens nur einseitig beachtet worden. Bekanntlich vermindert die gleichzeitige Anwendung von Antibiotika die Toleranz gegenüber Cumarinderivaten. Ohne bisher eindeutige Beweise liefern zu können, glauben wir Hinweise gefunden zu haben, daß auch umgekehrte Beziehungen bestehen, in der Weise, daß insbesondere die unerwünschten Nebenwirkungen der Antibiotika auf die Darmflora durch gleichzeitige Cumaringaben verstärkt werden (choleriformes Syndrom JAMBON). Auch unter diesem Gesichtspunkt hat die anfangs gestellte Frage ihre Berechtigung, weshalb diese Zusammenhänge stärkere Beachtung verdienen.

Die Einflüsse des Klimas, bestimmter meteorologischer Situationen, der Ernährung und rassischer Besonderheiten bedürfen ebenfalls noch eingehenderer Klärung durch Untersuchungen größeren Maßstabes unter Beteiligung von Fachgelehrten der entsprechenden Grenzgebiete.

Wir haben im Vorstehenden versucht, über den eng begrenzten Rahmen dieses Buches hinaus das Problem „Thromboembolie" abschließend schlaglichtartig von verschiedenen Seiten zu beleuchten, einmal um gewisse Anregungen zu geben, zum anderen um zu zeigen, daß scheinbare Lösungen eines Problems auch dessen Ausweitung im Gefolge haben können. Von einer wirklichen Lösung des Thromboembolieproblems sind wir, wie bereits gesagt, noch recht weit entfernt.

LITERATUR

ABDERHALDEN: Physiologische Chemie. Vlg. Benno Schwabe, Basel 1946.

ACHENBACH und BROBEIL: Zur zentralen Steuerung des Prothrombin- und Cholesterinstoffwechsels. Ärztl. Forschg. 7, 519 (1953).

ACINIS: Traitements des thromboses artèrielles par un nouvel anticoagulant du groupe Coumarin. Presse méd. *58*, 475 (1950).

ADAM und FISCHBECK: Die antithrombotische Behandlung mit Tromexan in der Chirurgie. Zschr. Urol. *46*, 470 (1953).

AEPPLI und PULVER: Tromexan-Ausscheidung in der Muttermilch. Gynaekologia *138*, 145 (1954).

II. Ärztlicher Fortbildungs-Kursus in Bad Salzuflen, Mai 1932: Thieme, Leipzig, 1932.

AGGELER, SPAET, EMERY: Purification of Plasma Thromboplastinfactor B (Plasma Thromboplastin Component) and its Identification as a Beta 2 Globulin. Lancet, *110*, 806–807 (1954).

v. ALBERTINI: Pathologie und Therapie der entzündlichen nicht spezifischen Arterienerkrankungen. Helvet med. acta, *11*, 233 (1944).

ALDENHOFF und WEIDENBACH: Über die Gerinnungszeitverlängerung unter Thrombocid. Klin. Wschr. *30*, 949 (1952).

ALDENHOFF und WEIDENBACH: Mitteilung über die klinische Erprobung eines neuen Cumarinderivates (Marcumar). Münch. med. Wschr. *96*, 139 (1954).

ALLEN, BARKER, HINES: Peripheral vascular Diseases. Vlg. Saunders Company, London 1946.

ALLEN: La ligature des veines profondes des membres intérieurs dans la prévention et le traitement de la thrombose et de l'embolie. Presse méd. *56*, 418 (1948).

ALLEN: Unterbindung der tiefen Beinvenen zur Verhütung und Bekämpfung von Thrombose und Embolie. Dtsch. med. Wschr. *73*, 454 (1948).

ALLEN: Le traitement d'urgence des occlusions vasculaires. Presse méd. *56*, 558 (1948).

ALLEN: The emergency treatment of vascular occlusions. Surgery *III*, 274 (1949).

ALLEN et al.: Das Dicumarol als Antikoagulationsmittel. Ann. Int. Med. *27*, 3 (1947). Ref. Praxis *38*, 429 (1949).

ALLEN: Interruption of the deep veins of the lower extremities in the prevention and treatment of thrombosis and embolism. Chirurg *23*, 43 (1952).

ALLEN: The emergency treatment of vascular occlusions. J. Amer. Med. Ass. *135*, 15 (1947), Ref. Chirurg *23*, 53 (1952).

ALLEN: Therapie der Thromboseerkrankungen bei chirurgischen Patienten. Surg. Gyn. Obstetr. *96*, 107 (1953).

Allgemeine und spezielle chirurgische Operationslehre. *5*, Springer, Berlin 1953.

AMYES, PERRY: Blocage ganglion stellaire dans le traitement des thromboses et embolies cérébrales aigues. Praxis *39*, 15 (1950).

ANSELMINO und SAUER: Novocainblockade bei Thrombophlebitis. Dtsch. med. Wschr. *73*, 433 (1948).

Anticoagulants in Cardiac Infarction. Lancet *260*, 675 (1951).

ANTONIN: The Treatment of the thrombosis of low extremities with intraossal injections of Heparin. 12. Kongreß d. internat. Ges. f. Chir., London 1947, Kongreßband S. 692.

AOUSTIN: L'artériectomie dans les douleurs d'origine vasculaire. Surgery *III*, 411 (1947).

ARNOLDS: Zur Problematik der Prothrombinbestimmung. Klin. Wschr. *30*, 22 (1952).

ARTHOLD: Die intraarterielle Injektion. Wien. med. Wschr. *101*, 339 (1951).

ARTZ, MARTIN und MCCLEERY: Nachteilige Wirkungen von Dicumarol mit besonderer Berücksichtigung der therapeutischen Unzulänglichkeit. Praxis *57*, 200 (1949).

ASBECK: Prophylaxe und Therapie thrombo-embolischer Zustände. Diss. Hamburg 1952.

ASKEY and SHERRY: Thromboembolism associated with auricular fibrillation. J. Amer. Med. Ass. *144*, 97 (1950).

ASTRUP: Fibrinolysis. Acta haemat. *9*, 271 (1952).

ASTRUP and MÜLLERTZ: Standardized Estimation of Prothrombin activity and the accurate Control of Dicumarol Therapy. Schweiz. med. Wschr. *84*, S. 815 (1954).

ATTINGER: Der Kampf gegen die Krankheiten der Kreislauforgane. Schweiz. med. Wschr. *72*, 377 (1942).

ATTINGER: Thrombose- und Embolieerkrankungen während der Jahre 1942 bis 1949 an der Universitäts-Frauenklinik Zürich. Gynaekologische Abteilung. Mit besonderer Berücksichtigung der Prophylaxe. Diss. Zürich 1953.

AUBRIOT: Thrombophlébite supurée sinuso-jugulaire avec integrité de l'oreile moyenne. Presse méd. *56*, 98 (1948).

AUFDERMAUER und TILLMANN: Beitrag zur Kasuistik der Varikosis spinalis. Zschr. für Unfallmed. *7*, (1947).

AUFDERMAUER: Coronarthrombose bei Kranzarterienrissen durch physische und psychische Belastung. Schweiz. med. Wschr. *82*, 1086 (1950).

AURIN and HERRMANN: Management of venous thrombosis and pulmonary embolism — following injury of extremities. Amer. J. Surg. *76*, 586 (1948).

AYCOCK et HENDRICK: Le probléme des thromboses veineuses. Presse méd. *56*, 418 (1948).

BABIOCH: Klinische Erfahrungen in der Thrombose- und Emboliebehandlung mit dem Heparinoid „Thrombocid". Langenbecks Arch. Klin. Chir. *263*, 497 (1950).

BACCAGLINI: L'indagine arteriografica negli aneurismi arteriosi ed artero-venosi traumatici. 12. Kongreß d. internat. Ges. f. Chir., London 1947, Kongreßband S. 293.

BÄTZNER: Der Einfluß der Sulfonamide auf die Blutgerinnung. Klin. Wschr. *28*, 470 (1950).

BAILEY: Phlebothrombosis decubiti and prevention of pulmonary embolism. Surgery *III*, 275 (1949).

BAILEY: Ducubitalthrombose und Verhütung von Lungenembolien. Schweiz. med. Wschr. *79*, 305 (1949).

BAILEY, BETTELHEIM and LORAND: Action of Thrombin in the Clotting of Fibrinogen. Nature *167*, 233 (1951).

BALAS et al.: Development of venous collateral circulation and its promotion through damaging the chief vein. J. internat. chir. *XII*, 128 (1952).

BALAS, STEFANICS, RANKY, GÖRGÖ: Klinik und Behandlung des Paget-Schrötterschen Syndroms. Chirurg *24*, 241 (1953).

BALAS und RHORER: Über periphere Angriffspartien und den Wert der lumbalen Sympathektomie auf der Grundlage klinischer Erfahrungen. Zbl. Chir. *79*, 137 (1954).

BALL und HUGHES: Venenthrombose und Anticoagulantien. Wien. med. Wschr. *99*, 302 (1949).

BALLY: Über die klinische Bedeutung des Heparins mit besonderer Berücksichtigung der Heparinbelastung als diagnostisches Mittel. Inaug. Diss. Zürich 1950.

BAMANN, FISCHER et al.: Über die biologischen Wirkungen der Salze seltener Erdmetalle, vornehmlich des Lanthans und des Cers, bei intravenöser Zufuhr. Klin. Wschr. *32*, 588 (1954).

BARGMANN: Histologie und mikroskopische Anatomie des Menschen. Vlg. Thieme, Stuttgart 1951.

BARKER, NYGAARD, PRIESTLEY: A statistical study of postoperative venous thrombosis and pulmonal embolism. Vlg. Marple and Wright, New York 1941.

BASCH: La methode de Katz modifiée dans le traitement des lésions vasculaires obliterantes des membres. La Pressa Argent. med., Pressa méd. argent. *35*, 1641 (1948). Ref. Presse méd. *57*, 382 (1949).

BASTIEN: Thrombose traumatique de l'artere humérale droite. Surgery *III*, 540 (1949).

BASU und STEWART: Wirkung des Heparins auf das Plasma cholesterol. Schweiz. med. Wschr. *81*, 866 (1951).

VON BAUMGARTEN: Entzündung, Thrombose, Embolie u. Metastase. Vlg. Lehmann, München 1925.

BAUX et POULHES: La phlébographie pelvienne. Presse méd. *58*, 881 (1950).

BAZY: Artériographie et Phlébographie. 12. Kongreß der internat. Ges. f. Chir., London 1947. Kongreßband S. 297.

BAZY: Apropos du procés — verbal sur la désobstruction artérielles pour thrombose artérique. Presse méd. *56*, 139 (1948).

BAZY: L'endartériectomie pour artériite obliterante des membres inferieurs. J. internat. chir. *IX*, 95 (1949).

BAUER: Über den Einfluß operativer Eingriffe auf die Gerinnungskomponenten des Blutes. Helvet. chir. acta *14*, 125 (1947).

BAUER: The Role of Phlebographie in Surgery. 12. Kongreß der internat. Ges. f. Chir. London 1947, Kongreß-Band S. 272.

BAUER: Heparin in Surgery. 12. Kongreß der internat. Ges. f. Chir., London 1947, Kongreßband S. 685.

BAUER: Séquelles des thromboses veineuses post-opératoires. Sem. Hôp. *27*, 3400 (1951).

BAUER: The Etiology of leg ulcers and their treatment by resection of the popliteal vein. J. internat. chir. *VIII*, 937 (1948).

BAUER: The sequels of postoperative venous thrombosis. J. internat. chir. *XI*, 205 (1951).

BAUER: Séquelles des thromboses postopératoires. J. internat. chir. *XI*, 221 (1951).

BAUER: Über ein neues Verfahren zur Verhütung von Phlebothrombose und Embolie. Wien. klin. Wschr. *63*, 552 (1951).

BAUER: Chirurgische Erfahrungen mit Hirudoid. Zbl. Chir. *78*, 763 (1953).

BAUR: Bettruhe als therapeutischer und pathogenetischer Faktor. Münch. med. Wschr. *97*, 107 (1955).

BEAU, TAPTAS et BLATRIX: Un nouveau case d'artérite thrombosante temporale. Artérite à cellules géantes. Presse méd. *56*, 255 (1948).

BEAUMONT, GERBAUX et LENÈGRE: Les thromboses veineuses et leur traitement anticoagulant. Presse méd. 1665 (1951), Ref. Z. org. Ges. Chir. *130*, 146 (1953).

BECK: Revaskularisierung desHerzens durch Verpflanzung einer Systemarterie in den Coronarsinus. Dtsch. med. Wschr. *74*, 560 (1949).

BECK: Revascularisation du coeur. Praxis *38*, 221 (1949).

BECKER, BERNSMEIER, SIEMONS und WOLFERT: Zur Thrombangiitis obliterans cerebri. Dtsch. med. Wschr. *79*, 1085 (1954).

BECKERMANN, JÜRGENS, SCHUBERT: Thrombose und Embolie. Hamburger Symposion 1954.

BECKMAN und KUHLMANN: Die Bedeutung des Vitamins E (Tocopherol) für den Bewegungs- und Stützapparat. Münch. med. Wschr. *96*, 970 (1954).

BEER: Klinische Symptomatik und Differentialdiagnose des Mesenterialgefäßverschlusses. Wien. med. Wschr. *103*, 382 (1953).

BELLER: Kritische Stellungnahme zur Behandlung mit Anticoagulantien in der Praxis. Med. Mschr. *5*, 750 (1951).

BELLER: Der Einfluß des Regulationssystems ACTH-Heparin auf die Gerinnungsvorgänge. Ärztl. Forschg. *8*, I/243 (1954).

BELLER: Thrombose- und Emboliebehandlung mit den Antikoagulantien Thrombocid und Tromexan, unter besonderer experimenteller Berücksichtigung von Depot-Thrombocid. Zschr. Geburtsh. *141*, 194 (1954).

BENICHOUX: The surgical treatment of massive pulmonary embolism. J. internat. chir. *XI*, 464 (1951).

BERG: Ist die fulminante Lungenembolie meteorotrop. Langenbecks Arch. Klin. Chir. *275*, 288 (1953).

BERG: Thromboembolie und Diätetik. Dtsch. med. Wschr. *79*, 801 (1954).

BERGONIGNAN et LACROTTE: Considerations sur 3 nouveaux cas d'artèrite temporale. Presse méd. *57*, 372 (1949).

BERLICK und GÖTZE: Die haemolytische Komplementaktivität bei Thrombophlebitiden und Thrombosen. Ärztl. Forschg. *8*, 158 (1954).

BERNIER: Coagulation du sang. Praxis *39*, 493 (1950).

BERTRAND, D. QUIVY: Analyse factorielle de l'action conjointe inhibiteur-activateur sur la coagulation plasmatique. Arch. internat. pharmacodyn. thérap. *98*, 193—209 (1954).

BEWERUNGE: Häufigkeit und Ursachen der Thrombose-Embolie und Möglichkeiten ihrer Verminderung. Diss. Mainz 1952.

BICKEL: Traitement actuel des thrombophlébites des extrémités. Mobilisation ou immobilisation du membre àtteint ? Dans quels cas peut-on se passer d'anticoagulants ? Méd. et hyg., Nr. 280, 1954.

BICKEL: L'embolie pulmonaire et son traitement. Méd. et hyg. *277*, 387 (1954).

BIERHAUS: Chirurgie und Kreislauf. Wissenschaftl. Vlgsges., Stuttgart 1949.

BIGELOW, HEIMBECKER, HARRISON: Intravasculäre Agglutination (Sluged Blood), Kapillarstase und Blutkörperchensedimentation nach Trauma. Arch. Surg. *59*, 667 (1949), Ref. Praxis *39*, 477 (1950).

BIGGS: Prothrombin Deficiency. Blackwell scientific Publications. Oxford 1951.

BINGOLD: Über den Einfluß von Anticoagulantien auf die Fibrinolyse im menschlichen Serum. Mit besonderer Berücksichtigung der Heparinpräparate Thrombovetren und Liquemin sowie des Heparinoids Thrombocid. Ärztl. Forschg. *5*, I/192 (1951).

BIRCHER und P. KAUFMANN: Erfahrungen in der Prophylaxe der Thromboembolie. Gynaecologia *138*, 155 (1954).

BIRCHLER: Zur Kasuistik der Thrombose und Embolieerkrankungen nach gynäkologischen Operationen insbes. der Todesfälle infolge Lungenembolie der Jahre 1922—1941. Diss. Zürich 1942.

BIRGER: La phase chron. (second.) de la thrombose des membres inférieures. Presse méd. *56*, 297 (1948).

BISCHOF und IUDMAIER: Zur Ätiologie und Therapie thrombotischer Gefäßverschlüsse. Dtsch. med. Wschr. *78*, 1436 (1953).

BLAIN et KENNETH: Lumbale Sympathektomie bei Endarteriitis obliterans. Dtsch. med. Wschr. *75*, 530 (1950).

BLAUSTEIN, SHNAYERSON, WALLACH: Clinical Use of a new Anticoagulant, Phenylindanedione. Amer. J. Med. *XIV*, 704 (1953).

BLECHA: Behandlung von Thrombosen und Embolien mit Ultrawellen. Wien. klin. Wschr. *62*, 480 (1950).

BLOCH: Thrombose und hämorrhagische Diathese. Diss. Zürich 1944.

BLOCK: Die Durchblutungsstörungen der Gliedmaßen. Verlag de Gruyter, Berlin 1951.

BLOEMERTZ: Hirudoid in der Chirurgie des praktischen Arztes. Landarzt *29*, H. 22 (1953).

BLOOM, GUSTAVSON and SWENSSON: On the Reaction of the Thrombocytes to Submicroscopic Particles in Vitro. Acta haematologica *13*, 57 (1955).

BÖHM: Über die Behandlung des varikösen Analkomplexes mit dem sclerosierenden Verfahren nach Blond. Praxis *34*, 217 (1945).

BÖHMIG und KLEIN: Pathologie und Bakteriologie der Endokarditis. Springer, Berlin 1953.

BOLL: Ein Beitrag zur Angina abdominalis. Zbl. Chir. *78*, 458 (1953).

BONNAL: Thrombose artèrielle isolée un brulé. Presse méd. *57*, 347 (1949).

BOUNAMEAUX, VAN CAUWENBERGE et ROSKAM: Le probléme des thromboses vasculaires et des hémorragies au cours de la therapeutique cortico-surrénalienne. Schweiz. med. Wschr. *84*, 789 (1954).

BOUNAMEAUX: Etude statistique d'un test de tolérance à l'héparien in vitro chez l'homme. Acta haemat. *11*, 31 (1954).

BORETTI: Trombosis de la vena axilar. Bol. Soc. cir. Rosario *19*, 159 (1952).

BORGSTRÖM: Frühaufstehen + Dicumarol. Ars med. *38*, 461 (1948).

BORGSTRÖM: Investigation on the Effect of Dicumarol and early Ambulation in the Prevention of postoperative Thrombo-Embolism in a surgical Material strongly disposed to thrombosis. Acta chir. Scand. Suppl. 150.

BORGSTRÖM: Weitere Untersuchungen über den Einfluß von Dicumarolprophylaxe und Frühaufstehen auf die postoperative Thrombose. Acta chir. Scand. *104*, 425 (1953).

BORST und HOLLEMAN: Myokardinfarkt infolge intravenöser Injektion einer hypertonischen Kochsalzlösung bei Patienten mit Atherosclerosis obliterans der unteren Extremitäten. Wien. med. Wschr. *99*, 226 (1949).

BORST und HOLLEMAN: Infarctus du myocarde resultant de l'injection intraveineuse de solution hypertonique de chlorure de sodium à des malades atteints d'artériosclerose obliterante des membres inferieurs. Presse méd. *57*, 138 (1949).

BOURG, PUNDEL: La prophylaxie et le traitement des thromboses et embolie en gynécologie et obstétrique. Emploi de l'héparine-retard. Gynaecologia *138*, 2 (1954).

BOURGAIN, M. TODD, C. SYMONS, L. HERZIG: A comparative Study of Marcumar, Tromexan and Dicumarol. Schweiz. med. Wschr. *84*, 820 (1954).

BOUSLOG: Röntgenbestrahlung der Thrombophlebitis. Schweiz. med. Wschr. *79*, 924 (1949).

BOQUIEN, MOESSEAU, HERVOUET und ALLIOT: Forme polythrombosante du cancer du corps du pancréas. Bull. Soc. méd. Hôp. Paris *70*, 36 (1954), Ref. Schweiz. med. Wschr. *84*, 1376 (1954).

BOYD: Eine Einteilung der obliterierenden Gefäßerkrankungen. Schweiz. med. Wschr. *80*, 1084 (1950).

BOYD, CATCHPOLE, JEPSON and ROSE: Major venous ligation in the treatment of postphlebitic sequelae. Lancet *II*, 113 (1953), Ref. Z. Org. ges. Chir. *133*, 63 (1954).

BOYLE: Anti-Coagulants Drug. Cosmet. Indust. *472*, 565 (1953).

BRACKERTZ: Klinische und experimentelle Studien zur Entstehung des Kollateralkreislaufes bei Verschluß der unteren Hohlvene. Dtsch. Zschr. Chir. *238*, 88 (1932).

BRAFIELD and WALTHER: The Control of Anticoagulant Therapie. Lancet *261*, 240 (1951).

BRAMBELET et CAPONE: Superiority of Vitamin K, Emulsion as counteractant for Coumarin anticoagulants. Scientific Exhibition, internat. Kongreß Thrombose und Embolie, Basel, Juli 1954.

BRANDT: Der Achselvenenstau. Bruns' Beitr. klin. Chir. *177*, 231 (1948).

BRAUN und WEBER: Über den vasotropen Einfluß der Hyaluronidase und ihren Effekt auf die Gefäßpermeabilität. Klin. Wschr. *29*, 504 (1951).

BRAUN und MÜLLER: Hauttemperaturmessung bei Thrombosen. Gynaecologia *135*, 134 (1953).

BRAUNER: Eine neue Methode zur Bestimmung der Kreislaufzeit und zur Diagnostik von Durchblutungsstörungen der Extremitäten. Wien. klin. Wschr. 97 (1954).

Le BRIGAND: Le traitement des thromboses veineuses chirurgicales (ses bases physio-pathologiques). Praxis *41*, 427 (1952).

BRITTEN: Peripheral venous thrombosis: Preventive measures and treatment. Surgery *III*, 543 (1949).

BROBEIL: Hirndurchblutungsstörungen. Thieme, Stuttgart 1950.

BROEMSER: Physiologie. Thieme, Leipzig 1938.

BRÜCKE, AIGNER: Die kombinierte Schaumverödung der Varizen. Wien. med. Wschr. *104*, 111 (1954).

BRÜCKNER: Wie gestalten sich die Fernergebnisse des operativ behandelten Krampfaderleidens. Ther. Gegenw. *92*, 91 (1953).

BRUNNER: Der Heparintoleranztest nach Hirudoid-Anwendung. Gynaecologia *138*, 13 (1954).

BRUX: Les lésions coronaires du rheumatisme articulaire aigu. Presse méd. *57*, 139 (1949).

BSTEH: Zur Penicillinbehandlung der septischen Thrombose des Sinus cavernosus. Schweiz. med. Wschr. *79*, 350 (1949).

BSTEH: Gezielte operative Embolusverschiebung bei peripherer arterieller Embolie. Wien. klin. Wschr. *62*, 948 (1950).

BSTEH: Thrombophlébitis des veines cérébrales. Praxis *42*, 382 (1953).

BUDTZ-OLSEN: Clot Retraction. Blackwell scientific Publications. Oxford 1952.

BÜCHERL und W. DÜBEN: Experimentelle Untersuchungen über O_2-Sättigung und Druck in der Vena portae nach Ligatur der Arteria hepatica. Langenbecks Arch. klin. Chir. *278*, 239 (1954).

BÜRGER: Alter und Krankheit. Thieme, Leipzig 1947.

BUESS: Zur Geschichte des Emboliebegriffs bis Virchow. Schweiz. med. Jahrbuch, Benno Schwabe Basel 1946.

BUESS: Zur Entwicklung der Thromboselehre im 18. Jahrhundert. Schweiz. med. Wschr. *84*, 776 (1954).

BUGYI: Formel zur Ausrechnung des Prothrombingehaltes des Plasmas aus der Blutgerinnungszeit nach QUICK. Schweiz. med. Wschr. *78*, 688 (1948).

BUGYI: Über das Temperaturoptimum der Blutgerinnung. Beiträge zur Physiologie der Blutgerinnung. Schweiz. med. Wschr. *78*, 284 (1949).

BUMM: Kreislaufstörungen an den Gliedmaßen und ihre Behandlung. Urban & Schwarzenberg, Berlin 1949.

BUXTON and EICKHOFF: Traetment of thromboangitis obliterans and thrombophlebitis with tetraethylammonium chloride. Excerpta med. *III*, 267 (1949).

BUZELLO: Die akuten eitrigen Infectionen in der Chirurgie und ihre Behandlung. Urban & Schwarzenberg, Berlin 1926.

CACUORI: Über einen Fall von traumatischem Herzinfarkt. Praxis *39*, 169 (1950).

CAHEN: Syndrome de Leriche. Acta chir. Belg. *52*, 247 (1953).

CAITHAML: Erfahrungen mit Hydergin bei peripheren Durchblutungsstörungen. Langenbecks Arch. klin. Chir. *278*, 396.

CAITHAML: Thrombosebehandlung mit Hydergin, Procain und Panthesin. Zbl. Chir. *79*, 1114 (1954).

CAITHAML: Beitrag zur Therapie der arteriellen Embolie. Langenbecks Arch. klin. Chir. *278*, 494 (1954).

CALDWELL: La thrombose de la carotide. Rapport de 8 cas dus à des traumatismes. Americ. J. of intern. med. *28*, 1132 (1948).

CARLOTTI: Embolie pulmonaire. Presse méd. *56*, 299 (1948).

CARTER: Chirurgie des Herzens und der benachbarten großen Gefäße. Dtsch. med. Wschr. *74*, 476 (1949).

CHASSERINI: Cause e meccanismi delle embolie postoperatorie. VIII. Kongreß der internat. Ges. f. Chir., Warschau 1929. Kongreßband S. 3.

CHEYNE: Lumbar sympathectomy for senile arteritis followed by early venous thrombosis. Surgery *III*, 539 (1949).

CHIARI: Plötzlicher Herztod. Wien. klin. Wschr. *61*, 273 (1949).

CHRISTOPHE: Thromphlébitis cérébralis. Presse méd. *59*, 59 (1951).

CHYLA: Klinische und experimentelle Erfahrungen mit Hirudoid. Dtsch. med. Wschr. *79*, 371 (1954).

CLAVEL et MORGUES: Sur les phlébites et les embolies. Presse méd. *57*, 252 (1949).

CLERC und BÖHLER: Die Blutgerinnungszeit während des Geburtsvorganges. Schweiz. med. Wschr. *79*, 732 (1949).

CLOETENS: Utilisation de la thérapeutique anticoagulante en médecine pratique. Scalpel *106*, 870 (1953).

Mc CLURE: The endothelial Problem. Anat. Rec. *22*, 219 (1921).

COCKETT and JONES: The ankle blow out syndrome. A new approach to the varicose ulcer problem. Lancet *I*, 17 (1953), Ref. Z. Org. ges. Chir. *130*, 82 (1953).

COLOMB et FABRE: à propos du traitement des thrombophlébitis du sinus avec méningite et septicémie. Presse méd. *57*, 187 (1949).

COLVIN, WALKER and SMITH: Ascending erect phlebography. Management of chronic venous insufficiency of lower extremity. Arch. surg. *66*, 292 (1953), Ref. Z. org. ges. Chir. *130*, 377 (1953).

Congress international de la thrombose arterielle. Presse méd. *61*, 1111 (1953).

COOPER: Treatment of varicose Ulcer. Amer. J. Surg. *75*, 475 (1948).

CORNIL: Un cas d'artérite temporale. Presse méd. *57*, 437 (1949).

COURTY and BRINGER: Arteritis and prostigmine. Surgery *III*, 270 (1949).

COURTY et LANGEROH: Documents phlébographiques sur la thrombectomie et resultats cliniques. Presse méd. *61*, 1369 (1953).

COSGRIFF: Etat actuel du probleme de la thromboembolie. Presse méd. *48*, 653 (1948).

COSGRIFF: Traitement de la thrombose veineuse et de l'embolie pulmonaire. Surg. Clin. N. America 324 (1948), Ref. Presse méd. *57*, 382 (1949).

COVAERTS: Causes et mécanisme de l'embolie postopératoire. VIII. Kongreß der internat. Ges. f. Chir., Warschau 1929, Kongreßband S. 79.

CRAFOORD: L'Héparine en Chirurgie. XII. Kongreß der internat. Ges. f. Chir., London 1947, Kongreßband S. 670.

CRAFOORD and HIERTOM: Surgical treatment of thrombotic obliteration of the aortic bifurcation. A report of a case. Acta chir. Scand. *104*, 81 (1952), Ref. Z. org. ges. Chir. *130*. 77 (1953).

CRAMER und GÖTZE: Die parenterale Anwendung von Vitamin K_1 (Konakion) bei hypoprothrombinämischen Zuständen. Ärztl. Wschr. *9*, 777 (1954).

CRUTSCHER und DANIEL: Lungenembolie. Surgery *23*, 47 (1948).

CRUZ, PARGA, DAVILA: Three Years of Experience with Anticoagulant Treatment. Rev. Méd. Chile *78*, 777 (1950).

CSEPAI: „Pseudothrombose" der Mesenterialgefäße. Beitrag zur Symptomatologie der Ortnerschen Krankheit. Schweiz. med. Wschr. *79*, 785 (1949).

CUMMINE and LYONS: A study in intravascular thrombosis with some new conceptions of the mechanism of coagulation. Brit. J. Surg. *35*, 337 (1948).

CYRAN und BECKER: Wetter und Tod. Dtsch. med. Wschr. *77*, 1117 (1952).

Da COSTAET, FAGUNDES: Arteriographie experimentale. XII. Kongreß der internat. Ges. f. Chir., London 1947, Kongreßband S. 289.

DALLAS and CLATANOFF: Arch. Int. Med. *94*, 213 (1954).

DAMMERMANN: Lokale Penicillinanwendung und Penicillinversager in der Chirurgie. Dtsch. med. Wschr. *74*, 823 (1949).

DANIEL: Prophylaxe und Therapie der Venopathie mit Hirudoid. Wien. med. Wschr. *102*, 667 (1952).

DANZELOT und KAUFMANN: L'héparine dans le traitement de la maladie rhumatismale et de certains processus exsudatifs. Arch. malad. ceur *43*, 229 (1950).

DAX: Notre expériences sur la ligature de la veine cave inferieur dans la maladie thrombo-embolique. A propos de cinq observations personelles. Bordeaux chir. 14 (1953).

DEBEYRE: Infarctus intestinale. Presse méd. *56*, 424 (1948).

DEBRUNNER: Zur Bekämpfung der postoperativen Thrombose. Schweiz. med. Wschr. *82*, 265 (1952).

DECHAUME, CRUT et GONDAERT: La Thrombine et la Thrombin-Retard. Modifications de temps de coagulation. Presse méd. *56*, 317 (1948).

DEJARDIN et MASCART: Etude du test de résistance à l'héparine chez les opérés. J. intern. Chirurgie *10*, 384 (1951).

DELAMOY, VERHAEGHE et LAGACHE: Operation de Trendelenburg. Presse méd. *56*, 568 (1948).

DELLA SANTA: Un nouvel anticoagulant de synthèse: Le Tromexan. Schweiz. med. Wschr. *79*, 195 (1949).

DENECKE: Das Schicksal der an Arteriitis Erkrankten. Langenbecks Arch. klin. Chir. *268*, 506 (1951).

DENECKE und H. HARTERT: Carotis interna-Verletzung mit unstillbarem Nasenbluten, geheilt durch intraarterielle Thrombininjektion. Chirurg *25*, 470 (1954).

DENK: Chirurgie des Speiseröhrenkarzinoms. Wien. med. Wschr. *99*, 426 (1949).

DEPARIS, AUQUIER, CANIVET, LEVILLAIN et LISSAC: Thrombose des veines rénales et néphrose lipoidique. Presse méd. 1363 (1954).

DETERLING: Progrés results de la chirurgie vasculaire. Presse méd. *56*, 298 (1948).

DEUTSCH: Über die Behandlung von Thrombosen mit Dicumarin. Wien. klin. Wschr. *59*, 524 (1947).

DEUTSCH: Die Diagnose der Thrombosegefährdung. Wien. klin. Wschr. *62*, 363 (1950).

DEUTSCH und HUEBER: Der drohende Myokardinfarkt. Wien. klin. Wschr. *62*, 277 (1950).

DEUTSCH und FRISCHAUF: Über die Beeinflussung der Kapillarpermeabilität durch Di-(4-oxycumarinyl-3)-essigsäure-äthylester. Klin. Med. *6*, 385 (1951).

DEUTSCH: Klinik und Therapie der Thrombosen der untern Extremitäten. Paracelsus, Fasc. 2 (1953).

DEUTSCH und H. FRISCHAUF: Untersuchungen über den Mechanismus der Thrombinabbaureaktion nach Lengenhagger. Sshweiz. med. Wschr. *84*, 796 (1954).

Mc DEVITT, FOLEY and WRIGHT: Gerinnungshemmende Substanzen in der Behandlung der Cerebral-Thrombose und -Embolie. Medizinische 989 (1954).

DIAMONT: Cas de phlébite en cordon de la „paroi" du trouc, dite „maladie de Mondor". Presse méd. *57*, 345 (1949).

DICK: Embolectomie aus der Aorta. Wien. klin. Wschr. *99*, 99 (1949).

DICK: Arteriitis der A. temporalis (Riesenzellarteriitis). Schweiz. med. Wschr. *79*, 368 (1949).

DIETHELM und DONTENWILL: Karotisthrombose nach Encephaloarteriographie. Zbl. Neurochir. *13*, 99 (1953).

DIETMANN und GÜTGEMANN: Herzstillstand und Kammerflimmern. Langenbeck s Arch. klin. Chir. *274*, 562 (1953).

DIETRICH: Wesen und Bedingungen der Thrombose und Embolie. Klin. Wschr. *10*, 54 (1931).

DIETRICH: Thrombose, ihre Grundlagen und ihre Bedeutung. Pathologie und Klinik in Einzeldarstellungen, Bd. IV Springer, Berlin 1932.

DIGONNET, THOYER ET GARBEY: Un cas de phlébite complique de gangrène par arberite dans le „postpartum". Presse méd. *56*, 379 (1948).

DIMTZA: Arterienoperationen bei peripheren Zirkulationsstörungen. Helvet. chir. acta *19*, 259 (1954).

DIMTZA: Les obliterations arterielles chroniqus. (Embolies et anévrismes exceptés). Ier Congrés de la Sociéte Européenne de Chirurgie cardio-vacculaire (1953).

DÖRING, SEULBERGER, PETERS: Gibt das Verhalten von Puls und Temperatur einen Hinweis auf eine drohende Thromboembolie? Chirurg *24*, 337 (1953).

DÖRKEN: Metastasierendes Pankreascarcinom unter dem klinischen Bild der Thrombophlebitis migrans. Zbl. Chir. *77*, 1448 (1952).

DOMANIG: Die Thrombose und Embolie, ihre Prophylaxe und Behandlung. Wien. klin. Wschr. *63*, 478 (1951).

DOMANIG: Prophylaxe und Therapie der Phlebothrombose. Wien. klin. Wschr. *65*, 91 (1953).

DOSCHER, POINDEXTER: Myocardical infarction without anticoagulant therapy. Deaths, emboli and an analysis of factors influencing mortality. Americ. J. Med. *8*, 623 (1950).

DOTTI et LEONI: Sull'opportunita di una capillaroprotezione durante la terapia anticoagulanze (Tromexan). Giorn. clin. med. *35*, 179 (1954).

DROBEC: Zur Diagnose und Behandlung der multiplen Sklerose. Wien. med. Wschr. *98*, 343 (1948).

DRUCKREY, GANGWISCH und RAITHER: Methodische Untersuchungen zur Prothrombinbestimmung nach Quick-Lehmann. Langenbeck s Arch. klin. Chir. *263*, 425 (1950).

DUARTE: Cirugia vascular. XII. Kongreß der internat. Ges. f. Chir., London 1947, Kongreßband S. 392.

DUCUING et ENJALBERT: Notions générales sur la phébographie. Presse méd. *56*, 325 (1948).

DUESBERG: Vasodilatierend und depressorisch wirksame Adrenalinkörper. Dtsch. med. Wschr. *74*, 529 (1949).

DUFF and SHULL: Fatal hemorrhage in Dicumarol Poisoning. J. Americ. Med. Ass. *139*, 762 (1949).

ECKL und LEIBETSEDER: Thrombophlebitis saltans und Phlebothrombose. Wien. klin. Wschr. *62*, 420 (1950).

EDWARDS: Thrombosis in Arteriosclerosis of the lower extremities. Vlg. Springfield 1950.

EHLERT: Behandlung postoperativer Thromboseneigung. Münch. med. Wschr. *95*, 1095 (1953).

EICHENBERGER, KICKÖFEN, SCHMIDHAUSER-KOPP und SCHÖN: Über die fibrinolytische Wirkung von Thrombin. Schweiz. med. Wschr. *84*, 65 (1954).

EIERMANN: Postoperatives Kreislaufgeschehen. Bruns Beitr. klin. Chir. *185*, 321 (1952).

EMMENEGGER, E. LÜSCHER: Über den Mechanismus der Gerinnungshemmung einiger Antihistaminica. Helvet. physiol. pharmacol. acta *12*, C 13—C 15 (1954).

ENGELHARDT: Nachweis einer erhöhten Gerinnungsbereitschaft des Citratblutes mit der Recalcifizierzeitbestimmung von Th. Halse, sowie Bedeutung dieser Methode im Rahmen der Thrombosebehandlung. Bruns Beitr. klin. Chir. *187*, 431 (1953).

ENGELHARDT: Ein verbessertes Gerät zur Überwachung der Anticoagulationstherapie. Chirurg *25*, 478 (1954).

ESCHLER: Experimentelle Untersuchungen über den Zeitpunkt des Plättchenzerfalls bei der Blutgerinnung. Diss. Bern 1947.

ESTELLA: Intervention en la ponencia del Profesor Dos Santos sobre estudio de arteriografia y flebografia. XII. Kongreß der internat. Ges. f. Chir., London 1947, Kongreßband S. 302.

ESTELLA, Estimation of Prothrombin Time with Goats Brain as the Source of Thromboplastin. Internat. Med. Abstr., Calcutta, *16*, 1—4 (1954).

EYSHOLDT: Grundlagen der Thrombosebehandlung in der modernen Chirurgie. Bruns Beitr. klin. Chir. *180*, 367 (1950).

EYSHOLDT: Thrombose und Emboliebehandlung mit Thrombocid. 67. Tagg. der Nordwestdeutsch. Chirurgen in Oldenburg 1951.

EYSHOLDT: Erfahrungen mit Thrombocid bei Behandlung der Thrombo-Embolie. Bruns' Beitr. klin. Chir. *184*, 306 (1952).

EYSHOLDT: Die experimentelle Thrombose im Röntgenkontrastbild. Langenbecks Arch. klin. Chir. *275*, 310 (1953).

EYSHOLDT: Experimentelle Untersuchungen zur Beeinflussung frischer Thromben mit Heparin und Heparinoiden. Ref. a. d. 70. Tagg. d. Dtsch. Ges. f. Chir. 1953, München.

FABRE: La prothrombine: Son dasage, sa spezification. Presse méd. *58*, 827 (1950).

FAIVRE, PERNOT et LAGARDE: Les troubles coronariens au cours des artériites des membres. Presse méd. *62*, 1515 (1954).

FANTL: The Use of Substances Depressing Antithrombin Activity in the Assay of Prothrombin Biochem. J. *57*, 416—421 (1954).

FAVRE-GILLY, BOREL-MILHET: Le traitement des thromboembolies pulmonaires depuis l'avènement des anticoagulants du type de l'Héparine et de la Dicoumarine. J. Méd. Lyon *32*, 205 (1951).

FAVRE-GILLY, FROMENT, GONIN, ITHIER, BOREL-MILHAT: Note sur le traitement de 60 thromboses (artérielles ou veineuses par le dicoumarinylacétate d'éthyle. Bull. Mem. Soc. Méd. Hôp. Paris *67*, 353 (1951).

FAVRE: La phlébite „fil de fer". Presse méd. *61*, 579 (1953).

FEHLING: Thrombose und Embolie nach chirurgischen Operationen. Vlg. Enke, Stuttgart 1920.

FEIGIN: Dicumarol and quinidine in the ambulatory treatment of chronic auricular fibrillation. California Med. *73*, 162 (1950).

FEISSLY et P. MANDEL: Considerations sur le diagnostic hématologique des états thrombophiliques. Schweiz. med. Wschr. *84*, 807 (1954).

FERLIN und NOVERRAY: Contribution à l'etude de l'antithrombine. Schweiz. med. Wschr. *79*, 217 (1949).

FELLMANN: Über posttraumatische Arterienschäden. Helvet. chir. acta *19*, 58 (1952).

FERRARI: Une altération intéressante de la veine iliaque primitive gauche à sa jonction avec la veine cave inférieur. — Ses rapports avec la thrombose. Presse méd. *56*, 418 (1948).

FERSTL und LACHNIT: Die Gefahren der Dicumarintherapie während der Laktation. Klin. Wschr. *31*, 539 (1953).

FETZER: Prophylaxe und Behandlung thrombotischer Komplikationen an einer mittelgroßen Frauenklinik über einen Zeitraum von mehr als 5 Jahren. Med. Klin. Nr. 48, (1954).

FIALA: A Thermolabile Inhibitor of Plasma Coagulation. Nature *167*, 279 (1951).

FICARRA: Primary thrombosis of the axillary vein. Surgery *III*, 543 (1949).

FIESCHI: Splenotromboflebite acuta e cronica. Z. org. ges. Chir. *95*, 159 (1939).

FIGARELLA: Thrombose arteritiel du carrefour aortique un exempel de resection avec resultat très vite bon, verifié tel unit mois après. Praxis *42*, 37 (1953).

FISCHER: Die Phlebographie von Schulter, Hals und Mediastinum. Schweiz. med. Wschr. *81*, 1198 (1951).

FISCHER: Klinischer Beitrag zum Wesen und Wirken des bioklimatischen Faktors. Wien. klin. Wschr. *65*, 670 (1953).

FISCHER und KALK: Haarausfall nach antikoagulierender Therapie. Schweiz. med. Wschr. *83*, 509 und 766 (1953).

FISCHER: Depotthrombocid. Erfahrungen bei der Behandlung thromboembolischer Erkrankungen. Helvet. chir. acta *20*, 246 (1953).

FISCHER, DURAFFOURD et DELLA SANTA: Modes d'expression du thromboélastogramme (Methode HARTERT). Praxis *43*, 610 (1954).

FLEISCHHACKER: Zur Prophylaxe von Gefäßerkrankungen. Wien. med. Wschr. *103*, 493 (1953).

FLEISCHHACKER: Zur Therapie der Gerinnungsstörungen. Wien. med. Wschr. *104*, 171 (1954).

FLÜCKIGER: Die Behandlung der postoperativen Alarmreaktion mit männlichen Sexualhormonen. Schweiz. med. Wschr. *81*, 1174 (1951).

FLÜCKIGER: Ein Beitrag zur Genese der idiopathischen Thrombopenie. Diss. Zürich 1953.

FLÜCKIGER, DUCKERT und KOLLER: Die Bedeutung des Faktor X für die Antikoagulantientherapie. Schweiz. med. Wschr. *84*, 1127 (1954).

FOLEY et WRIGHT: Thérapeutique anticoagulante de longue durée dans les maladies cardiovasculaires. Praxis *38*, 335 (1949).

FOLEY and WRIGHT: Protrahierter Dicumarolgebrauch bei Neigung zu Thromboembolien. Amer. J. Med. Sc. (1949), *217*, 136, Ref. Ars med. *39*, 271 (1954).

FONIO: Über Gerinnungs- und Thrombosebereitschaft. Dtsch. Zschr. Chir. *238*, 129 (1932).

FONIO und VANNOTTI: Neuere Untersuchungen über die Entstehung der Thrombose. Schweiz. med. Wschr. *64*, 1086 (1934).

FONIO und SCHWENDENER: Die Thrombozyten des menschlichen Blutes und ihre Beziehung zum Gerinnungs- und Thrombosevorgang. Vlg. Huber, Bern 1942.

FONIO: Neuere Untersuchungen über die retraktionsauslösende Funktion der Thrombozyten. Praxis *36*, 725 (1947).

FONIO: Discussionsbemerkungen zum Vortrag des Herrn Crafoord. XII. Kongreß der internat. Ges. f. Chir., London 1947, Kongreßband S. 694.

FONIO: Die retraktionsauslösende Funktion der menschlichen Thrombozyten in physiologischer und pathologischer Hinsicht. Bull. Schweiz. Akad. med. Wiss. *4*, 470 (1948).

FONIO: Über die retraktionsauslösende Funktion der Thrombozyten. Schweiz. med. Wschr. *78*, 973 (1948).

FONIO: Der Einfluß qualitativer Schädigung der Thrombozyten auf die Retraction des Blutgerinnsels. Bull. Schweiz. Akad. med. Wiss. *6* ,81 (1949).

FONIO: Eine neue Methode zur Kontrolle der Wirkung von Antikoagulantien in vivo und vitro. Schweiz. med. Wschr. *80*, 1095 (1950).

FONIO und HENSELER: Eine klinisch verwendbare Kontrollmethode zur Beurteilung der Wirkung von Anticoagulantien auf das Fibringerinnsel. Schweiz. Zschr. allg. Path. *XV*, 545 (1952).

FONIO: Über die 3. Phase der Blutgerinnung und über die Funktion der Strukturelemente der Thrombozyten. Ergebn. d. inn. Med. und Kinderheilkunde, Bd. 4, Springer, Berlin 1953.

FONIO: Über die Messung der Retractionsvalenz des Fibringerinnsels. Schweiz. med. Wsch. *84*, 372 (1954).

FONIO: Über den Aufbau und die Retraktion des Fibringerinnsels in physiologischer und pathologischer Beziehung. Schweiz. med. Wschr. *84*, 785 (1954).

FONIO: Über die Retractionsvalenz des Fibringerinnsels und über eine Methode zu ihrer Bestimmung. Acta haemat. *11*, 251 (1954).

FONIO: Über die dritte Phase der Blutgerinnung und über die Funktion der Strukturelemente der Thrombocyten. Springer, Berlin 1954.

FONTAINE: L'artério- et la Veinographie dans les Affections vasculaires. XII. Kongreß der internat. Ges. f. Chirurgie, London 1947, Kongreßband S. 273.

FONTAINE: Quelques cas de chirurgie conservatrice pour Aneurysmes artério-veineux et artèriels. XII. Kongreß der internat. Ges. f. Chir., London 1947, Kongreßband S. 393.

FONTAINE, MANDEL und APPRILL: Beiträge zur biochemischen Kontrolle der postoperativen Venenthrombose und ihrer chirurgischen Behandlung. Wien. klin. Wschr. *60*, 445 (1948).

FONTAINE, MANDEL, APPRILL: Contribution à l'étude biochemique des phlébites et à leur traitement chirurgical. J. internat. chir. *8*, 778 (1948).

FONTAINE: Die moderne Behandlung der Phlebitis. Wien. klin. Wschr. *61*, 237 (1949).

FONTAINE and DANY: The thrill in segmental isolated dilatations of large artéries without involvement of veins. Surgery *III*, 270 (1949).

FONTAINE et al.: Sur le traitement des obliterations artérielles. De la valeur respektive des thrombendartériectomies, des shunts artérioveineux et des greffes vasculaires (autograffes veineuses fraiches). Lyon chir. *46*, 73 (1951).

FONTAINE: Etude histologique comparée de l'embolie et de la thrombose artérielle experimentale chez le chien. Presse méd. *61*, 1242 (1953).

FONTAINE, KIN, KIENY: Le traitement chirurgical des troubles circulatoires périphériques. Méd. et hyg. *278*, 405 (1954).

FONTAINE: Betrachtungen zur Venenthrombose. Strasbourg méd. 359 (1953), Ref. Praxis *43*, 627 (1954).

FOORD: Embolie und Thrombose beim Myocardinfarct. Schweiz. med. Wschr. *79*, 370 (1949).

FORGACS, KOVACS, PASZTOR: Die Rolle des Vitamin K in der Prothrombinaktivität. Zschr. inn. Med. *9*, 505 (1954).

FORGUE: Causes et mécanisme de l'embolie postopératoire. VIII. Kongreß der internat. Ges. f. Chir., Warschau 1929, Kongreßband S. 49.

FORTY: Disobliterative endarteriectomy of the external iliac artery. Brit. Med. J. *4778*, 264 (1952), Ref. Z. org. ges. Chir. *130*, 209 (1953).

FOTI: Considerationi Cliniche sulla Profilassi delle Thromboembolie. Quad. Clin. ostetr. *9*, 279 (1954).

FRANKE: Probleme der modernenen Chirurgie peripherer Gefäße. Bruns' Beitr. klin. Chir. *186*, 483 (1953).

FREY: Die Chirurgie des Herzens. Stuttgart 1939.

FRICK: Die Differenzierung der „Prothrombinzeit" nach QUICK. Diss. Zürich 1948.

FRICK: Zur Physiopathologie der Mastzellen (Heparinspeicherung und -ausschüttung). Inaug. Diss., Zürich 1950.

FRIEDELL, DRUCKER und PICKETT: Die Behandlung der Arteriosclerosis obliterans mit Histidin und Askorbinsäure. Wien. med. Wschr. *99*, 184 (1949).

FRIEDELL et al.: Le traitement de l'avéricite oblitérante par l'histidine et l'acide ascorbique; avec estimation des effectes circulatoires par les isotopes radioactifs. Presse méd. *57*, 722 (1949).

FRIEDLÄNDER: Histologie and chemical aspects of thrombusformation. Z. org. ges. Chir. *112*, 338 (1949).

FRIEDRICH: Experimentelle Untersuchungen über Fibrinolyse durch Thrombocid. Ärztl. Wschr. 352 (1951).

FRILEUX: Les ligatures veineuses dans le traitement de la maladie thrombo-embolique. Praxis *41*, 427 (1952).

FRILEUX: Récherches expérimentales sur le traitement de la phlébethrombose par l'association Dicumarol-Vitamin E. Presse méd. *59*, 748 (1951).

FRISK: Das Syndrom der Arteriitis temporalis. Schweiz. med. Wschr. *78*, 821 (1948).

FRITZSCHE: Erfahrungen mit Sofort- und Frühaufstehen als Thromboseprophylaxe. Diss. Zürich 1947.

FRITZSCHE und REICH: Die mathematische Beurteilung einer Statistik über Sofort- und Frühaufstehen nach Operationen als Thromboseprophylaxe. Schweiz. med. Wschr. *81*, 469 (1951).

FUCHS: Zur Wirkung der synkardialen Massage bei peripheren Durchblutungsstörungen. Verh. Dtsch. Ges. Kreisl. forsch. *15* (1949).

FUCHS: Über das Prinzip und die Wirkungsweise der synkardialen Behandlungsmethode bei peripheren Durchblutungsstörungen. Medizinische Nr. 35 (1953).

FUCHS: Die synkardiale Behandlungsmethode bei alternden Gefäßen. Die Therap.woche *4*. 375 (1954).

FUETER: Zur Diagnostik der traumatischen Oberarmvenenthrombose. Schweiz. med. Wschr. *73*, 1113 (1943).

GABRIEL: Zur Therapie des varicös bedingten Ulcus cruris. Wien. med. Wschr. 399 (1952).

GÄRTNER: Über einen Fall von arterieller Gefäßembolie. Wien. med. Wschr. *101*, 409 (1951).

GAGE: Das Phänomen der Thromboembolie: Ein lokaler Prozeß mit regionaler Auswirkung und allgemeinen Komplikationen. Ref. Praxis *43*, 628 (1954).

GALLE: Discussion by Professor Crafoords paper of Heparin. XII. Kongreß der internat. Ges. f. Chir., London 1947, Kongreßband S. 686.

GALLEONE und ROMAGNOLO: Antidicumarolwirkung von dl-Methionen der PP- und K-Vitamine sowie der Caseinhydrolysate. Schweiz. med. Wschr. *78*, 625 (1948).

McGANN: Le thrombo-embolisme. Une comparaison des effets du lever précoce après l'opération et du dicumarol pré-opératoire. New Engl. J. Med. *242*, 203 (1950).

GARCIN et PESTEL: Thrombo-Phlébites cérébrales. Vlg. Masson & Cie. Paris 1949.
GARCIN et PESTEL: Thrombophlébitis cérébrales. Presse méd. *57*, 455 (1949).
GAVEY: Die Verhütung und Behandlung von Thrombophlebitis. Dtsch. med. Wschr. *76*, 751 (1951).
GEISSENDÖRFER: Thrombose und Embolie. Vlg. Joh. Ambr. Barth, Leipzig 1935.
GEORG: Eine neue Methode zur Beurteilung der Gerinnungsfähigkeit des Blutes. Klin. Wschr. *28*, 466 (1950).
GERSON: Les varices et leurs associations pathologiques. Vlg. Doin, Paris 1948.
GESENIUS und GAUSAU: Zur Klinik der Thrombangiitis obliterans. Fortschr. Röntgenstr. *73*, 64 (1950).
GIBSON: Coagulation in Coronary Thrombosis may be influenced by salicylic acid. Merck Rep. 14 (1949).
GILBERT, MAMOU, CHAIN et ATTAL: Infarctus du myocard à symptomatologie cérébrale. Presse méd. *56*, 378 (1948).
GIPPERICH: Individuelle postoperative Thromboseprophylaxe zur Verhütung der Frühembolie. Gynaecologia *138*, 21 (1954).
GLASS: Amer. Med. Sc. *220*, 409 (1950).
GLOOR und SIGG: Thromboseprophylaxe mit Tromexan bei geschlossenen Unterschenkelfrakturen. Praxis *39*, 839 (1950).
GOBIN: Les embolies artérielles des membres. Surgery *111*, 411 (1949).
GÖTTINGER: Die klinische Bedeutung des Fibrinogen-Heparin-Gleichgewichts. Med. Klin. *46*, 361 (1951).
GOLDECK und REMY: Einfluß des adrenocorticotropen Hormons (ACTH) auf die normale Blutbildung und die Blutkrankheiten. Klin. Wschr. *31*, 393 (1953).
GOLDECK, HERRNRING und RICHTER: Die 24 Stunden-Periodik der Thrombozyten. Dtsch. med. Wschr. *75*, 702 (1950).
GOLLWITZER-MEIER: Die konsensuelle Hypothermie der Gliedmaßen bei Gesunden und Nervenschußverletzten. Dtsch. med. Wschr. *71*, 103 (1947).
GOOSENS, GASTPAR, SEITZ: Experimentelle Untersuchungen über die Aktivierung und Hemmung von Heparin in Plasma und Serum. Klin. Wschr. *32*, 646 (1954).
GORDON und MURRAY: Les anticoagulants dans la thrombose veineuse et la prévention de l'embolie pulmonaire. Presse méd. *56*, 418 (1948).
GOTTLEBE: Die Prothrombinbestimmung als Leberfunktionsprüfung. Dtsch. Arch. klin. Med. *197*, 397 (1950).
GOTTLOB: Über Thrombosen der Aorta und der Iliacalarterien. Langenbecks Arch. klin. Chir. *272*, 408 (1952).
GOTTLOB: Über Strahlenschäden der großen Blutgefäße. Wien. klin. Wschr. *64*, 361 (1952).
GOTTLOB und MAY: Lokale Heparinbehandlung bei Thrombosen. Wien. med. Wschr. *104*, 211 (1954).
GREITHER und KLEINSCHMITT: Die ambulante Kompressionsbehandlung der Krampfaderfolgen, insbesondere der postthrombotischen und varikösen Ulcera. Dermat. Wschr. *125*, 505 (1952).
GREUEL: Zur Therapie der Thromboembolie in der Praxis. Münch. med. Wschr. *94*, 1065 (1952).
GREWE und K. KREMER: Thromboseprophylaxe mit Inhaltsstoffen der Roßkastanie. Therap. Gegenw. *6*, 207 (1952).
GRIFFIN et al.: Lungenembolien. Surg. usw. *92*, 313 (1951).
GROEDEL: Anticoagulationsbehandlung der Herzkrankheiten. Dtsch. med. Wschr. *76*, 143 (1951).
GROSS: Acute Thrombophlebitis. Ars med. *38*, 651 (1948).
GRÜNING: Ein Beitrag zur Praxis der Thromboseprophylaxe. Dtsch. med. Wschr. *76*, 1306 (1951).
GRÜNING und BORN: Die klinische Bedeutung des Antithrombins. Langenbecks Arch. klin. Chir. *275*, 556 (1953).
GRÜNING: Die Früherkennung einer Thrombosegefahr. Med. Mschr. *5*, 831 (1951).
GÜNTHER: Umweltbedingte, zeitliche Schwankungen der physiologischen Richtwerte des Blutes. Dtsch. med. Wschr. *74*, 264 (1949).

GURDIJAN and WEBSTER: Apoplexie infolge Thrombose der A. carotis interna. J. Amer. Med. *151*, 541 (1951).

GÜTTICH: Beitrag zur Frage der unfallbedingten Entstehung der Thromboangitis obliterans. Chirurg *23*, 75 (1952).

GUGELMANN: Posttraumatische Blutveränderungen und Thrombosebereitschaft. Diss. Zürich 1951.

GUGELMANN: Posttraumatische Blutveränderungen und Thrombosebereitschaft. Helvet. chir. acta *18*, 178 (1951).

GUILLAUME et MATZARS: Les radicotomies posterieures dans le traitement de l'angine de poitrine. Presse méd. *56*, 690 (1948).

GUMRICH, DORTENMANN und KÜBLER: Das klinische und röntgenologische Bild des posttraumatischen Spätoedems. Dtsch. med. Wschr. *78*, 1404 (1953).

HADORN: Altes und Neues aus der innern Medizin. Praxis *38*, 393 (1949).

HAGER: Zur rhinogenen Cavernosusthrombose. Wien. klin. Wschr. *63*, 926 (1951).

HAHN: Die Elektroenzephalographie bei zerebralen Thrombophlebitiden und Thrombosen. Inaug. Diss. Zürich 1954.

HAIMONICI, SUFFNESS: Extremitätengangraen venösen Ursprungs. Schweiz. med. Wschr. *78*, 889 (1948).

HALSE: Erfahrungen mit der Prothrombingerinnungszeit nach Quick-Lehmann. Mediz. Klinik *42*, 20 (1948).

HALSE: Fibrinolyse. Eine experimentelle und klinische Studie über die 4. Phase der Blutgerinnung. Vlg. Cantor, Freiburg Br. 1948.

HALSE und SCHMITZ: Thrombostatische und thrombolytische Wirkung eines synthetischen Heparinpräparates. Med. Klin. *44*, 857 (1949).

HALSE und SCHMITZ: Thrombostatische und thrombolythische Wirkung eines synthetischen Heparinpräparates. Schweiz. med. Wschr. *79*, 1195 (1949).

HALSE: Stellungnahme zu v. Jaschke: Die zentrale Bedeutung des Kreislaufes für die Prophylaxe der postoperativen Thrombose und Embolie. Schweiz. med. Wschr. *79*, 682 (1949).

HALSE: Fortschritte bei der Behandlung der acuten Thrombose, Thrombophlebitis und Embolie mit Heparin, Dicumarol und Thrombocid. Dtsch. med. Wschr. *74*, 1326 (1949).

HALSE, LOSSNITZER: Untersuchungen über den Einfluß der Witterung auf das fibrinolytische Potential als Beitrag zur Frage einer Meteorotropie der Thrombosegefährdung. Dtsch. med. Wschr. *74*, 790 (1949).

HALSE: Bedeutung und Reaktionskinetik der Defibrinierung in den serösen Körperhöhlen. Schweiz. med. Wschr. *79*, 388 (1949).

HALSE, PHILIPP und RUF: Tierexperimentelle Untersuchung über intravasale Thrombolyse mit Heparin und Thrombocid. Langenbecks Arch. klin. Chir. *236*, 459 (1950).

HALSE: Heparin und Heparinoide. — Möglichkeiten und Ergebnisse einer thrombostatischen und thrombolytischen Therapie. Vlg. Hirzel, Zürich 1950.

HALSE: Heparin und Heparinoide, Dicumarol. Vlg. Hirzel, Zürich 1950.

HALSE: Das posttraumatische Kreislaufsyndrom und seine operative Behandlung. Langenbecks Arch. klin. Chir. *270*, 30 (1950).

HALSE und BÜNGER: Bemerkungen zur Thromboembolieprophylaxe mit Bewegungsübungen, Massage und Frühaufstehen. Chirurg *21*, 479 (1950).

HALSE: Soll und kann kausale Thrombosebehandlung in der ambulanten Praxis betrieben werden? Schweiz. med. Wschr. *81*, 243 (1951).

HALSE und HUMMEL: Das Problem der spontanen Blutstillung und die Wirkungsweise der lokalen Haemostiptica. Langenbecks Arch. klin. Chir. *269*, 1 (1951).

HALSE und BÄTZNER: Das postthrombotische Kreislaufsyndrom, Ätiologie, Diagnostik und Therapie. Med. Welt. H. Aug./Nov. 1951.

HALSE: Phlebographische Funktionsdiagnostik bei venöser Insuffizienz der untern Extremitäten. Zschr. Kreisl.forsch. *41*, 401 (1952).

HALSE: Warum kausale Thrombosebehandlung? Allgemeine pathogenetische Voraussetzungen und Ergebnisse. Medizinische 1642 (1953).

HALSE und HUMMEL: Neue Wege in der medikamentösen Hämostase. Med. Klin. *49*, 403 (1954).

HALSE: Das postthrombotische Syndrom. Vlg. Steinkopff, Darmstadt 1954.

HALSE: Zur Pathogenese, Diagnostik und Prophylaxe des postthrombotischen Syndroms. Gynaecologia *138*, 32 (1954).

HAMPERL: Lehrbuch der allgemeinen Pathologie und der pathologischen Anatomie. Springer, Berlin 1950.

Handbuch der speziellen pathologischen Anatomie und Histologie. Bd. II. Herz und Gefäße. Springer, Berlin 1924.

HANELIN, EYLER und WILLIAM: Thrombose der Pulmonararterie; Röntgensymptome. Fortschr. Röntgenstr. *75*, 500 (1951).

HANSEN: Blutgerinnung und Blutgerinnungsfaktoren. Arch. Kinderhk. *148*, 209 (1954).

HARTENBACH: Dicumarol-Suppositorien. Dtsch. med. Wschr. *76*, 46 (1951).

HARTENBACH: Die Einwirkung von Dicumarol auf die Leberfunktion und auf das Kapillarsystem. Dtsch. med. Wschr. *76*, 340 (1951).

HARTERT: Die Thrombelastographie in der Differentialdiagnose der haemorrhagischen Diathesen. Wien. med. Wschr. *99*, 332 (1949).

HARTERT: Physiologische und methodische Grundlagen der Thrombelastographie. Dtsch. Arch. klin. Med. *199*, 254 (1952).

HARTERT und WALCH: Gibt es eine percutane Thromboembolieprophylaxe. Dtsch. med. Wschr. *76*, 1535 (1951).

HARTERT: Beziehung zwischen Antikoagulantienwirkung und Thrombosehemmung. Schweiz. med. Wschr. *84*, 831 (1954).

HARTL: Über die physiologische Amputation durch Unterkühlung. Wien. klin. Wschr. *99*, 282 (1949).

HARTMANN und LANGER: Untersuchungen über den Prothrombin- und Ac-Globulingehalt des Blutes bei Leberschäden. Dtsch. Arch. klin. Med. *197*, 438 (1950).

HASLER und SPÜHLER: Calpatyl. Schweiz. med. Wschr. *80*, 418 (1950).

HAUSER: Behandlung von Thrombose und Embolie mit Thrombocid. Praxis *41*, 574 (1952).

HAUSER und SIGG: Phlebitisprophylaxe und Varicenbehandlung während der Schwangerschaft. Schweiz. med. Wschr. *84*, 13 (1954).

HAVERS: Embolectomie der Arteria femoralis. Wien. klin. Wschr. *99*, 199 (1949).

HAVLICEK: Die Bedeutung der portocavalen Verbindungen für das Zustandekommen der Fernthrombosen. Z.org. ges. Chir. *73*, 124 (1935).

HAVLICEK: Anatomische und physiologische Grundlagen der Thromboseentstehung und deren Verhütung. Z.org. ges. Chir. *67*, 276 (1934).

HECHT: New Inhibitors of the First Stage of the Blood-clotting Process. Nature *167*, 279 (1951).

HECTOR: Akute Ischaemien der untern Gliedmaßen. Med. Klin. *48*, 441 (1953).

HEGEMANN: Die individuelle Reaktionsweise bei chirurgischen Infektionsprozessen. Springer, Berlin 1949.

HEIMENDINGER: Zur ambulanten Behandlung thrombotischer und lokaler Entzündungsprozesse sowie von Hämatomen und Kontusionen mit Hirudoidsalbe. Praxis *42*, 890 (1953).

HELD: Die Lungenembolie in Abhängigkeit von Ernährungsverhältnissen. Chirurg *19*, 229 (1948).

HELD: Prophylaxe und Therapie der Thromboembolie in Geburtshilfe und Gynaekologie. Schweiz. med. Wschr. *82*, 1319 (1952).

HELD und KÖNIG: Embolietodesfälle nach gynäkologischen Operationen. Ein Beitrag zur Beurteilung der Leistungsfähigkeit der Thromboembolie-Prophylaxe und der Frühbehandlung mit Antikoagulantien. Gynaecologia *138*, 165 (1954).

HENDRY: Über den Verschluß der A. mesenteria sup. Brit. Med. J. *144*, 4542 (1948), Ref. Schweiz. med. Wschr. *78*, 947 (1948).

HENFLING und SCHECK: Zum Problem der perkutanen Thrombosebehandlung. Medizinische 1632 (1952).

HENSCHEN: Über die Behandlung der Varixblutung des Oesophagus durch Ligatursperre der subdiaphragmatischen Venenanastomosen. Arch. klin. Chir. *193*, 383 (1938).

HERBST: Zur Frage der Endarteritis obliterans. Wien. klin. Wschr. *23*, 361 (1948).

HERGET und ALNOR: Experimentelle Untersuchungen über den Einfluß eines thrombosierten Arterienabschnittes auf den Kollateralkreislauf. Brun's Beitr. klin. Chir. *187*, 212 (1953).

HERRERO: Fortschritte der Blutstillung in der Neurochirurgie und ihre Anwendung in der allgemeinen Chirurgie. Wien. klin. Wschr. *98*, 499 (1948).

HERRMANN: Bogomoletzserum in der Chirurgie. Ars med. *43*, 377 (1953).

HEUSSER: Die Operation als Trauma. Untersuchungen über das Wesen der sog. „postoperativen Krankheit". Helvet. chir. acta *13*, 167 (1946).

HEUSSER, PACHOUD, ACKERMANN und AFFOLTER: Stases circulatoires splanchniques, troubles visceraux et thromboses. Schweiz. Gastrologentagung 1949.

HEYNEMANN: Die Behandlung von Thrombose und Embolie durch gerinnungshemmende Mittel (Heparin und Dicumarine). Geburtsh. u. Frauenhk. *9*, 545 (1949).

HIENERT: Zur Behandlung der peripheren arteriellen Embolie. Wien. klin. Wschr. *64*, 399 (1952).

HILLENBRAND und WOLF: Endangitis und Unfall. Monatschr. Unfallhk. *52*, 33 (1949).

HILLENBRAND und TIWISINA: Arteriitis temporalis (Horton) bzw. Riesenzellarteriitis. Zbl. Chir. *78*, 1345 (1954).

HILTPOLD: Die Sklerose der Pulmonalarterien. Schweiz. med. Wschr. *84*, 161 (1954).

HINES: Ein Fall von Mesenterialvenenthrombose als Komplikation von multiplen Verletzungen. Ref. Schweiz. med. Wschr. *78*, 315 (1948).

HINRICHS und MARGGRAF: Untersuchungen mit der Thrombinabbaureaktion nach Lenggenhager vor und nach Operation. Bruns' Beitr. klin. Chir. *183*, 430 (1951).

HIRSCH: Experimentelle Untersuchungen über die Natur und die Pathogenese der Angina pectoris und des Myocardinfarctes. Schweiz. med. Wschr. *79*, 245 (1949).

HITZIG: Neue Methode zur Thrombozytenisolierung. Schw. med. Wschr. *84*, 1126 (1954).

HOCHE: Klinische Untersuchungen zur Thrombosetheorie nach Havlicek. Zbl. Chir. *62*, 1064 (1935).

HOCKERTS und ZABKA: Kreislaufeffekte des Roßkastanienextraktes. Ärztl. Forschg. *6*, 133 (1952).

HOLDEN: Experimental pulmonary embolism. Surg., Gynecolog. and Obstetrics, Chicago *88*, 23 (1949).

HOLDER: Embolie aortique. Arch. Surg. *57*, 613 (1948).

HOLLE: Der Syncardontest, eine klinische Methode zur Funktionsprüfung der Gefäße bei peripheren Durchblutungsstörungen sowie zur Verfeinerung der Indikation für die Grenzstrangresektion. Ärztl. Wschr. *6*, 535 (1951).

HOLUB: Über intracranielle Venenthrombosen und Thrombophlebitis. Wien. klin. Wschr. *65*, 540 (1953).

HOLUB: Zur Anwendung des Thrombins in der Neurochirurgie. Wien. klin. Wschr. *100*, 382 (1950).

HOLZKNECHT: Klinische und experimentelle Erfahrungen mit der Hirudoidsalbe. Schweiz. med. Wschr. *84*, 254 (1954).

HOLZMANN und RAMER: Beitrag zur Kenntnis der EKG-Befunde bei Lungenembolie. Arch. Kreisl.forsch. *20*, 117 (1953).

HOMANS: Traitement opératoire de la thrombose veineuse des membres inférieurs. Amer. J. Med. *3*, 345 (1947).

HONKANEN: Local Heparin treatment of thrombosis following arteriell resection. Rapport of a case. Surgery *III*, 636 (1949).

HORANYI: Blutgerinnung und Fibrinausscheidung. Schweiz. med. Wschr. *78*, 467 (1948).

HORN und BORSODI: Über die gerinnungshemmenden Substanzen des Blutes. Beiträge zum Thromboseproblem. Schweiz. med. Wschr. *78*, 1069 (1948).

HORTON und NANSON: Technik und Wert der Aortographie. Brit. Med. J. *4843*, 969 (1953).

HOSEMANN: Die Lungenembolie als Todesursache an der Universitätsfrauenklinik Göttingen in den Jahren 1927—1953. Gynaecologia *138*, 49 (1954).

HOUCKE, HABART, FONTAN: Thrombophlébite localisé de la rate à type pseudotumoral. Presse méd. *56*, 568 (1948).

HOUGIE: Tromexan Therapy. Dosage and Indications. Lancet *261*, 1118 (1951).

HUBER: Was bedeutet der retinale Blutdruck für die allgemeine Medizin. Praxis *43*, 93 (1954).

HUEBER, LAVERAN-STIEBAR, SAEXINGER und TÖLK: Über Schockzustände bei Myocardinfarkt. Münch. med. Wschr. *43*, 1228 (1954).

HUGHES: Thromboses veineuses du membre supérieur. Presse méd. *57*, 470 (1949).

HUGHES: Collectiv review: Venous obstruction in the upper extremity (Paget-Schrotters syndrome); a review of 320 cases. Internat. Abstr. Surg. *88*, 89 (1949).

HUGHES: Obstruktion der V. axillaris (subclavia). Gynéc. et obstétr. *88* (1949), 2. Ref. Ars med. *39*, 270 (1954).

HUNT und WHITTARD: La thrombose de la veine porte dans la cirrhose hépatique. Praxis *43*, 737 (1954).

HUNTER: Klinische Aspekte der Thrombophlebitis. Schweiz. med. Wschr. *81*, 779 (1951).

HUNTER, WALKER: The Control of Anticoagulant Therapy in Myocardial Infarction. Brit. Med. J. *II*, 197–199 (1954).

HURMANN: Eine Methode der künstlichen Krampfaderverödung. Schweiz. med. Wschr. *78*, 285 (1948).

JAEGER und REMY: Morphologische Veränderungen des vom Kreislauf abgeschlossenen Blutes. Schweiz. med. Wschr. *82*, 456 (1952).

JAKI: Über Thrombophlebitis migrans (saltans) und ihre Ätiologie. Zbl. Chir. *92*, 2056 (1935).

JAKOB: Blutungen bei Antikoagulantien-Therapie. Inaug. Diss. Zürich 1953.

JAKOB: Posttraumatische Thromboseprophylaxe. Helvet. chir. acta *18*, 368 (1951).

JAKOB: Zur Prophylaxe der posttraumatischen Thrombose und Embolie. Schweiz. med. Wschr. *75*, 208 (1945).

JANTSCH: Behandlung peripherer Durchblutungsstörungen mit Kurzwellen und Tetraaethylammoniumbromid. Wien. klin. Wschr. *65*, 355 (1953).

v. JASCHKE: Die Bedeutung des Kreislaufes bei der postoperativen Thromboembolie. Ars med. *39*, 219 (1949).

v. JASCHKE: Chemisch oder mechanische Embolieprophylaxe. Schweiz. med. Wschr. *79*, 682 (1949).

v. JASCHKE: Die zentrale Bedeutung des Kreislaufs für die Prophylaxe der postoperativen Thrombose und Embolie. Schweiz. med. Wschr. *79*, 462 (1949).

JAQUES, MILLAR and SPINKS: The Metabolism of the K-Vitamins. Schweiz. med. Wschr. *84*, 792 (1954).

JECKELN: Das pathologisch anatomische Bild des Darmbrandes. Dtsch. med. Wschr. *71*, 105 (1947).

JENTZER: Etiologie, Pathogenie, Sémiologie de la Thrombose, réaction de Lenggenhager. Revue médicale de la Suisse romande. Extrait LXVI, Nr. 5 (1946).

JENTZER: L'Héparine. XII. Kongreß der internat. Ges. f. Chir., London 1947, Kongreßband S. 688.

JENTZER: Progres récents en Artériographie et en veinographie. XII. Kongreß der internat. Ges. f. Chir., London 1947, Kongreßband S. 284.

JENTZER et VIOLLIER: L'action de l'hydergine dans les affections chirurgicales. Rev. thérap. bibliogr. méd. H. 3, 31 (1951).

JENNINGS: Artériitis temporalis. Praxis *38*, 334 (1949).

JENNY: Die Venographie der unteren Extremität. Schweiz. med. Wschr. *77*, 1195 (1947).

JENNY: Möglichkeiten und Grenzen der Behandlung der traumatischen Beinvenen-Thrombosen mit Antikoagulantien. Mitteilungen der med. Abteilung der Schweiz. Unfallversicherungsanstalt Nr. 28, 300 (1951).

JOCHIMS: Klinische Betrachtungen über den akuten Darmbrand. Dtsch. med. Wschr. *71*, 166 (1947).

JOERG: Ergebnisse der Fel-tauri-Therapie (Felocardin sanabo) bei 3 Fällen von Angina pectoris und Gefäßerkrankungen. Wien. med. Wschr. *100*, 260 (1950).

JOHNS: Vergleich des Erfolgs operativ gesetzter Venenanastomosen mit Gefäßnaht und mit Vitalliumüberbrückung. Surg. usw. *84*, 5; 939, Ref. Dtsch. med. Wschr. *73*, 455 (1948).

JONAS: Milzvenenthrombose bei einem 7jährigen Kind. Wien. klin. Wschr. *61*, 240 (1949).

JORPES: Die Bekämpfung der Thrombose durch Anticoagulantia, Heparin und Dikumarin. Bull. Schweiz. Akad. med. Wiss. *3*, 320 (1947).

JORPES: Die Bekämpfung der Thrombose durch Antikoagulantien Heparin und Dicumarin. Surgery 414 (1949).

JORPES: On the Dosage of the Anticoagulants, Heparin and Dicumarol, in the Treatment of Thrombosis. Acta chir. Sc. Suppl. 149 (1950).

JORPES: On the Dosage of the Anticoagulants, Heparin und Dicumarol, in the Treatment of Thrombosis. Further Comments on the Results Obtained in some Swedish Clinics. Stockholm 1950.

JORPES: Die spezifische Thrombosebehandlung, ein Beitrag der Chemie zur Medizin. Ref. Chirurg *21*, 253 (1950).

JORPES: Die Behandlung der Thrombose mit gerinnungshemmenden Mitteln. Erg. inn. Med. *11*, 6 (1951).

JORPES: Die Behandlung der Thrombose mit gerinnungshemmenden Mitteln. Springer, Berlin 1951.

Journées internationales de phlébologie Aix-en-Provence. Praxis *39*, 682 (1950).

JUDMAIER: Gefäßveränderungen bei Frostschäden und Endangitis obliterans. Wien. klin. Wschr. *64*, 101 (1952).

JÜRGENS: Haemorrhagische Diathesen. Schweiz. med. Wschr. *79*, 817 (1949).

JÜRGENS und FERLIN: Über den sogenannten Prothrombinconsumptionstest bei Haemophilie (Haemophiliekonduktorinnen) und bei konstitutioneller Thrombopathie. Schweiz. med. Wschr. *80*, 1098 (1950).

JÜRGENS und BRAUNSTEINER: Zur Pathogenese der Thrombose. Schweiz. med. Wschr. *80*, 1388 (1950).

JÜRGENS: Kreislaufdynamik, Gerinnungspotential und Thrombose. Klin. Wschr. *30*, 483 (1952).

JÜRGENS und STUDER: Beeinflussung der Bildung des Prothrombins im Tierversuch. Schweiz. med. Wschr. *82*, 1119 (1952).

JÜRGENS: Über das Verhalten antithrombotischer Substanzen bei Erkrankungen der Leber. Dtsch. Arch. klin. Med. *200*, 67 (1953).

JÜRGENS und STEIN: Intravasale Gerinnung als koagulopathisches Syndrom nach manueller Lösung der Placenta. Schweiz. med. Wschr. *84*, 346 (1954).

JÜRGENS: Blutgerinnung. Zschr. inn. Med. *9*, 517 (1954).

JÜRGENS: Eine Methode zur Bestimmung der Faktor-VII-Inhibitoraktivität in Plasma und Serum. Klin. Wschr. *33*, 143 (1955).

JUSTIN-BESANCON: La maladie artérielle dite artérite temporalis. Presse méd. *56*, 305 (1948).

JZIMA: Sur l'emploi du bicarbonade de soude comme anticoagulant et application de celle méthode à la transfusion sanguine. Presse méd. *58*, 924 (1950).

KAFKA: Zur Technik der Prothrombinbestimmung. Schweiz. med. Wschr. *78*, 545 (1948).

KAINDL, SCHUHFRIED, THURNHEER: Elektrische Reizung der Wadenmuskulatur und venöser Blutstrom. Wien. klin. Wschr. *65*, 340 (1953).

KAISER: Die Anwendung Buergerscher Übungen bei der Behandlung von Diabetikern. Dtsch. med. Wschr. *73*, 645 (1948).

KALLNER och OLSSON: Förekomsten av tromboser vid invärtes sjukdomar. Svenska läkartidn. *I*, 1121 (1946).

KAPPELER und KOLLER: Über die intravenöse Verabreichung von Vitamin K_1 (Konakion) als Antidot der Antikoagulantien vom Typus des Dicumarol. Schweiz. med. Wschr. *85*, 62 (1955).

KAPPERT: Zur Behandlung mit intraarteriellen Injektionen. Helvet. med. acta *15*, 25 (1948).

KAPPERT et al.: Untersuchungen über die Wirkungen neuer dihydrierter Mutterkornalkaloide bei peripheren Durchblutungsstörungen und Hypertonie. Helvet. med. acta Suppl. XXII zu *16* (1949).

KAPPERT: Über einige neuere Entwicklungen in der Behandlung peripherer Durchblutungsstörungen. Praxis *38*, 727 (1949).

KAPPERT: Versuch einer neuen Therapie der Thrombose: Hydergin. Wien. klin. Wschr. *64*, 283 (1952).

v. KAULLA: Moderne Thrombosebekämpfung. Vorträge a. d. prakt. Chirurgie *29*, Vlg. Enke, Stuttgart 1946.

v. KAULLA und R. PULVER: Tierexperimentelle Untersuchungen mit dem neuen Antithrombotikum Tromexan. Schweiz. med. Wschr. *78*, 806 (1948).

v. KAULLA: Klinische Fortschritte auf dem Gebiete der Blutgerinnung. Urban & Schwarzenberg, Berlin 1949.

v. KAULLA: Tromexan, ein neues Anticoagulans. Klinische Ergebnisse. Dtsch. med. Wschr. *75*, 1259 (1950).

v. KAULLA: Leberverfettung nach Dicumarol. Dtsch. med. Wschr. *77*, 723 (1952).

v. KAULLA und HENKEL: Heparinadsorption durch Erythrozyten. Schweiz. med. Wschr. *82*, 1128 (1952).

v. KAULLA und HENKEL: Zur Technik und Leistungsfähigkeit des Heparintoleranztestes. Klin. Wschr. *31*, 515 (1953).

v. KAULLA: Zur klinischen Bedeutung der Technik des Heparintoleranztestes in vitro. Dtsch. med. Wschr. *78*, 1075 (1953).

KAUTZKY und SCHRADER: Die Wiederherstellung der arteriellen Gefäßbahn als Therapie der Claudicatio intermittens. Dtsch. med. Wschr. 464 u. 475 (1953), Ref. Z. org. ges. Chir. *131*, 104 (1953).

KAUTZSCH: Bemerkungen zur gerinnungshemmenden Wirkung und Anwendung der Hirudoidsalbe. Dtsch. med. Wschr. *75*, 1529 (1950).

KAUTZSCH: Zur Behandlung mit Cumarinpräparaten. Dtsch. med. Wschr. *79*, 217 (1954).

KAY: Verhütung der postoperativen Thromboembolie mit Vitamin E + Kalzium. Ars med. *41*, 28 (1951).

KAYE: L'artérite temporale. Lancet *256*, 1041 (1949).

KEELEY: A bullet Embolus to the left femoral artery following a thoracic Gunshut wound: Probable entrance through thoracic aorta. Case Report and Resume of peripheral arterial Bullet emboli. J. Thorac. Surg. *21*, 608 (1951).

KEITEL: Embolie der A. iliaca communis dext. bei Vitium cordis. Chirurg *20*, 666 (1949).

KELLER, SPANG, HARTERT: Über die „cardiale" Gerinnungsstörung und ihre Beeinflussung durch die Therapie. Dtsch. Arch. klin. Med. *199*, 169 (1952).

KELLER: Neue Erkenntnisse in der Therapie der Hypertonie. Praxis *42*, 21 (1953).

KELLER: Die Therapie der Hypertonie mit Heparin. Praxis *43*, 113 (1954).

KELLER: Serienuntersuchungen bei gynaekologischen und puerpuralen Fällen mit chemisch-physikalischen u. gerinnungsphysiologischen Methoden. Schweiz. med. Wschr. *84*, 810 (1954).

KERSCHNER und MANDEL: Rheangiographie bei peripheren Kreislaufstörungen. Behandlung. Erfahrungskontrolle. J. internat. chir. *XI*, 536 (1951).

KILLIAN: Die Chirurgie des Medistinum und des Ductus thoracicus. Thieme, Leipzig 1940.

KINMONTH: Thromboangitis obliterans. Resultate mit Sympathectomie und Prognose. Praxis *38*, 200 (1949).

KIRBY: Das Thromboembolieproblem. — Eine Literaturübersicht. Dtsch. med. Wschr. *73*, 454 (1948).

KIRBY and RHOADS: The present status oft the treatment of thrombosis and embolism in surgical patients. Surgery *III*, 274 (1949).

KIRK: Ligation of inferior vena cava for septic thrombophlebitis. Surgery 414 (1949).

KISSLER: Thrombocid — ein Heparinoid zur Therapie manifester Thrombosen und Embolien. Wien. med. Wschr. *101*, 860 (1951).

KLAHN: Thromboembolieprophylaxe im Wochenbett mit Venostasin. Geburtsh. u. Frauenheilk. *14*, 355 (1954).

KLIMA und BEYREDER: Über die Wirkung von Gallensäuren bei Stenokardie und peripheren Durchblutungsstörungen. Wien. med. Wschr. *99*, 142 (1949).

KLINGENSMITH and THEIS: Femoral and iliac artery embolectomy. Critical review of cases at Cook County Hospital from 1946 to 1951. J. Amer. Med. Ass. *150*, 1393 (1956), Ref. Z. org. ges. Chir. *130*, 209 (1953).

KLINGLER und VOELLMY: Über cerebrale Venen- und Sinusthrombosen. Schweiz. med. Wschr. *83*, 97 (1953).

v. KLOBUSITZKY: Gerinnungsfördernde und gerinnungshemmende Bestandteile der Schlangengifte. Klin. Med. *9*, 310 (1954).

KNEPPER: Ist die Thromboembolie überwunden? Med. Welt, Aug./Nov. (1951).

K. KNÖRR: Begünstigt die intraperitoneale Marbadalanwendung das Auftreten von Thrombosen. Dtsch. med. Wschr. *79*, 1179 (1954).

KNORRE: Die Arterienresektion zur Behandlung peripherer Durchblutungsstörungen. Bruns' Beitr. klin. Chir. *181*, 135 (1950).

KOCOUREK: Plötzlicher Herztod infolge Embolie in der Aorta ascendens. Wien. med. Wschr. *99*, 91 (1949).

KOENE: Die Fälle von stumpfen Bauchtraumen am Kantonsspital Münsterlingen 1920—1945. Diss. Zürich 1949.

KÖNIG: Behandlung der Thrombose und Embolie in der Gynäkologie und Geburtshilfe mit Liquemin Depot Roche und Tromexan. Schweiz. med. Wschr. *83*, 40 (1953).

KOLESOV: Über Embolie der Art. renalis. (Russ.) Zschr. Urol. *42*, 224 (1949).

KOLLER: Beeinflussung der Blutgerinnung durch Vitamin K. Helvet. med. acta *6*, 686 (1939).

KOLLER: Die Prophylaxe und Therapie der Thrombose mit Antikoagulantien. Helvet. med. acta *16*, 365 (1949).

KOLLER: Ist die Antikoagulantientherapie der Thromboembolie außerhalb des Spitals möglich? Praxis *39*, 68 (1950).

KOLLER: Progrés récents dans le traitement de la thromboembolie par les coagulants. Méd. et hyg. *225*, 339 (1952).

KOLLER, LOELIGER, DUCKERT et al.: Über einen neuen Gerinnungsfaktor und seine Bedeutung. Dtsch. med. Wschr. *77*, 528 (1952).

KOLLER und MATER: Fortschritte in der Handhabung der Antikoagulantientherapie. Praxis *41*, 678 (1952).

KOLLER und JAKOB: Über ein neues, hochaktives Antikoagulans mit protrahierter Wirkung (Marcumar). Schweiz. med. Wschr. *83*, 20/476 (1953).

KOLLER: Unser gegenwärtiges Wissen über die beschleunigenden Faktoren bei der Umwandlung des Prothrombins. 4. Kongr. d. Europ. hämatolg. Ges., Amsterdam 1953.

KOLLER und SIEGENTHALER: Mesenterialvenenthrombose, geheilt durch Antikoagulantien. Schweiz. med. Wschr. *83*, 1 (1953).

KOLLER: Die moderne Gerinnungslehre in klinischer Sicht. Schweiz. med. Wschr. *84*, 804 (1954).

KOLLER und FLÜCKIGER: La signification des facteurs de coagulation pour le traitement aux anticoagulants. Méd. et hyg. *12*, 257 (1954).

KONCZ, BÜCHERL: Beitrag zur Wirkungsweise des Anticoagulans Thrombocid. Klin. Wschr. *29*, 650 (1951).

KONCZ: Zur Pathophysiologie der Thromboemboliekrankheit. Bruns' Beitr. klin. Chir. *185*, 349 (1952).

KONCZ und BÜCHERL: Tierexperimentelle Untersuchungen zur Kreislaufwirkung des synthetischen Anticoagulans Thrombocid. Langenbecks Arch. klin. Chir. *271*, 27 (1952).

KONCZ und MARGGRAF: Untersuchungen über die vegetativnervöse Steuerung des Blutgerinnungssystems. Langenbecks Arch. klin. Chir. *274*, 237 (1953).

Kongreßbericht „Conférence international sur les Thromboses et Embolies. Basel 1954. Présse méd. *62*, 1393 (1954).

KONRADS: Ein Beitrag zu dem seltenen Krankheitsbild der Thrombophlebitis migrans. Dtsch. med. Wschr. *74*, 552 (1949).

KOOTZ und MATIS: Curare und Flaxedil im Selbstversuch unter besonderer Berücksichtigung der Blutgerinnung. Langenbecks Arch. klin. Chir. *271*, 436 (1952).

KORNMÜLLER: Klinische Elektroencephalographie. Vlg. Lehmann, München 1944.

KOSTIC: Les Expériences personelles sur les Aneurysmes traumatiques. XII. Kongreß der internat. Ges. f. Chir., London 1947, Kongreßband S. 387.

KOSLOWSKI: Kreislaufzentralisation, Hypoxydose, Urämie und Lungenembolie. Chirurg *23*, 527 (1952).

KOWALSKI: Zur Behandlung der Beinvenenthrombose mit Hirudoidsalbe. Ars. med. *44*, 547 (1954).

KRANZ und KOPP: Über die Möglichkeit einer rektalen Dicumaroltherapie. Münch. med. Wschr. *95*, 1033 (1953).

KRAFT: Thrombosebehandlung mit besonderer Berücksichtigung des Stadium embolicum. Münch. med. Wschr. *95*, 1203 (1953).

KRAYENBÜHL und WEBER: Die Thrombose der Arteria carotis interna und ihre Beziehung zur Endangiitis obliterans v. Winiwarter-Buerger. Helvet. med. acta *11*, 289 (1944).

KRAYENBÜHL: Beurteilung der Hemiplegie durch den Neurochirurgen. Praxis *39*, 173 (1950).

KRIEG: Die Venenentzündung. Urban und Schwarzenberg, München 1952.

KRIEG: Die Behandlung von Beinthrombosen in der Praxis. Praxis *39*, 351 (1950).

KROTOSKI: Arteriography as a method of observation of the operation results of treatment of the arterial System. XII. Kongreß der internat. Ges. f. Chir., London 1947, Kongreßband S. 315/316.

KÜCHENMEISTER: Läßt sich die Wirkung des Roßkastanienextraktes auf die Kapillarwandfunktion objektivieren? Ärztl. Forschg. *7*, 102 (1953).

KÜNZLER: Thrombose, Lungenembolie und tödliche Lungenembolie. Diss. Zürich 1943.

KUNLIN: Le traitement de l'ischémie artéritique par le greffe veineuse longue. Praxis *40*, 833 (1951).

KUNZ: Das akute Abdomen. Urban & Schwarzenberg, Wien 1948.

KUNZ und MLCZOCH: Die Thrombosegefahr bei Operationen. Wien. klin. Wschr. *63*, 791 (1951).

LABORIT: Aspect neuro-biologique de quelques grands syndromes chirurgicaux. Presse méd. *61*, 404 (1953).

LAFON: Die therapeutische Verwendung der Antikoagulantien. Wien. klin. Wschr. *99*, 269 (1949).

LANG: Thromboemboliephrophylaxe mit Tromexan. Saar. Ärztebl. *4*, 315 (1951).

LANG: Zur lokalen Behandlung der Thrombophlebitiden. Materia med. Nordmark *VI/7*, 229 (1954).

LANGFRITZ: Beitrag zur Behandlung von Durchblutungsstörungen. Klinische Erprobung der Kombination Acethylcholin-Ronicol. Zbl. Chir. *78*, 1063 (1953).

LARGE u. a.: Die portocavale Venenthrombose. Praxis *42*, 363 (1953).

LASCH, ROKA: Über den Bildungsmechanismus der Gerinnungsfaktoren Prothrombin und Faktor VII. Klin. Wschr. *32*, 460 (1954).

LASCH: Über die Hemmung von Antithrombin durch Faktor VII. Dtsch. Arch. f. klin. Med. *201*, 671 (1955).

LATARJET: Opérations sur la veine cave inférieure pour phlébite extensive. Presse méd. *58*, 230 (1949).

LAUBE: Klinische Erfahrungen mit dem neuen Antikoagulans Marcumar. Praxis *43*, 314 (1954).

LAUBRY et J. LOUVEL: Traité des Maladies des Veines. Vlg. Doin & Co., Paris 1950.

LAUDA: Die peripheren Durchblutungsstörungen. Wien. klin. Wschr. *103*, 368 (1953).

LAUDA: 1. Phlegmasia alba dolens. 2. Claudicatio venosa. Wien. med. Wschr. *103*, 368 (1953).

LAUFER: Über die chirurgische Behandlung der Endangitis obliterans der Extremitäten. Diss. Zürich 1945.

LAVERS: Thrombangitis obliterans des Gehirns. Vlg. Schwabe und Co. Basel.

LAZNICKA: Thrombosen der Milzvenen. Z. org. ges. Chir. *102*, 550 (1941).

LEARMONTH: Arterial embolism. Surgery *III*, 637 (1949).

LEBLANC et al.: Deux observations de thrombose à forme extensive grave traitée par héparine. Praxis *38*, 350 (1949).

LEGER: Thromboses et Embolies post-opératoires. Presse méd. *56*, 92 (1948).

LEGER et OUDOT: La Prévention des Embolies pulmonaires. Vlg. Masson, Paris 1948.

LEGER et FRILEUX: Enseigments fournis par la phlébographie sur les thromboembolies. Presse méd. *57*, 226 (1949).

LEGER et FRILEUX: Traumatismes des membres et thrombosis veineuses. Essai d'interprétation des oedémes traumatiques. Press méd. *57*, 279 (1949).

LEGER et FRILEUX: Les Phlébites. Phlébographie clinique et thérapeutique de la maladie Thromboembolique. Vlg. Masson, Paris 1950.

LEGER et FRILEUX: Les Phlébites. Vlg. Masson, Paris 1951.

LEGER: Anticoagulant de synthése à action héparinique actif par voie intramusculaire. Presse méd. *60*, 1255 (1952).

LEGER et FRILEUX: Thromboses veineuses aigues des membres inférieurs. Presse méd. *61*, 1600. (1953).

LEGER et FRILEUX: Phlébographies de varices essentielles et de séquelles de phlébites. Presse méd. *62*, Atlas de radiologie clinique de la Presse méd., H. 84 (1954).

LEGER et GEORGE: Thrombose de la veine rénale. Etude experimentale de la ligature de la veine. Presse méd. *62*, 721 (1954).

LEGRAND et DESRUELLES: Phlébite de l'azygos au cours d'une endocardite d'Osler. Presse méd. *58*, 531 (1947).

LEHMANN: Thrombo-Embolie-Prophylaxe mit einem Hirudoid-Salben-Schaumgummi-Verband. Dtsch. med. Wschr. *79*, 1516 (1954).

LEIBSCHER, KWERCH, HOLZKNECHT: Methodik und klinische Bedeutung der Prothrombinzeitbestimmung. Wien. klin. Wschr. *62*, 579 (1950).

Leitartikel: Unterbindung der Vena cava bei Thrombophlebitis. Brit. med. J. *4529*, 661 (1947), Ref. Dtsch. med. Wschr. *73*, 455 (1948).

LEITHAUSER: Postoperatives Frühaufstehen zur Verhütung von Thrombose und Embolie. Ars med. *42*, 26 (1952).

LEITHAUSER: Prevention of embolic complications from venous thrombosis after surgery. J. Amer. Med. Ass. *147*, 300 (1951).

LEMAIRE et al.: Un cas thrombartériectomie désoblitérante de l'aorte terminale et des iliaques. Presse méd. *57*, 448 (1949).

LEMAIRE: Neue Erkenntnisse auf dem Gebiet der Arterienentzündungen der Extremitäten. Wien. klin. Wschr. *62*, 11 (1950).

LENÈGRE et al.: Infarctus et embolies pulmonaires des cardiaques. Leurs rapports avec les thromboses veineuses. Presse méd. *57*, 375 (1949).

LENÈGRE et BAUMONT: Etude clinique des thromboses veineuses. Praxis *41*, 425 (1952).

LENÈGRE et JUBAUX: Le coeur pulmonaire chronique par thrombose artérielle pulmonaire. Ref. Z. org. ges. Chir. *131*, 373 (1953).

LENGGENHAGER: Weitere Fortschritte in der Blutgerinnungslehre. Klin. Wschr. *28*, 140 (1930).

LENGGENHAGER: Über die Entstehung, Erkennung und Vermeidung der postoperativen Fernthrombose. Thieme, Leipzig 1941.

LENGGENHAGER: Carotisthrombose. Helvet. chir. acta *13*, 404 (1946).

LENGGENHAGER: Zur Genese der Anstrengungsthrombose (thrombose d'effort). Schweiz. med. Wschr. *76*, 702 (1946).

LENGGENHAGER: Über die Entstehung, Erkennung und Vermeidung der postoperativen Fernthrombose. Thieme, Stuttgart 1948.

LENGGENHAGER: Überblick über die Tätigkeit an der Berner chirurgischen Universitätsklinik während der letzten 10 Jahre. J. internat. chir. *IX*, 116 (1949).

LENGGENHAGER: Weitere Fortschritte in der Blutgerinnungslehre. Thieme, Stuttgart 1949.

LENGGENHAGER: Die toxische Lungenembolie. Schweiz. med. Wschr. *80*, 297 (1950).

LENOIR: Artériographies et phlébographies ambulatoires. Schw. med. Wschr. *83*, 962 (1953).

LEOPOLD: Pulmonary embolism. Surgery *III*, 275 (1949).

LERCH: Doppelseitige Destruktionsluxation der Hüftgelenke nach Thrombophlebitis der Beckenvenen. Geburtsh. und Frauenheilk. *11*, 173 (1951).

LERICHE: Traitement immédiat de la phlébothrombose. Gaz. Hôp. *120*, 265 (1947).

LERICHE: Les embolies de l'artére pulmonaire et des artéres des membres: Physiologie pathologique et traitement. Vlg. Masson, Paris 1947.

LERICHE: Progress dans la Chirurgie vasculaire. XII. Kongreß der internat. Ges. f. Chir., London 1947, Kongreßband S. 319.

LERICHE: Les Embolies. Vlg. Masson 1947.

LERICHE: Fortschritte der Gefäßchirurgie. Dtsch. med. Wschr. *73*, 352 (1948).

LERICHE: Dix-sept essais de desobstruction artérielle ou „thrombo-artériectomie" pour thrombose. Presse méd. *56*, 111 (1948).

LERICHE: Notwendigkeit des unmittelbaren Eingreifens bei den Entzündungen der Vena cava inferior. (Ein Fall segmentärer Resektion der V. cava). Dtsch. med. Wschr. *73*, 455 (1948).

LERICHE et MOREL: Chronische thrombotische Obliteration der Aortenbifurcation. Ars med. *38*, 654 (1948).

LERICHE: Thrombose der Aorta terminalis mit beidseitiger lumbaler Gangliectomie behandelt. Wien. med. Wschr. *99*, 500 (1949).

LERICHE: Resultats éloignés du traitement des séquelles phlébitiques. Presse méd. *57*, 433 (1949).

LERICHE: Traitement des séquelles postphlébitiques. Praxis *38*, 763 (1949).

LERICHE et KUNLIN: Essais de desobstruction des artéres thrombosées suivant la technique de Cid de Sontos. Presse méd. *57*, 382 (1949).

LERICHE: Les causes d'échee de la surrenalectomie et de la gangliectomie dans la thrombo-angéite d'aprés 898 operations. Presse méd. *57*, 539 (1949).

LERICHE: Le traitement des Embolies et des Thromboses des vaisseaux cérébrales. Med. et hyg. *216* (1952).

LERICHE: Aorta-Iliaca-Thrombosen. Ars Med. *43*, 443 (1953).

LESSER: A case of thrombophlébitis and allergy. Surgery *III*, 273 (1949).

LEWING: Über die Frischbehandlung der Thrombophlebitis. Schweiz. med. Wschr. *80*, 1221 (1950).

LEWIS: Gefäß-Störungen der Gliedmaßen. Thieme, Leipzig 1938.

LEVY-SOLAL et CHABRIER: Conséquences artérielles des Thromboses veineuses. Applications thérapeutiques. Gynaecologia *138*, 62 (1954).

LEZIUS: Die Behandlung der Angina pectoris und der Koronarinsuffizienz durch die Kardio-Pneumopexie. Langenbecks Arch. klin. Chir. *267*, 576 (1951).

LIAN, SIGNIER et WELTI: Le syndrome „Hernie diaphragmatique ou éventration diaphragmatique et thromboses veineuses". Presse méd. *61*, 145 (1953).

LIEDTKE: Über Spätfolgen traumatischer Gefäßveränderungen. Arch. f. Orthop. u. Unfallchir. *38*, 114 (1937).

LIÉVAU: Induration des corps caverneux (Maladie de la Peyronie) et Thrombo-Phlébite. Press. méd. *61*, 1252 (1953).

LINDBOM: Arteriosclerosis and arterial Thrombosis in the lower Limb. A röntgenological study. Acta radiol. Suppl. LXXX, Stockholm 1950.

LINDBOM: Arteriosklerose und arterielle Thrombose in den untern Extremitäten. Schweiz. med. Wschr. *81*, 246 (1951).

LINDER: Die intraoesophagale Umstechung blutender Oesophagusvarizen. Langenbecks Arch. Klin. Chir. *280*, 66 (1954).

LINKE: Blutgerinnung und Leberfunktion. Verh. Ges. Verdauungs- und Stoffwechselkrankheiten. 123 (1952).

LINTON: Die postthrombotische Geschwürsbildung der untern Extremität, ihre Ursache und chirurgische Behandlung. Ref. Praxis *43*, 628 (1954).

LINTON: Modern concepts in the treatment of the postphlebitic syndrom with ulceration of the lower extremity. Angiology *3*, 431 (1952), Ref. Z. org. ges. Chir. *133*, 62 (1954).

LJUNGGREN: Arteriography and Phlebography. XII. Kongreß der internat. Ges. f. Chir., London 1947, Kongreßband S. 295.

LLAVERS: Thrombangiitis obliterans des Gehirns. Vlg. Benno Schwabe, Basel.

LOB: Venöse Durchblutungsstörungen am Arm. (Claudicatio venosa und Axillarvenenthrombose). Zbl. Chir. *112*, 340 (1949).

LÖFFLER und SCHNEBLI: Zur Antikoagulantientherapie des Herzinfarktes. Dtsch. med. Wschr. *80*, 305 (1955).

LOELIGER: Über den Nachweis eines neuen Blutgerinnungsfaktors: Faktor VII. Diss. Zürich 1952.

LÖSCH: Thromboseprophylaxe und Therapie. Wien. med. Wschr. *102*, 451 (1952).

LÖWENBERG: Arterienembolie. Ars. med. *38*, 517 (1948).

LORD und BURKE: The comprehensive surgical management of aortic saddle emboli. Ref. Z. org. ges. Chir. *130*, 339 (1953).

LORING: Venous thrombosis in the upper extremities as a complication of myocardial failure. Amer. J. Med. *12*, 397 (1952).
LOUVEL: Le séquelles des phlébitis et leur traitement. Praxis *41*, 428 (1952).
LUDWIG: Nachbehandlung der Thrombophlebitis. Praxis *38*, 396, 21 (1949).
LÜSCHER und LABHART: Blutgerinnungsstörung durch 8-Globuline. Schweiz. med. Wschr. *79*, 598 (1949).
LUKE: Die Folgen der Thrombophlebitis. Ref. Praxis *43*, 628 (1954).
LUKE und MILLER: Disasters following the operation of ligation and retrograde injection of varicose veins. Ann. Surg. *127*, 426 (1948), Ref. Z. org. ges. Chir. *112*, 343 (1949).
LUZUY: Frühaufstehen in der Bauchchirurgie. Dtsch. med. Wschr. *73*, 578 (1948).

MCCLENAHAN und FISCHER: Mesenterialthrombose. Surgery *27*, 778 (1948).
MADDEN: Ligation of the inferior Vena cava. Ann. Surg. *140*, 200 (1954).
MADDEN: Technik for aortic embolectomy. Z. org. ges. Chir. *122*, 357 (1952).
MAERZ: Nil nocere!: Lebensbedrohende anaphylaktische Zwischenfälle bei Varizenverödung. Münch. med. Wschr. *96*, 994 (1954).
MAGRI und BURIANI: Über einen seltenen Fall von generalisierter „Thrombangitis obliterans" mit schweren visceralen Veränderungen. Bull. Schweiz. Akad. med. Wiss., Suppl. *VI*, 64 (1950).
MAHAIM: L'infarctus du myocard. Praxis *38*, 621 (1949).
MAHOUDEAU, DAUM, DUBRISAY: Etude de la coagulabilité sanguine dans les accidents vasculaires cérébraux. Schweiz. med. Wschr. *84*, 1301 (1954).
MALLET-GUY, DEVIG and FEIT: Thrombotic obliteration of the inferior vena cava. Surgery *111*, 638 (1949).
MANDL: Die prophylactische Venenligatur zur Verhütung der postoperativen Lungenembolie. Ars med. *40*, 626 (1950).
MANDL: Die postoperative Lungenembolie. Wien. med. Wschr. *103*, 395 (1953).
MANIZADE: The veinography of varicose veins. XII. Kongreß der internat. Ges. f. Chir., London 1947, Kongreßband S. 308.
MARBET und WINTERSTEIN: Probleme zur Blutgerinnung. Nephelometrische Methode zur Bestimmung des Heparins im Urin. Helv. Physiolog. Acta *9* 17/29 (1951).
MARBET und WINTERSTEIN: Heparintoleranztest. Helv. physiol. pharmacol. acta *11*, 81 (1953).
MARBET, STRÄSSLE und WINTERSTEIN: Einführung in die Blutgerinnungslehre. Helv. physiol. pharmacol. acta *11*, C 65 (1953).
MARBET und WINTERSTEIN: Neuere Auffassungen über den Mechanismus der Blutgerinnung. Experientia *X*, 273 (1954).
MARBET, WINTERSTEIN: Probleme der Blutgerinnung. Zur Interpretation der Thrombplastinzeit. Medizinische 877 (1954).
MARCUS: Wandständiger Thrombus der Aorta als Ursache vielfacher Arterienembolien des großen Kreislaufs. Dtsch. Zschr. Chir. *235*, 766 (1932).
MARGGRAF und HINRICHS: Untersuchungen über das Verhalten verschiedener Gerinnungsanteile des Blutes vor und nach der Operation. Bruns' Beitr. klin. Chir. *184*, 428 (1952).
MARGULIES: Prothrombinzeit. Wien. med. Wschr. *99*, 572 (1949).
MARIO et JACQUEMENT: Un cas d'embolie du carrefour. Presse méd. *56*, 378 (1948).
MARPLE and WRIGHT: Thromboembolic Conditions and their treatment with Anticoagulants. Vlg. Thomas, Springfield, Ill. U.S.A. 1950.
MARSCH: Dicumaroldosierung. Ars med. *38*, 508 (1948).
MARSHALL: Ambulatory therapy for thrombophlebitis with rutin and vitamin C. Americ. J. Surg. *80*, 52 (1950).
MARTIN: Aphasie par thromboartérite obliterante de la carotide. Praxis *38*, 417 (1949).
MARTIN und ROKA: Beeinflussung der Blutgerinnung durch Leukozyten. Klin. Wschr. *29*, 510 (1951).
MARTINET et BRILLARD: Phlébite en cordon du sillon delto-pectoral. Praxis *43*, 937 (1950).
MARTORELL: Diagnostico y tratamiento de las embolias de la bifurcacion aortica. Angiologia *4*, 132 (1952).

MARX: Über das neue heparinähnliche Antithrombotikum Thrombocid. Schweiz. med. Wschr. *81*, 42 (1951).

MARX und SCHMIDT: Über den Einfluß von Antikoagulantien auf die Fibrinolyse im menschlichen Serum. Ärztl. Forschg. 192 (1951).

MARX: Zum Problem der Existenz mehrerer, im Serum nach der Blutgerinnung restierender Faktoren der Blutthrombokinasebildung. Klin. Wschr. *33*, 139 (1955).

MARX: Zur Behandlung der Herzthrombosen mit Antikoagulantien. Dtsch. med. Wschr. 80, 443 (1955).

MASON: Myocordial ischaemia and its surgical relief. Lancet *I*, 359 (1951).

MASURÉ: Blutungszeit, Gerinnungszeit, Kapillarresistenz. Ars med. *38*, 517 (1948).

MASURÉ et SCHOCKAERT: Syndroms aigus consécutifs à une consommation accrue du Fibrinogéne en obstétrique. Gynaecologia *138*, 75 (1954).

MATAS: The cause and mechanism of post-operativ embolism. VIII. Kongreß der internat. Ges. f. Chir., Warschau 1929, Kongreßband S. 137.

MATIS: Verhütung dicumarolbedingter Gefäßschädigung durch Rutin, unter besonderer Berücksichtigung der Thromboembolieprophylaxe. Dtsch. med. Wschr. *74*, 1576 (1949).

MATIS, BAUER und ROCKSTROH: Das Heparinoid Thrombocid in der Therapie und Prophylaxe thromboembolischer Zustände. Medizinische Nr. 46 (1950).

MATIS, FUNFACK und ROCKSTROH: Untersuchungen über den Einfluß des Rutins auf die Blutgerinnung im Hinblick auf die Therapie und Prophylaxe mit Dicumarol und Dicumarolderivaten. Schweiz. med. Wschr. *80*, 701 (1950).

MATIS und GROSS: Über die tagesperiodischen Schwankungen der Thrombozyten und ihren Einfluß auf die Retraktilität des Blutkuchens. Schweiz. med. Wschr. *81*, 1043 (1951).

MATIS und GROSS: Methodisches und Statistisches über die Retraktionszeit beim Gesunden und ihre Beziehungen zu Thrombozytenzahl und Gerinnungszeit. Schweiz. med. Wschr. *81*, 866 (1951).

MATIS und HAGER: Zur Wirkung des Dicumarols auf die Permeabilität der Capillaren. Zschr. exper. Med. *118*, 131 (1951).

MATIS: Die Behandlung thromboembolischer Zustände mit dem Heparinoid Thrombocid. Wien. klin. Wschr. *64*, 35 (1952).

MATIS: Beitrag zur Gefäßwirkung von Heparinen und Heparinoiden, J. internat. chir. *XII*, 281 (1952).

MATIS: L'eparinoide „Thrombocid“: risultati di ricerche spermentali e cliniche. Minerva chir. *VII*, Nr. 6 (1952).

MATIS und SCHEELE: Zur Vasoaktivität der Antikoagulantien. Wien. klin. Wschr. *65*, 102 (1953).

MATIS und SCHEELE: Zur Frage der Wechselbeziehungen zwischen antibiotischer und antithrombotischer Therapie. Medizinische 826 (1954).

MATIS: Beitrag zur Gefäßwirkung von Heparinen und Heparinoiden. J. internat. chir. *XII*, 281 (1954).

MATTER: Die Thrombose und Embolie im Wochenbett. Diss. Zürich 1953.

MATTHEW: Thrombophlebitis in pregnancy. Surgery *III*, 273 (1949).

MAUER, SCHARF und BAUER: Blutstillung durch Fibrintamponade. Dtsch. med. Wschr. *74*, 788 (1949).

MAUL: Klinische Erfahrungen mit der Synkardonbehandlung. Münch. med. Wschr. *94*, 2483 und 2531 (1952).

MAURER: Wetter und Jahreszeit in der Chirurgie. Vlg. Enke, Stuttgart 1938.

MAURER: Die Gerinnungsfaktoren bei Erkrankungen der Leber unter besonderer Berücksichtigung des Plasma- und Heparinantithrombin-Blutspiegels. Dtsch. Arch. klin. Med. *201*, 181 (1954).

MAUSECK: Fortschritte in der Diagnostik und Behandlung der peripheren Embolie. Dtsch. med. Wschr. *78*, 1043 (1953).

MAYER: Zum Syndrom der latenten Jugularvenenphlebitis. Dtsch. med. Wschr. *74*, 1456 (1949).

MAYER, DREYFUS et C. BUGNARD: Les thromboses intravasculaires dans le syndrome d'hémorrhagie par afibrinogénie. Gynaecologia *138*, 87 (1954).

MAZANEK: La Thrombangéite oblitérante traité par l'hypoglycémie. Lancet *II*, 935 (1949). Mechanism of Venous Thrombosis. Lancet *260*, 514 (1951).

MEIER: Über den Gerinnungsdefekt des hämophilen Blutes. Diss., Zürich 1948.

MEISTER: Behandlungsergebnisse der syncardialen Massage bei peripheren Zirkulationsstörungen. Schweiz. med. Wschr. *79*, 61 (1949).

MELCHIOR: Zur Kenntnis der portalen Infektion im Gefolge der Appendicitis und ihrer Behandlung mittels Venenligatur. Bruns, Beitr. klin. Chir. *142*, 795 (1928).

MELCHIOR: Emetin und Appendicitis. Helvet. chir. acta *16*, 126 (1949).

MENEAULT et ALLÈGRE: Thrombectomie de la veine iliaque primitive gauche suivie de la ligature de la veine. Presse méd. *57*, 252 (1949).

MENGHINI: Über eine neue Methode zur Bestimmung der Blutgerinnungszeit. Schw. med. Wschr. 139 (1950).

MENNINGER: Tabakhemiplegie. Wien. klin. Wschr. *61*, 814 (1949).

MENTHA: Resultat de 94 artériectomies. Presse méd. *57*, 470 (1949).

MERCIER: Traitement chirurgicale de l'angine de poitrine. Presse méd. *56*, 417 (1948).

MERZ: Schweizerische geburtshilfliche und gynäkologische Mortalität 1942—1947 unter besonderer Berücksichtigung der tödlichen Lungenembolien. Schweiz. med. Wschr. *79*, 329 (1949).

MERZ: Thrombose und Lungenembolie. Helvet. chir. acta. Suppl. VI zu Bd. 16 (1949).

MERZ: Die Behandlung der Thrombose und Lungenembolie mit Antikoagulantien. Gynaecologia, Suppl. 130 (1950).

MERZ, ETTERICH und SCACCHI: Die konservative Behandlung der Thrombose und Embolie in der Gynägologie und Geburtshilfe, verglichen mit der antikoagulierenden Therapie. Schweiz. med. Wschr. *81*, 565 (1951).

MERZ: Kontrolle der therapeutischen Heparinwirkung im Blut bei Thromboseerkrankungen. Schweiz. med. Wschr. *82*, 110 (1952).

MERZ und CHRIST: Kritik der Thromboseprophylaxe mit Tromexan im Wochenbett. Schweiz. med. Wschr. *82*, 196 (1952).

MERZ: Kontrolle der therapeutischen Heparinwirkung im Blut bei Thromboseerkrankung. Schweiz. med. Wschr. *83*, 110 (1953).

MERZ: Tödliche Lungenembolie bei Therapie mit Antikoagulantien. Schweiz. med. Wschr. *83*, 407 (1953).

MERZ: Die Antikoagulantien bei postoperativen und postpartalen Venenthrombosen. Ars med. *44*, 454 (1954).

MERZ: Erhöhte Pulslage als Thrombosesymptom. Schweiz. med. Wschr. *84*, 813 (1954).

MERZ: Richtlinien für die antikoagulierende Therapie der schweren postoperativen und postpartalen akuten Venenthrombose. Schweiz. med. Wschr. *84*, 315 (1954).

MESSINGER: Behandlung der Thrombangitis obliterans. Schweiz. med. Wschr. *79*, 369 (1949).

MEYER: Zum Gewebsbild der Thromboangiitis obliterans, insbesondere über die entzündliche Entstehung und weitere Umwandlung der Fibrinablagerungen in der Intima. (Zur morphologischen Differentialdiagnose zwischen Thromboangitis obliterans und Arteriosklerose.) Virchows Arch. *314*, 681 (1947).

MIDDELHOVEN: Das Bantische Syndrom. Ned. tschr. Geneesk. *98*, 1607 (1954).

MIES: Pathologische Physiologie. Vlg. Nölke, Hamburg 1947.

MILWIDSKY: Therapeut. Paravertebralblock des Sympathicus bei peripherer arterieller Embolie. Schweiz. med. Wschr. *78*, 301 (1948).

MILWIDSKY: Peripheral arterial embolism. Incidence, pathophysiology, diagnosis and therapy. Surgery *III*, 272 (1949).

MITTELBERG: Zur chirurgischen Behandlung der Erkrankung des varikösen Symptomenkomplexes. Zbl. Chir. *78*, 936 (1953).

MOESCHLIN: Die traumatische Thrombose und Lungenembolie. Diss. Zürich 1937.

MONKHOUSE: A study of some Aspects of the Problem Heparin Levels in the blood. Gynaecologia *138*, 103 (1954).

MONTANT: L'occlusion artérielle des membres. Therap. Rdsch. 159 (1949).

MONTIGEL und PULVER: Die Bestimmung der Prothrombinzeit mit der Thrombokinase Geigy (G 23787). Schw. med. Wschr. *82*, 132 (1951).

Morgan, Allen, Mc Carty: Peripheres Versagen der Zirculation infolge akuter Venenthrombose. Praxis *38*, 200 (1949).

Morhardt: Points de vue sur les anticoagulants et les thrombo-embolies. Presse méd. *61*, 1137 (1953).

Morton et al.: Evaluation de l'embolie pulmonaire aprés thrombose veineuse intravasculaire. Presse méd. *57*, 382 (1949).

Mueller et Gandar: Réflexions sur l'utilisation du Dicumarol (anathrombase) dans les cas de thrombophlébitis postoperatoires. Presse méd. *55*, 780 (1947).

Müller: Zur Überwachung der Antikoagulantientherapie. Praxis *40*, 279 (1951).

Müller: Zur Frage der Auslösung von Thrombose und Embolie durch Wetterfaktoren. Diss. Bonn 1952.

Müller: Präoperative Prothrombinwerte bei Hyperthyreosen. Schw. med. Wschr. *82*, 572 (1952).

Müller: Thrombosebehandlung in der Praxis. Praxis *41*, 462 (1952).

Müllertz, Storm: Anticoagulant Therapy with Dicumarol maintained during Major Surgery. Circulation *10*, 213 (1954).

Mufson: Eine neue Behandlung obliterativer Erkrankungen peripherer Arterien. Wien. klin. Wschr. *99*, 271 (1949).

Murphy: Deep thrombophlebitis and pulmonary embolism in thromboangiitis obliterans. Amer. J. Med. *14*, 240 (1953), Ref. Z. org. ges. Chir. *133*, 62 (1954).

Murray: La physiopathologie de la cause de la mort par thrombose coronarienne. Presse méd. *56*, 297 (1948).

Naegeli und Janker: Experimentelle röntgenkinematographische Versuche über die Lungenembolie. Dtsch. Zschr. Chir. *235*, 123 (1932).

Naegeli: Probleme des retikuloendothelialen Systems (RES) in klinischer Betrachtung. Dtsch. med. Wschr. *61*, 797 (1936).

Naegeli: Chirurgische Erkrankungen des Brustfells, der Lungen und des Mediastinums. Dtsch. med. Wschr. *73*, 425 (1948).

Naegeli: Entstehung, Verhütung und Behandlung der Thromboembolie mit besonderer Berücksichtigung der postoperativen Form. Praxis *38*, 454 (1949).

Naegeli und Matis: Zur Therapie und Prophylaxe thromboembolischer Zustände mit gerinnungshemmenden Stoffen. N. med. Welt, Nr. 35/36 (1950).

Naegeli: La chirurgia generale. Pubblicazioni della „Rivista di Biologia". Vol. I, 261 (1951).

Naegeli: Profilaxia terapeutica de las tromboembolias, con expecial consideration de la importancia de algunas vitaminas y antibioticos. Fol. clin. internac. Tome I, Nr. 7 (1951).

Naegeli und Matis: Tratamiento por la rutina en cirugia. Fol. clin. internac. Tomo II, Nr. 1 (1952).

Naegeli und Matis: Die thromboembolische Krankheit. Erg. Chir. *38*, 1 (1953).

Naegeli und Daubert: Die meteorotropen Einflüsse auf chirurgische Erkrankungen. Langenbecks Arch. klin. Chir. *274*, 576 (1953).

Naegeli und Matis: Zur Antikoagulantientherapie und -prophylaxe. Medizinische Nr. 15 (1953).

Naegeli und Matis: Zur modernen Thromboembolie-Behandlung in Klinik und Praxis. Medizinische 983 (1954).

Nauheimer Fortbildungs-Lehrgänge: Durchblutungsstörungen der Organe, ihre Diagnose und Therapie. *18*, Vlg. Steinkopff, Darmstadt 1953.

Nauheimer Fortbildungslehrgänge: Der Herzanfall — Differentialdiagnose und Therapie. Vlg. Steinkopff, Darmstadt 1954.

Naide: Allergische Erscheinungen nach Thrombophlebitis. Schweiz. med. Wschr. *78*, 447 (1948).

O'Neill: The effect on venous endothelium of alteration in blood flow through the vessels in vein walls, and the possible relation to thrombosis. Z. org. ges. Chir. *113*, 46 (1949).

Neuda: Die immunologische Rolle des Blutes bei der Entstehung gewisser, heute schwer erklärbarer Erkrankungen. Ars med. *41*, 40 (1951).

Neuda: Über „spontane" Thrombose. Ars med. *43*, 824 (1953).

NEUHOFF: Venous thrombosis and pulmomary Embolism. Vlg. Grune and Stratton, New York 1948.

NEUMAYR und SCHMIDT: Kapillarpermeabilität und Antithrombin. Schweiz. med. Wschr. *78*, 616 (1948).

NEUWEILER: Über die Mikromethode nach Soulier zur Bestimmung der Prothrombinzeit. Schweiz. med. Wschr. *78*, 402 (1948).

NEUWEILER und HESS: Bestimmung der Prothrombinzeit nach Soulier. Dtsch. med. Wschr. 196 (1950).

DE NICOLA: Beitrag zur Charakterisierung des Faktors VII. Schweiz. med. Wschr. *83*, 1047 (1953).

DE NICOLA: Bemerkungen über die Indikationen und Kontraindikationen der Antikoagulantientherapie auf Grund der gerinnungsphysiologischen Ergebnisse. Schweiz. med. Wschr. *84*, 835 (1954).

NISSEN und WUSTMANN: Der Einfluß pathologischen Zwerchfellstandes auf die Blutströmung in den untern Hohlvenen. Dtsch. Zschr. Chir. *203*, 42 (1927).

NONTE, DESRUELLES et SALEMBIER: Atlas d'aortographie abdominale. Expansion scientifique française. Paris 1954.

NORTH: Thrombophlebitis migrans. Münch. med. Wschr. *95*. 415 (1953).

NOTTER: Beitrag zur Kenntnis der Endophlebitis hepatica obliterans. Schweiz. Zschr. Path. *12*, 24 (1949).

OAKS and HAWTHORNE: Pseudoembolic phlebitis with ligation of the inferior vena cava. A case report. Ann. Surg. *127*, 1247 (1948), Ref. Z. org. ges. Chir. *112*, 344 (1949).

OAKS et HAWTHORNE: Phlébite pseudoembolique avec ligature de la veine cave inf. Presse méd. *57*, 769 (1949).

OBÉ: Die Thromboembolie-Prophylaxe mit Antikoagulantien nach Eingriffen an der Prostata. Zschr. Urol. *46*, 210 (1953).

OCHSNER: Venenthrombose. Praxis *38*, 333 (1949).

OCHSNER and DE BAKEY: Venous Thrombosis. A Consideration of its Cause, Prevention, Treatment and Sequelae. J. internat. Chir. *IX*, 310 (1949).

OCHSNER und DE BAKEY: Phlebitisfolgen. Klin. Wschr. *28*, 286 (1950).

OCHSNER, DE BAKEY and DE CAMP: Thrombose veineuse. Praxis *39*, 1130 (1950).

OCHSNER, KAY et al.: Neue Anschauungen über die Blutgerinnung mit besonderer Berücksichtigung der Thrombose. Praxis *39*, 1062 (1950).

OCHSNER and DE BAKEY: Thrombophlebitis, Phlebothrombose und ihre Folgen. J. Amer. Med. Ass. *139*, 7 (1949), Ref. Ars med. *39*, 371 (1954).

ODENTHAL: Über altersbedingte Änderungen des spezifischen Venendruckes bei gesunden Menschen. Dtsch. med. Wschr. *74*, 112 (1949).

OERI: Zur internationalen Tagung über Thrombose und Embolie in Basel, 20. bis 24. Juli 1954. Praxis *43*, 771 (1954).

OUDOT et CORMIER: La Localisation la plus frequente de l'artérite segmentaire: Celle de la fémorale superficielle. Presse méd. *61*, 1361 (1953).

OUDOT et CORMIER: Traitement des oblitérations chroniques de la fémorale superficielle au cours des artérites. Presse méd. *61*, 1512 (1953).

OLIVIER: Phlébographie et le traitement des veines. Presse méd. *56*, 678 (1948).

OLIVIER: Traitement des phlébites récentes du membre inférieur. Sem. Hôp. *27*, 892 (1951).

OLIVIER: Pour le traitement anticoagulant des phlébites récentes du membre inferior. Presse méd. *58*, 793 (1950).

OLIVIER: Les thromboses anciennes des veines iliaques primitives et externes. L'origine iliaque gauche des phlébites dites du membre inférieur. Presse méd. 1753 (1951), Ref. Z. org. ges. Chir. *130*, 211 (1953).

OLIVIER: Exploration phlébographiques des thromboses veineuses. Praxis *41*, 426 (1952).

OLIVIER: Phlebitis profunda ambulatoria: Ars med. *44*, 454 (1954).

OLIVIER et LORD: Les phlébites ambulatoires des veines profondes au membre inferieur. Presse méd. *62*, 457 (1954).

OLWIN: Kontrolle der Dicumaroltherapie. Praxis *39*, 83 (1950).
OLWIN: Methods for Prothrombin Assay. Theoritical and Practical Considerations. Schweiz. med. Wschr. *84*, 817 (1954).
OLWIN and FRIEDMAN: The Control of Tromexan Therapy. Surg. Gyn. Obstetr. *99*, 22 (1954).
OSTEN: Thrombo-Heparin-Toleranz-Test (THT-Test): Ärztl. Wschr. *9*, 700 (1954).
OUDOT: Un cas de thrombose trés étudu, aortico-iliaque et même fémorale droite, traitée par artériectomie et retablissement par greffe de la contiuiité vasculaire. Praxis *42*, 37 (1953).
OWREN: A quantitative, one-stage method for the assay of prothrombin. Scand. J. clin. Labor. Invest *1*, 81 (1949).
OWREN: Long term anticoagulant therapy in coronary Artery Disease. Schweiz. med. Wschr. *84*, 822 (1954).
OWREN: Der Mechanismus der Blutgerinnung. Triangel, Sandozzeitschrift *1*, 224 (1954).
OWENS: Vena cava ligation in thromboembolic disease. Z. org. ges. Chir. *130*, 82 (1953).
OWENS: Ligature de la veine cave dans la maladie thromboembolisante. Praxis *42*, 414 (1953).

PACHOUD: Stases circulatoires splanchniques, troubles viscéraux et thromboses. Méd. et hyg. Nr. 148, 196 (1949).
PÄSSLER: Die Angiographie zur Erkennung, Behandlung und Begutachtung peripherer Durchblutungsstörungen. Thieme, Stuttgart 1952.
PÄSSLER: Die Anzeigestellung zur chirurgischen Behandlung von Durchblutungsstörungen der Gliedmaßen. Dtsch. med. Wschr. *78*, 772 (1953).
PALOS: Schilddrüsenfunktion und Blutgerinnung. Schweiz. med. Wschr. *78*, 491 (1948).
PALOS und KOMAROMY: Die Wirkung des Thiouracils auf die Blutgerinnung. Schweiz. med. Wschr. *78*, 1138 (1948).
PALOS: Die Wirkung der Inhalationsnarkose auf die Thrombininaktivierung. Schweiz. med. Wschr. *78*, 1230 (1948).
PALOS: Sauerstoffhaushalt und Thrombinaktivierung. Schweiz. med. Wschr. *78*, 112 (1948).
PALOS and KOCSAN: New Data on the Physico-chemical Properties of Heparin. Exper. *7*, 97 (1951).
PALMER: Budd-Chiari-Syndrom (Verschluß der Lebervenen): 7 Fälle. Ann. intern. med. physique *41*, 261 (1954).
PANOFF: Über einen neuen Typus von Thrombopathie. Schweiz. med. Wschr. *78*, 206 (1948).
PAPANICOLIS: Les migrations arterielles de la grande circulations dans la thrombose coronarienne. Presse méd. *38*, 374 (1949).
PASCHOUD: Thrombose- und Embolie-prophylaxe. Verh. Dtsch. Ges. Kreisl.-forsch. 1934.
PATARO: Thrombose aorto-iliaque. Syndrome de Leriche. Presse méd. *57*, 382 (1949).
PAUL: Neuartige Behandlung entzündlicher Infiltrationen und Thrombophlebitiden. Dtsch. med. Wschr. *75*, 1083 (1950).
PEARSON: Frühkomplikationen des Herzinfarktes. Schweiz. med. Wschr. *84*, 1348 (1954).
PEDRAZZINI: Eine Schnellmethode zur Bestimmung der Prothrombinaktivität. Schw. med. Wschr. *79*, 78 (1949).
PEDRAZZINI, SALVIDO und KOLLER: Eine Methode zur Bestimmung der Prothrombinaktivität. Schweiz. med. Wschr. *79*, 428 (1949).
PEDRAZZINI, SCIARONI und VODOPIVEC: Pharmakodynamische und klinische Untersuchungen mit Stypturon. Praxis *43*, 552 (1954).
PENNOYER: Embolectomie arterielle. Presse méd. *57*, 382 (1949).
DE SOUSA PEREIRA: L'Innervation sympatique dans le Developpement de la Circulation collaterale. XII. Kongreß der internat. Ges. f. Chir., London 1947, Kongreßband S. 369/375.
PERLICK: Zur Kontrolle der Antikoagulantientherapie bei Thrombosen. Münch. med. Wschr. *96*, 229 (1954).
PERLICK: Marcumar und intermittierende Stoßtherapie. Dtsch. med. Wschr. *79*, 980 (1954).
PERLICK: Potenzierte Narkose und kontrollierte Hyperthermie. Regulationen der Gerinnungsfaktoren im Verlauf des Winterschlafes und der potenzierten Narkose. Klin. Wschr. *32*, 709 (1954).
PETERS: Circumire. Wien. med. Wschr. *102*, 205 (1952).

PETERS, DÖRING, SEULBERGER: Weitere Untersuchungen über das unterschiedliche Verhalten von Temperatur und Puls zwischen Patienten mit postoperativer Thromboembolie und Operierten ohne diese Komplikationen. Chirurg *24*, 385 (1953).

PETRIDES: Die pathogenetische Bedeutung der Allergie für Blut- und Knochenmarksschäden. Erg. inn. Med. Neue Folge *4*, 195 (1953).

PEYCELON et BARDONNET: Syndrom d'oblitération de la veine cave inferieur. Presse méd. *58*, 252 (1949).

PFANNER: Therapie der Coronarerkrankungen. Wien. klin. Wschr. *61*, 828 (1949).

PFAEFFLI: Thrombosis et Embolies quatre ans de traitement par les Anticoagulants. Thèse, Zürich 1953.

PHEMISTER et HUMPHRYS: Resection gastro-oesophagienne et gastrectomie totale dans le traitement des veines variqueuses saignantes dans le syndrom de Banti. Presse méd. *56*, 294 (1948).

PICHAT, REBOUL et VIGNON: Action de la Thrombose par voie intra — veineuse dans les hémoptysies incoecibles. Presse méd. *15*, 203 (1949).

PICHOTKA und CAROLI: Beziehungen zwischen Blutgerinnung und Wetter. Klin. Wschr. *30*, 514 (1952).

PICOT: Coagulation sanguine et embolies pulmonaires. Lyon chir. *49*, 105 (1954), Ref. Praxis *43*, 535 (1954).

PIEPER: Die konservativen Behandlungsmethoden der peripheren Durchblutungsstörungen. Therap. Gegenw. Nr. 6 (1950).

PIGEAUD, NELKEN et BOHE: Taux de Prothrombine chez le nouveau-né après injection intraveineuse chez la mère de vitamin K synthétique au cours de L'accouchement. Prèsse méd. *62*, 1123 (1954).

PILOT: Zur Frage der Frühbehandlung der Thromboembolie in der Unfallheilkunde. Diss. Freiburg i. Br. 1952.

PIOTROWSKI: La Prothrombine. Méd. et hyg. Nr. 151 (1950).

PLANCHEREL: Klinische und gerinnungsphysiologische Untersuchungen mit einem neuen Heparindepotpräparat. Zschr. klin. Med. *150*, 213 (1952).

PLOOY: Die Behandlung der Thrombose mit Dicumarol. Schweiz. med. Wschr. *78*, 649 (1948).

PLUMBO and PAUL: Effects of ligation of major veins. Angiology *4*, 337 (1953), Ref. Z. org. ges. Chir. *133*, 62 (1954).

POLAK DANIELS: Aortitis abdominalis with partial occlusion of the aortic bifurcation. Excerpta med. *III*, 270 (1949).

PORTES et al.: Ergebnisse der Behandlung der Venenthrombose bei der Frau mit Dicumarol. Presse méd. *55*, 57 (1947).

PRATT: Ein Frühsymptom der Femoralisthrombose. Praxis *38*, 1054 (1949).

PRATT: An early sign of femoral thrombosis. J. Amer. med. Ass. *140*, 476 (1949).

PRICE et WAGNER: Obstruction complète de l'aorte abdominale. Presse méd. *56*, 418 (1948).

PRÖSCHER: Prophylaxe und Therapie der Thrombose durch intravenöse Novocain-Anwendung. Zbl. Chir. *79*, 1999 (1954).

PROPST: Über die Ablagerung intravenös zugeführten Eisens. Tierexperimentelle Untersuchung. Schweiz. Zschr. Path. *17*, 147 (1954).

PROTAS and SALDMANN: Temporal arteritis; critical review of the proven cases with report of an additional case with pernicious anemia. Excerpta med. *III*, 411 (1949).

PUGATSCH: Zur Antikoagulantientherapie der Venenthrombosen in der innern Medizin. Schweiz. med. Wschr. *84*, 1350 (1954).

PULVER und v. KAULLA: Über Resorption und biologische Inaktivierung des neuen Antithromboticums Tromexan. Schweiz. med. Wschr. *78*, 956 (1948).

PULVER: Die Synkardonbehandlung der peripheren Durchblutungsstörungen. Therap. Umschau *X*, Nr. 12 (1954).

QUATTRIN: Les thrombopaties. Rev. Hématol. *6*, 101 (1951).

QUICK: Modern conceptions of venous thrombosis. Practioner 213 (1951), Ref. Schweiz. med. Wschr. *81*, 757 (1951).

QUICK: Moderne Anschauung über Venenthrombose. Dtsch. med. Wschr. *76*, 731 (1951).
QUICK: The relation of Coagulation of the blood to intravascular clotting. Schweiz. med. Wschr. *84*, 783 (1954).

RABINOWITSCH et PINES. Surgery *14*, 669 (1943).
RAINIE: Complications of Anticoagulant Therapie. N. England J. Med. *250*, 810 (1954).
RAMSDELL: Peripheral arterial Embolectomy. XII. Kongreß der internat. Ges. f. Chir., London 1947, Kongreßband S. 417.
RAPPAPORT, RAUM, HORELL: Knochenmarksembolien. Schweiz. med. Wschr. *82*, 190 (1952).
RAPPERT: Thrombectomie. Wien. med. Wschr. *100*, 242 (1950).
RAPPERT: Therapie der Thrombose mit Procain, Panthesin, Hydergin. Zbl. Chir. *77*, 1729 (1952).
RAPPERT: Versuch einer neuen Therapie der Thrombose. Wien. klin. Wschr. *64*, 283 (1952).
RAPPERT: Die intravenöse Anwendung der Lokalanästhetika in der Chirurgie. Acta neuroveget. *X*, 357 (1954).
RAPPERT: Bei welchen chirurgischen Erkrankungen hat die intravenöse Anwendung der Lokalanaesthetika eine Berechtigung? Schweiz. med. Wschr. *85*, 39 (1955).
RASCHER: Kasuistischer Beitrag zum Bilde der Thrombose der Mesenterialvenen unter Berücksichtigung der neuern Auffassungen von der Entstehung der Venenthrombose. Diss. Zürich 1928.
RATSCHOW: Zur Therapie der Permeabilitätsstörung bei Gefäßkrankheiten. Therap. Umschau 119 (1951).
RATSCHOW: Die Genese der peripheren Durchblutungsstörungen. Wien. med. Wschr. *103*, 821 (1953).
RATSCHOW: Die peripheren Durchblutungsstörungen. Triangel *I*, 77 (1953).
RATSCHOW und HASSE: Angiologie. Münch. med. Wschr. 1040 u. 1967 (1953).
RATSCHOW: Die Genese der peripheren Durchblutungsstörungen und ihre Behandlung. Wiener med. Wschr. *103*, 821 (1953), Ref. Praxis *43*, 234 (1954).
RAUCH: Zur Thromboseprophylaxe mit Magnesium. Langenbecks Arch. klin. Chir. *278*, 535 (1954).
RAVDIN et KIRBY: Expériences sur la ligature et l'héparine dans les affections thrombo-emboliques. Bull. chir. 4 (1951).
RAY and BURCH: Gefäßreaktionen nach Unterbindung der Vena cava inf. beim Menschen. Ref. Schweiz. med. Wschr. *78*, 498 (1948).
RAY and BURCH: Vascular responses in man to ligation of the inferior vena cava. Surgery *III*, 414 (1949).
RAYNAUD et al.: La maladie thrombo-embolique des intraux. Presse méd. *61*, 745 (1953).
RECKENDORF: Die Endangitis obliterans. Eine kritische Auswertung des Krankengutes der letzten 10 Jahre. Diss. Freiburg i. Br. 1952.
REHN und KAULLA: Zur klinischen Lösung des Thromboembolieproblems. Vorträge aus der prakt. Chirurgie, H. 32. Vlg. Enke, Stuttgart 1947.
REHN: Über die abschließende Durchführung der Embolieprophylaxe an der Freiburger chirurgischen Klinik und ihre Ergebnisse. Schweiz. med. Wschr. *78*, 625 u. 886 (1948).
REHN: Prophylaxe und Behandlung von Thrombose und Embolie. Langenbecks Arch. klin. Chir. *270*, 17 (1951).
REHN und HALSE: Fünf Jahre postoperative Dicumarolprophylaxe. Dtsch. med. Wschr. *74*, 1552 (1949).
REHN: ACTH und Cortison in der Chirurgie. Langenbecks Arch. klin. Chir. *278*, 229 (1954).
REIFFERSCHEID und MATIS: Das Vitamin E in der Behandlung der Durchblutungsschäden, Dupuytrenscher Kontraktur und Thrombosen. Med. Welt, Aug./Nov. 1951.
REINIS und KUBIK: Klinische Erfahrungen mit einem neuen Präparat der Cumarinreihe. Schweiz. med. Wschr. *78*, 785 (1947).
REINIS: Traitement des thromboses artérielles par un nouvel anticoagulant du groupe Coumarin. Presse méd. *58*, 475 (1950).
REIST: Dicumarintherapie der puerpuralen Thrombose und Embolie. Gynaecologia *125*, 215 (1948).

REITEMEIER, BARKER and MANN: Observation on the rapidity of initial Response to Orally administered Anticoagulants. Schweiz. med. Wschr. *84*, 827 (1954).

RENFER: Thrombophlebitis der Vv. anonyma und subclavia sin. als Komplikation eines Oesophagusdivertikels. Schweiz. med. Wschr. *81*, 750 (1951).

RICHARD: A propos du traitement chirurgical des phlébites. Presse méd. *57*, 447 (1949).

RICHTER and TAINSKY: Gangrän der untern Extremitäten bei Kindern. Praxis *38*, 336 (1949).

RICHTER: Die Behandlung der Thromboembolie mit Antikoagulantien. Langenbecks Arch. klin. Chir. *274*, 397 (1953).

RIEBEN: Beiträge zur Kenntnis der Blutgerinnung. Vlg. Benno Schwabe, Basel 1947.

RIJSSEL und MEYLER: Artérite nécrosante généralisée due à l'usage de médicamentes sulfanidés. Acta med. Scand. *132*, 251 (1948), Ref. Presse méd. *56*, 590 (1949).

RITTER: Über die Folgen der Ligatur der Arteria hepatica. Beitrag zur Funktionsprüfung der Leber. Mitt. Grenzgeb. Med. Chir. *35*, 76 (1922).

RITTER: Über die Bedeutung des Endothels für die Entstehung der Venenthrombose. Vlg. Fischer, Jena 1926.

RITTER: Endothel und Thrombenbildung. Dtsch. med. Wschr. *54*, 1963 (1928).

RITTER: Die Ätiologie der postoperativen Venen-Thrombose als Ursache der postoperativen Thrombo-Embolie nach neuen Untersuchungsergebnissen. VIII. Kongreß der internat. Ges. f. Chir., Warschau 1929, Kongreßband S. 145.

RITTER: Notfallchirurgie. Die Ausführung der dringlichen blutigen Eingriffe. Vlg. Enke, Stuttgart 1949.

RIVES und STURG: Mesenterialer Gefäßverschluß. Praxis *38*, 485 (1949).

ROBERT: De l'action d'une nouvelle préparation hemostatique. Praxis *39*, 73 (1950).

ROBERTS and ASKEY: Temporale Arteritis. Praxis *38*, 334 (1949).

ROBINEAU: Phlébite en cordon de la paroi thoraco-abdominale. Surgery *III*, 413 (1949).

ROCHA et SILVA: Studies an the activation and purification of blood fibrinolysin. Biochem. J. *43*, 163 (1948).

ROCHE: Literatur Eildienst: Die moderne Blutgerinnungslehre. Zur internat. Tagg. über Thrombose und Embolie, Juli 1954, Basel *22*, 25 (1954).

ROHKRÄMER und SCHEIDHAUER: Untersuchung über den Prothrombinspiegel im Blut unter besonderer Berücksichtigung vegetativ-nervöser Störungen. Dtsch. Arch. klin. Med. *196*, 55 (1949).

ROHNER: Beziehungen zwischen Blutdruck und Wandmasse bei Arterien. Diss. Zürich 1920.

ROULEAU et DAVID: L'embolie artérielle peripherique. Union méd. Canada *81*, 651 (1952), Ref. Praxis *41*, 990 (1952).

ROSE: Les anticoagulants dans le traitement de l'infarctus cérébral. Rapport des résultats peu favorables obtenus. Presse méd. *59*, 255 (1951).

ROSE: Obstruction of the superior vena cava of twenty-five years' duration. J. Amer. med. Ass. *150*, 1198 (1952).

ROSSIER: Les artérites non — spécifiques — Les syndromes cliniques. Helvet. med. acta *11*. 257 (1944).

ROSKAM: Hémostase spontanée et thrombose. Presse méd. *56*, 711 (1948).

ROSKAM et FONTAINE: Thrombose veineuse. Vlg. Masson, Paris 1950.

ROSEMANN: Der schmerzlose Herzinfarkt. Übersicht über die Literatur und Analyse von 220 eigenen Fällen. Schweiz. med. Wschr. *84*, 1349 (1954).

RUEPPER: Ist die Thromboembolie überwunden? Med. Welt, Aug./Nov. (1951).

RUNGE: Betrachtungen zur Pathogenese und Klinik der Thromboembolie. Dtsch. med. Wschr. *77*, 1079 (1952).

RUNGE und J. HARTERT: Methodische und klinische Erfahrungen bei der Therapie mit Antikoagulantien. Gynaekologia *138*, 110 (1954).

RUNGE, HARTERT und EICHER: Vergleichende Untersuchungen der Blutgerinnung im mütterlichen und kindlichen Blut bei noch pulsierender Nabelschnur. Gynaekologia *138*, 337 (1954).

RUSSEK, ZOHMANN: Cerebral Thrombosis precipitates by injection of a mercural diuretic. J. amer. Med. Ass. *139*, 922 (1949).

RUSSEK: Cerebralthrombose nach Injektion eines Quecksilberdiureticums. Praxis *38*, 795 (1949).

RUSSEK, ZOHMANN und RUSSEK: Gefahr thromboembolischer Komplikationen bei Cortisontherapie. Amer. Heart J. *47*, 653 (1954), Ref. Schweiz. med. Wschr. *84*, 1401 (1954).

RUSSEK and ZOHMANN: Selection of Patients for Anticoagulant Therapy in acute Myocardial Infarction. Amer. J. Med. Sc. *228*, 133 (1954).

RUTISHAUSER: Extremitätenthrombose und Lungenembolie bei internen Krankheiten. Gynaecologia *138*, 411 (1954).

SAEGESSER: Phlegmasia rubra dolens. Therap. Umschau (1952), Ref. Ars med. *43*, 95 (1953).

SAEGESSER: Der Pfortaderhochdruck: Schweiz. med. Wschr. *84*, 359 (1954).

SANDRITTER und BECKER: Beitrag zur Frage der Wetterabhängigkeit der Lungenembolie. Dtsch. med. Wschr. *76*, 1526 (1951).

SAILER und KRESBACH: Erfahrungen mit einem neuen Anticoagulans (Marcoumar). Wien. med. Wschr. *105*, 35 (1955).

SALZER: Phlebographie des oberen Hohlvenengebietes. Wien. klin. Wschr. *60*, 818 (1948).

DELLA SANTA et DURAFFOURD: Valeur respective de la thromboélastographie selon HARTERT et du test de tolérance à héparine in vitro dans les états thrombophiles. Schweiz. med. Wschr. *84*, 1128 (1954).

DOS SANTOS: Arteriographie et Phlebographie. XII. Kongreß der internat. Ges. f. Chir. London 1947, Kongreßband S. 263.

DOS SANTOS: Le diagnostic et le traitement des obstructions vasculaires. Presse méd. *57*, 470 (1949).

DOS SANTOS: Note sur la désobstruction des anciennes thromboses artérielles. Presse méd. *57*, 544 (1949).

SANYAL: An experimental study of Tromexan. Indian Med. Gaz. *89*, 86 (1954).

SAUERBRUCH: Bericht über ein neues Haemostypticum Nr. 733 von Dr. Schoch, Bern. Med. Klin. *45*, 193 (1950).

SAUTOT: La résection du carrefour aortique à un temps pour Thrombose. Praxis *41*, 77 (1952).

SCARDIGLI, CAVALLI: Azione del gentisato di sodio e del salicilaze di sodio sull'attivita protrombinica del plasma. Settimana med. *38*, 569 (1950).

SCHAEFFER: Neue Methode zur Bestimmung des zentralen Venendruckes beim Menschen. Klin. Wschr. *31*, 802 (1953).

SCHEDEL: Über den Versuch einer Thromboembolieprophylaxe mit Hirudoid-Salbe. Dtsch. med. Wschr. *77*, 685 (1952).

SCHEELE und MATIS: Zur Frage der Venostasinwirkung unter Berücksichtigung der Therapie und Prophylaxe der thromboembolischen Krankheit. Medizinische *20* (1952).

SCHELLENBERG: Thrombose im Wochenbett, Behandlung mit Tromexan, Kontrolle der Prothrombinaktivität nach Pedrazzini, Salvidio und F. Koller. Praxis *42*, 599 (1953).

SCHERF und BOYD: Klinik und Therapie der Herz- und Gefäßerkrankungen. Springer, Wien 1951.

SCHIMERT: Experimentelle Untersuchungen über die Beeinflußbarkeit der Coronardurchblutung durch physikalische Therapie. Schweiz. med. Wschr. *79*, 680 (1949).

SCHIMERT: Über das Wesen der vegetativen Kreislaufstörung und ihre therapeutische Beeinflussung durch vegetativ wirkende Pharmaka. Münch. med. Wsch. *95*, 950 (1953).

SCHIMERT: Die Klinik des atypischen Myocardinfarktes. Zschr. klin. Med. *152*, 2 (1954).

SCHIRMACHER: Lokale Heparinbehandlung. Ärztl. Praxis *V*, H. 11 (1953).

SCHLAEPFER: Air Embolism following various diagnostic or therapeutic Procedures in Diseases of the Pleura and the Lung. Johns Hopkins Hosp. Bull. *XXXIII*, 321 (1922).

SCHLÄPFER: Verpflanzung der Arteria mammaria interna bei kardialer Ischämie. Helvet. chir. acta *19*, 266 (1954).

SCHLÜTER und VENTURINI: Über die postoperative Thromboembolie und die Möglichkeiten ihrer Prophylaxe. Zbl. Chir. *78*, 1265 (1953).

SCHMIDT: Über cerebrale Fettembolie. Diss. Zürich 1936.

SCHMID-BILFINGER: Die Emboliefälle der Jahre 1936—1941 bei gynaekologisch-geburtshilflichen Patientinnen. Diss. Zürich 1944.

SCHMID und WEISSEL: Vereinfachte Methode zur Bestimmung der Prothrombinzeit. Schweiz. med. Wschr. *79*, 231 (1949).

SCHMID: Die Blutgerinnung in Theorie und Praxis. Wien. Beiträge zur innern Medizin. Bd. IV, Verlag Maudrich, Wien 1951.

SCHMID: Über die Verhütung der Thrombose und Embolie nach gynaecologischen Operationen. Chirurg *23*, 401 (1952).

SCHMID: Die Behandlung mit Vitamin E in der innern Medizin. Wien. klin. Wschr. *64*, 128 (1952).

SCHMID: Unfall und Versicherungsmedizin. Münch. med. Wschr. *95*, 154 (1953).

SCHMID: Endangitis obliterans mit gleichzeitigen, an vier Gliedmaßen auftretenden Nekrosen als allergische Reaktion auf Penicillin- und Sulfonamidbehandlung. Brun's Beitr. klin. Chir. *186*, 463 (1953).

SCHMIDT: Anticoagulantien bei Herzinfarkt nach Koronarthrombose. Medizinische. *46*, 1550 (1954).

SCHNEIDER: Pendiomid bei akuter Lungenembolie. Helvet. Chir. acta *18*, 370 (1951).

SCHÖNBERG: Über Nebennierenapoplexien. Klin. Wschr. *17*, 201 (1938).

SCHÖNIG: Beitrag zur Frage der Behandlung der Varizen. Chirurg *21*, 76 (1950).

SCHRADER: Zur Arteriitis der Kopfarterien. Dtsch. med. Wschr. *79*, 722 (1949).

SCHRADER und GADERMANN: Das klinische Bild des totalen Verschlusses der Aorta abdominalis. Ärztl. Wschr. 80 (1953), Ref. Z.org. ges. Chir. *130*, 203 (1953).

SCHRECK: Über die Anwendung von Depotthrombocid bei Thrombosen und Embolien. Dtsch. med. Wschr. *76*, 1560 (1951).

SCHRECK: Über die Behandlung von Thrombose und Embolie. Münch. med. Wschr. *93*, 1170 (1951).

SCHRECK: Die Anwendung antikoagulierender Substanzen bei Thrombosen und Embolien. Münch. med. Wschr. *93*, 618 (1951).

SCHRÖDER: Statistischer Beitrag zum Problem der Folgezustände nach tiefer Beinvenenthrombose unter besonderer Berücksichtigung ihrer sozial-medizinischen Bedeutung. Diss. Freiberg i. Br. 1952.

SCHÜPBACH und HERRMANN: Thrombosekrankheit bei essentieller Thrombocythämie. Schweiz. med. Wschr. *84*, 95 (1954).

SCHUHMACHER: Beiträge zur operativen Behandlung der Lungenembolien. Arch. klin. Chir. *101*, 818 (1913).

SCHUHMACHER: Klinische Erfahrungen mit Thrombocid nach gynaekologischen Operationen. Dtsch. med. Wschr. *75*, 1751 (1950).

SCHULTZE: Neuere Erkenntnisse über das Prothrombin und das Acceleratorglobulin von Seegers. Dtsch. med. Wschr. *75*, 607 (1950).

SCOTT und WILLIAMS: Embolies arterielles multiples. Arch. Surg. *58*, 28 (1949).

SEEGERS: A theoretical Consideration of the blood clotting mechanismus in Hemophilia. Schweiz. med. Wschr. *84*, 781 (1954).

SEHRT: Weitere Fortschritte in der Thrombose-Embolie-Frage. Münch. med. Wschr. 1134 (1935).

SEIFERT: Allgemeine Chirurgie. Münch. med. Wschr. *95*, 918 (1953).

SELTENREICH: Die Erfolge des Frühaufstehens als Thrombo-Embolieprophylaxe post operationem et partum an der badischen Landesfrauenklinik Karlsruhe. Diss. Frankfurt 1952.

SERRA: Über die Embolie der Endaorta. Praxis *40*, 833 (1951).

SERVELEE et al.: Chirurgie bei peripheren Kreislaufstörungen. Ars med. *44*, 452 (1954).

SERVELLE: Arteriographie et veinographie. XII. Kongreß der internat. Ges. f. Chir., London 1947, Kongreßband S. 285.

SEULBERGER, PETERS und DÖRING: Die Thromboembolie als Ergebnis überschießender oder getrennter neurohormonaler Regulation. Langenbeck's Arch. klin. Chir. *272*, 470 (1952).

SEULBERGER, PETERS und DÖRING: Die Körpertemperatur als Test zur frühzeitigen Erkennung drohender postoperativer Gerinnungsstörungen. Langenbecks' Arch. klin. Chir. *275*, 73 (1953).

SHAPIRO: Relationship between Hemorrhage and Dosage method in anticoagulant Therapy. Schweiz. med. Wschr. *84*, 830 (1954).

SHAFIROFF: Ligation of the inferior vena cava. Surgery *111*, 544 (1949).

E. and W. SHUTE: Peripheral thrombosis treated with alpha tocopherol (vitamin E). Amer. J. Surg. *84*, 187 (1952).

SIGG: Zur Behandlung der Varizen, des Ulcus cruris und der Phlebitis. Erfahrungen mit dem neuen Verödungsmittel „Geigy". Therap. Umschau 61 (1948).
SIGG: Varizen, Ulcus cruris und Phlebitis. Schweiz. med. Wschr. *78*, 494 (1948).
SIGG: Die ambulante Behandlung der Phlebitis. Schweiz. med. Wschr. *80*, 33 (1950).
SIGG: Die therapeutische Anaesthesie mit Panthesin. *81*, 10 (1951).
SIGG: Die Behandlung der Thrombophlebitis mit Jrgapyrin. Praxis *41*, 1072 (1952).
SIGG: Der Mikroheparintest. Eine Methode zur raschen Orientierung über die Gerinnungsfähigkeit des Blutes. Klin. Wschr. *30*, 205 u. 284 (1952).
SIGG: Neue Varizenverödungsmittel. Therap. Umschau *10* (1954).
SILION et LAMBERT: Sur un cas de thrombophlébite cérebrale. Présse méd. *61*. 1123 (1953).
SIMMEN: Die unfallmedizinische Bedeutung von Thrombose und Thrombophlebitis. Diss. Zürich 1945.
SINGER: Die Bedeutung des Tastbefundes für die Diagnose peripherer arterieller Zirkulationsstörungen an den Extremitäten. Wien. klin. Wschr. 79 (1954).
SMITH und MULLIGAN: Dicumarolprophylaxe gegen Venenthrombose vor chirurgischen Eingriffen an Frauen. Schweiz. med. Wschr. *78*, 627 (1948).
SKURSKY: Eine seltsame Embolie bei einem Fall von Endocarditis ulceropolyposa. Wien. klin. Wschr. *60*, 763 (1948).
SOLDATI: Untersuchungen über Thrombokinase (ihre Bedeutung für die Prothrombinzeitbestimmung). Diss. Zürich 1941.
SONNTAG: Krampfadern. Verlag W. de Gruyter, Berlin 1950.
SOULIER: La coagulation sanguine. Presse méd. *57*, 180 B (1949).
SOUPAULT: A propos de la ligature portale. Ref. Z.org. ges. Chir. *131*, 130 (1953).
DE SOUSA PEREIRA: Traitement chirurgical des thromboses de la carotide interne. J. internat. chir. *XIII*, 506 (1953).
SPATH: Au sujet des conditions opératoires des blessures vasculaires. Presse méd. *56*, 808 (1948).
SPOHN: Die tödlichen Lungenembolien an den Heidelberger Kliniken. Langenbeck's Arch. klin. Chir. *269*, 518 (1951).
SPOHN und WINKLER: Untersuchungen mit Depot-Thrombocid. Chirurg *24*, 249 (1953).
SPÜHLER: Neue Wege in der medicamentösen Therapie von Sympathicuserkrankungen. Praxis *37*, 557 (1948).
STADLER: Zur Behandlung des Myocardinfarktes. Schweiz. med. Wschr. *84*, 1348 (1954).
STAFINIAK: Eine neue Methode der chirurgischen Therapie des Aszites und der Blutung aus Oesophagusvarizen bei Leberzirrhose. Zentrbl. f. Chir. *79*, 2013 (1954).
STAHL: Tromexanblutung in Penicillinexanthem. Gynaecologia *139*, 184 (1955).
STALLWORTHY: Pelvic and femoral Thrombosis in the female. Gynaecologia *138* (1954).
STAMM: Erfahrungen mit Tromexan. Praxis *43*, 612 (1954).
STARLINGER und SAMETNIK: Über die Entstehungsbedingungen der spontanen Venenthrombose. Klin. Wschr. 1269 (1927).
STEIN et ROSE: Traitement des thrombophlébites par la butazolidinc. Arch. Int. Med. *93*, 899 (1954), Ref. Méd. et hyg. *282*, (1955).
STEINBRÜCHEL: Thromboseprophylaxe mit Marcoumar im Wochenbett und Zustand des Kindes. Inaug. Diss. Zürich 1953.
STEINHARDT: Die Behandlung der Arterienobliterationen durch Resektion und Venentransplantation. Wien. klin. Wschr. *62*, 587 (1950).
A. und E. STEJSKAL: Einfluß der Blutkonserven und der Muskelrelaxantien auf die Blutgerinnung unter besonderer Berücksichtigung des Myo-Relaxin „Heyden". Zbl. Chir. *79*, 1606 (1954).
STEPHENS: Ambulatory Anticoagulant Therapie in thromboembolic Disease. Amer. Hearrt. J. 67 (1951).
STERN: Über Thrombophlebitis migrans bei Carcinom. Diss. Zürich 1943.
STICH: Der Darmverschluß und sonstige Wegstörungen des Darmes. Verlag W. de Gruyter, Berlin 1952.
STORER, KAZDAN and BILTON: Venous mesenteric thrombosis. Suggested etiology and case report. Amer. J. Surg. *84*, 636 (1952), Ref. Z.org. ges. Chir. (1953).
STRAATEN: Die Blutegeltherapie der Thrombose. Dtsch. Zschr. Chir. *238*, 515 (1932).

STRAUB und SCHOLZ: Über die Einwirkung komplexer Vorgänge auf das vegetative Nervensystem. Dtsch. med. Wschr. *76*, 534 (1951).

STREUTER, MILTON: Zeitweiliger Vena-cava-Verschluß durch Ligatur als Mittel zur Behandlung der Thromboembolie. Surgery *34*, 20 (1953). Ref. Praxis *43*, 192 (1954).

STUCKE: Das Bluteiweißbild bei Verbrennungen unter besonderer Berücksichtigung der Pankreasfermentbehandlung. Langenbeck's Arch. klin. Chir. *278*, 535 (1954).

STUDER und ZBINDEN: Experimentelle Untersuchungen über Heparinoide. Schweiz. med. Wschr. *85*, 19 (1955).

STÜBINGER und BUSSE: Die Behandlung der Angina pectoris mit der Novocainblockade des Ganglion stellatum unter Berücksichtigung der Befunde im E. K. G. Dtsch. med. Wschr. *74*, 546 (1949).

STRÖMBECK: Die Entstehungsbedingungen, Prophylaxe und Behandlung der postoperativen Thrombose. Ref. Med. Klin. *46*, 219 (1951).

STRUPPLER: Fettembolie. Untersuchungen und Beiträge zur Diagnostik. Vorträge aus der prakt. Chir. H. 26, Verlag Enke, Stuttgart 1940.

STUR: Meteorologische Frontdurchgänge und klinische Exitusfälle in einem Wiener Großspital. Wien. klin. Wschr. *63*, 957 (1951).

STUTZ und FRÖHLICH: Les thromboses veineuses posttraumatiques du membre inférieur. Presse méd. *60*, 1432 (1952).

STUTZ: Klinische Erprobung eines neuen konzentrierten, wässerigen Heparinpräparates mit intramuskulärer Anwendung. Praxis *37*, 279 (1948).

SULLIVAN et al.: Thrombophlébite (appreciation des differentes methodes de traitement). Praxis, *40*, 125 (1951).

SURINGTON and JONAS: Intra-abdominal venography following inferior vena cava ligation. Arch. Surg. *65*, 605 (1952).

SUSSMANN et al.: Anésthésie du ganglion stellaire dans les cases de thrombose ou d'embolie cérébrale. Praxis *40*, 673 (1951).

SUTERMEISTER: Über Speranskys „Neuropathologie" und „Neuraltherapie". Praxis *37*, 670 (1948).

SWYNGHEDAUW, LAINE and SALEMBIER: Unfortunate result of a phlébectomy for postoperative thrombosis of the femoral vein. Surgery *III*, 638 (1949).

SZIBERTH: Die Endangitis obliterans. Wien med. Wschr. *98*, 160 (1948).

TAGARIELLO: Value of phlebography in the diagnosis of intermittent obstruction of the subclavian vein. Ref. Z.org. ges. Chir. *130*, 81 (1953).

DE TAKATS: Thromboembolie. J. internat. chir. *VIII*, 903, (1948).

DE TAKATS: Verwendung von Anticoagulantien in der Chirurgie. Schweiz. med. Wschr. *80*, 779 (1950).

DE TAKATS and COELHO: Vertebral vein Thrombosis. A clinical Syndrome. Gynaecologia *138* (1954).

TAUBMANN und WINKLER: Über eine hochwirksame antithrombotische Substanz von Heparincharakter. Klin. Wschr. *29*, 296 (1951).

TAVERNIER: A propos des oblitérations veineuses. Presse méd. *57*, 230 (1949).

TEILUM: Endophlebitis hepatica obliterans. Schweiz. med. Wschr. *79*, 485 (1949).

TEIR et GRANROTH: La thrombose de l'aorte abdominale. Presse méd. *58*, 881 (1950).

THEIS: Thrombosis of the terminal aorta. Surg. etc. Bd. *95*, 505, (1952). Ref. Z.org. ges. Chir. *130*, 339 (1953).

TEMESVARI und JONQ: Unsere Erfahrungen über percutane lumbale Aortographie. Schweiz. med. Wschr. *84*, 564 (1954).

TEMPLE: Indications and present results of ligature resection of the internal vein. Durgery *III*, 277 (1949).

TENDLER: Aortic embolectomy — a case report. Surgery *III*, 637 (1947).

THIES: Ergebnisse der Dicumarol bzw. Cumidanwendung bei der Behandlung von 50 Thrombosen. Bruns' Beitr. klin. Chir. *181*, 475 (1951).

THIES: Prophylaxe und Therapie der Thromboembolie. Zbl. Chir. *76*, 164 (1951).

THIES: Die antithrombotische Bedeutung eines neuartigen Cumarinderivates (Marcoumar). Medizinische, 1434 (1953).

THIES und BÖCKER: Klinische Erfahrungen mit einem neuen Antithromboticum aus der Gruppe der seltenen Erden. Dtsch. med. Wschr. *78*, 222 (1953).

THIES: Eine Schnellmethode zur Kontrolle der Gerinnungsverzögerung bei der Herparinmedikation. Dtsch. med. Wschr. *79*, 1081 (1954).

THIES: Thromboseprophylaxe nach Gallenoperationen. Schweiz. med. Wschr. *84*, 833 (1954).

THIES: Thrombodym und Prothrombinzeit. Dtsch. med. Wschr. *79*, 640 (1954).

THIES: Zur Verhütung von Gefäßwandschäden unter Dicumarin, Cumarin und seltenen Erden. Therap. Gegenw. *93*, H. 3 (1954).

THIEME: Klinische Erfahrungen mit dem Anticoagulans Hirudoid. Ars med. *41*, 28 (1951).

TICHY: Zur Frage der Wetterabhängigkeit postoperativer Thrombosen und Embolien. Z.org. ges. Chir. *111*, 419 (1949).

TING, LIVINGSTONE and ALLEN: Effect of d- tubocurarine on blood coagulation time. Anaesthesiology *13*, 591 (1952).

TINGAUD: Dix cas de thromboangéites traité par surrenaléctomie. Bordeaux chir. *4*, 166 (1952).

TIWISINA: Der Achselvenenstau, seine Erkennung, Behandlung und Begutachtung. Chirurg *24*, 292 (1953).

THURNHEER und HELLER: Klinische Erfahrungen über die Vasodilatation durch β-Pyridylcarbin (Ronicol Roche). Schweiz. med. Wschr. *79*, 522 (1949).

THURNHEER und NIEDERBERGER: Neuere Auffassungen über Aetiologie und Therapie der Atherosklerose unter Berücksichtigung von Heparin. Schweiz. med. Wschr. *84*, 255 (1954).

TOOHEY: Vitamin K in anticoagulant Therapy. Brit. Med. J. *I*, 1020 (1954).

TOTTEN: Surgical treatment of the postphlebitic leg. Angiology *4*, 38 (1953).

TRUCHET: La médication anticoagulante dans la prévention et la traitement des thromboses veineuses en chirurgie. Lyon chir. *48*, 876—881 (1954).

TUDHOPE and DONALD: Late Results of Treatment in Myocardial Infarction. Lancet *267*, 465 (1954).

TULLOCH, WRIGHT: Long—Term Anticoagulant Therapy. Circulation *9*, 823 (1954).

UNGEHEUER: Technik und Wert der Portographie für die Diagnostik des portalen Hochdruckes und seiner Therapie. Chirurg *24*, 394 (1953).

UPPLEGGER: Erfahrungen bei Thromboseprophylaxe mit Marcumar. Chirurg *25*, 555 (1954).

UVNÄS: Kurare, ett gammalt pilgift, kanske ett värdefullt läkemedel. Svenska läk. sällsk *II*, 2926 (1946).

VAGLIANO: L'artérite des gelures. Monatsschr. Unfallheilkunde *52*, 89 (1949).

VARGEDÖ: Neue Beiträge zur Kenntnis der Arteriitis temporalis. Dtsch. med. Wschr. *75*, 573 (1950).

VAYRE, COTTE, MOLHO: Anticoagulants en applications cutanées (3e note). Action de la phénylindandione dans les hypodermites. J. méd. Lyon 670 (1954).

VAN DER VEER KUO und MARSCHLALL: Les experiences sur la thrombose veineuse et l'embolie pulmonaire avec reference particuliere à la therapeutique anticoagulante. Praxis *39*, 361 (1950).

VEJDA: Thrombektomie. Wien. klin. Wschr. *62*, 965 (1950).

VEJDA: Die Bedeutung der Venenligatur für die Prophylaxe der Lungenembolie. Wien. klin. Wschr. *62*, 281 (1950).

VEJDA: Ein Fall von arterieller Embolie, behandelt mit paravertebralem Novocainblock. Surgery *III*, 272 (1949).

VELANDER: Etude à distance de 48 cas de thromboembolie, traités par la dicumarine (l'attention portant particulierement sur les sequelles consecutives à la thrombose. Presse méd. *56* 1583 (1948).

VERNE: Etude histochimique et chirurgique des artéres prélevées sur des sujets atteints de gangrène diabétique. Presse méd. *57*, 495 (1949).

VIGONI: High resection ligation of the long saphenous vein, with retrograde injection of sclerosing agent in the treatment of severe varicose veins of the lower limb. Surgery *III*, 277 (1949).

VLADIMIROV: Das Anticoagulans Dicumarin und seine praktische Bedeutung. Ter. Arch. 24, S. 70 (russisch). Ref. Z.org. ges. Chir. *130*, 146 (1953).

VODOPIVEC: Über den Einfluß von Stypturon auf die mit Antikoagulantien gesteigerte Blutungstendenz. Klin. Wschr. *32*, 1112 (1954).

VODOPIVEC und BAUMGARTNER: Gibt es echte allergisch-anaphylaktische Reaktionen auf Thrombocid? Praxis *42*, 990 (1952).

VOSSSCHULTE und BÖRGER: Über Indikation und Wirkung der Milzentfernung mit Ligatursperre der cardialen Venen bei Hypertonie im Pfortaderkreislauf. Langenbeck's Arch. klin. Chir. *275*, 453 (1953).

VOSSSCHULTE: Über die Pathologie des Pfortaderüberdruckes und seine chirurgische Behandlung Dtsch. med. Wschr. *79*, 604 (1954).

VOSSSCHULTE: Die Bedeutung der Oesophagusvarizen für die Therapie der portalen Hypertension. Schweiz. med. Wschr. *84*, 769 (1954).

VUILLEMUNIER: Le Tromexan dans les thrombophlébites. Praxis *41*, 758 (1952).

WAGNER, PRICE and SWENSON: Abdominal arteriography. Technique and diagnostic application. Surgery *III*, 272 (1949).

WALKER: Die chirurgische Behandlung von Gefäßkrankheiten. Praxis *39*, 346 (1950).

WALKER: Die Ligatur der V. poplitea bei den Folgezuständen nach tiefer Venenthrombose. Schweiz. med. Wschr. *82*, 1952 (1952).

WALKER et al.: Veinographie portale par injection intrasplenique. Praxis *42*, 469 (1953).

WALKER and PARRY: Some clinical Features in the Etiology of Thrombosis and Embolism. Gynaecologia *138*, (1954).

WALTER und SCHMUTZLER: Zum Problem der Thrombokinase bei der quantitativen Prüfung der 1. Gerinnungsphase. Zschr. inn. Med. *9*, 592 (1954).

WALTERS: Discussion of Crafoords paper on results of Heparin in Surgery. XII. Kongreß der internat. Ges. f. Chirurgie, London 1947, Kongreßband S. 689.

WALTHER: Die Beeinflussung der Blutgerinnung und ihrer einzelnen Phasen durch Streptomycin, Pas und TB VI. Klin. Wschr. *30*, 25 (1952).

WAND: Über Nierenvenenthrombose. Z. urol. Chir. *45*, 153 (1939).

WANNER: Der Einfluß von Operation und Geburt auf Gerinnungsfaktoren, Thrombozyten und eosinophile Leukozyten. Diss. Zürich 1950.

WARREN und LINTON: Die Behandlung arterieller Embolien. Schweiz. med. Wschr. *78*, 575 (1948).

WARREN et THAYER: La transplantation de la saphène interne dans les syndromes post-phlébitique. Presse méd. *62*, 1519 (1954).

WECHSLER und GROSS: Die Arteriographie bei zerebralen Gefäßerkrankungen. Wien. med. Wschr. *99*, 333 (1949).

WEGMANN: Beitrag zur Differentialdiagnose der Hiatushernien: Recidivierende Thrombosen als Symptome einer Hiatushernie. Schweiz. med. Wschr. *84*, 1292 (1954).

WENGEN: Ein weiteres Verfahren zur Beurteilung der Beinvenenentzündung. Helvet. chir. acta *12*, 73 (1945).

WENZL und DECKSTEIN: Beitrag zur Endangitis obliterans der innern Organe („visceraler Bürger"). Med. Klin. *44*, 1603 (1949).

WENZL und KÜHLMAYER: Ein statistischer Beitrag zum Problem der Thromboemboliegefährdung. Langenbeck's Arch. klin. Chir. *269*, 61 (1951).

WENZL und KÜHLMAYER :Ein statistisch-klinischer Beitrag zum Problem der Emboliegefährdung. Langenbeck's Arch. klin. Chir. *269*, 46 (1951).

WEPF: Über den Resorptionsweg subcutan verabfolgter Substanzen. Schweiz. med. Wschr. *78*, 537 (1948).

WERTHEIMER and GUILLET: Angio-spasme prolonge après sympathectomie péri humérale. Surgery *III*, 636 (1949).

WERTHEIMER FAVRE-GILLY et GUILLET: Médication anticoagulante et complications hémorragiques dans le traitement des thromboses veineuses postopératoires. Lyon chir. *48*, 959 (1953).

WESTERMARK: Roentgendiagnosis of Lung-Embolism. J. Amer. Med. Ass. *112*, 190 (1939).

WHITE und BLAND: Chirurgische Besserung schwerer Angina pectoris. Dtsch. med. Wschr. *74*, 559 (1949).

WIEBERDINK: Die venothrombotische Gangraen der Extremitäten. Schweiz. med. Wschr. *84*, 380 (1954).

WIEDMANN: Der varicöse Symptomenkomplex. Bericht über die Literatur aus den Jahren 1950—1952. Hautarzt *4*, 193 (1953).

Van WIEN et VEROFT: Le traitement des Thromboses veineuses par en nouveau dérivé de la cumarine; Marconumar. Prèsse méd. *67*, 1477 (1954).

WILBRAND: Klinische Erfahrungen mit dem neuen Antikoagulans Thrombodym. Dtsch. med. Wschr. 330 (1953).

WILENSKY: Fibrinogenkonzentration bei akutem Myocardinfarkt. Schweiz. med. Wschr. *84*, 1349 (1954).

WILLIAM et al.: Etudes experimentales comparatives de l'efficacité de l'Héparine et du Dicumarol. Presse méd. *57*, 237 (1949).

WILLIAMS: Malignant Disease associeted with vascular Phenomena. Brit. Med. J. 82 (1954).

WILKINSON: Arterial embolectomy. Amer. J. Surg. *85*, 648 (1953).

WILSON: Die Behandlung der Phlebothrombosis und Thrombophlebitis. Schweiz. med. Wschr. *78*, 773 (1948).

WILSON und PARRY: Vitamin E zur Prophylaxe der postoperativen Thromboembolie. Ars med. *44*, 454 (1954).

WILSON und PARRY: Klinische Prüfung von a-Tocopherol zur Thromboembolie-Prophylaxe. Lancet *486*, 6810 (1954).

WINTERSTEIN: Héparine et Héparinoides. Centenaire de l'institut National Genevois. Volume hors-série 1954.

WINZELER: Beitrag zur Kreislauffunktionsprüfung mit besonderer Berücksichtigung der chirurgischen Belange. Inaug. Diss. Zürich 1938.

WIRZ: Die Behandlung des Herzinfarktes. Praxis *40*, 950 (1951).

WISE, LOKER, BRAMBEL: Effektiveness of Dicumarol Prophylaxis against Thromboembolie complications following major surgery; a four years servey; 3304 cases. — Surg. Gyn. Obstetr. *88*, 486 (1949).

WITTE und DIRNBERGER: Methodische und klinische Untersuchungen über die isolierte Bestimmung von Gerinnungsfaktor VII und Prothrombin. Dtsch. Arch. klin. Med. *199*, 492 (1952).

WITTE: Die Rolle des Kontaktes im sog. Prothrombinkonsumptionstest. Dtsch. Arch. klin. Med. *198*, 558 (1951).

WITTE und DIRNBERGER: Klinische Untersuchungen über die Gerinnungsfaktoren Prothrombin, Faktor V, Faktor VII bei Lebererkrankungen. Ihre Beeinflussung durch Vitmin K und Synkavit. Klin. Wschr. *31*, 781 (1953).

WITTE und DIRNBERGER: Die getrennte Bestimmung von Thrombininhibitor und Antithrombin. Experimentelle Grundlagen und klinische Anwendung. Schweiz. med. Wschr. *84*, 800 (1954).

WÖHLISCH: Die Blutgerinnung: Forscher und Faktoren. Schweiz. med. Wschr. *84*, 774 (1954).

WORMS, MENEGAUX, GRUNER et MERCIER: Thrombo-phlébite cérébrale dans la Convalescence d'une Cholécystectomie. Presse méd. *62*, 1628 (1954).

WRIGHT: Postoperative Thrombose. Praxis *38*, 245 (1949).

WRIGHT, MARPLE et BECK: Anticoagulants et thrombose coronaire. Praxis *38*, 333 (1949).

WRIGHT, OSBORN, EDMONDS: Die Wirkung der postoperativen Bettruhe und des Frühwiederaufstehens auf die Geschwindigkeit des venösen Blutstromes. Lancet *CCLX*, 6645 (1951/I), Ref. Dtsch. med. Wschr. *76*, 426 (1951).

WRIGHT: Venous Thrombosis during Pregnancy. Treated with Dicoumarin. J. Obstetr. Gynaec. *58*, 273 (1951).

WRIGHT, BURKE und SCARONE: Experimentelle und klinische Erfahrungen mit Tromexan. Med. Welt *20*, 1460 (1951).

WUHRMANN: Über klinische Erfahrungen mit Veritol. Ars med. *38*, 495 (1948).

WUHRMANN: Klinische Demonstrationen aus dem Gebiet der Kreislaufdiagnostik und Therapie. Praxis *39*, 178 (1950).

WUHRMANN: Lungenembolie. Praxis *43*, 1030 (1954).

WYNN, GOODWIN and VIRBECK: Prolonged anticoagulant therapy with heparin. Brit. Med. J. 4764, 893 (1952). Ref. Z.org. ges. Chir. *130*, 14 (1953).

WYSS: Zur Morphologie der Blutstillung. Vierteljahresschrift d. Naturforsch. Ges. Zürich, S. 275, 1948.

WYSS: Konglutination durch Thrombin-Gelatine *80*, 227 (1950).

YORDIN: Antikoagulantien bei Herzinfarkt. Cardiologie H. 4, 243 (1953), Ref. Wien. med. Wschr. *104*, 105 (1954).

ZANDER: Über die Behandlung der Thrombose und Thrombophlebitis mit dem neuen Vasogen-Thrombo-Verband. Ref. Z.org. ges. Chir. *130*, 146 (1953).

ZEHNDER: Flüssiges Blut durch Thrombolyse in doppelt unterbundenen Gefäßstrecken. Helvet. chir. acta *14*, 162 (1947).

ZEITLHOFER: Plötzlicher Tod aus ungewöhnlicher Ursache. Spontanruptur bei Myocarditis und Pulmonalembolie. Klin. Med. *3* (1949).

ZEITLHOFER: Über die granulomatöse Riesenzellarteriitis (Arteriitis temporalis). Wien. med. Wschr. *104*, 677 (1954).

ZILLIACUS: Die soziale und wirtschaftliche Bedeutung der Thrombose und Embolie. Schweiz. med. Wschr. *78*, 603 (1948).

ZIMMERMANN: Weitere Erfahrungen mit der Hirudoidsalbe. Wien. med. Wschr. *102*, 841 (1952).

ZINGG: Experimentelle Untersuchungen mit dem neuen Verödungsmittel „Geigy". Schweiz. med. Wschr. *78*, 639 (1948).

SACHVERZEICHNIS